지역보건 60년의 발자취

지역보건 60년의 발자취

1권_함께한 사람들

지역보건의료발전을 위한 모임

차 례

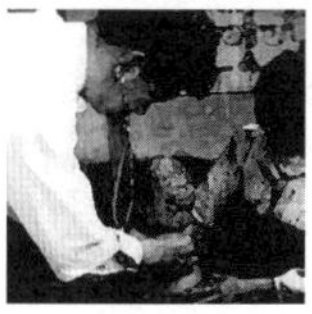

발간사

보건소가 국민 건강증진에 기여한 과거 60년간을 돌아보며

김혜경 '지역보건의료발전을 위한 모임' 회장, 수원시 장안구보건소장

1994년 5월 14일 '지역보건의료발전을 위한 모임(약칭 지보의)'이 창립되었다. 보건소에서 일하는 의사들을 주축으로 광역자치단체와 보건복지부에서 근무하는 의사들과 학계에서 지역보건을 전공하거나 관심을 가진 학자들이 모여서 모임을 결성한 지 어언 18년이 흘렀다. '지보의'의 창립 목적은 지역보건 분야에 종사하는 공직의들의 친선도모와 정보교환, 국가 및 지방자치단체의 보건의료정책 개발 및 지역보건의료사업의 개발 등이었다.

'지보의'가 창립된 1990년대 중반 이후 지역보건분야는 많은 어려움에도 불구하고 발전을 거듭해왔다. 보건소의 외관만 달라진 것이 아니라 보건사업의 내용과 질에 있어서도 많은 변화가 있었다. 1951년 국민의료법의 규정에 의해 보건진료소가 설치된 시점을 지역보건의 시작으로 본다면 2011년은 지역보건 60주년에 해당할 것이다. 과거 60년 동안 보건소가 국민건강증진을 위하여 기여한 바를 기록으로 남겨서 보존하고 이를 바탕으로, 향후 우리나라 지역보건의 발전 방향을 제시하는 데에 도움이 되고자 '지보의'에서는 2011년 5월부터 수차례의 준비모임을 갖고 지역보건 60년의 역사를 정리하기 위한 논의를 시작하였다.

많은 고민 끝에 지역보건 60년의 체계적인 역사정리는 정부 혹은 학계의 몫으로 남기고 이번에 '지보의'에서 발간하는 책자의 편집 방향은 크게 두 방향으로 정하였다.
「제1권 지역보건 60년의 발자취 - 함께한 사람들」에서는 보건소를 위시하여 지역보건과 관련된 정부기관과 정부산하 연구기관에서 근무했거나 현재 근무 중인 분들에게 원고를 의뢰하여 그 분들의 개인적 경험을 중심으로 서술하고, 이를 보완하기 위하여 지역보건 발전에 많은 공헌을 하신 원로 분들에 대한 인터뷰를 추가함으로써 앞으로 소실될 지도 모르는 중요한 사실들을 기록하는 것으로 방향을 정하였다.

「제2권 지역보건 60년의 발자취 - 지역보건 60년」에서는 먼저 문옥륜 선생님께 의뢰하여 지역보건 60년의 역사의 개관에 대해 정리하였고, 다음으로는 가난한 우리나라를 돕기 위해 외국에서 지원된 자금에 의해 1960년대부터 1990년대 초반까지 추진된 의과대학과 정부기관 주관의 지역보건의료 시범사업들을 정리하였다. 이 시범사업들은 1990년대 중반부터 정부와 지방자치 단체가 주관이 되어 추진한 다양한 보건사업들의 초석이 된 중요한 사업들이었다. 마지막으로 보건소 사업의 동반자였던 인구보건복지협회, 결핵협회, 건강관리협회, 나관리협회, 한국보건사회연구원의 역사를 동 기관들이 발간한 자체 역사서를 중심으로 요약하여 실었고, 보건소에서 근무하는 의사, 간호사, 임상병리사 등의 인력들이 지역보건 발전을 위해 결성한 모임들의 연혁과 활동들을 정리하였다.

이 책을 발간하면서 많은 분들의 도움을 받았다. 2011년 12월에 한국건강증진재단의 의뢰로 「우리나라 국민건강증진의 과거 현재 미래: 백서발간을 중심으로」라는 보고서를 발간한 가톨릭대학교 예방의학교실의 이강숙 교수님의 많은 지원을 받았고, 책자 발간을 위해 거금을 후원해주신 윤배중 선생님, 고령의 연세에도 불구하고 아직도 지역보건 발전을 위해 열정을 보여주시고 계시는 방숙, 김명호 선생님, 바쁘신 일정에도 불구하고 원고를 집필해 주시고 인터뷰에 응해주신 많은 원로 선생님과 선배님들께 감사드린다. 또 편집위원으로 활약해주신 선생님들과 책 제작을 맡아 애써주신 ETC 커뮤니케이션즈사의 류현수 실장님을 위시한 관계자분들께 진심으로 감사드린다. 그리고 지금도 현직에서 애쓰고 계시는 지보의 회원 여러분들께 감사의 인사를 전한다.

축 사

희망의 나침반이 되기를

이정애 전남대학교 의과대학 예방의학교실 교수, 대한예방의학회 회장

현재는 과거의 산물이며, 미래 또한 과거와 현재의 바탕 속에서 이루어진다. 여기에 주요 매개물이자 소통 수단은 역사적 기록물들이다. 따라서 지역사회보건의료를 위해 평생 동안 일해 오신 선배님들의 소중한 정신과 지식과 경험을 정리하는 일은 매우 중요하며, 이는 우리사회의 공공보건사업을 견인해 주는 강력한 닻, 희망의 나침반으로 역할을 하리라 생각한다.

'지역보건의료 발전을 위한 모임'의 사람들이 주축이 되어서 우리나라 지역보건의료사업의 역사를 정리하여 드디어 「지역보건 60년의 발자취」라는 멋진 책을 발간하게 되어 진심으로 축하를 보낸다. 이 책을 발간하게 된 배경은 우리나라 지역보건의료의 과거 60년을 되돌아봄으로써 지역사회에서 실시되고 있는 공공보건의료사업의 이해와 학문적 정체성에 도움을 주고자 함일 것이다. 궁극적으로는 대한민국 국민의 건강하고 행복한 삶을 위하여 보다 바람직한 보건의료사업을 시행하기 위하여 과거의 성과와 경험을 공유하고자 함이다. 그동안 보건의료사업에 젊은 청춘과 열정을 바치신 원로들과 또한 현재 현장에서 바쁘게 보건의료사업에 종사하는 많은 분들이 값진 교훈과 경험을 제공해 주신 데 대하여 진심으로 감사의 마음을 전한다.

「지역보건 60년의 발자취」는 1946년 우리나라 최초의 모범보건소 설립, 1956년 보건소법의 제정과 그리고 1995년 보건소법이 지역보건법으로 전면 개정되기까지 보건소를 구심점으로 활동한 지역보건의료인들의 지난하고도 치열한 지역보건 60년의 역사 이야기가 고스란히 담겨져 있다. 지역보건의료 분야에서 활동하셨던 분들을 중심으로 지역보건의료사업의 기획, 실행과정, 성과는 물론 그분들의 열정과 생생한 현장 경험담을 담아내 지역보건의료에 대한 의미 있는 사료가 되기에 충분해 보인다.

독자들은 이 책을 통해 우리나라 보건의료의 과거, 현재, 미래를 살펴볼 수 있을 것이다. 불과 60여 년 전 전쟁과 가난 속에서 때로는 의약품이 부족해 환자를 돌려보내야 했으며, 때로는 외국의 도움을 받기 위해 밤을 새워가며 보건사업계획을 세우고 시행착오를 반복하고 또 계획을 세우고 실행에 옮겼으며, 또 때로는 산간 오·벽지에서 한밤중에도 아픈 주민을 위해 왕진가방을 들고 뛰어야 했던 가슴 따뜻하고 패기 넘치는 지역보건의료인들의 이야기를 들을 수 있다. 그들의 열정이 그대로 배어 있는 편지 한 장, 사업계획서, 현장 사진 등도 볼 수 있다. 수많은 역경 속에서도 오로지 건강한 나라를 만들어야 한다는 일념으로 대한민국 방방곡곡을 누볐던 그들이 아니었던들 오늘날 대한민국이 존재할 수 있었을까? 그들이 건강한 꿈을 담아 실천했던 지역보건사업들의 시작과 끝도 살펴볼 수 있다. 함께했던 사람들, 여러 단체들의 모습들도 만날 수 있다.

최초의 보건소가 만들어지고 60년 동안 시대가 바뀌고 또 세대를 물려 내려가면서 변화되고 있는 지역보건사업의 흐름도 살펴볼 수 있다. 전염병 관리, 예방접종, 가족계획, 만성병관리, 건강증진 등등. 선배들의 경험에서 답을 구하고 새롭게 발전시키면서 더욱 건강한 사회를 만들어 나가고 있는 모습들이다. 「지역보건 60년의 발자취」의 의미가 더해지는 부분이다. 옛 것은 그저 옛 것이 아니라 새로운 것의 바탕이 되는 것일 터, 아직까지도 관심의 끈을 놓지 않고 후진들에게 조언을 건네는 원로들과 각 지역에서 주민들의 건강을 돌보는 현직 보건의료인들의 열정이 한 자리에서 만나는 이 책이 우리나라 보건의료의 질을 더욱 향상시키는 데 일조를 할 수 있다고 믿는 까닭이다.

「지역보건 60년의 발자취」 제작을 위해 심혈을 기울여 온 편집위원장 김혜경 소장님을 비롯한 편집위원들의 노고에 깊은 감사를 표한다.

축 사

지역보건사업 역사 편찬의 의미를 생각하며

손명세 연세대학교 의과대학 예방의학교실 교수, 한국보건행정학회 회장

지역보건사업은 공중보건학의 연구와 실천이 집약되는 현장이고 그 성과를 한눈에 들여다볼 수 있는 시야를 제공하는 기회다. 정부뿐 아니라 공중보건학계는 지역보건의 문제를 확인하고 가능한 해결방안을 모색하고 협력하여 국민의 보건을 증진시키는 성과를 거두었다. 광복 이후 50년간 보건분야에서 우리민족이 이룩한 발전은, 다른 분야도 다르지 않을 것이지만, 외국에서는 유례를 찾을 수 없을 정도다. 그 원인이야 다양한 곳에서 찾을 수 있겠지만 보건소 설치를 통한 정부의 노력과 지역 보건사업의 중요성을 인식하고 일찍부터 많은 노력을 투척한 각 대학의 노력이 현재 성취의 밑거름이 되었다고 할 수 있을 것이다.

그런데 정부의 노력은 정기적인 간행사업으로 정리되고 있으나 대학이 추진하였던 지역보건 사업은 뜻있는 교수 개인의 노력으로 정리되는 수준이어서 개성은 있을지라도, 일관성이나 충실성을 기대하기에는 부족함이 있었다. 지난 시기의 역사를 정리하는 일은 성과를 확인하고 성취를 축하하는 일로 그치는 것이 아니라 이루지 못한 일과 계속해야 할 일을 기록으로 남겨 다음 세대에 전달하는 작업이기도 하다. 이런 의미에서 역사를 정리하는 일은 역사가의 몫이기도 하지만, 한 시대를 몸으로 부딪치며 살아간 이들의 권리와 책무기도 하다.

이번 발간사업은 각 학교에 흩어져 보관 중이던 지역보건사업의 역사를 체계적으로 정리하고 쉽게 접근할 수 있도록 한 권의 서적으로 정리하는 작업이다. 지역보건사업에 매진하였던 선배들에게는 노력과 그 성취를 돌아보는 축하의 기회가, 후학들이나 자신의 과제로 고민하고 있는 외국의 보건학 연구자들에게는 가야할 길을 제시하는 이정표가 될 것이다.

더 나아가 보건학을 공부하는 국내외 학부, 대학원 학생들에게 이 책은 외국의 사례가 아닌 한국의 실제 경험을 통하여 살아있는 지식을 습득하는 기회를 제공할 것이라 기대한다. 이제 우리도 우리의 경험과 문제의식을 통해 새로운 차원의 지식을 생산하고 국제적으로 공유할 시대에 다다른 것을 이 책의 간행이 증명하고 있음을 알게 된다. 특히 이 책자가 영문화가 된다면 많은 국가가 참고할만한 좋은 자료가 될 것이다.

한국보건행정학회는 학술대회를 개최할 때마다 지역보건을 주요한 주제로 삼아 논의하여 왔다. 기실 지역보건전문가들과 지역보건연구자들이 학회의 리더였다고 해도 과언이 아닐 것이다. 따라서 이번 지역보건사업 역사 편찬은 보건행정학회가 관심을 기울여야 할 일이고, 그런 의미에서 이렇게 축하의 말을 드리게 되었다고 생각한다.

이 책이 빛을 보게 되기까지 애쓴 많은 분들, 직접 집필하였던 지역보건사업의 주역들과 이 책을 기획하신 '지역보건의료발전을 위한 모임'과 직접 애쓰신 김혜경 편집위원장을 비롯한 편집위원들의 노고가 헛되지 않았음을 확인하게 되어 기쁘다. 다시 한 번 이 책자의 발행을 축하한다.

축 사

「지역보건 60년의 발자취」 출간을 축하드리며

이석구 충남대학교 의과대학 예방의학교실 교수, 한국농촌의학·지역보건학회 회장

우리나라가 근대적 의미의 보건행정체계를 갖추고 지역보건사업을 시작한 지도 60여 년이라는 세월이 흘렀다. 비록 60년이라는 기간이 지역보건의료 발전에 필요한 지식과 경험을 축적하여 꽃피우는 데에는 미흡할 지 몰라도 처음 시작 당시의 보건의료환경에 비추어보면 상상할 수 없을 정도로 많은 발전을 가져왔음에 틀림없다.

이러한 발전의 배후에는 지역보건에 남다른 열정과 지식을 가진 많은 선배님들과 이를 더욱 발전시키려는 후배들의 노력이 있었기에 가능한 일이었다. 그 중에는 우리 한국농촌의학·지역보건학회의 회원들도 다수 있음에 회장으로서 자부심과 함께 긍지를 가지게 된다.

그간 항상 젊게만 느껴져 왔던 지역보건의 스승과 선배님들께서 점차 나이가 들어 가시거나 퇴직, 또는 유명을 달리하셨다는 소식을 접할 때마다 안타까움과 함께 그 분들의 평생 지식과 경험이 이제 사라질지도 모른다는 생각에 답답한 심정이 되곤 했었다. 후학으로서 그 분들의 지식과 업적을 정리하지 못한 것에 죄송스러움과 아쉬움이 남아 있었다.

하지만 다행히도 지역보건의 최일선에서 고생하고 계신 「지역보건의료 발전을 위한 모임」에서 지난 60여 년간의 지역보건의료 발자취를 더듬어, 각 분야에서 신명을 바치신 여러 선생님들과 대표적 지역보건사업들 그리고 연구회나 학회와 같은 크고 작은 모임들을 찾아서 연결하고 조율하여 이렇듯 기념비적인 성과물을 내시니 어떻게 그 노고에 감사해야 할지 그저 유구무언일 뿐이다.

이 책은 지역보건의료를 공부하고자 하는 후학들이나 현재 학문적 또는 실무적으로 참여하고 계신 모든 분들께 소중한 자료가 될 것으로, 앞으로 우리나라 지역보건 발전의 주춧돌이 되어 새로운 지역보건의 장을 열어나가는 데 커다란 시금석이 될 것이다. 이 책이 나오기까지 수고를 마다하지 않으신 김혜경 편집위원장님과 편집위원님들, 그리고 원고를 집필해 주신 선생님들께도 감사의 말씀을 전해드리면서 또한 출간을 축하드리고자 한다.

지역보건을 함께한 인생을 돌아보다

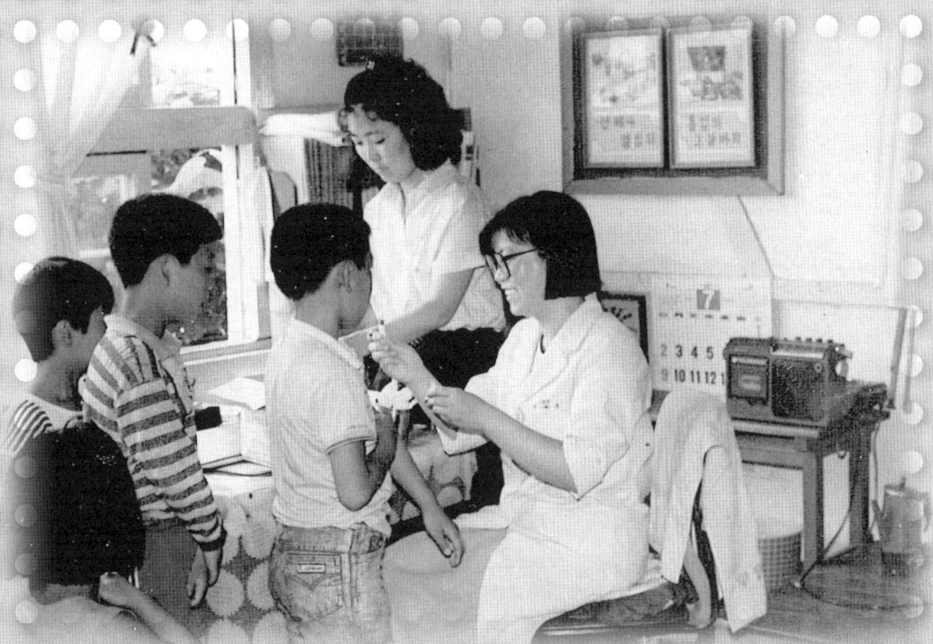

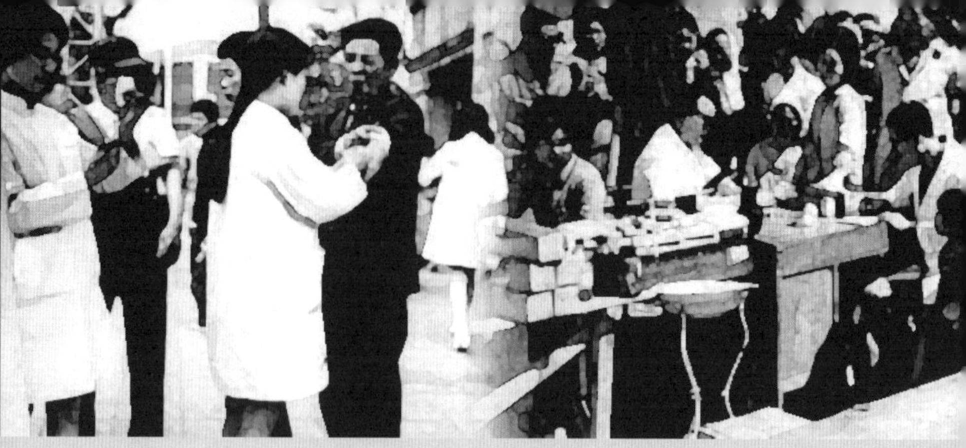

방 숙

보건사업 40년의 회고 - 나의 경험을 중심으로

프로필

1940	경기중학교 졸업
1944. 9	세브란스의학전문학교 졸업
1945. 10	국립 부산 해항검역소장
1950. 10	보건부 방역국 예방과장
1954~1955. 9	미국 존스홉킨스보건대학원 보건학석사
1957~1960. 7	USOM 보건국 고문
1960. 10	보사부 방역국장
1961. 5	WHO 제14차 총회 한국수석대표 참석(New Dehli, India)
1961~1970. 5	연세대학교 의과대학 예방의학교실 교수
1964~1968. 8	미국 미시간대학교 보건대학원 보건학박사
1970~1979	UN/ESCAP 인구국 가족계획과장
1979. 5~1988. 2	순천향의대 예방의학 주임교수
1988. 3~2001	대한공중보건의사협회 고문
1991. 3	연세대학교 보건대학원 외래교수
1995. 6	아주대학교 의과대학 객원교수

※ 이 글은 '지역보건의료 발전을 위한 모임'의 회지인 『지역보건의료』 제3권 제1호(1999.10), 제4권 제1호(2000.8)에 실렸던 글을 발췌하여 게재하였음을 밝힙니다.

1. 머리말

지난날을 돌이켜 볼 때, 8·15 해방 이후 우리나라가 걸어온 사회경제적 변화에 따른 우리나라 보건사업의 역사는 ① 해방 및 한국동란 전·후의 보건조직 형성과 전염병 방역시대(1945~1960), ② 보건망 구축과 가족계획사업 보급시대(1960~1969), ③ 지역보건사업의 대두시대(1971~1970), ④ 경제정의 및 복지정책강조에 따른 의료보험의 실시와 더불어 지역보건의료 연계 모색 등 의료사회화 지향시대(1980~1989), ⑤ 보건의료주변의 환경변화에 따른 보건소의 지역보건사업시대(1990~1999))로 나눌 수 있겠다.

이와 같이 우리나라 민주발전의 역사적 발전과정 속에서 항상 새로이 대두되는 보건문제에 관해 그 원인과 관계요인을 구명(즉 "구원색류(究源索流)")하고, 정확한 진단을 통해 우리들 생활 속에서 국민건강 향상에 필요한 개선방안과 전략을 마련하는 것이 예방의학도들의 책임이라 생각한다. 지난 40년 동안 나 자신도 그 일익을 담당한 보건학도로서 그러한 보건사업과 그 연구사업 및 교육분야에서 일하여 온 것이 자랑스럽고 귀중하다고 생각한다.

이 글은 그런 뜻에서 첫째, 해방 및 1950년 한국동란 이후 유행하였던 전염병(특히 두창, 장티푸스, 결핵) 예방대책에 관한 일들 둘째, 1962년에 가족계획이 인구정책으로 채택되기 전·후에 그 사업 보급을 위한 일들 셋째, 가족계획사업 효과에 따른 출생률 감소와 소자녀 가치관이 사회화됨에 따라 가족계획을 모자보건 등 기타 보건사업과 통합하는 과제에 관한 일들, 그리고 넷째, 보건의료서비스에 대한 주민의 요구 증진에 대처하기 위해 지역사회의 사회·문화적 맥락에 적합하도록 한정된 보건의료자원의 활성화를 통한 지역의료 전달체계의 모형개발에 관한 일들 등 4가지 분야에 관련된 일들을 회고해 보았다.

2. 보건조직 형성과 전염병 방역시대(1945 ~ 1960)

1)보건조직 형성

1945년 8월 15일 해방된 후 보건조직 형성과정에서 중요한 사항은 다음과 같다.

- 미 군정(1945~1948)
  - 해방 후, 미 군정 위생국에서 보건후생국(1945. 10. 27)
  - 예방의학(豫防醫學) 개념 도입<미국 보건대학원에 의사 10명 1년간(1945. 10부터) 수련>
  - 모범보건소(1946. 10), 국립 중앙보건소(1948. 10)
  - 보건후생부(1946. 3. 29)
- 정부수립 후 사회부(1948. 8. 15)
  - 보건부 독립(1949. 7. 25)
  - 제2차 WHO(세계보건기구) 총회에서 대한민국 가입(1949. 6. 30) 승인
  - 지방자치법(1949)

- 6·25 동란 후(1951~1961)
  - · 국민의료법(1951. 9. 25)~전문과목 규정(1951. 12. 25, 보건부령 11호)
  - · 471개 보건진료소, 15개 보건소 설치(1953)⇒515개 보건진료소, 16개 보건소로 증가(1955)
  - · 정부, 서울 수복(1951. 9. 28)
  - · 해공항 검역법(1954. 2. 2), 전염병예방법(1954. 2. 2) 등
  - · 보건사회부로 통합(1955. 2. 17)
  - · 보건소법(1956. 12. 13) : 질병예방과 공중보건향상에 새 기원을 수립
  - · 지방자치법 개정(1958, 임명제로)
  - · 지방자치법 개정(1960. 11, 제2공화국, 직선제)

2)전염병 방역

우리가 일제에서 해방된 1945년 8월 전부터 발진티푸스, 재귀열, 말라리아 및 유행성 뇌척수막염이 전국적으로 발생하더니 1946년 1월에는 전후 귀환동포(주로 만주에서)들에 의하여 두창(Smallpox)의 유행적 발생이 전국적으로 일어나게 된다. 그중 내가 관여한 콜레라 방역과 두창의 박멸작전에 관해 기술하여 본다.

(1)cholera 유행(1946. 5~10)

마침 1946년 5월 1일에는 중국 광동, 상해지역으로부터 오는 귀환동포를 실은 미국상선 V.O.36호로 수입된 콜레라(당시 중국에 유행)가 남한 각처에 만연 유행하여 15,644명의 환자와 10,181명의 사망자를 내는 대참화(치명률 6.5%)를 빚어냈다. 균형(菌型)으로는 소천형(小川型)이 주이나 도엽형(稻葉型)도 분리된 바 있다(전종휘, 1987).

1946년 5월초에 필자는 세브란스를 졸업 후 미생물학교실(주임교수: 고 최영태 박사)에서 발진티푸스의 예방약을 개발하는 일에 종사하고 있었다. 미 군정청 보건후생부에 방역국장으로 계셨던 최영태 박사께서 전화를 거시고 의대생 10명을 인솔하여 급히 부산에 가서 경상남도 보건후생국장으로 계신 노영민 박사를 도우라는 명령이 있었다. 그래서 부랴부랴 의대생 10명을 선발, 방역반을 조직하여 부산 해항검역소로 가서 세균검사실을 차려 콜레라 세균검사(격리수용여부의 판단기준이 됨)와 환자치료차 경상남도 일대(마산, 진주, 거창, 밀양 등)를 거의 안 가본 곳 없이 콜레라 방역에 힘썼다.

1945년 10월경 기후가 신선해지자 콜레라 유행도 진정되어 서울에 복귀하려고 짐을 꾸리는데 또 서울시에서 전화가 와서 받아보니 "방군! 미안하지만 1년만 검역소장을 맡아주게."라는 최영태 박사의 부탁이었다. 여러 번 사절하였으나 재삼 부탁하셔서 약관 25세 나이로 국립부산해양검역소장(기정(技正): 그 당시 중앙청 과장자리)에 취임하게 되고, 그 관계로 6·25를 부산에서 맞게 되었다. 정부가 1950년 부산에 피난 오게 되니, 당시 보건부 방역국장이시던 고 백행인 선생(전 이화의대학장 역임)께서 방역국에 예방과(방역과)를 맡아 다시 도와달라는 부탁이 있어서 1950년 9월에 보건부 방역국 예방과장으로 이동 전근발령을 받게 되었다.

(2)부산 피난민/Small-pox 유행과 종두campaign(1951)

1951년 1·4후퇴 이후 피난민들이 운집하였던 부산 경남·북지역을 위시해서 전국에 전염병이 한창 유행하였을 당시, 1951년에 발생한 천연두 환자는 약 43,000명에 달했고 사망자는 약 11,000명에 달하였다. 그 무렵(1951년 6월), 최재유 박사는 보건부 차관에서 장관으로 임명되었고 전술한

바와 같이 나는 국립부산검역소장에서 보건부 예방과장으로 전근하게 되었다. 1953년 6월 23일에는 휴전이 성립되기도 하여 전국이 안정기미에 들어가자, 최 장관께서 백행인 방역국장과 나를 장관실로 부르시면서 걱정하시기를, "백 국장 그리고 방 군! 요사이 '천연두'가 극성을 부리고 있는데, 그래 벌써 지석영 선생이 일본에서 종두법을 도입(1879)한 지 70년이 지났는데 좀 단단히 정신 차려서 방역조치(종두접종)를 취하여 주게" 하시며 간곡히 부탁하셨다. 나도 신임 초 각오도 있고 해서 "잘 해보겠습니다."하고 장관실에서 나와 예방과 직원들과 그 동안의 종두실시 상황과 천연두 발생상황이 적혀 있는 서류를 뒤져보았다.

그런데 놀란 사실은 종두의 접종인원수가 약 1,400만 명으로 보고되어 그 때 종두대상인구(12세 이하)가 약 700만 명이고 보면 한 사람당 2회의 접종을 한 계산이 되며, 한 번 접종하면 영구면역이 되는 "종두"를 잘 하였으면 1명의 환자도 나지 말아야 옳을 터인데 수 만명의 천연두 환자가 보고되고 있다는 것이 이해가 되지 않았다. 그래서 직원을 대동하고 1951년 9월경에 부산시 및 그 주변의 종두실시 현장에 가보기로 하였다. 그 실정은 다음과 같았다.

- 밀려오는 '피난민'들을 일렬로 세워 놓고 뙤약볕 밑에 (생묘가 상하는데) 길가에서 텐트를 치고 '종두소'라고 차려놓고 종두를 실시하고 있었다.
- 종두를 맞고 있는 사람들은 주로 성인 남녀들이었고 종두가 필요한 1세, 6세, 12세 연령으로 보이는 아이들은 별로 보이지 않았었다.
- 종두의 접종방법은 절피법(切皮法)으로 종두칼(種痘刀)로 ××식으로 피부에 절상을 내고 종두한 후 피가 줄줄 흘러 내리고 있었다(종묘도 같이 씻겨내리고 있었다).
- 종두판에 놓여 있는 우두생묘액(牛痘生苗液)은 볕에 말라 건조해 있었다.

그래서 당시 백행인 방역국장님 지시로 다음과 같은 '천연두 박멸작전'을 세워 실시하였다.

- 종두는 전염병예방법에 규정되어 있는 1세 미만, 6세, 12세의 아동을 우선대상으로 하여 정기종두를 4월(봄), 10월(가을)에 실시한다. 대상자의 명단을 각 동회에서 '기류계' 대장에 근거해서 파악하고 그 명단을 작성한다.
- 두묘액(痘苗液)은 UNCAC(UN한국민사원조처)의 보건과장(Col. Papas)의 협조를 얻어 일본(北里연구소)에서 3월, 9월에 약 300만 명분씩 각각 공수 배급한다.
- 종두 접종법은 절피법을 쓰지 않고 다압법(多壓法, Multiple pressure method-백신약을 묻힌 종두침(針)으로 피부를 5~10회 꼭꼭 눌러서 피하(皮下)에 접종되도록 하는 법)으로 하여 필요한 종두 '침'과 묘판(苗板)은 중앙에서 일괄 소독 후 밀봉하여 각 동회에 배급한다.
- 각 동 회장은 동회 사무실 내에 '종두소'를 개설하고 여기에 종사할 의사, 간호사 또는 이에 준하는 직원들을 도 보건과장 책임하에 훈련하여 '다압법'(多壓法)에 익숙하도록 한다.

그러한 계획과 준비가 완료된 1952년 4월, 10월에 정기종두를 공고 실시한 결과 1953년에는 천연두 환자 3,349명 사망 571명으로 감소 보고되었다(그 후 한국에서는 1960년 이후부터는 한 명의 천연두 환자도 발생하지 않았으며(표1 참조), 이것은 WHO가 1980년 5월에 '세계에서 천연두(두창)가 박멸되었다'고 선포하기 약 20년 전의 일이다).

그 성과를 기뻐하면서 그 동안 주야로 수고하였던 방역국 예방과 부하직원과 도 보건과 직원들을 표창, 포상하기 위해 최 장관님(당시 보건부장관이시던 최재유 장관님)의 최종결재를 받고자 싱글벙글 장관실에 결재서류를 가지고 장관실에 들어갔다. 최 장관님께서 결재서류를 보시더니, "방군, 수고하였네. 그런데 표창대상으로 올린 사람들 명단을 보니 보건부와 도의 공무원들이 아닌가. 그러면 공무원으로서 할 일을 마땅히 하였는데 무슨 표창인가?"라고 하셨다. 그때서야 나는 '아차 잘못하였구나'하며 "죄송합니다"하고 서류를 챙기니, 장관께서 "공무원은 공사를 잘 구별할 줄 알아야 하네." 하시면서 필자의 어깨를 툭툭 두드려 주셨다. 장관실을 나오면서 '내가 너무 공(功)에 우쭐하다보니 강직한 면이 있으신 최 장관님의 모습을 잘 모르고 모셨구나' 하며 후회하였다. 그 후도 "공과 사를 구별할 줄 아는 삶"을 살아가도록 도와주신 최재유 장관님(세브란스 안과 교수이신 은사님)의 교훈을 지금도 잊지 않고 있다.

<표 1> 두창(천연두) 환자 및 사망 발생 현황과 실적(1950~1960)

연 도	발 생	사 망
1950	2,845	517
1951	42,213	11, 530
1952	1,313	277
1953	3,349	571
1954	790	127
1955	2	-
1956	9	-
1957	10	1
1958	6	2
1959	-	-
1960	3	-

자료 : 보건사회부, 보건사회, 1981.

(3)서울 수복(1952년 9월)

1952년 9월 29일 서울수복과 더불어 정부가 서울에 귀환하게 되니 나도 정든 부산을 떠나 서울로 이사 오게 되었다. 그런데 처자와 같이 거처할 집이 없어서 걱정하고 있는데, 백행인 국장께서 "내게 관사(종로구 청운동 소재)가 하나 배당되었는데, 방군 자네가 쓰게."라고 하시어 고맙지만 사양하였으나, "나는 이미 '관사'에 들어가 있고 또 정부 공무원으로서 앞으로 일을 하려면 집이 있어야 안정이 되네."하시며 자기 대신 필자에게 그 '관사'를 배당하여 주셨다. 그 은혜로 1952년 10월부터 지금까지 '청운동'의 집을 팔지 못하고 관리하고 있다. 다른 분들과 달리 청렴결백하시고 예방의학도를 극진히 사랑하신 고인(故人)의 인품을 항상 사모하고 있다.

그 덕분에 보건부에서 근무하며 부산에서부터 초안하고 있었던 '해공항검역법'과 전염병예방법을 손질하는 등 열심히 근무 중 마침 철원 근처에 유행하는 유행성출혈열(Hemorrhagic fever)의 역학조사차 미군 고문 Dr. Gould(서울교외 광장에 설치된 UN군의 유행성출혈열 연구기관 소속 역학자)과 같이 출장 중이었는데, 곧 서울로 돌아오라는 전화가 있어 방역국장실로 돌아와 보니, Dr. McCoy(록펠러재단 고문, 일본 보건위생원 주재)가 필자를 인터뷰하겠다는 것이다. 그 결과 보건부에서 2명(필자와 차윤근 박사)이 선발되어 존스홉킨스대학 보건대학원에 예방의학·공중보건학을 전공하기 위하여 1954~1955년의 1년간 볼티모어에서 유학을 하게 된다.

그 후 귀국하여 보니 보건부 자리도 마땅하지 않아 세브란스 흉곽내과(과장: 김기호 내과 교수)에 취직하게 된다. 거기서 존스홉킨스에서 공부한 지식을 활용하여 다음 연구결과를 보고하였다.

(4)결핵 진료, Severance TB clinic(1956~1958)

1954년 1월 1일부터 1956년 12월 31일까지의 3년간 세브란스병원 흉곽내과에 내원한 폐결핵 환자 2,954명에 관하여, 생명표(Life Table)방법을 이용하여, 진단 후 6개월, 1년, 2년, 3년의 각 시기에 통원 치료차 잔류하는 환자수, 객담결과 및 X선 사진 소견의 변화를 검토하였다. 그 결과 초진 시에 1,000명이 각각 내원하였다고 하면 6개월 초에 잔류환자 수는 Min: Moderate; Far advanced=618:729:789 혹은 1.0:1.1:1.2이며, 1년 후에는 378:514:590=1.0:1.4:1.6이고, 2년 후에는 174:361:421=1.0:2.0:2.4이며 3년 후에는 97:297:347=1.0:3.0:3.5로서, 진단 3년 후에는 Min.의 약 6.5배의 환자가 Mod/Far로 잔류하고 그들의 약 50% 이상에서 X선 사진 소견이 변화가 없는 소위 "만성화(good chronic)"의 문제를 제시하였다. 이들 만성화 환자는 임상적으로 문제지만 공중보건학적으로도 중요한 전염원으로서, 특히 가족간의 감염원이 되고 있는 역학적 중요성을 지적하였다(폐결핵 환자의 통원치료의 공중보건적 연구 : 결핵 및 호흡기질환 제5권 21~36, 1958).

그래서 필자는 결핵 박멸의 초점은 결핵의 역학적 단위인 결핵 환자에 두고 그 중에서도 지역사회(보건관서)에 알려진 "개방성 결핵 환자와 그 가족의 의료 및 사회보호"부터 시작하여야 된다고 강조하였다(결핵 박멸의 길 : 역학적인 입장에서(最新醫學, Vol.5. No.4. 1962). 이 연구를 마칠 무렵 Dr. Knight(USOM의 보건위생국장)이 전화를 걸고 "자기도 Johns Hopkins를 나왔는데, 나를 도와줄 사람이 필요하다. 존스홉킨스학교 동창인 Dr. Bang이 나를 좀 도와달라."며 부탁하여 1957년 9월에 USOM/Korea의 보건고문관으로 근무하게 된다.

(5)전염병 보고의 목적과 중요성(상, 하: 最新醫學, 1960년 7월 및 8월)

한국에서의 전염병 신고 및 보고의 의무는 '전염병예방법'에 명시되어 있다. 전염병 보고의 목적과 그 중요성은 ① 즉각적인 방역행정조치를 취하는 기초가 된다 ② 질병의 분포와 간염원의 조사에 필요하다 ③ 전염병 유행의 경향을 알 수 있다 ④ 질병의 연구자료가 된다 ⑤ 보건사업 효과의 판정과 그 사업계획에 기초가 된다 ⑥ 국제적 협조의 가치가 있다 ⑦ 보건교육적 효과가 있다 등이다.

■ 사례 : 묵호 장티푸스 유행

이중에서 특히 2항과 관련된 한 예로써 1958년 1월에 묵호 국립 해항검역소장의 장티푸스 유행보고는 보건사회부와 강원도 보건당국으로 하여금 묵호읍 지방에 장티푸스가 문제되어 있음을 통고하여, 나는 (USOM 근무당시) 이에 대한 방역조치와 감염원의 조사를 위하여 방역 지도반으로 파견되었다. 그때 방역반은 "유행병의 역학조사의 요령"에 의거하여 입수된 환자보고를 해석한 결과 묵호읍 중 특히 묵호진 입구에 집중발생 분포되어 있음을 알게 되었고, 그 지역에서 보고된 환자 121명에 대한 발생일자별, 연령 및 성별, 급수원별 등의 제역학적 발견사항은 감염원이 공동전염의 기회를 줄 수 있는 성질의 것임을 추측케 하였고, 위생공학적인 발견사항과 종합 연결하여 이 구역 내에 있는 7개의 정호 중 제3반에 있는 정호수가 본 유행의 주감염원이 되었음을 알아내었다. 그 정호수의 즉각적인 폐쇄와 더불어 상수도의 급수, 기타 정호에 염소소독, 예방접종, 변소청결소독 등등의 방역조치를 취한 결과, 그 유행을 종식케 한 것은 그 좋은 예이다(Report on Typhoid Outbreak in Mukho, 28 Feb. 1958 by Sook Bang : 구원색류, pp.8~35 참조).

3. 보건망 구축과 가족계획사업 보급시대(1961 ~ 1969)

1)보건망 구축

이 기간 중에 보건소법이 개정(1962)되어 1961년도 85개소였던 보건소를 1962년에 97개를 더 추가 설치하였고, 가족계획이 국가시책으로 채택됨에 따라 읍·면까지 가족계획요원, 모자보건요원이 배치되는 등 보건(소)망이 구축되었다. 1961년 5월 16일 군사혁명정부는 1961년 11월 13일 국가재건최고회의 제69차 상임위원회의 결의에 따라 가족계획사업을 국가시책으로 채택하였고, 보건소법을 개정(1962. 9. 24)하여 시·군·구에 설치규정을 마련하고 보건소 업무를 13가지로 규정하였으며, 제3조 1항 단서에 보건소장에 의사부재시는 일반 보건직공무원도 임명 가능하게 하였다. 또 1963년에 보건국 모자보건과(가족계획계와 모자보건계)가 설치되었고 1,473개 읍·면에 가족계획계몽원이 배치(1964)되었으며, 152개 읍·면에 모자보건요원이 배치(1967)되었다. 그리고 예방의학이 17개 전문과목 중 하나(1962. 5. 7 보사부령 77호)로 되었다.

2)인구정책-가족계획 시책 사업

가족계획(Family Planning)이 우리나라의 인구정책으로 채택된 것은 1962년 2월, 5·16 군사혁명에 의하여 탄생된 군사정부의 국가재건 최고회의의 결정으로 이루어졌다. 그러나 최고회의 위원간에는 가족계획이라는 새로운 개념을 국민들이 찬성하고 있는지, 가임 부인의 출산력, 원하는 자녀수는 얼마나 되는지 궁금하고 염려를 많이 하였다.

그러한 위원들을 납득시키는데 2가지 중요한 사실이 도움이 되었다. 그 하나는 1961년 4월 1일에 탄생한 대한가족계획협회(초대 이사장 양재모 교수)였고, 또 하나는 우리나라 최초의 "출산력 및 가족계획의 지식과 태도에 관한 조사"였다. 양재모 교수는 국가재건 최고회의 자문위원으로 있으면서 가족계획에 관한 협회 등의 민의를 정부에 전하였다. 또 양 교수는 고양군 원당면(실험지역)과 김포군 김포면(대조지역)에서 각각 500가구를 대상으로 실시한 가족계획에 관한 기초 조사(1962년 7~8월 실시)의 결과를 최고회의에 가지고 가서, 국민의 80%가 가족계획을 찬성하고 있다고 최고회의위원들을 설득하고 안심시켰다. 그 후 군사정부는 가족계획사업에 많은 투자를 하여 각종 가족계획사업비를 국가예산에 포함시켜 본격적으로 국가주도의 가족계획사업에 착수한 정부의 시책에 크게 힘입었던 것이다.

그 후 필자 자신 가족계획 분야에서 체험한 여러 가지 일들을 "우리나라 가족계획의 사반세기(우인 양재모 교수 정년퇴임기념 학술 강연집, 1986)"에서 회고한 바 있다. 그중 지역보건에 종사하는 분들에게 참고가 되리라고 생각되는 몇 가지 연구를 소개한다.

그 전에 본인이 가족계획분야에서 양재모 교수와 손잡고 일하게 된 동기를 회고하여 본다. 1960년 민주당 정권 때 필자는 USOM에서 근무 중 당시 보건사회부 차관의 추천(필자와 의논도 없이)으로 보사부 방역국장의 책임을 맡았으며 1961년 제14차 세계보건기구총회(인도 뉴델리)에 윤석우 보건과장과 같이 수석대표로 참석한 후, 귀국하여 얼마 안가서 5·16 혁명이 있었고, 군사정권이 들어와 민주당 정부의 고위간부들이 밀려나는 바람에 필자도 사표를 내고 나왔다. 그래서 그동안 수시로 시간강사로 다녔던 모교인 연세의대 예방의학교실에 양재모 교수를 찾아가 이 문제를 의논하게 되었다. 양 교수는 나에게 예방의학교실에서 같이 일할 수 있다면 힘이 되겠다고 하시면서 지금까지 시간강사로 나오셨으니 전임강사로 추천하겠다고 격려하여 주었다. 이것을 계기로 그 후 1961년 9월부터 연세의대에서 교직을 맡게 되었다.

(1)고양군 가족계획 시범사업(Koyang FP Stydy Project, 1962~1964)

마침 1961년 10월에 미국 인구협회(Population Council)에서 온 Dr. Balfour가 양 교수에게 가족계획사업을 농촌지역에서 시범사업으로 진행한다면 이를 재정적으로 지원해 주겠다는 제의를 해왔다. 그때 가장 크게 도움이 되었던 문헌은 미시간 대학의「대만에서의 가족계획연구보고서」였다. 이 보고서를 작성한 Dr. Freedman과 Prof. Takeshita는 두 사람 다 사회학자였지만 미국인구협회의 Dr. Berelson과 Dr. Balfour의 후원을 받아 대만에서 가족계획(피임방법) 보급을 위한 사업을 시작했는데 이 보고서를 입수하게 되었다. 그리고 Cornell 대학의 사회학 교수인 Stycos 교수가 Puerto-Rico에서 출산조절에 대한 연구를 이미 시행한 것을 알게 되었다.

필자로서는 Johns Hopkins대학 보건대학원에서 역학 전공으로 보건학 석사학위과정(1954~1955)을 공부하였고, 그 이후 전염병 방역에 주로 종사하던 차라 가족계획에 관한 지식이 크게 부족했다. 그래서 Stycos의 문헌을 기초로 하여 그의 참고문헌 등을 인용해서 한국 농촌에서 가족계획의 보급 가능성에 대한 연구과제를 2년간에 걸쳐 Quasi-Experimental Design하여, 피임방법은 콘돔과 질정제(Foaming Tablet)를 사용하기로 하고 2년 후의 성과를 평가 조사하겠다는 연구계획서를 Population Council에 양재모, 방숙 공동명의로 제출하였고 연구계획이 승인되어서 그 당시 25,000달러를 받게 되었다.

연구장소로는 그 당시 연세의대에서 학생들의 예방의학 실습장소였던 고양군 원당면에서 하기로 하였다. 그 곳으로 선택하게 된 또 하나의 이유는 그 당시 김명호 교수가 예방의학을 꽃피우기 위한 젊은 청춘의 꿈을 실현시키기 위하여 고양군보건소에서 보건소장으로서 야심적으로 열심히 일하고 있었는데 이와 같은 현지 지도자가 있다는 이유가 가장 중요하였다.

연구지역과 비교하기 위한 대조지역으로서 한강 너머 마주보고 있는 김포군 김포면을 택해서 각각의 지역에서 우선 부부의 출산력과 가족계획에 대한 태도, 지식, 실천의 수준을 파악하고 실험실시지역인 원당면의 인구 1만 명에 대하여 2년간 조산원을 인구 2,500명에 1명씩 4명을 투입하고 이들을 통해 가족계획 교육·홍보, 피임약을 공급하기로 하였다. 그래서 조산원 한신옥, 이영숙, 전봉인, 고병숙 씨 등이 수고하게 되었고, 그때만 해도 귀한 '랜드로바' 차량를 인구협회를 통해 구입해서 현지에 배치하였다.

기초조사로서 대상 부부를 전부 면접하기로 하였고 이만갑 교수와 최지훈 교수가 각각 사회학면과 통계측면을 맡아 주셔서 질문서를 작성하고 표본추출계획이 병행되었다. 조사표 작성은 이만갑 교수가 추천해 준 유이영 조교(현재 미국대학 교수)가 담당하여 도와주었고 표본추출계획은 최지훈 교수가 추천해 준 이동우 교수(연세의대)가 당시 조교로서 맡았고, 또 최 교수와 같이 통계국에서 자문관으로 일하던 Mr. Israel이 자세히 지도해 주었다. 조사표가 부부용으로 각각 준비되었고 면접요원으로 남녀 대학생을 선발하기 위해 현재 한신대학 교수인 김주숙 교수가 이들의 선발에 처음 참여했었다. 조사는 여름방학 중 무더운 7~8월 중에 진행되었고 조사가구는 각 500가구였으나 95%의 높은 응답률을 보였다(그후 이와 같은 K.A.P. 조사가 1964~1980년까지 가족계획연구원 주관으로 계속되었다).

그래서 이 기초조사 결과(Marginal Table)들을 양 교수가 국가재건 최고회의에 즉시 가지고 가서 국민의 80%가 가족계획을 찬성하고 있다고 최고회의위원들을 설득하고 안심시켰다. 그리고 그 후 2년간 조사자료를 분석하는 한편 시범사업을 위해 고양군 원당면에 다니며 분주한 시간을 양재모 교수, 김명호 교수와 함께 보냈다.

이 1962년의 기초조사보고서에서는 농촌부인의 가족계획에 대한 지식, 태도 및 실천뿐만 아니라 인구특성으로서 가족형태와 가족생활의 특성, 생활주기(결혼연령, 자녀수 등) 및 출산력의 수준과 구조측정(Cohort의 연령별 출생률 및 합계출생률) 및 인년(Person-Year)에 의한 임신율의 계산은 한국인구에 매우 귀중한 자료와 방법론적 발전을 제시했다. 특히 1962년 당시의 보통출생률(1962년)의 크기는 (표2)와 같다.

〈표 2〉 원당면 및 김포면의 보통출생률(1962)

지역	출생수	인구수	보통출생률
원당면(실험지역)	133	3,179	41.8±2.50
김포면(대조지역)	131	3,212	40.8±2.60

표본부인의 연령별 및 출생년도별 출생률과 및 합계출생률(1962년 9월)은 (표3)과 같다. 그들의 출산력에 의하면 양 지역의 부인이 가임기간을 완료할 때까지의 평균 총출산율(Average size of family or completed fertility)은 원당면에서 6.7, 김포면에서 7.4명이었다(이들 통계치는 보건복지부와 한국보건사회연구원의 자료에 의하면 1996년 현재 조출생률이 인구 천명당 15.9, 합계출산율이 가임여성 1명당 1.7임을 생각할 때 출생률이 얼마나 감소하였는지 참고가 된다).

2년 후 가족계획사업의 평가를 계획하고 설문지를 만들기 시작하였다. 제일 중요한 결정은 1962년에 조사한 표본인구와 동일한 부부를 다시 Panel Study로 할 것인가 아니면 그냥 1964년 현재 인구를 모집단으로 하여 새로운 표본조사를 하느냐 하는 문제였다. 결국 기초조사 후 2년밖에 안 되었고 인구이동률도 약 5%로 추정되었기에 Panel Study를 하기로 하고 1962년 조사표본에서 사용했던 것을 약간 수정한 같은 조사표를 가지고 재조사하기로 하였다. 이 조사는 1964년 7~8월에 부인만을 대상으로 실시하였다.

<표 3> 표본부인의 연령별 및 출생년도별 출생률과 및 합계출생률(고양군 원당면과 김포군 김포면, 1962. 9)

출생시 연령	부인의 출생년도(1962년 현재 연령)						
	1913~17 (49~45)	1918~22 (44~40)	1923~27 (39~35)	1928~32 (34~30)	1933~37 (29~25)	1938~42 (24~20)	1943~47 (19~15)
원당면							
15~19	0.10	0.14	0.11	0.09	0.04	0.07	(0.09)
20~24	0.29	0.28	0.30	0.26	0.32	(0.28)	
25~29	0.30	0.30	0.30	0.37	(0.32)		
30~34	0.26	0.29	0.31	(0.32)			
35~39	0.24	0.23	(0.23)				
40~45	0.11	(0.16)					
45~49	0.04						
	6.70(총출산수) ±0.21						
표본부인수	54	67	86	83	16	76	7
김포면							
15~19	0.12	0.09	0.10	0.08	0.03	0.03	(0.15)
20~24	0.34	0.30	0.33	0.29	0.26	(0.24)	
25~29	0.32	0.28	0.31	0.37	(0.35)		
30~34	0.31	0.26	0.33	(0.29)			
35~39	0.25	0.27	(0.19)				
40~45	0.12	(0.13)					
45~49	0.02						
	7.40(총출산수) ±0.22						
표본부인수	61	72	74	108	115	46	3

그 조사결과의 분석은 필자가 1964~1965년에 미시간 대학 보건대학원에서 모자보건(M.C.H.)을 공부하면서 Dr. Freedman과 Dr. John Takesita의 지도를 받아 진행하였다.

미시간 대학에 유학을 가게 된 것은 1964년 3월에 미국인구협회(Population Council의 Dr. Baefour의 주선에 의한 것이었다. 그가 필자에게 전에 공부하였던 Johns Hopkins로 가겠느냐, Michigan으로 가겠느냐고 질문하였기로 필자는 인구학을 잘 가르치는 Freedman 교수와 대만에서 가족계획에 관한 조사 연구의 경험이 있는 Dr. Takeshita가 우리에게 Koyang Study 자료를 분석하는 데 실질적인 도움이 된다고 판단하였고, 미시간 대학을 선택하겠다고 한 필자의 소원을 들어주어 결국 1964년 10월~1965년 5월과 1967년 10월~1968년 3월 동안, 그리고 1968년 5월에 보건학박사(Dr. PH)를 받을 때까지 많은 지도를 해주어 감사하고 있다.

그때 Dr. Freedman의 Research Fellow로 있던 Dr. John Ross를 알게 되었는데, 그는 Yale대학에서 보건학 석사를 받았으며, 미시간 대학을 떠난 후에는 인구협회의 직원으로 내한(來韓)하여 약 5년간 근무한 적이 있다. 그는 고양군의 조사자료에 흥미를 갖고 필자를 여러모로 도와주었고 그 자료를 활용하여 "AID"[1]에 대한 논문을 쓰기도 했다. 고양군 자료를 이용하여 AID 방법으로 분석해 보니 자녀를 원하는지 여부가 가족계획수용에 가장 중요한 설명변수로 나타났고 그 다음으로 아들의 유무가 뒤따랐다. 이는 자식에 대한 가치관과 남아선호의 사상이 가족계획수용에 중요한 영향

1) AID는 미시간대학의 사회연구소(ISR)에서 개발된 새로운 Computer Program인 Automatic Interaction Detection 방법으로서 Variance을 가장 많이 설명할 수 있는 변수를 찾아낸 후 그 다음으로 많이 설명하는 것을 찾아내는 단계를 반복하여 두 갈래로 분리되어 나가는 프로그램이다.

을 끼치는 것을 시사한 최초의 연구결과였으며, 그 후 자녀관과 남아선호사상에 대하여 국민을 계몽하기 위해 가장 중요한 근거가 되었다. 그 후 정범모 씨 등의 남아선호사상에 대한 연구 등이 뒤를 이어 발표되었다. 1962~1964년 2년간의 실험적 연구결과는 (표4)와 같으며 실험지역인 원당면의 부인들이 가족계획에 관한 지식 및 태도가 변화하였고, 출산력도 대조지역인 김포면에 비해 더욱(38% 대 13%) 감소하는 것을 보이고 있다.

〈표 4〉 1962 ~ 1964 가족계획의 '실험적 개입 연구' 결과(%)

	실험지역(고양군 원당면)		대조지역(김포군 김포면)	
	개입 전 (기초조사)	개입 후 (평가조사)	개입 전 (기초조사)	개입 후 (평가조사)
인구수	8,737		12,014	
표본부인수	491	409	479	366
가족계획방법의 지식(Knowledge) 0 1+ 부인수	 87.5 12.5 100.0(409)	 21.0 79.0 100.0(409)	 84.7 15.3 100.0(366)	 25.4 74.6 100.0(366)
가족계획의 태도(Attitude) 찬성 반대 무응답 부인수	 77 9 14 100.0(215)	 97 2 1 100.0(409)	 87 7 6 100.0(224)	 95 5 0 100.0(366)
가족계획 실천(Practice) 과거 및 현재 사용 중 현재 실천 중 부인수	 8 - 100.0(491)	 50 38 100.0(409)	 12 - 100.0(479)	 29 17 100.0(366)
임신 및 출생률 표본부인수 현재 임신 중(%)	 N=355 11	 N=355 7	 N=315 10	 N=315 11
평균출생수 (첫1년: 유배우부인 1,000명당) 평균출생수 (2년째: 유배우부인 1,000명당)	 254 156		 244 208	
출생수 감소율	38%		15%	

자료: The Koyang Study, Results of Two Action Programs, Studies In Family Planning 8(4):5, 1966.

(2)자궁내장치 보급연구사업(IUD study, 1967 ~ 1968)

1964년 10월부터 2년간은 자궁내장치 시술의 수용도와 효과를 측정하는 연구를 제2단계 연구사업으로 진행했다. 자궁내장치(Lippe's Loop)를 정부는 1964년 중순에 도입하였는데 그 피임효과가 우수하다는 임상적 연구결과는 나와 있으나 실제 사용효과(Use-Effectiveness)를 보여줄 수 있는 Field Study는 없었다.

예컨대 보건소 같은 정해진 장소(Stational Clinic)보다는 (1) 이동시술반(Mobile Clinic)을 운영하면 효과가 좋을지? (2) 가임부인의 산후 산과 진찰 후 자궁내장치를 삽입하기 위하여 남자의사보다는 여자의사가 시술할 경우 수용도가 더 높아질 것인지? 또는 (3) 부족한 의료인력을 해결하기 위하여 의사보다는 조산원이 삽입할 수 있도록 할 것인지 등이었다.

이러한 의문은 한국뿐만 아니라 타 아세아 후진국에서도 필요하다는 것을 외국에 자주 다니면서 양 교수가 느끼게 되어 그 해답을 얻기 위해 자궁내장치에 관한 연구(Service Research)를 고양군에서 실시하게 되었다. 이 실험에서 얻은 중요한 것은 자궁내장치는 조산원도 훈련만 시키면 의사 못지않게 삽입할 수 있다는 결론이었고, 이와 같은 실험은 그후 파키스탄, 태국 등에서 많이 따라하게 되었다. 그리고 이동시술반(Mobile Clinic)의 효과는 정책적으로 정부에서 채택되어 가족계획협회에 위촉하여 이동시술반의 예산, 인원이 책정되는 계기가 되었다(참조: Improving Access to the IUD: Experiments in Koyang Korea, Studies in Family Planning 27(3): 4, 1968).

(3)먹는 피임약 보급 연구사업(Oral Pill study, 1968)

피임약제(Condom, Foaming Tablet)와 자궁내장치의 보급 확대에 따라 필연적으로 부작용과 사용 중 불편을 호소하는 대상자가 점차 생겨났으며, 이러한 문제를 극복하고 피임방법을 계속 보급하기 위하여 보다 효과적이며, 부작용이 적은 피임방법으로서 먹는 피임약이 도입되었다. 연세의대는 1966년 10월부터 인구협회의 재정지원을 받아 경북의대, 서울대 보건대학원과 동시에 먹는 피임약에 대한 임상연구를 시작했다. 이 연구결과에 따라서 보건사회부는 1968년부터 먹는 피임약을 보급하기로 방침을 정하기에 이르렀다.

연세의대는 먹는 피임약을 처음 도입할 당시에는 이것을 대대적으로 보급하려는 계획보다는 자궁내장치 삽입 후 사용을 중단하는 부인들에게 권유해서 먹는피임약으로 바꾸어 계속 피임을 하도록 하자는 의도를 가지고 있었다. 그래서 우선 연구를 통해 과연 먹는 피임약이 자궁내장치 사용 중단자에 의해 수용될 수 있겠는지, 또 그 경우 사용효과 등을 보기 위한 연구를 시작했다. 그런데 예상 외로 고양군에서 먹는 피임약을 원하는 부인이 많아져서 심지어 자궁내장치를 삽입하고 아무런 부작용 없이 계속 사용하는 부인들까지도 먹는 피임약으로 피임방법을 바꾸는 바람에 연구계획이나 가설을 검증하는 데에 차질이 생겼다.

결국 먹는 피임약 보급에 관한 연구는 그 수용도와 부작용 및 계속 사용률을 보여주는 연구로 되고 말았다. 이 연구결과에 의하면 경구피임제가 한국의 농촌부인, 특히 부작용으로 인한 IDU 중단자들을 위한 피임제로 보급될 경우 높은 수용률을 보일 것으로 사료되나 농촌사회의 특수성으로 보아 수유양 변화 등 경구피임제에 의해 예기되는 제증상 출현에 대한 사전의 철저한 계몽이 반드시 뒤따라야 할 것으로 본다.

따라서 경구피임제를 국가적인 사업으로 확대시킬 경우 사전에 의사 및 가족계획 지도원의 경구피임제에 대한 올바른 지식과 보급상의 문제점에 관한 훈련이 절실히 요망될 것으로 사료된다. <참조:IUD 중단부인에 대한 경구피임약 보급에 관한 연구(중간보고: 방숙, 박도순, 손인배, 민병구, 최신의학 Vol.10, No.9, 1967)>

(4)어머니회(Mothers' class, 1966)

또 한 가지 재미있었던 연구는 자궁내장치를 착용한 후 사용중단자가 많은데, 이것을 감소시키는 방법에 대한 연구였다. 하루는 보사부 직원과 경기도 이천 방면에 출장을 갔었다. 한 동리 아주머니가 말하기를 "나는 자궁내장치를 절대 빼지 않겠다."는 말을 하기에 그 이유를 물으니 자궁내장치를 뺀 후에 또 임신하여 인공유산하는 것보다는 낫다는 것이다.

이것은 평범한 농촌여성의 느낌이었지만 여기에서 중요한 힌트를 얻게 되었다. 필자가 미시간대학에서 공부할 때 Rosenstock 교수와 Haefner 교수에게서 보건행태연구에 대한 강의(Health-behaviour Research Course)를 들었는데 어떤 예방방법의 효과를 교육할 때, 한 방법의 좋은 점만 강조하는 One-side Communication과 좋은 점과 나쁜 점을 다 같이 말해주고 수용자가 결정하게 하는 Two-side Communication이 좋은가 하는 논란에서 어느 정도의 경미한 공포와 경각심, 주의환기를 포함한 Two-side Communication이 장기적으로는 태도를 고치는 데 효과가 있었다는 생각이 났다. 그래서 가족계획협회 홍보부장으로 있었던 강준상 선생과 의논하여 이러한 측면을 고려해서 가족계획교육자료를 개발하기로 하였다. 그 내용은 보건행정당국이나 가족계획 관련기관에서 자궁내장치가 부작용 없이 절대적으로 좋다고만 하지 말고 어떤 효과가 있으며, 경우에 따라 약간의 부작용도 있다는 것을 시술 전에 미리 설명하고(Two-side Communication) 따라서 시술 후 약간의 불편이 있더라도 며칠을 기다리며 부작용이 없어지도록 조치해야 하며, 견디지 않고 제거하면 또 임신하여 인공유산을 하는 고생과 부작용은 자궁내장치 삽입 후 부작용보다 더 심하다는(Fear Arousal) 내용을 포함한 교육자료를 만들었다.

이런 새로운 자료를 이용해서 그때 이미 조직되어 활동하고 있었던 가임여성들의 집회(어머니회)에서 실험해보기로 하였다. 그 결과는 (표5)에서와 같이 Two-side Communication의 교육을 준 지역의 여성들에게서 자궁내장치 제거율이 낮았다.

〈표 5〉 연구설계

구 분	IUD 수용률이 낮은 부락		IUD 수용률이 높은 부락	
	부락수	가임부인수	부락수	가임여성수
실험지역	15	1,853	12	939
A	7	529	6	460
B	8	1,324	6	479
대조지역				
C	18	1,993	13	953
총 계	33	3,816	25	1,892

A : 특별교육자료를 사용한 어머니회
B : 일반교육자료를 사용한 어머니회
C : 어머니회가 없는 곳
낮고 높은 부락 : IUD수용률이 1966. 7. 31 기준에 그 면의 평균 IUD 수용률보다 낮거나 높은 부락

〈표 6〉 연구기간 중 IUD 중단율

	A	B	C
IUD 수용부인수	166	215	273
평균 보유개월수	5.8	5.0	5.0
IUD 삽입 후 개월수	총 중단율		
3	15.1	24.2	19.8
6	21.7	32.5	30.2
9	32.3	37.5	41.3

이 결과를 알게 된 인구협회(Population Council)에 근무하고 있던 Hartman(보건교육전문가)씨가 어머니회를 통해서 계속 이런 방법의 보건교육을 해 나가자고 제의하였고, 이것이 동기가 되어 가족계획협회에서 어머니회를 전국적으로 조직하게 되었다(참조: Yonsei Medical J. Vol.14, 1973).

최근 대한예방의학회 소식지(1999년 8월)에서 양재모(연세대 명예교수, 전 대한예방의학회장) 선생은 "지난 반세기 동안 우리(예방의학도)들은 무엇을 했나" 중에서 "가족계획: 나와 윤석우, 신한수, 김학묵 등의 주동으로 1961년 초에 창설된 가족계획협회는 정부의 정책지원과 외원에 힘입어 순조롭게 활동(요원훈련과 시범사업)을 전국적으로 전개할 수 있었고, 미국인구협회가 연세대(1962년부터)와 서울대(1964년부터)에 대대적으로 연구비 지원을 하기 시작한 것은 예방의학교실의 인력 강화와 사기 진작에 크게 도움이 되었고, 그 연구결과 얻어진 시책들은 곧바로 가협과 정부가 협동으로 하는 전국적인 사업에 채택되어서 우리나라 사업이 세계에서 가장 성공적인 것으로 평가받게 되니까 외원기관으로부터 더 많은 지원을 받게 되는 동시에 여기서 경험을 쌓은 전문인력이 대거 국제기관으로 차출되었다. 재주는 곰이 부리고 돈은 되놈이 벌더란 말처럼, 우리 교실

에서는 연구비 얻어내는 일은 주로 방숙 교수의 머리와 재간으로 이루어진 것인데, 그 덕으로 나는 국제가족연맹이사장, 인도에 파견되는 유엔사절단, 가협 이사장과 회장, 존스홉킨스 초빙교수 등의 영예를 독차지하게 되었다."라고 회고하고 있다.

4. 보건의료 개발기; 지역보건사업과 다목적 보건요원의 대두시대(1970~1979)

1)보건의료개발기

이 기간 중의 중요한 일들을 나열하면 다음과 같다.

- 지역사회의학 개념 도입(1970) : 의과대학 교육과정(1971)
- 지역보건사업/마을 건강원/보건진료원 등 : 이화대학(남양주군 수동면, 1972), 연세대학(강화군, 1974~1979), 서울대학(춘성군, 1972)
- KHDI 시범사업(홍천군, 옥구군, 군의군, 1976)
- 보건소 업무 중 위생업무와 환경업무의 사회과 이관(1976. 1. 1)
- 보건소법 시행령(1976) : 보건소의 설치기준 마련(시·군·구)
- 의료보호사업(1977)
- 보건소/지소 다목적 보건요원, 예컨대 보건요원통합훈련(가족계획연구원, 1970), 다목적 보건요원의 근무시간 활동에 대한 조사 연구(김진순, 1978), 가족계획사업과 농촌지도사업의 협력방안(대한가족계획협회, 1977), 다목적요원 활동지침의 개발 연구(이성관, 1979).

위와 같이 한국에서는 지역보건사업이 대학들이 주동이 되어 시범사업으로 실시되고 보사부는 가족계획과 모자보건에 보건요원을 통합보건요원으로 활용하는 노력을 하고 있는 동안, 필자는 1970~1979년에 ESCAP에서 근무하다가 1979년 5월에 농촌에 처음 설립된다는 순천향의대(이사장 서석조 교수)의 예방의학교실 주임교수로 귀국하였다.

2)ESCAP에서의 가족계획사업 효율적 방안을 위해 근무한 경험(1970~1979)

필자가 UN/ESCAP(아세아 및 태평양지구 경제사회이사회)으로 파견된 동기는 다음과 같다. 미인구협회에서 연세의대의 고양군사업에 대해 관심을 보이고 실시지역을 군에서 도로 확대해보자는 의견이 있어서, 이를 위한 연구계획을 준비하게 되었다.

이동안 필자는 미국에 미처리된 학위논문의 매듭을 짓기 위해 미국 미시간대학에 가서 6개월만에 논문심사를 끝마치고, 1968년 5월에 귀국하였다. 귀국 후 가족계획의 연구시범사업을 고양군에서 경기도 일원에 걸쳐 실시할 계획으로 경기도와 협의하고 있을 때였다. 양재모 교수가 어느 날 필자에게 방콕의 UN/ESCAP에 가서 1년간 일하다 오면 어떻겠느냐고 문의하였다. 양재모 교수가 ESCAP의 Mr. Chandrasekaran으로부터 UN/ESCAP에 신설된 Popualtion Division(인구국)에 Fertility & Family Planning Section(가족계획과)이 설치되는데 그 책임자로 오라는 부탁을 받았는데, 이 부탁을 받고 양재모 교수는 자신보다는 필자가 이러한 일에는 적격자로 생각하고 권하게 된 듯하다.

그래서 양 교수가 그에게 필자를 추천한다고 통고하였더니 ESCAP에서 Chief of Population

Division인 Dr. Frisen이 직접 초청편지를 보내주어 1970년 7월 4일에 방콕으로 떠나서 ESCAP의 Chief of Fertility & Family Planning Section으로 일하게 되었다.

ESCAP에서 1970~1979년까지 가족계획에 관한 1) 행정적(Administration) 측면, 2) 요원훈련(Training) 측면, 3) 홍보교육(Communication) 측면, 그리고 4) 효과평가(Evaluation) 측면 등 4분야에서 ESCAP 회원국 40여 개국을 대상으로 1) 전문가회의(seminar), 2) 훈련교육 실시(Training), 3) 보고서 작성 배부(Report) 등 활동을 하였다.

이 기간 중 인도, 파키스탄, 미국, 일본, 그리고 한국에서 온 ESCAP 직원들과 ESCAP의 40여 개 회원국에서 오는 정치·경제·사회·보건관계 전문가들과 접촉하여 많은 견문을 쌓을 기회가 되었다. 그 중에서 일본에서 온 Dr. Hiro Ando(현재 UNFPA 차장)과 Dr. Kim(김광웅 교수, 현재 중앙인사위원회 위원장)과 같이 가족계획의 행정적 측면을 연구하는 중 인상에 남고 참고가 되는 "통합"문제를 다음에 소개한다.

3)통합문제: Integration(FP and MCH etc) issues(1975)

특기할 것은 ESCAP에서는 통합(Integration)의 정의와 그 통합사업의 종류와 실시방법 그리고 그 결과의 평가 등에 관한 각계 전문가들의 의견과 연구방법을 논의한 바 있었다. 그 이유는 많은 ESCAP 회원국들이 가족계획은 모자보건이나 기타 지역사회개발사업과 통합 실천되어야 한다는 찬반 논의가 많았기 때문이다.

가족계획과 기타 사회개발분야의 통합에 대하여 필자가 관심을 갖게 된 이유는 가족계획사업의 행정조직적 요인에 관하여 관심이 있을 당시의 한 에피소드와 관련이 있다.

한 번은 방글라데시(Bangladesh)의 가족계획책임자 Dr. Chaudry를 만났더니 큰일이 났다며 걱정하고 있었다. 그 이유는 이제까지 독립 운영되던 가족계획사업이 보건국에 새롭게 통합되었다는 것이다. 그 나라의 가족계획사업을 보건국에 통합하던지 독립하던지 관심사는 아니었다. 그러나 Dr. Chaudry의 걱정은 개편 이후 가족계획수용도가 현저히 떨어지고 있는 점이었다. 그 이유인즉 지금까지는 가족계획요원이 일선에서 가족계획사업에 전념하였는데 50불 정도였던 월급은 인상하지 않고 보건국의 업무에 속하는 다른 일들, 예컨대 예방접종, 옴(Scabies) 치료제 보급, 말라리아 약제 보급, 보충식 교육사업 등 12가지 업무를 피임약 보급, 가족계획 계몽 등의 활동과 같이 책임지도록 하고 명칭도 가정복지요원(Family Welfare Worker)으로 고쳤다는 것이다. 일선 보건요원 한 사람이 그 많은 일을 다 해낼 수 있겠는지 의문도 있으나 업무시간 활동연구(Time-motion Study)를 실시해 본 결과 우두접종 1건당 5분, 옴(Scabies)이나 말라리아 약을 배부하고 설명하는데 1인당 10분 등으로 12가지 업무 전체를 1개월 중에 끝낼 수 있고, 소정의 휴가까지 가질 수 있다는 것이다. 또 이것이 바로 세계보건기구(WHO)가 권장한 가족계획과 보건사업과의 통합을 실현하는 방법이라고 그들은 생각하고 있었다.

그 뒤 아시아지역 국가에서의 가족계획사업의 행정조직상의 결정요인(Organizational Determinants)의 연구에 참여하고 있던 Ness 교수(미시간 대학)와 방글라데시에서와 같은 '통합'에 관한 의견을 나눌 기회가 있었다.

가족계획사업을 다른 사업과 통합하면(표7 참조) 모든 것이 잘 되는 것으로 여러 나라의 보건행정가 또는 관련 전문가들이 생각하고 있었다. 예를 들어 세계보건기구(WHO)는 가족계획을 모자보건과 또 국제노동기구(ILO)는 노동관계사업과 세계식량농업기구(FAO)는 농촌생활개선사업과 각각 통합하는 것이 좋다고 주장했지만 과연 통합효과가 좋다는 근거는 뚜렷하지 않았다. 따라서 통합사업의 평가에 관한 세미나를 개최할 필요가 있다고 생각했다. 이에 관한 전문가 세미나를 준비하기 위해서는 1) 통합의 정의, 2) 각국의 통합사업의 예, 3) 통합결과가 가족계획 수용도를 높이는지 등을 알아볼 필요가 있었다.

<표 7> 통합(統合, Integration)의 수준(Level)과 연결망(Network)
: 가족계획과 모자보건 가족계획(家族計劃)과 모자보건(母子保健)과의 통합예(統合例)

통합의 수준	통합의 연결망				
	보건 의료	교육	산업	시장	홍보 통신
역할(Role)	FP을 위해 훈련되고 지원하는 산부인과 의사와 조사원	FP을 위해 훈련되고 지원하는 초등학교부터 대학까지의 교원	FP을 위해 훈련되고 지원하는 산업장, 간호사, 농촌지도소 직원들	FP을 위해 훈련되고 지원하는 상인, 판촉요원	FP을 위해 훈련되고 지원하는 편집인, 방송인, 기자들
정부기관 (Agency)	보건사회부에 가족계획 모자보건과	학교에 가족계획 요원	산업장, 공장, 농협, 축협 등에 FP요원과 진료소	공공/민간 상점, 시장에 FP기금 기구, 약품 판매장소	공공/민간의 방송, 신문과의 계속적 접촉 보도
공공/민간부문 (Sector)	FP시술을 위한 민간의사, 피임약 기구 판매약국	공공/사립학교에 가족계획 교과과정	민간공장, 농장, 광산, 생산관계협회	약국등에 피임약, 기구 등의 판매	공공/사립 방송국에 FP를 위한 '프로' 제작, 시간 획득, 공동활동 등
국가기획수준 (Nat'l Development Planning)	인구 및 보건계획	인구교육과 인력계획	부문(Sector)별 수급 및 공급에서의 인구	시장(market)과 배분(distribution) 대상인구	홍보 통신에서의 대상인구

* FP(Family Planning, 가족계획)
MCH(Maternmal and Child Health, 모자보건)

Ness 교수는 이것은 비단 보건분야에서 뿐 아니라 정치학에서도 중요한 과제라고 말하고, 미시간 대학에서 통합 및 통합의 성공에 대한 정의, 이를 평가하는 기준 및 이를 측정하는 방법에 관해서 특히 초점을 두고 문헌조사를 하기로 했다. 그는 그 다음해(1976년)에 통합의 평가에 대한 논문을 작성해 가지고 왔다. 그 내용에 따르면 통합의 정의는 여러 학문과 또 분야에 따라 차이가 있지만 "어느 합의된 사업목표 달성을 위하여 필요한 각각 전문기능이나 업무를 서로 연결하는 것"이라고 정의했고 통합사업의 생산성(Outcome)은 연결(Linkage), 과정(Process)이 잘되어 있는가의 여부에 달려 있다고 했다.

통합의 평가(Evaluation Scheme)로서 1) 보건요원과 주민간의 접촉횟수와 그 수준, 2) 의사소통 정도, 3) 지원 및 협조 정도 등의 업무간 상호 연관(Interactive Likage) 변수들이 중간변수(Interactive Variable)로 역할을 하는 것으로 보았다. 또 이들에게 영향을 주는 1) 정치적 영향 및 능력, 2) 목표, 조직, 당국(Authority), 3) 지도력, 4) 요원 훈련, 5) 조직의 전략, 그리고 6) 자원 또는 비용 등이 독립변수로 역할한다는 '모델'을 제시하였다. 즉 통합은 어느 목표를 달성하기 위하여 이에 필요한 기능들을 연결시키는 것이라고 정의하였다. 이 연결에는 조직구조(Structure), 책임부서(Authority), 자원(Resources)의 동원이 필요하며, 그 여하에 따라 통합의 정도에 차이가 생기고 그 차이에 따라 통합결과로 얻어지는 수익에도 차이가 있다는 가정을 증명하고자 했다.

"통합"이란 것은 필요에 의하여 정책적으로 주장되는 것이며, 필요성이 인정되었다 해도 통합과정에서 필요한 자원이 조달되지 않는 한 무의미한 것이고, 조달되었다 해도 각 자원이 가진 기능의 효율적 연결이 없이는 소기의 통합을 통한 이익을 기대하기는 어렵다. 그러나 예컨대 가족계획요원과 모자보건요원의 기능을 통합 연결시킴으로써 주민에게 통합된 서비스를 주도록 역할통합(Role Integration)하는 것이 좋은지 아니면 각 요원이 각각의 단일서비스를 주민의 필요에 따라 주는 것이 더 좋은지를 비교한 연구가 없다. 그래서 필자가 1975년 WHO/IDRC가 주최한 회의에서 강조한 것은 "통합"이 단지 상징적(symbolic)인 구호로 그쳐서는 안되고, 통합을 주장할 때에는 통합의 효과를 제시할 수 있는 "통합" 자체의 평가가 필요함을 강조하였다(Integrated Approaches for Development Programs: Dangers and Prospects(Report of an Interdisciplinary, April 1975,

IDRC-051e) by Sook Bang, UN/ESCAP, Bangkok).

〈그림 1〉 통합의 평가모델(Evaluation Model of Integration)

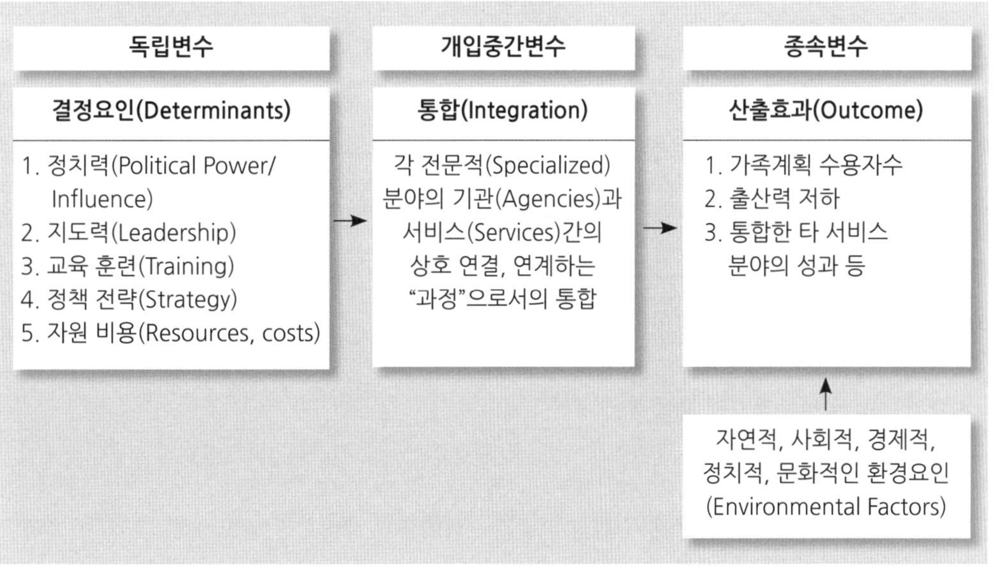

많은 "통합사업"(표7 참조)이 있지만 통합관계 부처간의 "협조"나 "연계"의 질이나 양은 상당한 차이가 있다. 통합사업의 효율을 평가하기 위하여는 ① 통합의 양(Amount of Integration), ② 통합사업을 위한 서비스의 성과(outcome), ③ 주어진 사회여건 하에서(인위적이 아닌)의 평가가 있어야 한다. 그래서 어떠한 통합사업이든 다음과 같은 8가지 질문을 가져야 한다.

① 그 통합사업이 지향하는 큰 목적(다목적)은 무엇이며, 그 사업 내의 각각의 "전문"분야의 목적은 무엇인가?

② 그 사업에 관계하는 기관은 몇 개가 되며, 각자의 inputs(사업)내용은 무엇인가?

③ 각 기관간의 협조 또는 정보교환의 내용은 무엇인가?

④ 그 통합사업에 참여할 수 있는 인적 자원의 성격은?

⑤ 그 사업의 투자의 규모나 크기와 array of inputs(사업의 내용들)은 무엇인가?

⑥ 그 사업의 평가는 어떠한 것이 있었나?

⑦ 그 사업의 성과는 무엇이었나?

⑧ 그 사업에 의해 누가 제일 많은 덕(이익)을 받았는가?

등을 물어서 검토하여야 한다.

그래서 필자는 ESCAP을 퇴임하고 1979년 5월에 귀국하여 순천향의대(학장 서석조 교수) 예방의학교실에 근무하면서 '통합'에 관한 연구를 시도하였다.

5. 보건의료의 사회화 지향과 지역보건/의료 연계의 모색시대(1980~1989)

1) 보건의료의 사회화 지향

1982년 말까지 정부는 218개 보건소, 1,321개 보건지소와 44개 도(31), 시(11), 군(2)립병원을 확충하고 1989년에는 의료보험을 전국민에게 적용하는 등 보건의료의 사회화가 진행되었다. 또한 대학에서는 보건·의료전달체계에 관한 연구가 활발해진다. 고려대학(1983), 순천향대학(1984), 한림대학(1985) 등, 그 외에도 주요 이슈를 보면 다음과 같다.

- 농어촌 보건의료를 위한 특별조치법(1980, 공중보건의, 보건진료원 배치)
- 대한가정의학의 발족, 가정의 제도 도입(1980. 1)
- 가족계획요원 등 임시직에서 정규직 공무원으로 양성화(1981. 7)
- 1981년 12월에 정부는 인구증가억제 종합대책을 발표, 49개 시책 중 16개 시책은 보사부 소관 (예: 불임시술 영세민에게 생활보조비 지불, 의료보험 분만급여는 2자녀까지 등)
- 취약지구에 보건소의 병원화사업 추진 : 17개 보건의료원 설립(1988, 1989)
- IBRD 차관으로 89개 군보건소에 모자보건센터 건립(1981~1983), 11개의 민간병원에 모자보건종합센터 건립(1985~1986)
- 모자보건법 개정(1986)
- 보건소 등 공공보건기관 시설·장비 보완(1989)
- 출생률 감소와 더불어 인구대책목표 수정(1987), 1989년부터 정부 피임보급물량 축소

이 기간 동안 필자는 ESCAP에서 돌아와 순천향의대에서 예방의학/지역사회의학을 강의하면서 다음과 같이 서산군에서 FP/MCH 통합연구(1982~1984)를 하고, 이어서 순천향의료재단(이사장 서석조 교수)이 음성군에 독일차관(GTZ)으로 병원을 설립한다고 하여 음성군 보건사업(1984~1988)을 시도하게 된다.

2)서산군 모자보건/가족계획 통합(조산원)시범사업, 순천향의대/ WHO, 1982~1984

서산군 가족계획과 모자보건 통합사업연구는 1981~1984년 동안 세계보건기구(WHO)의 지원을 받아 순천향대학과 서산군보건소와 공동으로 가족계획과 모자보건을 통합시키기 위한 연구사업이었으며, 통합에 있어서 모자보건사업이 실질적 기능을 발휘하지 못하는 가장 주요한 이유는 서비스 전달체제의 기능과 조직적인 측면에 기인한다고 보았다. 보건지소의 모자보건요원이 주민들에게 서비스를 전달할만한 자격이 대부분 미비하고 요원들의 업무간 합의가 이루어지지 않아서 통합된 보건사업을 수행할 수 없다.

따라서 서산사업에서는 조산원을 모자보건관리능력을 소유한 인력으로 보아 조산원을 보건지소에 투입하여 다른 보건요원과 협력하여 1) 원치 않는 임신의 예방을 위해 가족계획사업을 추진하고, 2) 원하는 임신에 대하여는 산전관리에 철저를 기하고, 3) 위생적인 분만을 도와주고, 4) 생후 1세까지 영아관리를 가족단위로 제공하면 가족계획과 모자보건통합의 다음과 같은 이익을 얻을 수 있다고 보았다.

- 가족계획 및 모자보건서비스를 위한 현지요원과 주민간의 접촉 증가
- 효과적인 피임방법의 실천율 증가
- 의료인에 의한 산전관리율 증가
- 의료인에 의한 분만개조율 증가
- 영아 및 모상사망률의 감소

이러한 가정 아래 1982년 7월부터 1984년 7월까지 서비스 개입사업을 서산군 해미면, 운산면 2개면, 인구 30,000명 대상으로 실시하였고, 인지면, 팔봉면, 지곡면 등 3개면을 대조지역으로 했다.

(1)추가된 개입사업의 내용(기능적 통합)

보건지소에 조산원을 투입한 실험지역 Ⅰ, Ⅱ에서 가족계획 요소와 모자보건 활동요소를 서로 연결시키고자 한 본 개입사업은 현행 정부의 서비스에 (표8)과 같은 내용의 서비스를 추가 제공하는 것이었다.

〈표 8〉 개입사업의 서비스 추가내용

	가족계획과 모자보건에 대한 현행 서비스 내용	조산원 투입에 의한 개입사업의 서비스 추가내용
1. 보건요원간의 기능적 통합	보건요원 3명이 각각 가족계획, 모자보건, 결핵업무를 담당하나 상호간 기능적 통합이 원활치 못함	보건요원들이 다목적요원으로 기능할 수 있도록 조산원이 개입
2. 보건요원업무의 감독	내무행정적 성격이 많음	지휘 감독권의 일부를 조산원이 갖게 하여 보건요원들의 업무성격을 보건의료적으로 전환시킴
3. 위험집단관리	보건요원이 위험산모를 산부인과 의사에게 곧 바로 의뢰하여 선별이 이루어지지 않음	위험요인이 크지 않은 산모의 산전과 산후관리는 조산원이 담당하고, 위험요인이 큰 산모에 대해서는 조산원이 산부인과 의사에게 의뢰함
4. 보건교육	보건요원에 의한 집단보건교육이 있기는 하지만 드물다	조산원과 보건요원에 대한 집단보건교육의 기회를 보다 많이 가짐
5. 임신 및 위험산모 사례 발견	보건요원의 가정방문에 의함	조산원과 보건요원의 가정방문에 의함
6. 가족계획업무	피임기구는 보건요원들이 직접 제공하고 자궁내장치 시술과 인공유산 시술의 경우는 산부인과 의사에게 의뢰	피임기구 제공은 보건요원이, 자궁내장치 시술은 조산원이, 인공유산 시술의 경우는 조산원이 산부인과 의사에게 의뢰

(2)개입사업의 평가

본 연구의 주목적은 전술한 바와 같이 조산원을 투입한 통합사업을 실시한 전후의 가족계획과 모자보건 수용률이 종전의 정부사업보다 효과가 높은지의 여부와 통합사업에서 기대하였던 통합과정의 성과 정도 그리고 수용율과 통합과정의 양 효과는 어떠한 관계가 있는지를 분석함에 있었다. 그래서 다음과 같은 평가틀을 설정하였다(표9 참조).

〈표 9〉 '투입-과정-산출' 관계의 평가틀(분석틀)

구조변수	개입변수	종속변수
사업지역주민의 특성 1) 사회경제적 배경 2) 상이한 프로그램 배경 - 인력, 시설 - 훈련, 교육 - 서비스 등	1) 조직요인 : 요원들과 주민들의 접촉빈도 2) 연결접근요인 : 요원들의 주민에 대한 서비스 제공빈도	1) 서비스 이용수준 수혜자수 2) 파급효과 - 인지정도 - 행동의 변화 3) 영향 - 인공유산 저하 - 출산간격 증대 - 상병률 저하 - 사망률 저하

이 실험적 연구의 결과는 "가족계획과 모자보건 통합을 위한 조산원의 투입효과 분석(서산지역의 개입연구 평가보고)"에 보고되었다. 그 중 통합문제와 관련된 1) 개입사용의 내용, 2) 평가전략, 3) 평가결과 중에서 (1) 종합적인 가족계획 및 모자보건지표의 변화, (2) 행정조직적 요인에 대한 인류학적 참여 관찰 결과, (3) 통합정도와 결과간의 관계, 그리고 (4) 이 연구를 통한 정책적 제언을 요약하면 다음과 같다.

(3)평가결과

조사원 투입 전후의 가족계획 및 모자보건지표의 변화는 (표10)에 제시하였다.

<표 10> 서산군 가족계획과 모자보건통합사업 결과 요약표(조산원 투입효과, 1982~1984)

	실험지역				대조지역	
	I (해미)		II (운산)			
	1981	1984	1981	1984	1981	1984
인구수	15,358		14,448		17,775	
부인의 보건지소 방문 이유 표본부인수 FP/MCH 복합적 이유(%)	N=252 23.3	N=397 51.4	N=183 12.6	N=293 39.0	N=395 17.4	N=335 23.0
1. 가족계획						
피임방법사용 표본부인수	N=680	N=632	N=602	N=656	N=1,202	N=1,070
현재 사용 중 과거에 사용함 사용하지 않음	59.1 13.3 27.6	72.8 9.0 18.2	68.5 12.3 29.1	75.6 9.0 16.0	58.7 13.3 28.0	73.6 6.7 19.8

2. 모자보건	실험지역		대조지역	
	1981 N=535	1984 N=299	1981 N=460	1984 N=277
산전관리율 표본부인수	42.1	78.3	38.1	63.8
0 1회 2~4회 5회 이상	57.9 16.4 18.8 6.9	21.7 13.4 31.8 33.1	63.9 19.8 15.7 2.6	36.2 21.4 28.6 13.8
분만개조인				
의사 조산원 또는 간호사 비의료인	25.0 1.1 73.8	27.1 18.1 54.8	14.1 1.1 84.8	25.4 2.9 71.7
산후관리율				
받은 시기별(받은 부인 중) 산후 1주 이내 산후 1주 이후	37.0 (94.3) (5.7)	68.2 (83.4) (16.6)	20.4 (95.1) (4.9)	32.9 (98.6) (1.4)
	사업 전 (1976 ~1981.7)	사업 후 (1981.8 ~1984.7)	사업 전 (1976 ~1981.7)	사업 후 (1981.8 ~1984.7)
영아사망률(출생 1,000건당)	40.7	25.6	34.7	30.0

전술한 바와 같이 조산원을 보건지소에 투입한 것은 조산원만이 가족계획 및 모자보건의 양 사업의 기능을 통합할 수 있다는 의미가 아니라 조산원의 기능이 보건지소의 보건요원들의 업무와 유

기적으로 연결·보완됨으로써 통합의 목적을 달성할 수 있다고 기대한 것이다.

이 연구에서는 조산원이 보건지소에 투입된 후에 나타난 각 요원들과의 관계가 보건지소 내의 업무통합연결에 영향을 주는 제 행정조직적 요인 예컨대 1) 업무목적의 합의, 2) 업무책임의 계통, 3) 지휘권의 경로, 4) 조직 내의 권위소재 등과 같은 문제들에 의해 영향 받고 있음을 보임으로써 서비스 통합에 관계되는 행정조직적 통합의 중요성을 보이고자 하였다.

그 목적으로 사업 시작 후 약 1년 후인 1983년 10월 8일부터 10월 21일까지의 짧은 기간 동안 본 시범사업과는 직접 관련이 없는 인류학 전공자(김은실 연구원, 현재 이화여대 여성학 교수)에 의해 실험지역 2개의 보건지소와 대조지역인 2개의 보건지소에 관해 인류학적 현지조사를 함으로써 수집되었다. 그 결과 1) 목적합의의 어려움, 2) 지휘·감독체계의 문제, 3) 권위의 문제 등과 같은 문제점을 관찰하였다.

그러나 이제까지 정부(특히 보사부와 내무부)의 목표량 지시와 그 달성이라는 종적인 방향에서만 움직여왔던 양 사업(가족계획과 모자보건사업)을 질적으로 통합하기 위한 조직 내의 구조적이고 기능적인 통합에 관한 근본문제들을 숙제로 남긴 채 연구사업이 끝났다.

통합과정 정도와 개입사업 결과간의 관계에 있어 통합과정변수에 대한 위에서의 분석결과를 종합해 보면 1) 통합연계변수인 접촉의 정도와 질, 2) 이에 영향을 주는 행정조직적 요인에는 실험지역 Ⅰ, Ⅱ 및 대조지역의 보건지소간에 차이가 있음을 알 수 있다. 즉 통합과정의 정도가 제일 나은 곳이 실험지역 Ⅰ(해미면), 다음이 실험지역 Ⅱ(운산면), 끝으로 대조지역의 보건지소 순으로 추정할 수 있었다.

이러한 통합정도는 (표11)에서와 같이 1) 주민의 보건지소 이용률과 관계가 있고, 이는 또 2) 산전관리율, 효과적 피임방법의 실천율과 관계가 있음을 시사하고 있다. 그러나 이러한 상관관계의 규명을 위해서는 앞으로 표본수(보건지소의 수)를 늘려 '다변수 분석'이 필요하다고 하겠다.

〈표 11〉 통합정도와 결과간의 관계

인구지역	추정통합 정도	복합적 목적을 위한 보건지소 방문율	효과적인 피임방법의 실천율	의료요원에 의한 산전관리율
실험지역				
I	상	51.4	31.3	70.9
II	중	39.0	23.5	58.5
대조지역	하	23.0	23.1	47.5

위의 통합과정 변수체제에 대한 분석을 통하여 얻어진 교훈은 통합연계의 정도(접촉도)는 통합서비스의 이용률과 관계가 있고 이러한 통합연계(접촉)에 영향을 주는 행정조직요인의 유무에 따라 차이가 있다는 점을 고려할 때, 보건지소에 새로운 기술인력(조산원)을 투입하면 이에 따른 모자보건의 이용률은 증가되지만 가족계획과 모자보건의 통합을 위한 요원간의 역할통합은 한국 인구정책 특히 가족계획의 고질적인 행정조직의 여건이 그 통합에는 제 장애요인으로 작용할 수 있다고 사료되며, 만약 가족계획사업이 성공하게 된 행정적·조직적 지원의 요소가 똑같이 또는 그 이상 모자보건사업에도 있어야만 통합정책의 성과를 기대할 수 있으며, 그것이 없는 경우에는 단지 구호에 지나지 않는 통합정책이 되고, 실질적이며 효율적인 통합은 기대하기 어렵다고 하겠다.

이상의 평가결과는 가족계획과 모자보건사업의 '통합' 여부를 정책적으로 결정함에 있어 우선 그 통합의 '목적'이 어디에 있으며 통합사업으로 누가, 어떤 이익을 얻느냐를 결정하는 것이 중요함을 시사하고 있다. 즉 한국에서는 통합의 목적이 단지 가족계획의 수용률을 증가시키기 위해서라면 가족계획사업에다 조산원 인력을 추가로 투입하는 것은 그 뜻이 없다고 본다.

그러나 앞으로 가족계획서비스의 질, 예컨대 효율적 방법의 권장, 계속사용률의 증가를 기하고, 또 소자녀의 가치관과 더불어 늘어나는 주민들의 모자보건서비스의 요구에 호응하기 위한 모자보건사업을 하려고 할 때, 그 요구를 충족시킬 수 있는 요원 즉, '조산원'과 같은 훈련된 인력을 일차

의료기관에 배치하여 통합사업을 추진하여야 할 필요성이 있다고 본다.

그런 뜻에서 정부가 1984년 이래 모자보건센터를 90개 군에 건립한 것은 좋은 시작으로 보이며, 앞으로 문제는 통합에 대한 '가·불가론'보다는 주어진 인력과 자원을 어떻게 행정적, 조직적으로 연결 통합하여 나가느냐 하는 과제가 남아 있다. 즉 그 나름대로 각각의 사회가치가 있는 가족계획과 모자보건을 연결 통합하여 더 상위의 공동목표(예: 인구자질 향상)를 달성하기 위해서는 '통합과정'에서 생기는 양측 각각이 가지고 있는 문제의 발견, 해결방안의 개발 및 계속적인 평가를 통해 '통합'에 관한 올바른 이해를 해 나감이 필요하다 하겠다.

이러한 견지에서 앞으로 '인구억제정책'이라는 기왕의 부정적 인구정책개념이 '인구자질의 향상정책'이라는 긍정적 인구정책개념으로 전환됨으로써 가족계획과 모자보건서비스 통합목적의 합의 기반이 되어 일차보건의료 수준에서 통합된 가족계획사업을 시행하고, 또 이를 평가하는 데 본 연구의 경험과 자료가 활용되기를 기대하는 바이다(이러한 신념으로 그 후 1996년 6월에 박정한 교수가 수고하여 발족한 모자보건학회에서 그 발전방향에 관해 논술하였다).

3)음성군 지역보건사업(보건지소/음성지역병원연계), 순천향의대, GTZ, (1984~1988)

1983년 5월경 Dr. D. Sich(연세의대-강화지역 보건사업의 모자보건 고문)이 독일에서 내한하여 음성병원을 독일 GTZ 차관으로 건립하면서 주민 중심의 병원이 되도록 '일차보건의료'와 병원기능을 효율적으로 연결하는 연구를 권하여 연구계획서를 GTZ에 제출, 승인을 받았다. 그래서 우선 음성군에서 지역의료 Model 개발을 위한 지역보건사업을 시작하기 전에 우선 그동안 우리나라에서 있었던 시범적 지역보건사업에 경험이 있는 전문가들의 의견을 들었다.

(1)지역보건사업의 논의를 위한 문제 제기

해방 이후 한국의 보건의료사업과 정책은 당장의 현실적 욕구들을 충족시켜 주어야 하는 급박성 때문에, 그 입장이 거의 항상 치료 혹은 제공자 중심이었다. 그러나 대학이나 연구기관에서는 지역사회에 기반한 보건사업들을 계속적으로 수행하는 데 노력하여 왔다. 이러한 노력과 그간의 사회발전의 반영으로 정부에서는 최근 공중보건의, 보건진료원, 더 나아가 마을건강원제도 등, 국민보건의 향상과 보건서비스의 보편적 적용을 위하여 노력하고 있다. 이러한 한국적 현실에서 시작하는 순천향대학의 음성지역 보건사업은 주민측의 입장에 적합한 보건의료서비스 전달체계를 개발하고자 하는 것이다.

다시 말하면 수혜자의 현실적 입장에 기반하고, 거기서 발생하는 제반 어려움을 고려한 사회·문화적으로 적합한 보건의료전달체계를 수립하려는 것이다. 그러나, 이것이 현실적으로 쉽지 않으리라 생각되어 기왕에 있었던 시범지역사업들의 경험을 토대로 지역보건사업 개념의 적용을 모색해 보려는 것이다.

이러한 문제가 논의되는 데 따르는 가장 기본적인 전제는 우리가 개발하려고 하는 모델의 현실적 실용의 문제, 즉 정책적 함의(implication)의 문제라고 본다. 현재 정부에서는 모자보건센터, 보건지소, 보건진료소, 마을건강원 등 안(案)으로서의 정책요소는 거의 다 제시한 것 같고, 또 그것들은 2000년대까지의 보건정책 방향이 논의될 때 기본적인 구조로 제시되는 것들이라 생각한다. 따라서 여기서 논의될 시범사업이 지속적, 현실적 의미를 갖기 위해서는 더 이상의 부가적인 보건의료자원의 자발적 추가는 배제되어야 하고, 대신에 기존자원을 동원한 제도화 혹은 활성화의 모색이 시도되어야 한다는 것이다.

그렇다면 논의는 당연히 기존자원을 어떻게 reorientation 혹은 rearrangement하여 기능화시킬 수 있는가 하는 어느 정도의 제한적인 틀 속에서 진행될 수밖에 없지 않을까 한다. 이런 맥락하에서 기존 시범지역사업 혹은 앞으로 계획되는 지역보건사업을 편의상 다섯 가지 측면으로 구분하여 보면 다음과 같은 문제들이 세미나의 문제들로서 제기될 수 있겠다.

첫째, 보건의료조직면이다. 정부의 현 보건의료조직과 면수준 조직간의 기능적인 연결은 어떤 기전을 통해 이루어져야 하는가? 그리고 현재 면보건조직의 이원화 문제점의 대책은 무엇인가?

둘째는 인력 및 사업내용면이다. 기존 시범사업의 역사적 경험에 비추어볼 때 주민의 요구에 기반하는 사업의 내용은 무엇이었는가? 일선 실무 보건의료 인력수준의 coaching을 위한 교육과정은 어떤 방식으로 만들 수 있겠는가? 이미 제시된 교육과정 및 자료의 범위는 어디까지이며, 자료원은 어디에 있는가? 이러한 coaching과 training program 시작을 위한 별도의 준비사항들은 어떤 것이 있는가?

셋째는 지역사회참여면이다. 보건의료분야에서는 지역사회 참여를 어떻게 정의할 수 있는가? 어떤 형태의 참여가 가능한가? 보건의료행태 또는 의료전달체계에 대한 이해에 있어서 지역주민과 의료인간에는 어떤 gap이 존재하는가? 이 gap을 어떻게 좁힐 수 있는가?

넷째는 재원조달 노력면. 1차 보건의료기관의 업무(예방 및 치료) 수행에 필요한 비용이 산출된 적이 있는가? 그리고 업무별 표준화된 가격은 있는가? 1차 보건의료수준 이상의 서비스에 대해 지역사회가 만들 수 있는 risk sharing mechanism은 어떻게 개발될 수 있을까?

다섯째는 각 시범보건사업의 교훈(성공과 실패)이다. 지역사회 보건의료 시범사업 평가시 cost-benefit(비용/편익효과)에 대한 정의는 어떻게 내려져야 하는가? 이러한 기존 사업의 경험을 듣고, 궁극적으로 공적부문인 1차 보건의료 자원과 사적부문인 2차 음성병원과를 연결시키고자 하는 음성지역 보건사업을 위한 지혜를 배우려는 것이 본 세미나의 개최의도이다(음성지역 보건사업의 모델 개발세미나 보고서, 순천향대학 인구 및 지역사회의학연구소 1986. 4. 참조).

※음성군 지역보건사업의 내용은 본 책자 2권의 지역보건 60년의 기초를 닦은 보건시범사업들 P.218에 수록되어 있습니다.

6 . 은퇴 후 지역보건에 관한 나의 활동

나는 순천향대학에서 1988년 3월 1일부로 정년 퇴임하였다. 그러나 음성군 지역보건사업의 최종 보고서를 대학과 GTZ에 제출하여야 하는 책임이 있어 그 보고서를 작성하기 위해 1년간 더 근무하다가 1989년 3월에 국문, 영문보고서를 끝냈다. 그 후 한국보건사회연구원, 아주대학교 의과대학 그리고 보건관계학회들과 관계를 가지고 계속 교육 및 연구와 저서 활동에 참여하였으며, 그 활동 중 참고되리라 생각되는 것을 기술하여 본다.

1)교육활동

(1)공보의 교육제도 개선(한국보건사회연구원, 1994~1996)

1994년 1월 3일부로 한국보건사회연구원에서 '공중보건의사(공보의)'제도 개선을 위한 연구과제에 관한 자문위촉을 받아, 연구원에 배치된 공보의 6명과 같이 공보의 신규직무·보수교육과 관련된 개선안을 연구하였다.

(2)의료윤리교육(아주의대)

1995년 3월에 아주대학 의과대학 예방의학교실의 주임교수로 부임한 이은설 교수(사회학, 생물통계학 전공)의 부탁으로 “지역사회의학”에 관한 강의 및 실습을 위한 객원교수의 발령을 받아 이 교수가 Houston 대학 보건대학원으로 돌아갈 때까지 같이 뜻 있는 시간을 보냈다. 그 중에서도 그분이 개척한 의료윤리에 관한 교육에는 필자도 지도교수로 참여하였고, 그 방법에 있어 특유하여 그 일부를 소개하고자 한다.

가)교과목 계획

의료윤리의 학습목표는 추상적 윤리를 넘어 의료현실에서 끊임없이 생겨나는 상황에 대처하기 위한 실제적 윤리문제들을 여러 각도에서 이해하고 윤리적 의식을 구체화할 수 있는 계기를 마련하는 데 있다.

따라서 각 임상분야에서 진료과정 중에 이러한 윤리적 상황에 많이 접하게 되는 예방의학과를 비롯한 내과, 외과, 방사선과, 산부인과, 재활의학과, 의학유전학과, 신경과 등의 아주의대 교수 10여 명이 이 교과과정에 참여하였다. 과목에 배정된 시간은 매주 3시간씩 10주간이었다. 두 주 동안의 총론 및 기초개념의 강의에 이어 7주 동안의 소집단 학습 및 발표와 토의를 통한 교육이 실시되었고 마지막 주에는 종합평가와 정리가 이루어졌다. 사례는 ① 인간생명과 의료행위, ② 의료인과 환자관계, ③ 인공유산 및 불임의 문제, ④ 장기이식 및 뇌사문제, ⑤ 의학연구의 윤리적 문제, ⑥ 의사직의 형성과 직업윤리, ⑦ 보건의료체제와 정책상의 의료윤리 등 7가지 주제에 맞추어 모았다.

2)연구활동

(1)농촌지역의 질병실태조사(보건지소 내소환자 조사) 및 연구지도(1991)

1989년에 조직된 대한공중보건의사협의회의 상임고문의 자격으로 협의회가 주동이 되어 전국 농촌지역에서 공보의들이 매일 진료하고 있는 환자들을 조사·분류하는 연구를 시도할 것을 권하였다. 그 연구의 목적 및 결과는 다음과 같다.

가)목적

본 연구 조사는 대한 의학협회의 ‘국민보건의료 통계를 위한 연구 조사사업’ 중 1차 보건의료 수준에서 보건의료의 통계에 관한 표준화 작업의 일환으로서 다음과 같은 2가지 목적을 위하여 실시하였다.

① 보건지소에 내원하는 환자의 방문 이유 및 그에 대한 의사의 진단 병명을 파악하여 분류한다.

② 환자의 건강 문제에 대하여 의사(공보의)가 대처한 조치 내용을 파악한다.

나)결과

ICHPPC-2-Defined 분류법 378개 중 228개(60.32%)의 해당된 내용에 대해 복수 기입을 허용하여 총 방문건수 13,664건에서 14,566개가 분류되어 환자 1회 방문 건당 1.07개의 진단이 분류되었다. 항목별로 보면 급성 상기도염이 28.1%(4,089건)로 가장 많았으며, 기능성 및 비특이성 위·십이지장 질환 8.0%, 관절통·관절강직 5.7%, 비방사성 단순 요통 5.1%, 합병증 없는 고혈압 4.7% 순이었다. 상위 10가지 질환이 전체의 64.4%를 차지하였고, 상위 25가지 질환이 전체의 79.5%를 차지하였다.

(2)보건의료망을 통한 출생증명자료의 활용 연구(한국보건사회연구원, 1992)

필자는 1989년에 미시간 대학 보건대학원에 초빙교수로 가있는 동안 모자보건 교수인 Prof. McGolis 교수와 같이 우리 나라에서 출생증명서에 의한 모자보건지표를 개발하는 문제에 관하여 논의하였다.[2] 그 결과 한국에서도 마침 호적법이 개정되어 출생신고 시에는 반드시 분만개조자의 출생증명서를 첨부하는 것이 의무화되었으므로 시설분만이 거의 90% 수준에 이르고 있는 현실을 고려하여 출생증명서의 산모와 출생아의 건강상태를 기록하게 된 것을 좀 더 구체화하여 보고하게 한다면 소기의 목적을 달성할 수 있을 것으로 생각되었다.

그래서 이에 관한 연구계획서를 작성하여 귀국 후 한국보건사회연구원과 협의하여 WHO에 연구비를 신청하였다. 다행히 WHO/WPRO의 사무총장(한상태 박사)의 주선으로 연구비가 승인되어 연구원의 김응석 연구위원 등과 같이 초빙연구원 자격으로 참여하여 새로운 "출생증명서" 양식을 개발하고 그 시범사업을 충주(忠州)지역에서 실시한 후, 연구원에서는 「정책자료 92-10 보건의료망을 통한 출생증명자료의 활용 연구(김응석, 정기원, 이상헌)」로 발간하였다(영문보고서, KIHASA, 1992 참조).

3)학회활동

- 대한예방의학회 : 보건관련정보의 표준화와 발전방향, "생정통계의 발전방향"(1992. 5. 22)
  - 생정통계의 발전방향
  - 대한예방의학회 50년사에 대한 격려사
- 한국보건행정학회
  - 지역보건사업의 개혁방향(대한보건행정학회지)
- 한국모자보건학회
  - 1996년 6월 7일 우리나라로서는 처음으로 한국모자보건학회가 대구가톨릭의대 박정한 교수들의 수고로 발족함에 따라 그 창립기념 학술대회에서 기조강연을 부탁 받아 "우리나라 모자보건의 현황과 발전방향"(모자보건의 역사, 현황 및 과제)에 대하여 논술하였다(방숙, 1996. 8).
- 한국노년학회 : 노인의 보건의료대책의 발전방향(1993년 11월 20일)
- 대한보건협회 : 보건(Public Health) 분야의 세계화(1995. 3. 10), 대한보건협회(회장 박형종)의 부탁으로 1995년 신년 조찬회에서 보건의 세계화에 관하여 대한보건협회에 제안한 바 있다.
- 대한간호협회 : 보건진료원의 수기에 관한 서평(1993. 2), 이 책은 보기 드물게 전남 무안군 성내리에서 근무한 보건진료원 김정란 언님(修士)의 5년간의 경험을 토대로 쓰여진 생생한 보건활동기록이다.

7. 앞으로의 전망과 감사의 말씀

1)지역보건의 전망

21세기를 맞이하여 고령화, 질병구조의 변화 등에 대응하고 다양한 지역주민의 욕구를 충족시키

2) 이전에 출생신고와 관련하여 '손인배, 인구동태 개선방안에 관한 실험적 연구 : 박사학위논문, 연세대학교 대학원(지도 : 양재모·방숙 교수), 1967' 참조.

기 위해서는 새로운 '지역보건법'과 '건강증진법' 하에서 ① 다음 세대의 잠재력과 생산성을 향상하기 위한 '모자보건'시책은 물론이고, ② 과거 경제재건에 헌신한 '노인'들의 건강한 삶을 위한 보건·의료·복지의 종합정책이 요구되며, 이러한 지역사회의 요구에 대응하기 위해서는 지역에 뿌리를 둔 지역보건서비스를 제공할 수 있는 전문인력이 확보되어야겠고, 그 인력들을 지원하는 지역의 보건·의료·복지시스템이 개발되어 나가야 될 것이다.

지역보건의 앞으로의 전망(과제)을 기술하여 본다.

- 주민의 건강을 위한 지역보건사업의 개념과 정의에 '합의'하고 그 저해요인을 극복하고자 하는 의식개혁이 필요하다.
- 지역보건의 목표의 합의가 필요하다.
- 지역주민의 욕구에 부응하는 건강증진사업계획과 지역보건의료계획이 필요하다
- 건강의 연속성에 대응하는 포괄적 서비스의 제공에 노력하여야 한다.
- 지역보건의 전문성 확보, 지역보건의 지도자 양성

2)감사의 말씀

이상과 같이 지난 45년간(1945~1989) 대학의 실험실이나 병원의 벽을 넘어서 '지역사회'를 대상으로 하는 교육과 연구생활을 통하여 필자 개인이 얻은 지식과 경험이 소중하다고 자부하지만, 이러한 일들을 실천하는데 많은 분들의 후원과 지원이 없어서는 불가능하다는 것을 부언할 필요는 없다.

그 중에서도 특히 이미 고인이 되신 분들 즉 최재유 장관님, 세브란스 미생물학 교수 최영태 박사, 보사부 시절의 백행인 방역국장, 이병학 차관에게 감사드리며, 가족계획 연구와 관련하여서는 연세대학 시절의 양재모 교수, 미시간 대학 시절의 Dr. John Y. Takeshita(교수), ESCAP 시절의 Dr. Carl M. Friesen(국장)에게 감사드린다. 그리고 1979년 귀국 후에 봉직한 순천향대학의 서석조 이사장님과 오선환 학장을 비롯한 역대 학장님, 그리고 연구에 적극 참여한 예방의학교실의 한성현 교수, 김은실 연구원에게 특히 감사를 드린다.

또한 연구비와 장학금 등 재정적 및 기술적으로 도와준 Population Council, Rockefeller 및 Ford 재단 그리고 WHO, IDRC, GTZ 등 외원기관에 감사를 드린다.

그리고 필요한 자료수집과 연구사업에 참여하여 준 지역사회 주민, 특히 경기도 고양군 원당면 주민(1962~1964), 경북 금릉군 주민(1967), 충남 서산군 운산 및 해미면 주민(1982~1984), 그리고 충북 음성군 소이면 및 원남면, 맹동면 주민(1985~1987)에게 감사를 드리며, 또한 당시의 보건소장과 병원장님들, 특히 김명호 교수(당시 고양군 보건소장), 손인배 박사(당시 금천도립병원장), 장일영 소장(서산군), 김치영 소장(음성군)과 박희주 교수(음성순천향 병원장) 여러분에게 감사를 드린다.

은퇴 후에도 오늘날까지(1989~1999) 봉사할 수 있는 기회를 주신 한국보건사회연구원(원장: 지달현, 이성우, 연하청, 부원장: 김정태, 최인현, 조남훈)과 아주대학 의과대학(고 김효규 총장, 이은설 교수)에 감사하며, 필자의 학회활동을 도와 준 여러 학회(대한예방의학회, 한국보건행정학회, 한국모자보건학회, 대한보건협회, 한국농촌의학회, 한국노년학회 등)에 감사한다. 또한 공보의 교육연구에 협력하여 준 대한공중보건의사협의회 여러분에게도 감사를 드린다.

끝으로 젊은 공중보건의사들을 위해 물심양면으로 지원하여 주시고, 일본의 지역보건에 관한 유익한 자료를 제공하여 주신 青山英康 교수(岡山醫大 衛生學教室)에게 깊은 감사를 드린다.

위의 모든 분들이 후원을 아끼지 않으신 것은 필자 개인의 발전보다도, 필자가 속했던 기관을 통해 지역사회에서 주민들이 건강을 보전하기 위해 질병의 예방 및 치료를 받고자 할 때 더욱 더 양질의 서비스를 제공하는 방안을 연구 모색하는 데 도움이 되기를 바라는 뜻이었다고 생각된다. 그러

기에 그간의 경험을 여러 보건 및 의료분야의 동지들과 후학들에게 특히 지역보건의 선구적 역할을 하는 보건소장과 정부의 시책에 의해 방방곡곡 면 보건지소에서 근무하는 젊은 의학도들과 함께 나누고자 하는 것이 이번의 필자의 회고의 뜻이다.

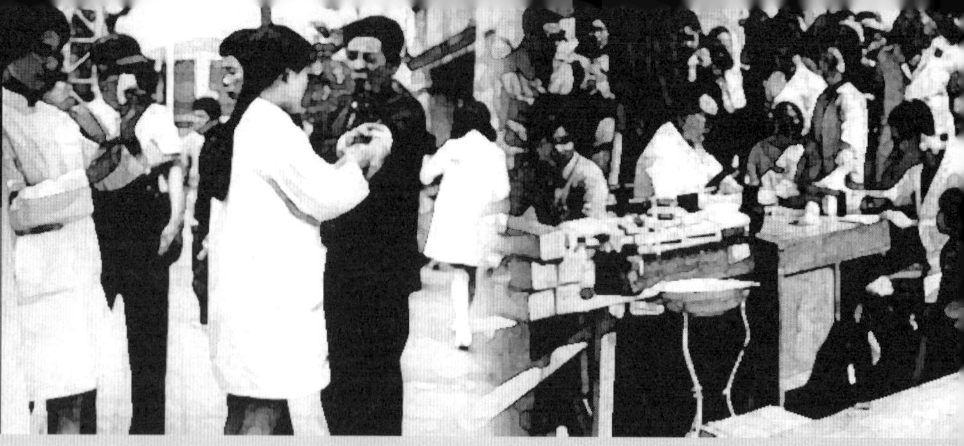

김 명 호

보건교육계의 선구자로서의 삶

안산 새생명요양병원 원장

프로필

1945	대구의학전문학교(경북의대 전신) 졸업(의학사)
1951~1953	전남 광산군보건소장
1953~1954	전남 도립위생연구소장
1954~1957	미국 미네소타 대학교 보건대학원 졸업(보건학 석사)
1961~1962	미국 캘리포니아 대학교 보건대학원 수료(보건학 박사과정 1부)
1963~1965	연세대학교 대학원 의학과 졸업(의학박사, 예방의학)
1956. 3~1957. 8	서울대학교 의과대학장(위생학)
1957. 9~1989. 2	연세대학교 의대 강사, 조교수, 부교수, 주임교수(예방의학)
	일본 구루메(久留米) 의대 객원교수(1979~1984)
	원주 연세대학교 초대학장(1981~1983)
	보건대학원장(1983~1987)
	열대의학연구소장(1988)
	국제농촌의학회 이사
	아시아농촌의학회 이사
	국제보건교육학회 부회장
1989. 2~현재	연세대학교 명예교수(의대)
1991. 7~2001. 10	네팔 의료선교사로 파송
	가우리샹카병원장(1991~1996)
	바랏트풀 보건대학장(1997~2001)
	네팔 교육부장관상 특별공로상(2001)
2001. 1~2004. 4	안양 메트로병원 산업의학연구소(건강증진센터) 소장
2004. 6~2005. 9	샘안양병원 산업의학센터 소장(자원봉사) 겸 네팔 선교사
2007. 4~2010	전주예수병원 자문관(산업보건센터)
2008	대한의사협회 화이자 국제협력특별공로상
2010. 7~2011. 7	안산시 정다운요양병원장
2011. 8~현재	안산시 새생명요양병원장

1. 들어가는 말

일제강점기에 의학교육을 마치고 8·15해방과 함께 의사로서의 생활을 시작한 필자는 일선 농촌에서의 개원의로, 6·25 동란 직후에는 일선 보건진료소 활동을 거쳐 도 단위의 도립위생연구소(시험소), 중앙보사부 방역국 소속(공중보건원)으로 의료 및 보건사업의 기초적인 훈련을 마쳤다. 이후 미국에서 보건학 석사과정을 마친 후 귀국해서 서울의대에서 2년, 연세의대에서 33년간 학부와 대학원의 예방의학·공중보건분야 강의와 학생지도와 연구에 전념했다. 그간 서울캠퍼스에서는 예방의학교실 주임교수, 의대학장, 원주연세대 새 캠퍼스(4개 대학) 책임자로 캠퍼스를 창설했다. 또, 열대의학연구소장, 종교위원장 등의 보직을 맡아 의학교육의 질적 향상에 기여했다. 한국에서 처음으로 설치된 서울대 보건대학원, 연세대 보건대학원의 출발 및 운영에 큰 몫을 했을 뿐만 아니라 1989년 정년퇴직 후는 네팔에 가서 병원을 중심으로 하는 지역사회보건의 교육, 병원의 운영에 힘쓰고, 한국정부와 네팔정부, 기타 NGO들과 공동으로 국립보건대학을 창설하여 고산, 벽지 등 보건의료의 혜택을 주었고 일본뇌염 예방접종 실험사업에서는 한국의 그로박스제약회사로부터 50만불을 지원 받아 어린이 23만 명에게 예방접종을 하는 사업의 중심 역할을 하였다.

2. 의사가 되기까지

일제시 광주서중(일고의 전신)을 거쳐 대구의학전문학교(경북의대의 전신)에서 의학교육을 받고 1945년 9월 30일에 졸업하여 의사가 되었다. 1950년 한국동란 발발 때까지 젊은 의사로서 농촌에서 개원하여 농민들의 진료와 건강관리에 성실하게 전념하였다. 동란 중에는 전남 광산 보건진료소장을 맡아 전국적으로 가장 모범적인 운영을 하여 보건부장관상까지 받았다(1951~1953). 이북 피난민의 방역과 남한주민 진료사업을 통한 활약이 많았다.

1954년 한미재단 도미 유학생으로 선발되어 미네소타주립대학 보건대학원에서 보건학석사과정을 이수했다. 공중보건분야에서 학교보건과 보건교육을 전공했다. 귀국 후 1956년 3월부터 서울대학교 의과대학 강사로 봉사하면서 학부와 대학원(보건학과)에서 우리나라에서 처음으로 학문으로서의 학교보건과 보건교육과목의 강의를 맡았다. 동시에 이 두 분야의 조사연구, 입법, 관련 학회 또는 협회 조직에 개척자의 한 사람 역할을 해냈다. 서울대학교에서는 보건대학원 창설준비에 힘썼다. 1957년 9월부터 연세대학교 의과대학 위생학교실 강사로 전직하고 학생의 실습지도를 위한 실습(교육) 보건소인 경기도 고양군 보건소장을 겸임했다. 1964년 고양군 보건소장을 사임하고 연세대 신촌 캠퍼스로 옮겨 부교수, 교수, 예방의학교실 주임교수로서 국내 국외의 관련학회에 참여하고 관련 분야의 연구를 하였다.

1981~1983년에는 연세대 원주캠퍼스 책임자로 부임하여, 의대를 포함한 4개 대학 창립 및 발전을 이끌었다. 1984~1988년까지 연세대학교 보건대학원장을 맡은 후 1989년 2월에 연세대학교에서 정년퇴직 후 한국의료선교협회 총무, 이사를 맡아 서울의료선교훈련원을 창설 초대원장이 되었다. 그 후 1991년 7월부터 1997년까지 네팔 톨카지역에서 가우리샹카병원을 창설, 초대원장으로서 환자 진료와 지역사회 보건사업에 주력하였다(세브란스병원 가정의학과 레지던트 훈련을 맡았다.).

1988~2001년까지는 바랏트풀에 한·네팔 공동으로 국립바랏트풀 보건대학을 창설하여 보건학도의 훈련·교육을 맡았다. 2001년 10월, 네팔에서의 10년간 의료 및 교육사업을 마치고 귀국 후 안양메트로병원과 샘안양병원 산업의학연구소장을 맡아 산업장 환경보건과 근로자 건강관리분야에서 봉사 및 연구를 하였다. 2006년 1월부터는 시대의 요구도 있어 고령화시대의 노인전문병원의 운영을 시도하고 있다. 2010. 9~2011. 8월에 안산시에 있는 정다운요양병원, 2011. 8~2012. 2월 현재 새생명요양병원에서 원장으로 봉사하고 있다.

3. 국가보건정책 수립 및 추진에 참여하다

(1) 6·25 동란 직후 이북 피난민의 방역(급성전염병 관리)과 남한 말단 원주민의 진료(일차진료)에 헌신적 봉사를 하였다(전남 광산군 송정 보건진료소, 전남도립위생연구소, 1951~1953).
(2) 우리나라에서 처음 실시된 공중보건훈련에 참여 후, 공중보건원 강사로서 근무하고 장학생으로 미국에 가서 보건학석사 학위과정을 이수하였다(1953~1955).
(3) 전국 500개 보건진료소 중 각 시·도에 2개씩 시범진료소가 설치되어 모범진료소를 순회, 보건요원의 현지훈련 팀장으로 활약했다(보사부·USOM 공동, 1956~1958).
(4) 학교보건법, 동 시행령 기안에 있어 중심역할을 했고 제2차 경제개발(보건사업 포함) 5개년계획(1962~1967) (USAID와 공동) 및 장기계획(1966~1986)(WHO 고문과 함께) 수립 준비위원으로 많은 시간 봉사했다.
(5) 고양군 보건소를 국립보건원 훈련부 지정 실습 보건소로 지정받아 연간 1,000명의 보건소 요원의 실습훈련 지도를 했다. 또 연세의대, 간호대, 이화여대 간호대, 인천 간호대 학생들의 지역사회보건의 실습 지도를 해왔다(1957~1964).

4. 예방의학에 관한 연구, 교육에 몰두하다

(1) 한국보건교육학회를 창설하여 초대, 2대 회장을 지내면서 학회 기틀을 만들었고(1982~1983), 이사로서 학회 발전에 기여하고 국제보건교육학회 부회장(서태평양지역 담당) 및 이사로 활동하였다(1986~1995). 현재는 한국보건교육·건강증진학회 명예회장이다.
(2) 한국학교보건협회를 조직하여 이사, 부회장으로 구체적 보건사업을 담당했으며, 문교부 정책과제연구 "학교급식 개선을 위한 연구"와 "학교환경위생의 개선에 관한 연구"를 하였다.
(3) 한국농촌의학회가 창설된 초창기부터 이사로서 활동(1979)하고 회장이 된 후(1986) 아시아농촌의학회, 국제농촌의학회 이사로 1987년부터 현재까지 활동하고 있다.
(4) 한국학교급식진흥회장(1984~1993)을 맡아 학교급식 보급을 위해 문교부 학교보건위원으로 (1970~1993) 활동, 기관 잡지 발행, 입법추진, 순회강의(계몽) 등 괄목할만한 공헌을 하였다.
(5) 대한예방의학회 이사(1974~1992), 회장(1988)으로 학회 재정 확보, 발전에 활기를 더했다.
(6) 5·16에 해산된 대한보건협회 재건에 APHA(미국보건협회) 당국의 지원을 얻어 건전한 발전을 가지고 왔다(1974). 1972년 처음으로 협회를 대표해서 서독에서 개최된 세계보건협회 연합회에 한국대표로 참석하여 특강을 통해 크게 기여했다.
(7) 서독파견 간호사의 임무 종료 후 귀국하여 국내활동을 위한 한국농촌의료봉사회의 이사로(국내) "무의촌에 있어서의 간호사의 진료활동" 연구를 수행했다(연구비 36만 불. BFD : 서독선교부).

(8) 우리나라가 인구정책에서 가족계획 실시를 채택하자 최초로 농촌 가족계획시범 프로젝트를 실시했다. 미국인구협회의 경제적 지원(약 12만 불)으로 연세대 의대와 대한가족협회가 공동으로 고양군보건소를 연구센터로 해서 연구를 추진했다. 동시에 농촌보건, 모자보건(영아사망, 영아실태 조사 등), 환경보건 분야에서 영화필름 제작, 기타 교육매체의 제조에 주력한 바 있다. 이는 의대생들이나 간호대생들의 지역사회보건교육의 기초가 되었다(보건사회부 장관상).

5. 민간의료단체 창설과 제휴를 통해 지역보건사업을 전개하다

(1) 미국 의료선교사들이 운영하던 이동진료반으로부터 간질병 환자진료를 인수 받아 정부로부터 사단법인 장미회(간질협회)를 인가 받고 초대회장으로서 실무를 관장 지도했다. 전국 총 인구의 약 0.5%에 해당되는 간질환자의 조직적 발견으로 이동반 10여 팀과 위탁진료소(전국 50여 개소)를 통한 집단진료를 실시하여 왔다(1971~1981, 약 8,000명). 지금도 간질박멸사업은 지속되고 있고 지난 30여 년간 약 10만 명을 진료해 왔다. 초창기는 서독 의료선교본부로부터 치료약품을 공급 받았으나 오늘날은 국산약품을 제조 사용하고 있다. 현재는 명예회장으로 활약하고 있다(2006).

(2) 한국장미회와 네팔장미회와의 공동프로젝트 : 장미회는 네팔의 간질진료를 위해 네팔정부와 협약해서 네팔 중동부 산악지대에 군지역병원과 동등한 크기(15병상 규모)의 한·네팔 친선병원을 5년간(1991~1995) 운영하며 약 12만 명의 간질 및 일반환자를 진료했다. 더 나가서 장미회와 성결교 상록재단은 네팔정부와 공동으로 바랏트풀 국립보건대학을 설치하여 운영하게 되었다(1997~2001). 이 기간 동안 학장을 맡아 우수한 대학운영을 했다. 제3회 졸업생을 배출하여 고산지대의 보건지소장으로 배치하였다(2001).

(3) 한국장로교 총회 파송으로 유지재단 전주예수병원 이사(1976~1980), 이사장(1974)으로 수고하면서 병원의 전반적 운영에 기여가 컸고, 특히 병원 지역사회보건과에서 추진하는 완주군 보건개발계획을 추진하는 것을 지도했다.

(4) 한국장로교총회 농어촌부가 서독선교부의 지원으로 계획·추진한 병원선 운영을 중심으로 하는 남해안 낙도 지역의료 및 보건사업 수행의 자문관의 역할을 했다.

6. 학교보건, 보건교육 등 활발한 연구 및 저술활동을 펼치다

(1) 의대, 간호대, 보건대 일반교양과목 교재 : 학교보건, 보건교육, 교양보건, 성교육, 모자보건, 노년기 건강관리 등에 관한 저서 14종

(2) 연구논문

- 단독연구 – 농촌가족계획, 농촌어린이 영양, 보건과목 교육내용, 예방의학 분야의 최근 동향, 학교급식 제도
- 공동연구 – 한국 농민의 영양섭취·농촌 출산력과 가족계획, 농촌 보건소 활동, 농촌보건간호사업 지도, 페디스토마 역학조사, 도시 대기오염과 소음, 농촌지역 간이수도 개발, 1차 보건사업개발, 중도시화 농촌지역학 등의 용혈성 연쇄상구균 불포, 초등학교 아동 및 가족 영양실태, 학교급식 개선, 지역사회 보건기초조사, 양호교사의 활동, 모유 중 유기염소계 농약 함유량 조사, 도시영세민 상병 통계, 간질환자의 보건학적 조사, 한국의 파상풍, 건강문제에 대한 의견, 일본뇌염 예방접종의 효과 등 40종

- 이 서한은 1952년 당시 보건부 장관이었던 최재유 장관께 드리는 보건사업에 대한 건의의 서한이다. 이 서한은 송형래 의정국장을 통하여 장관께 전달되었던 것으로, 김명호 교수로 하여금 예방의학분야에서 봉사하게 된 계기를 가지고 오는 데 큰 역할을 하였다.

보건부장관께 드리는 일 보건진료소장의 서한

1952년 7월 11일

근래 국내국외적으로 긴박한 시국하 공·사무에 얼마나 다망하시며 수고하시고 계십니까? 의정국장님은 저를 모르실 것입니다마는 광주에 오셔 의대강당에서 의료좌담회를 개최하였을 때 수강자는 대부분이 개업의, 의대 교직원, 의대생이었으나 저는 그 중 몇 사람 되지 않는 진료소대표자로 참석하여 500진료소 개설에 관하여 말씀이 있을 때 크나큰 감명을 가지고 말씀을 들었으며, 또 지난 3월 14일 BCG 접종 제2반 실습 수료식때 장관을 대리하여 임석하셔서 인사말씀이 있었을 때에도 인상깊게 듣고 돌아왔습니다. 이번에 국가시험관계로 오시면 우리 진료소에 들르실지도 모르다는 소식에 저는 속마음 깊이 국장님의 내임을 바라며 큰 기대를 갖고 기다리고 있습니다. 그러나 다행히도 김득광 총무과장님, 신 기좌님이 오늘 오후 내소하여 주셔서 감사하기 짝이 없습니다. 방금 두 분과 저녁을 같이하고 돌아와서 저는 펜을 들었습니다. 쓸 줄도 모르는 글, 잘못하면 두서없이 잔소리만 여쭙게 되는 글을 쓰는 것은 의사로서 저의 선배이시고 행정가인 국장님께서 실정을 아셔야 할 것같아 감히 펜을 든 것입니다.

저는 국장님의 평소 원대한 계획을 잘 알고 있으며, 그 계획이 어느 정도 말단에 침투되어 있는가 하는 것이 가장 중요한 일이라고 생각합니다. 침투가 잘 되어 있을 때 국장님으로서는 그 이상의 기쁨이 없을 줄 압니다. 말단에 있는 저희들이 성과를 거두고 실정을 알려드리는 것이 가장 좋은 선물일 것 같습니다. 미리 말씀드렸듯이 생각지도 않고 갑자기 쓰게 되어 두서가 없고 미비하지만 다소나마 참고로 여겨주시면 영광스럽겠습니다.

이 노트 왼편에 그은 line은 1942년에 제가 대구의전재학시 그린 것입니다. 진료소는 의료이용조합이 지원하는 예산대로 원만한 운영이 실현되기 전에는 한정된 약품, 한정된 수량과 종류로 가능한 한 최대의 역량을 발휘하여 한 사람이라도 더 구제하며 한가지의 병이라도 더 많이 고쳐야 될 것입니다. 한정된 소모품비와 약포지 한 장까지라도 어떻게 최대로 가치있게 사용하는가에 있다고도 하겠습니다. 이 노트에 글을 써서 드린다는 것이 실례이오나, 용지 한 장이 귀중한 진료소에서 사용하는 저 자신의 오래된 노트이니 용서하십시오. 가증할 공비, 중공오랑캐의 남침으로 2차 후퇴를 함에 따라 일찍이 개업의 생활을 3~4년 하였고, 고향으로 돌아온 저는 1951년(4284년) 4월 14일 이곳 광산군 송정보건진료소로 부임하였습니다. 물론 그 당시는 전라남도 임시구호진료소였었던 이 구호진료소는 3월 6일부 전라남도 임시구호진료소의 의료반 중의 고정반입니다. 10월 말까지 도당국의 지시와 CAC의 구호약품으로 가능한 한 친절하고 희생적인 진료를 하여왔습니다. 11월 1일 국가적으로보나 민족적으로보나 종래 군 사회계에서 맡고 있던 방역을 진료에 못지않게 실시하여 나갔습니다.

선진각국이 치료의학의 단계를 벗어나 예방의학을 추진하고 있고 우리나라도 예방의학의 지향과 급속한 추진이 필요하며 의학상 1온스의 예방이 1파운드의 치료보다 낫다는 것을 잘 알기 때문에, 방역을 행정기관이 하는 것보다 진료소에서 한다는 것이 얼마만큼 실질적이고 성과적인가를 알 것입니다. 참고로 말씀드리자면 잘 알고 계실 테지만 의료이용조합의 발족이 있게 된 4월 1일 이후 금일까지는 여하한가? 전남에서는 40여개의 진료소중 도 당국에서나 군 당국에서의 협조가 가장 많고, 저들 자신도 환자수, 설비 등에 있어서도 실적이 크고 의료이용조합도 잘 추진되고 있다고 보는 당소의 실정이오니 이것을 참고하시면 전체를 추측할 수 있을 것입니다.

1. 4284(1951년) 3.6-10.31 구호진료소(광산군 관내 전체 15개 읍면) 의사에게 주는 일급 2,000원의 수당과 군에서 따로 주는 공무원에 준한 식량 배급 급여
2. 4282.11.1-4285(1952년).3.31 보건진료소(송정읍 외 57면 해당) 지방에서 진료소 직원의 생활보장을 하여 주라는 지시로 각 면에 소요경비를 할당하였으나 현재 1월까지의 보장금을 백미 1승 3,500원의 계산으로 현금을 받고 있습니다.
3. 4285.4.1-6.30(1952년) 의료이용조합지부하의 보건진료소 보건행정구는 3-4개 면에 1보건진료소 설치가 원칙이겠지만 모든 사정으로 보아 당소는 6개면을 담당하고 따라서 의료이용조합수도 아래와 같아 1년 예산은 약 7,000만원이지만 현재 수집된 것은 불과 100만원 이하일 것입니다.

따라서 예산대로 약품의 구입이든지 직원의 생활보장이란 것은 연말이나 잘하면 추곡이 나올 때나 비로서 기대할 수 있을 것입니다. 제가 이렇게 말씀드리는 것은 군이나 도 당국을 비난하고자 하는 것도 아니요, 또는 생활이 궁하여 생활의 보장을 받고 싶어서 하는 것도 아니요, 오로지 행정가의 입장에서 혹은 의사의 입장에서, 전시에 창설된 이 500보건진료소를 어떻게 하면 살리는가, 어떻게 하면 기반을 견고하게 할 수 있는가를 조금이라도 생각하고 염려하기 때문입니다.
이제 여기까지 쓰고 보니 제 집의 전등불이 꺼지고 말았습니다. 총무과장님, 신 기좌님이 주무시는데 모기나 많지 않을까 염려하면서 저도 금일 약 80명의 환자에게 시달린 몸이 회복되도록 취침하고 다시 내일 아침 말씀드릴까 합니다.

농촌의 아침은 정말로 조용하고 신선합니다. 아침부터 시끄럽고 소란한 부산시에서 (이때는 임시수도가 부산시에 있어서 보건부도 부산시청 청사에 있었다) 안녕히 주무셨습니까? 이제 8:30분 출발시간까지 시간이 얼마 없습니다. 만족할 참고자료를 드리지 못할까 염려하면서 후일 또 말씀을 올리기로 하고 시간이 있는데까지 써보겠습니다.
말단읍면에 있어서 현재 각종 잡부금이 각 민가에 할당이 되어 전 식구가 짊어져도 일어나지도 못할 만큼 큰 부담이 됩니다. 예를 들면 집세, 성인교육비, 의무소방대비, 전경비, 호범비, 나병협회비, 군경원호금, 위문금 등 거기에 아무리 혜택이 돌아오고 얼마되는 돈은 아니지만 의료이용조합비가 환영을 받지

못할 것은 사실입니다. 아무리 좋은 사업이라도 국민은 도이라면 실색입니다. 그래서 의료이용조합비의 정상적인 운영에는 막대한 난관이 있고 또 상당한 시일이 필요할 것입니다.

도내 군내에서도 진료소장이 부임하여 생활보장이 되지 않아 그만두고 떠난 곳이 많을 것입니다. 이것은 읍·면에서도 책임이 있지만 일 자체가 상기의 난관이 있고 현재 국가는 증견을 부르고 있지만 의사의 자각이랄까 국가적 견지에서 요청하는 바를 모르다고 할까 그 점도 있습니다마는 의사의 입장으로서는 적지 않은 가족을 이끌고 희망에 불타고 인술을 발휘하겠다고 부임하여도 매일의 많은 환자에 몸이 과로에 이르고 하루 이틀은 견딘다해도 1개월, 2개월 아무런 생활보장이 없을 때 단순한 중앙으로부터의 수당만 가지고 이것이나마 거의 1개월마다 늦게 오는 형편에 그 의사의 부임 당초의 정신에 권태를 주고 마는 것입니다. 저는 간단히 이런 난국에 처하여 있는 진료소의 구체적 운영에 있어 몇 가지 의견을 발표하고자 합니다.

1. 모범진료소 설치

중앙에서 전남에 배당하여 주신 진료소 수가 62개소라고 듣고 또 당국에서 현재 정상적 운영을 보이고 있는 진료소 수는 40여개소라고 말씀을 들었습니다. 제 생각은 전반적으로 진료소를 발전시키려면 상당한 시일이 걸리고 또 건설하는 데도 난관이 많으니까 우선 각 도에 1-2개소의 모범진료소를 실적을 보고 선정하여 Hospital Unit 같은 것을 기존에 설치된 도립의료원에 줄 것이 아니라 모범진료소에 주고 목재, 시멘트 같은 자재 역시 특별한 분배를 하여 이 모범진료소로 하여금 피땀이 흐르는 노력을 재촉하여 좋은 성과를 거두어 이 모범진료소를 촬영하여 이 필름을 각 농촌에 순회상영을 하여 일반에게 진료소라는 것을 인식을 시키며 계몽을 함으로써 의료이용조합의 발전이 기대될 것입니다. 그리고 진료소를 내외적으로 UN CAC(Civil Assistance Corp, 민사원조처) 당국 기타 중앙 지방 할 것 없이 유지의 시찰을 구하는 것도 좋을 것입니다. 현재 전남 경찰국에서는 각 군에 하나씩 모범지서를 설치하여 좋은 효과를 올리고 있습니다.

2. 약품의 종류의 균점

의료이용조합의 정상적 운영만 있으면 이런 말씀을 드리지 않고 또 CAC를 통하여 오는 외국에서 주는 약을 바라는 비겁성에서 말씀 드린 것이 아닙니다만 진찰실에서 환자와 접하고 있는 사람으로서 느끼는 점을 말씀드리고자 합니다. 3월말까지 무료로 그것도 주로 피난민, 영세빈민, 이재민이니까 몇 종류 되지 않는 약품을 가지고 가급적 설명으로 계몽적으로 치료를 하여 왔지만 4월 1일부터는 2,000원이라는 조합비를 내고 오는 환자이기에 더욱 친절히 접하여야 하고 무엇보다도 병원에 다녀간 후 병이 잘 나아야만 가장 좋은 선전계몽이 될 것입니다. 막대한 선전계몽비를 소비하는 것보다는 치병되었다는 감사한 마음이 보이지 않는 크나큰 힘이 되어 각 동리로 각 민중으로 침투 선전될 것입니다. 무리한 요구입니다. 그러나 언제까지나 영구적 요청이 아니고 우선 이용조합의 정상적 운영까지의 요청입니다. 현재 건설기에 있는 진료소를 일반에게 좋은 인상을 주고 극히 필요하다는 것을 인식시키려면 각지에 만연되고 창궐하고 있는 아메바성적리(이질)를 Carvarson 하나 없이 세균성적리(이질)에 쓰는 sulfa-guanidine을 가지고 치료할 수 있겠습니까? 각종의 약품을 가지고도 기술여하로 좋은 성과가 어려울진대 부족한 약품, 그나마 적은 종류의 약으로 병을 치료하기에는 힘이 듭니다. 어려운 일입니다.

3. 인원의 증강

현재 진료소에는 의사, 기술원(약제사), 사무원(서무), 간호원 계 4명이 일하고 있습니다. 도에서 주신 인원입니다. 이 4명으로써는 100% 노력을 하고 100% 일을 하더라도 만족한 진료와 방역을 달성하기는 힘듭니다. 하루에 시골장날이면 100여 명, 보통날에도 80명 내외의 환자를 할 수 있는데까지 검변, 혈침까지 하고 왕진까지 하면 방역에 대하여는 전연 착수할 수 없습니다. 그래서 부득이 무급 견습생으로 성인 1명 의료경험이 있는 사람, 소년·소녀 각 1명씩 급사를 쓰고 있습니다. 그래서 최대한의 방역도 하고 있습니다. 각 진료소에 방역원으로써 1명이라도 더 인원이 필요하다고 생각됩니다. 이미 예산이 편성되었다는 것을 잘 압니다. 관할하시면 모범진료소에라도 방역사를 1명씩 두고 진료소의 이상적 운영에 힘쓰면 합니다. 실은 의사도 내·외과 2명 있어야 되겠습니다.

[송정보건진료소 담당구역표]

읍면별	호수	인구수	회원수	회비(원)
송정	3,895	22,669	15,889	31,778,000
평도	1,674	9,924	5,258	10,516,000
동곡	964	5,792	3,213	6,426,000
서창	1,466	8,991	3,455	6,910,000
삼도	1,325	8,588	3,733	7,466,000
본양	1,508	8,866	4,276	8,552,000
계	10,832	35,824	64,860	71,648,000

4. 보건소법의 조속한 통과

요는 이 법안의 조속한 국회상정과 통과가 있어야 되겠습니다. 미국, 일본의 진료소에 못지않은 한국의 진료소를 건설하기 위하여 이 법안의 통과를 고대하고 있습니다.

5. 국장님 시찰 요망

보건부 장관께서 분망하시면 국장님이 분망하신 중이라도 각지 진료소를 시찰하시어 일선 직원의 사기를 배양하여 주시고 널리 강호에 진료소란 것의 선전으로 시찰기사의 대량적 계기가 필요한 것 같습니다.

6. 의학잡지상에 있는 진료소 기사 게재

현재 발행하고 있는 '보건과 의학'이라는 잡지에 매월 반드시 진료소에 관한 기사를 한 건 이상 게재해 주십시오. 말단의 도보, 중앙의 지시 등으로 독자로 하여금 진료소를 주지시키도록 하면 합니다.

이제 떠나실 차시간이 다 되어 이만 두서 없는 말씀을 그치기로 합니다. 참고의 일편으로 삼아주시고 1매의 엽서나 하서 있기를 바랍니다. 장관님을 위시하여 국장님의 건강을 빌고 보건부의 영구적인 독립과 보건진료소 500개소의 영원한 발전을 빌고, 말미나마 도 당국과 군 당국의 자모와 같은 후원을 감사하고 있다는 것을 알립니다.

다음 기회에도 상서하겠나이다.

전라남도 송정보건진료소장 김명호 올림

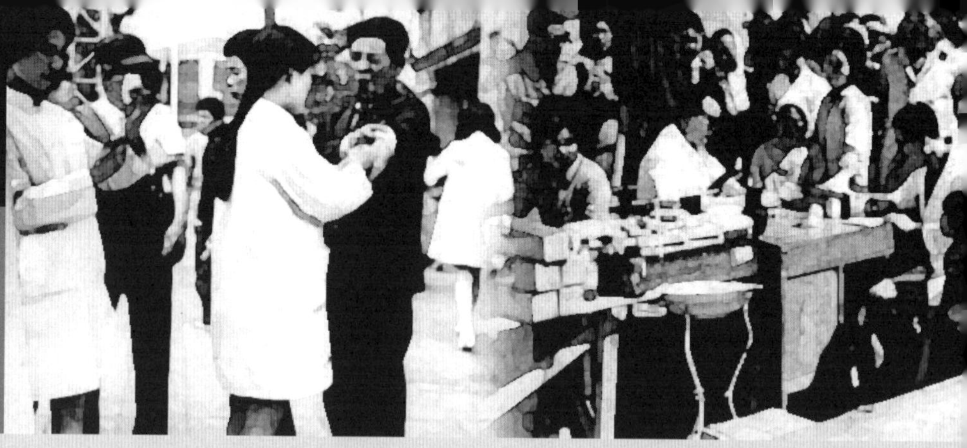

김택일

어느 인구학도의 회고

프로필

1946~1952	서울대학교 의과대학(의학사)
1961~1962	보건사회부 지방의정과장
1962~1963	싱가폴대학교 대학원(보건학석사)
1963~1967	보건사회부 모자보건과장
1964~1967	서울대학교 대학원(의학박사)
1967~1970	보건사회부 보건국장
1970~1971	국립가족계획연구소장
1971~1971	가족계획연구원 부원장
1971~1978	세계은행 인구사업부 전문위원
1978~1981	가족계획연구원장
1980~1982	한국인구학회 회장
1981~1982	의료법인 성심유지재단 기획조정실장
1982~1986	한림대학장
1986~1992	한림대학교 의과대학 사회의학교실 교수

* 이 글은 한국인구학회지 제11권 제1호(1988.5)에 게재된 것을 그대로 전재하였음을 밝힙니다.

1. 머리글

필자는 1928년 서울 신촌에서 태어났다. 일제식민통치하에서 평범하고 선량한 소년으로 자라난 필자는 8·15 해방 후의 어수선했던 시절에 대학예과를 거쳐 의과대학생이 되었는데 6·25동란으로 학업이 일시 중단되었다가 피란 중에 부산에서 전시 연합대학을 졸업하여 의사가 되었다.

군의관으로 공군에서 복무하던 시절부터 임상의학에서 멀어지기 시작한 것이 국가공무원, 국제기구공무원, 그리고 대학의 교직자로 이어져 온 필자의 생활 속에서 보건행정가로서의 자신감은 가져본 일은 있어도 의사로서의 자신감은 끝내 가져보지 못하고 오늘에 이르렀다. 그러나 "소의는 사람을 고치고 대의는 나라를 고친다"는데 하고 전 국민을 위한 보건행정의 일익을 담당했던 시절의 자부심을 아직도 간직하고 있다.

이제 지난날을 회고하면서 기억나는 일들을 적어놓고 싶은 심정을 갖게 된 나이에 이르렀다. 막상 글을 적어보려 하니 남다르게 살아온 것이 별로 없지만 국가가족계획사업과 밀접한 관련이 있었다는 것만은 뚜렷하다. 그것은 공무원으로서 업무상의 관련이었기 때문에 독자적인 것은 아닐지라도 우리나라 가족계획사업 발전과정의 곳곳에서 지난날 필자의 모습을 엿볼 수가 있다. 그 중에서 과히 흉하지 않은 것들만 추려서 적어 놓기로 하였다. 여기저기에 필자의 편견과 자만이 도사리고 있지만 읽는 분들의 관용을 바랄 뿐이다.

2. 보건사회부와의 인연과 의무과 시절

1959년 봄, 필자는 보건사회부 의정국 의무과에서 보건공무원의 첫 발을 내디뎠다. 그것은 가족계획사업과 더불어 필자가 걸어온 길의 시작이기도 했다. 7년간의 군복무를 마치려는 1959년 봄에 필자는 일생에 몇 번 없는 중요한 결심을 한 것이다. 그것은 필자가 모교에 돌아가서 임상의사 수련을 처음부터 시작하느냐, 보건사회부에서 공무원으로 취업할 것이냐 하는 것이었다. 임상이냐 행정이냐 양자택일의 시점에서 망설임 끝에 후자를 택했던 일이며, 그 후 30년이 지난 후에도 그 선택은 현명하였다고 생각한다. 그것은 필자로 하여금 한국가족계획사업과 깊은 인연을 맺게 하였고 교직자로서의 보람 있는 반생을 갖게 해준 것이다. 필자가 보건사회부에 관심을 갖게 된 데에는 몇 가지 유의한 요소들이 있다. 군에 있는 동안 예방의학분야인 항공의학을 공부하고 공중근무자의 보건관리와 의무행정에 종사해오던 차에 공군결핵환자를 보건사회부에서 이관하는 업무를 수행하는 과정에서 보건사회부의 기능과 역할을 접하게 되었다. 또한 그 당시 보건사회부 산하기관인 대한주택영단의 이사장으로 계시던 아버님이 필자를 당시 보건사회부장관인 손창환 박사에게 손쉽게 소개시켜 주실 수 있었다는 것이다. 거기에다 이미 처자 네 식구를 거느린 가장으로서 7년 후배들 사이에 끼어서 무보수나 다름없는 임상수련생이 된다는 것은 필자에게 정신적, 경제적 부담을 안겨주는 일이었던 것이다. 필자는 양자택일의 기로에서 임상전문의사인 박찬무 선생을 찾았다. 박 선생은 필자로 하여금 행정을 택하게 하였다. "당신은 행정에 자질이 있는 것 같으니 그 방면으로 계속 나가는 것이 좋을 것 같다"고 명쾌하게 말씀하여 주신 박 선생의 충고가 지금도 생생하다. 박 선생은 필자의 중학, 대학의 선배이시고 공군의 일선이었던 강릉 제10전투비행단에서 그리고 공군의무감실에서 같이 근무하다가 필자보다 앞서 제대하고 국립중앙의료원 창설요원이 되신 산부인과 전문의였다. 그러기에 필자는 그 분의 충고를 결정적으로 받아들일 수 있었던 것이다. 그 후 그 분과 필자는 특히 가족계획분야에서 깊은 인연을 계속하여 오늘에 이르렀고 지금도 그 분의 충고를 소중하게 여기고 있으며, 행정의 길을 택했던 것을 후회하지 않는다.

보건사회부 의정국 의무과에서 공무원생활을 시작한 필자가 처음 맡은 일은 무의면 대책과 건강보험 개발이었다. 의료균점이란 중대한 국가시정목표의 구현을 위한 주요시책사업을 주관하게 된 것은 여간 다행한 일이 아니었다. 그때 책상을 맞대고 일했던 두 분이 있는데, 손창달 선생과 정경균 선생이다. 손 선생은 그 후 사회보장심의위원회 중진으로서 우리나라 사회보장제도 발전의 초석이 되는 많은 연구활동을 하다가 수년전 돌아가셨다. 정 선생은 필자와 같이 가족계획분야에서 계속 활동하다가 서울대학교 보건대학원 교수로서, 특히 의료사회학분야 연구에 남다른 정열을 쏟아오고 계시다. 필자는 공무원 초년생으로서 의무과 시절에 많은 일을 배우게 되었는데 특히 공의수당 예산을 목간 유용해서 공의진료소를 신축하는 일에 참여함으로써 공무를 위해서 공무원이 공무원에게 금품 등을 제공하는 필요악(?)을 배우기도 한 것이다. 그때 무의지역 100여 개소에 신축한 공의진료소는 5·16 후 정희섭 장관이 발동한 의사동원령에 따라서 군복무 대신 무의지역에 배치된 동원 의사의 보금자리가 되기도 하였다. 근래에 농어촌지역 보건의료를 위한 특별조치법에 근거하여 실시되고 있는 공중보건의제도나 보건진료원제도도 1960년대의 무의면 대책사업으로부터 발상한 것이라고 할 수 있으며, 이러한 제도들도 역시 공의진료소와 유사한 진료와 주거를 겸할 수 있는 시설의 확보가 그 성과를 기약하는 관건이 되고 있는 것을 볼 때에 하기 힘든 예산목간유용 작업에 참여했던 일에 보람을 느끼기도 한다. 반면 의무과 시절에 헛수고로 끝났던 일이 생각나는데 그것은 의사의 생명표를 만들어 보려던 일이었다. 필자의 소관은 아니었지만 의무과의 기본업무는 의료인이 국가시험을 주관하고 면허등록을 받아 면허증을 공급하고 의적부를 관리하는 일이었다.

면허대장은 의무과의 중요 보존문서로 개개 의료인의 생년월일, 면허자격 취득년월일, 면허년월일, 사망년월일 등이 기록되어 있다. 필자는 군 예편과 때를 같이하여 서울대학교 의과대학 예방의학교실에서 박사학위과정을 하기로 등록을 하였기 때문에 의무과에서 근무하고 있는 기회에 의사면허대장 자료를 이용해서 의사의 활동기간을 생명표화할 수 있다면 사적으로는 학위논문감이 될 수도 있고 공적으로는 의사인력계획의 자료로서도 유익할 것이라고 믿었던 것이다. 과장이나 담당관의 협조로 의적부를 뒤지기 시작했다. 건강보험개발사업 촉탁으로 있는 정경균 선생이 의적부에서 정보를 빼내는 기초자료 작성에 협조해 주었다. 무미하고 지루한 일을 몇 달인가 지속한 후 중간평가를 하였던 바 그 결과는 너무나도 비관적이었다. 의사가 사망하면 그 사실을 신고하기로 되어 있는 의료법상의 신고의무 이행이 잘 안 되고 있던 것이다. 100세가 넘는 의사가 수두룩하여 도저히 그 자료는 쓸 수 없는 것이 판명된 것이다. 귀중한 공무시간을 할당해서 일해온 보람 없이 필자의 꿈과 정경균 선생의 노력은 수포로 돌아가고 말았지만 의적관리의 향상이 절실하다고 생각하였다. 그 후 의료인의 취업현황 파악에 보건사회부와 동업자단체들은 많은 노력을 하여왔고 특히 정기신고제도도 도입했던 일이 있지만 지금은 어느 수준까지 발전되었는지 궁금하다. 의료인력관리의 중요성이 고조되고 있는 요즈음 보건기획 정보관리체계의 구축과 더불어 의료인력관리의 전산화도 인구동태 신고업무 처리와 연계되어 가고 있으리라고 믿고 싶다.

3. 5·16과 가족계획

5·16군사혁명이 일어난 해의 가을 11월 초에 필자는 의무과를 떠나서 지방의정과장직을 맡았다.

군에서의 행정경력에서 얻은 브리핑 솜씨가 필자가 혁명정부로부터 승진발령을 받는데 얼마나 도움이 되었는지는 모르지만, 5·16은 필자의 보건공무원 생활을 이어가는 마당에 큰 활력소를 보태준 셈이다. 필자가 지방의정과를 맡은 것은 필자의 생애에 중대한 계기점을 주게 되었다고 생각한다. 그것은 윤석우 선생이 방역국 보건과장으로서 맡으셨던 가족계획업무를 초대 지방의정과장으로 오시면서 갖고 오셨고 바로 의정국장으로 승진하시면서 지방의정과를 필자에게 넘겨주셨기 때문이다.

1961년 11월 13일 국가재건최고회의 제69차 상임위원회가 가족계획을 국가정책사업으로 채택하기로 의결하였고, 그때 필자는 국가 가족계획사업을 주관하는 부서의 책임을 맡게 되었으니 참으로 운이 좋았다고 할 수 있으며, 가족계획사업 4반세기와 필자의 공직생활은 5·16과 더불어 시작되었던 것이다. 양재모 선생도 지적하였듯이 (한국인구학회지 1986년 7월호, "우리나라 인구정책의 종합분석") 유교적, 전통적 가족관이 뿌리 깊은 사회여건에서 피임약제기구의 수입과 국내생산을 금지하는 등 산아제한을 반대하는 국가시책을 일시에 180도 전환하고 경제개발 5개년계획의 일환으로 가족계획사업을 국가의 책임 하에 시행하도록 한 것은 군사혁명정부의 일대 용단이었다. 혁명적 사회개혁의 정치풍토가 아니고서는 이러한 정책의 극적 전환은 있을 수 없는 일이라고 한다면 5·16은 이 한 가지만 가지고서도 우리나라 우리 민족의 발전을 앞당기는 데에 중대한 계기를 가져온 역사적 사건으로 기억되어야 할 것이다.

4. 모자보건과 창설

1년간의 공중보건 석사과정을 마치고 돌아온 것이 1963년 4월 말이었고 약 1개월을 대기하다가 정희섭 장관으로부터 하명 받은 것이 가족계획사업을 전담할 부서를 창설하라는 것이었다. 정부직제를 만들 때까지 우선 보건사회부 내규에 의해서 모자보건반을 발족시킨 것이 그 해 6월 초였고 장경식(의료보험관리공단 이사장 역임), 이수영, 심영택 제씨들(두 분 모두 한국인구보건연구원 간사 역임)과 더불어 을지로 입구 보건사회부 구 청사 별관 2층 위생과 사무실 일부를 빌어 업무를 개시하였으며, 반년 후인 그 해 12월 17일 제3공화국 탄생과 더불어 모자보건과가 되었다.

필자는 모자보건과 직제 안에 가족계획계, 모자보건계 외에 인구동태계를 포함시켜 추진하였다. 인구통계의 기초가 있어야 인구성장 억제정책하의 가족계획사업을 계획하고 평가하는 것이 용이하고 인구동태통계와 더불어 보건통계가 발전되어야 보건사업의 계획과 평가가 정상화될 수 있다고 믿었기 때문에 인구동태통계사무는 보건사회부가 주관하고 인구정책 수행의 핵심부서가 될 모자보건과에서 일을 시작해야 마땅하다고 생각했던 것이다.

이때부터 필자는 일본의 후생성 산하 국립인구문제연구소와 같은 기관이 보건사회부에 있어야 한다는 생각을 하게 되었다. 그러나 불행하게도 필자의 이 같은 생각은 보건사회부 내의 이해와 동조조차 얻어내지 못하고 인구동태계 설치안은 유산되고 말았다. 이때부터 필자는 기획원 조사통계국 인구통계과에 몸담고 계시던 고갑석 선생, 최인현 선생 등과 교류를 시작했었다고 기억한다.

모자보건과는 1970년대 후반에 모자보건관리관실로 승격되었다가 지금은 가족보건과로 다시 축소되었지만, 보건사회부 내에서 가장 활기차고 보람 있는 일을 하는 부서로서 그 맥락을 이어왔고, 예산을 많이 흡수하기 때문에 특히 행정사무관이 오고 싶어 하는 부서로 유명하였다.

가족계획국을 설치하라는 외국전문가들의 대정부건의에도 불구하고 과수준으로 정하고 모자보건과로 명명한 것은 윤석우 선생 등 공중보건사업의 선구자들의 조언에 의한 정희섭 장관의 현명한 판단이었다고 믿어진다. 말이 모자보건과지 업무내용과 예산규모로 보아 가족계획과라고 해야 마땅하다는 것은 국회 등에서 종종 논란이 있어왔지만 보건사회부 내에서는 가족계획은 모자보건을 위한 것이고 언젠가는 가족계획이 모자보건사업의 일환으로 통합될 것을 기대하였던 것이다.

모자보건 예산에 비해 가족계획 예산이 너무나 비대해진 것을 비유해서 “배보다 배꼽이 크다”고 이야기했었는데, 모자보건과 창설 후 25년이 지난 오늘에 있어서도 가족계획사업비는 모자보건사업비에 비해서 7대1의 우위를 차지하고 있으니 아직도 국가가 가족계획사업에 투자할 일들이 많이 있는가 보다.

5. 가족계획사업 10개년계획

모자보건반 시대에 기억나는 것이 두 가지가 있는데, 하나는 가족계획 10개년계획을 작성한 것이고 또 하나는 모자보건법을 초안한 것이다. 그 무렵 우리나라에서 처음으로 작성된 제1차 5개년계획에는 인구증가율을 1961년의 2.9% 수준에서 1966년까지 2.7%로 한다고 반영되었으나, 기획원 실무진에서는 인구증가 억제목표를 1966년 말에 2.5%로 하는 안과 2.0%로 하는 안이 검토되고 있었다. 모자보건반의 중대과업은 실천가능한 사업목표를 세워 달성가능한 인구증가율 억제목표를 정립하는 것이었다. 피임방법별 출생억제율을 적용하고 연간 피임법별 보급률을 계획하고 사망률의 변화를 추정하여 사업규모와 인구증가율을 연도별로 계산해내는 데 모든 지혜를 쏟아 넣었다. 장경식 선생은 매일 수동식 계산기를 돌리는 데 지쳐버렸다. 이 안 저 안을 조정해서 근사치의 안을 찾아내는 일이 고급통계기법의 적용 없이 이루어졌으니 그 산고야 이루 말할 수가 없었던 것이다. 장경식 선생은 드디어 서울시로 전출해 가시고 이영섭 사무관이 모자보건반에 부임한 것이 9월이었고 그가 모자보건과 초대 사무관이 된 것이다.

그러던 중 1963년 9월 10일자로 내각수반 지시각서 제18호가 시달되었는데, 정부 각 부처에 대해서 인구억제를 위한 임무부여가 되고 그해 10월 10일까지 필요한 조치방안을 제출하라는 내용이었다. 모자보건반에서는 몇 달 동안 작업을 미리 해놓았기 때문에 「국가가족계획사업 10개년계획안」을 성안하여 제출하였다. 이 계획에는 인구증가율을 1966년까지 2.9%에서 2.5%로 그리고 제2차 5개년계획기간 말인 1971년까지 2.0%로 감축시키는 것을 목표로 하였다. 그 당시 기획원 3차산업국에서 인구담당부서가 있었는데 과장급에 이병무씨가 계장급에 강인희씨가 있어 제1차 경제개발 5개년계획의 발전과정에서 관계부처의 기획조정을 담당하였었고 내각수반 지시각서도 여기서 주관하였다. 필자는 가족계획 10개년 계획을 들고 기획원을 드나들었다.

결국 1964년 2월에 확정된 제1차 5개년계획 수정안에 우리가 제출한 가족계획 10개년계획안이 반영되어 1966년 말까지 인구증가율을 2.5%로 하기로 결정되고 1964년부터 가족계획사업비는 일반예산에서 분리하여 댐 건설비와 마찬가지로 투자예산에서 지출하기로 된 것이다. 인구사업 초기에 기획원에서 애쓰시던 이병무씨는 그 후 국립가족계획연구소 창설과 더불어 평가부장으로 필자와 같이 일하다가 미국으로 이민을 가셨는데 필자가 세계은행에 있을 때까지는 접촉을 유지하였으나 이제는 소식이 끊겼다. 강인희씨는 공무원으로서 자기발전을 계속하여 농수산부차관으로까지 진출하였는데 연전에 버마 “아웅산”참사사건의 희생자가 되고 말았다. 만나고 헤어지는 것이 당연한 일이지만 세상을 일찍이 떠나버린 분들을 생각하면 인생무상을 더욱 깨닫게 된다.

하여튼 가족계획 10개년계획은 큰 과오 없이 달성되었고 이를 기반으로 하여 제5차 5개년계획 말인 1986년까지 인구증가율을 1%까지 감축시킨다는 목표는 거의 성취되었다. 필자는 1971년 가을 미국에 있는 세계은행으로 떠났지만 필자의 청춘을 바친 가족계획사업이 우리나라 경제발전에 이바지하고 국민생활 향상에 기여한 바가 큰 것으로 국내외에서 평가되고 있음은 우리의 자랑이고 보람이며, 필자 스스로의 자부이기도 하다.

6. 사업추진 의욕과 압력

세계적으로 경험이 없다시피 한 국가가족계획사업을 추진하는 데 있어서 어려움이 많았다. 우리나라에서는 관과 민, 그리고 학계가 국가목표달성을 위하여 협동할 수 있었다는 것이 성공의 관건이었다고 지적하고 있으며, 필자도 그렇게 믿고 있다. 이러한 3자 협력체제의 창구역할을 한 것이 대한가족계획협회이고 외원에 의존한 각종 시범연구사업도 협회가 학계와의 중간역할을 하였기 때문에 정부측의 주무자인 필자는 자연히 협회의 각종 위원회를 자문창구로 활용하였던 것이다.

1964년도 예산안을 내부에서 심의하였던 때의 일이다. 그 당시 서울대학교 의대 산부인과 교수로 계시던 고 신한수 선생 지도 아래 「리페스(Lippes) 루우프」를 이용한 자궁내장치 임상연구가 진행중이었고, 우리나라에서도 보급하는 것이 좋을 것이라는 사전결론이 나고 있었기에 1964년도 국가가족계획에 자궁내장치사업을 도입키로 하고 2만 건의 시술사업비를 반영하여 올렸다. 필자의 예산안 브리핑을 받고 계시던 정희섭 장관께서는 자궁내장치 목표를 30만 건으로 하라고 말씀하셨다. 필자는 아직 시범사업도 완결되지 않고 있으며, 첫 해부터 그렇게 높은 목표를 세울 수는 없다는 견해를 말씀드렸더니 장관께서는 대노하시면서 “당신은 왜 장관 말 보다는 가족계획협회의 양재모 박사 말을 더 듣는가”라고 말씀하셨다. 새로운 것은 서서히 받아들이는 것이 옳다고 판단하여 필자의 소신을 말씀드렸던 것인데 “남의 말만 듣는다”라고 꾸중을 들은 필자는 자부심을 내세워서인지 퍽 섭섭하였는데 그 때 동석하였던 기획조정실 한상태 보건기획관(세계보건기구 서태평양지역 사무국 차석 역임)이 장관실 밖으로 나와서 장관 말씀을 거역하였다고 필자를 공격하였다. 필자는 그 길로 집으로 가서 며칠인가 출근을 하지 않았다. 그러나 공무원으로 평생을 바치신 가친께서 이 소식을 듣고 오셔서 필자를 설득하였다. 필자는 약 1주일 후에 출근해서 예산서를 뜯어고쳤다. 자궁내장치 목표를 7만 건으로 해서 장관님의 결재를 받아냈다. 1964년도 사업실적은 10만 건이 넘었으니 그 때 장관님의 사업추진의욕과 판단은 놀랄만한 것이었다. 물론 시술의 훈련을 담당해주신 협회나 부인들을 계몽한 일선 가족계획요원들의 노고가 이 성취를 뒷받침했던 것이다.

그런데 그 때의 가장 큰 문제의 하나는 「리페스 루우프」를 원하는 양만큼 확보 공급하는 일이었다. 미국인구협회에서는 목표 2만 건을 위한 수량만 공급해주기로 되어 있었기 때문에 긴급히 국내생산을 하는 일 외에는 방법이 없었다. 「리페스 루우프」의 규격을 소개하는 문헌을 입수할 수 있었고 대학동창 강신호 박사가 있는 동아제약의 협조를 받아 국내생산에 착수했다. 「루우프」는 위생용구이기 때문에 제약회사의 창구가 필요했고 플라스틱공업에 의존해야 했다. 1960년 초의 우리나라 플라스틱공업은 타 분야에 못지않게 미흡한 상태였다. 오류동 소재 국립소년직업훈련소에 있던 플라스틱 사출기가 활용되고 문헌에 따라 몰드(금형)가 주물로 만들어지고 영등포에 있는 플라스틱공장에서 폴리에틸렌 분말과 조영제인 유산바륨이 80:20의 비율로 혼합되었고 낚싯줄로 이용되는 나일론실이 사용되었다. 폴리에틸렌 분말과 유산바륨 분말을 혼합하는 데에 가장 큰 문제가 있었으나 우여곡절 끝에 「루우프」 생산은 가능해졌다. 우리나라가 특허권에 관한 국제협약에 가입이 되어 있건 안 되어 있건 국가사업을 위하여 전량을 국가에서 구입했기 때문에 특허권에 대한 말썽은 없었다.

한편 루우프 삽입기도 루우프 20개에 하나의 비율로 생산하였는데 삽입기 원료인 태프론은 구할 수가 있었으나 워낙 뒤늦게 시작한 데다가 시작에 시간을 소비하느라고 1964년 1월 중순에야 납품이 되었다. 하는 수 없이 서류는 연말 이전에 납품된 것처럼 꾸며서 제출했던 생각이 난다. 국고 집행의 원칙에 어긋났지만 주위에서 양해해 주었던 것으로 기억이 난다. 이리하여 우리나라 역사상 자궁내장치 사업초년도에 10만 건을 돌파하는 기록을 세우게 된 것이다.

두 번째의 자궁내장치 시술사업 목표파동은 1966년도 예산심의 때다. 1965년도에는 20만 건 목표에 22만 건 이상을 달성하였고 1966년도 예산에는 30만 건을 연간목표로 책정했던 것이다. 그런데 UNICEF 동남아지역 책임자로 있다가 미국인구협회 동남아지역 대표로 전임한 「샘 키니」영감이 1965년 여름 내한하여 경제기획원 고 김학렬 장관을 예방하게 되었는데, 「키니」영감은 루우프와 삽입기 견본을 갖고 가서 그 우수성을 김 장관에게 설명했다. 「키니」영감의 설명에 매혹 당한 김 장관은 당장에 보건사회부 장관에게 전화를 걸어 내년도 루우프 시술목표를 100만 건으로 늘리라는 것이었다. 그것도 가족계획사업비 중의 타 피임법 사업비를 몽땅 줄여서 말이다. 사업주무자인 필자는 큰 일이 난 것이다 이리 뛰고 저리 뛰고 해서 당초 목표보다 10만 건을 늘려 40만 건으로 하는데 겨우 합의를 보았고 국회에 제출된 예산안은 그렇게 수정 통과되었다.

1966년도의 실적은 39만 건을 돌파하였으므로 "하면 된다"는 열기가 여기서도 승리를 한 셈이지만 일선 요원들의 고충이야 오죽하였으랴. 그 후 연간 자궁내장치 목표는 30만 건 수준으로 정착되었다.

7. 지역보건사업과 간호보조원 제도

가족계획사업을 보건사업의 일환으로 추진한다는 것은 위정자의 철학적, 정치적 이념에 입각한 것이었지만 보건사업 자체의 기반이 허약했기 때문에 실지로는 가족계획사업을 통해서 지역보건사업의 뿌리가 내려지고 가족계획사업의 일환으로 보건사업을 추진했었다고 역설할 수도 있는 것이다. 시·군·구 보건소에서 간호원 면허소지자인 가족계획 지도원을 배치하고 읍·면단위에 무면허자도 포함한 가족계획 계몽원을 배치하여 가족계획 사업비에서 그들의 인건비를 보조했던 것이다. 특히 1,473개 읍·면에 가족계획 계몽원이란 이름으로 보건요원을 배치한 1965년은 우리나라 보건사상 특기되어야 할 해라고 생각한다. 그 후 읍·면단위에 모자보건요원과 결핵요원이 추가 배치되었고 최근에 통합보건요원으로 발전하게 된 계기가 마련된 것이 1965년이기 때문이다. 한 해 앞서 1964년에는 전국 5만여 리·동(里洞)에 가임여성으로 모자보건 학습반을 구성하여 매월 모임 때마다 100원씩을 보조한 것은 지역사회 보건문제를 위해서 지역주민의 참여를 조장하게 한 일대 전기를 마련하였던 것이다. 물론 이보다 한 해 앞서서 재건국민운동본부가 자연부락 단위로 부녀교실을 조직하여 가족계획 좌담회를 갖게 한 것이 모자보건 학습반을 쉽게 구성할 수 있는 밑천이 되었던 것은 사실이다.

그 후 모자보건 학습반은 대한가족계획협회가 주도하는 「가족계획 어머니회」로 발전하였고 나아가서는 「마을건강사업」의 모체로까지 육성되었으니 가족계획사업이 지역보건사업 발전에 절대적인 기여를 한 것이라 해도 과언이 아니다. 지금도 그러하지만 1960년대에는 더욱 간호원 또는 조산원 면허소지자를 농촌지역 보건요원으로 임용하기는 퍽 어려웠다. 이들에 대한 대우가 좋지 않았던 데다 도시병원에 일자리가 많이 있었기 때문이다. 보건사업을 발전시키기 위해서는 훈련된 보건요원을 일선에 배치하는 것이 선결이라 생각하신 정희섭 장관께서 차선책으로 간호보조원 제도를 도입하기로 결심하신 것이 1967년이었고, 그것은 지극히 현명한 일이었다. 세계보건기구에서도 중학졸업자에게 18개월의 훈련과정을 적용하는 것을 정상적인 것으로 권고했지만 정 장관께서는 우선 9개월짜리로 시작하기로 정하고 보건요원 충원이 일정수준에 도달한 후에 훈련기간 연장문제는 재고하기로 복안을 잡으셨던 것 같다.

그 후 20년이 지난 오늘날 우리나라의 간호보조원 등록자수는 11만 명에 육박하고 있는 간호인력 구조에 막대한 영향을 미치고 있는 데도 불구하고 그 교육훈련과정의 질과 양에 대해서 심도 있는 연구가 없다시피 한 것은 매우 유감된 일이라고 생각한다. 3년제 전문대학과정과 4년제 대학과정으로 이원화되어 있는 현행 간호교육과정이 안고 있는 갈등과 모순을 해결하기 위해서 4년제로 단일화한 것을 최선의 방안으로 삼고 있는 간호지도층이 간호보조원 과정의 수련자격이 중학교 졸업에서 고등학교 졸업으로 격상된 오늘날 3년제 간호교육과정과 9개월짜리 간호보조원 과정을 흡수하여 2년제 간호원 전문대학과정으로 개편하는 방안도 성의 있게 다루어 주었으면 하는 것이 필자의 개인적 소망이기도 하다. 1960년대 후반의 우리나라 실정에 맞게 도입된 간호보조원 제도가 서독 등에서 저임금 인력을 요구하던 1970년대로 이어짐으로써 우후죽순처럼 난립한 사설학원에서 대량 생산되어 해외로 송출되던 시기는 지나간 것이다. 향상된 우리나라 보건의료 공급수준에 알맞은 보다 합리적인 간호인력구조가 재정립되었어야 할 1980년대도 이미 기울어지고 있어서 때늦은 감이 있지만 1990년대를 향한 보건인력계획과 더불어 간호보조원제도의 방향을 보다 명확히 조명해야 한다고 필자는 생각한다.

1967년 간호보조원 제도 도입 당시 미국인구협회의 자금지원을 받아서 9개월 과정 수료자가 나오기 전에 일선에서 땀 흘려온 가족계획 계몽원에게 간호보조원 자격을 부여하기 위한 특별훈련과정을 마련했던 필자로서는 20여 년이 지난 오늘날에 있어서도 간호보조원제도의 발전방향에 대해서 남다른 관심을 갖고 있는 것이 당연하다고 스스로 생각하고 있다.

8. 모자보건법의 제정

1963년은 제3공화국의 출범을 준비하는 해로서 사회각층이 분주했으며, 5·16 군사혁명정부는 사회개혁작업을 마무리하는 해였다. 사회개혁의 의지는 제법령의 정리에도 반영되어 국가재건최고회의가 갖고 있는 입법권의 종료를 앞두고 각 부처는 이 호기를 놓칠세라 앞을 다투어 법령의 개폐와 제정을 서두르는 때였다.

필자는 모자보건과장으로 있으면서 국가가족계획사업을 계획하는 과정에서 착안한 것이 법적 뒷받침의 필요성이었고, 사회개혁 의지에 충만하고 있는 최고회의 의원과 그들의 입법권한이 상존할 때에 가족계획관계입법도 쉽게 할 수 있을 것이라고 생각하였다. 모자보건법을 서둘러 초안한 것은 이 기회에 인공임신중절의 허용한계를 입법화할 수 있다고 믿었기 때문이다.

필자는 1962년 봄부터 1년 동안 싱가폴대학에서 공중보건 석사과정을 마치는 동안 사회의학적 관점에서 사물을 판단하는 훈련을 받으면서 인공임신중절에 대한 법적 제한은 없는 것이 좋을 것이라는 생각을 갖게 되었고 "임신의 자유와 낙태의 자유"는 여성의 기본권에 속해야 한다고까지 생각하고 돌아온 것이다.

또한 싱가포르에서 돌아오는 도중에 일본의 보건사업을 시찰하는 기회를 가졌던 필자는 제2차대전에서 패한 일본에서 인공임신중절의 합법화가 일본의 출생률을 격감시키는 데 중대한 영향을 미쳤다는 사실에 관심을 갖게 되었던 것이다. 필자는 일본의 우생법과 모자보건법을 참고로 모자보건법을 초안하였는데 그 골자는 첫째, 임산부의 신고의 의무와 임산부의 건강관리, 안전분만대책 및 영유아 건강관리의 국가적 책임을 명시하고 둘째, 인공임신중절의 광범위한 허용과 셋째, 피임법 보급에 필요한 사항으로 구성되었다. 필자가 모자보건법이 적힌 브리핑 차트를 들고 윗분들의 사무실을 드나든 것이 1963년 7월이었다고 기억된다. 그 때의 보건국장이 윤석우 선생, 차관이 한국진 선생, 그리고 장관이 정희섭 선생이었다. 차관실까지는 무사통과하였는데 장관실에 가서 필자의 입법열(立法熱)은 얼어붙고 말았다. 묵묵히 브리핑을 듣고 나신 장관님은 "아직 시기상조요."라고 딱 한 마디 말씀하셨다. 그 한 마디는 단호한 것이었고 필자는 꼼짝 못하였다. 그 당시의 국가의 재정이나 보건사업망의 능력으로 보아 국가의 책임을 입법화해 보았자 사문화(死文化)가 되는 것이 뻔하고, 인공임신중절의 합법화와 같은 중대사를 비상적 입법기구에서 다루게 하는 것을 피하고 싶으셨으리라고 미루어 생각해 보았으나 장관께서는 아무런 부언을 하지 않았다. 필자는 아무 소리도 못하고 그대로 자리를 물러나면서 속전속결의 입법기회를 놓치지 않으려던 필자는 허탈하였다.

그러나 제3공화국에 들어서서 다시 기회는 찾아왔다. 새 국회, 새 정부는 새로운 자세로 국정에 임하였다. 인구문제에 각별한 관심을 가진 공화당 중진인 박규상 의원이 국립인구문제연구소의 설립과 인공임신중절 합법화에 관한 대정부 건의안을 국회에 통과시킨 데 힘입어 필자는 모자보건법을 들고 부지런히 뛰어다닌 결과 1964년 여름경에 모자보건법을 정부안으로 국회에 제출하는데 성공하였다. 국회 보사분과위원회에 조영선 전문위원까지 설득이 끝날 무렵 뜻하지 않은 일이 발생하였다. 박규상 의원이 동일제목에 유사한 내용의 의원입법안을 국회에 제출한 것이다. 보사위원회는 두 법안을 다루게 되었고, 양법안의 대비표까지 유인물을 만들기까지 하였다. 그런데 하루는 손정준 차관으로부터 호출이 와서 올라가 보니 손 차관 말씀이 "김 과장, 어떻게 하나. 박 의원이 정부안을 철회하라 하는데!"라고 하셨다. 필자는 아연실색하였지만 사태를 이해하고 수긍할 수밖에 딴 도리가 없었다. 여당 중진의원의 의사를 거역할 리가 없는 정부의 입장에서 정부안 철회는 불가피한 것이었다. 그러나 여당이 민다면 내(?) 모자보건법은 아니더라도 같은 내용의 입법은 쉽게 될 것이라는 기대 속에 패배감과 허탈감을 감추면서 손 차관실을 물러났다. 군정 때 정 장관실에서 입법안을 통과시키지 못하고 물러나올 때의 감회보다는 손 차관실에서 자진철회라는 고배를 마시고 물러나올 때의 감회가 더욱 깊었다고 기억한다. 국회에서의 입법활동은 필자의 순박한 예상을 뒤엎고 좌절되고 말았다. 여당의원 입법이 정부제안 입법보다도 야당의 더 거센 반응을 받는다는 것을 필자는 미처 모르고 있었다. 의원입법의 공이 특정인에게 돌아가는 것을 좋아하지 않는 정치풍토이기 때문이라는 것이었다. 또한 여당 내에서도 낙태의 합법화를 공화당이 앞장서는 것이 당에 좋지 않은 인상을 남길 것이라고 우려하는 의원도 있었다고 들었다.

이렇게 해서 젊은 보건행정가의 입법의 꿈은 다시 무산되고 말았다. 정부에서 제안하고 정부에서 철회한 법안을 같은 정부가 다시 입법제안을 국회에 낸다는 것은 어려운 일이기 때문에 필자는 단념하고 말았다. 세월이 흘러 1973년에 모자보건법이 제정될 때에 필자는 세계은행 직원으로 나가 있었기 때문에 끝내 모자보건법 탄생의 기쁨을 나누지는 못하고 말았다.

모자보건법은 1972년에 유신으로 국회가 해산된 후 국회의 입법권을 대행하게 된 비상국무회의에서 보사부안을 심의 통과시킴으로써 1973년 2월 공포된 것이다. 1963년 비상정국하에서 잉태하고 1973년 또 다른 비상정국하에서 태어나야 하는 기구한 운명을 지닌 모자보건법은 10년이라는 긴 세월이 걸렸는데도 그리 튼튼하고 잘 생긴 아기는 아니었다. 1986년에 개정된 법의 내용도 포함해서 "아직 시가상조"라는 염려 때문인지 국가나 지방자치단체의 책임이나 국민의 의무가 강화되고 확대되어야 할 여지가 상당히 많은 상태로 남아있다고 생각한다. 대기(大器)는 만성(晩成)인가 보다.

9. 국립과 사립의 두 연구기관

앞서 언급한 바와 같이 인구문제에 남다른 관심을 가진 공화당 소속 박규상 의원 등의 제안을 받아들여서 국회가 국립인구문제연구소를 설치하라는 대정부 건의안을 정부에 보내온 것이 1964년 여름이었다. 이에 따라 경제기획원은 인구정책심의위원회에서 보사, 내무, 문교 등의 실무자들과 연구소 설치안을 협의하게 되었고 보사부에서는 윤석우 보건국장이 참여하게 되었다. 모자보건과장으로서 윤 국장을 모시고 있던 필자는 이 연구소는 국립으로 보사보 산하에 설치하는 것이 타당하다는 주장을 담은 자료를 작성하여 국장에게 드린 기억이 난다. 그러나 결론은 딴 방향으로 맺어졌다. 공무원 정원을 늘리는 것을 꺼려하고 어느 부처 산하에 둘 것인가를 가름하기 어렵고, 민간기구 선호위원도 있었기 때문에 우선 사단법인체로 발족시켜 국고보조로 육성해나가면서 국립화 문제는 차후에 재론한다는 결론이었다. 재론하기로 한다는 꼬리가 붙은 것은 박규상 의원에 대한 인사차림이 아니었던가 생각한다. 일본 후생성 산하 국립인구문제연구소와 같은 기관을 우리도 보사부 산하에 가져야겠다고 꿈꾸어 오던 필자는 실망하였다. 1965년 여름 사단법인으로 발족한 인구문제연구소는 30여 명의 연구원 등을 공모하여 활기 있는 연구활동을 시작하였으나, 국고보조가 2년 만에 중단되자 극심한 운영난을 겪게 되고 많은 연구원들은 다른 직장을 찾아 뿔뿔이 헤어지고 말았다.

초대 소장인 한양대학교의 변시민 선생에 이어 서울대학교 신태환 선생이 맡으셨다가 성심중앙의료재단의 윤덕선 선생에게 운영권이 넘어가고 급기야는 미주물산의 박은태 사장이 인수하여 금일에 이르게 되었다. 이 연구소는 "인구문제논집"을 발간하여 맥락을 이어왔지만 근래에는 그 발간소식도 뜸해졌나 보다. 창립 당시부터 깊은 관심을 갖고 그 발자취를 지켜보아온 필자는 연구소가 사립으로 한 사기업체 산하에 머무르고 있는 것을 퍽 안타깝게 생각하고 있다. 근래 인구학회에서 이 연구소의 공기화(公器化)와 활성화를 추구하는 말들이 오가는 것은 다행한 일이라고 생각하고 있다.

한편 보사부 산하 한국인구보건연구원과 필자는 밀접한 관계가 있다. 1981년 제5공화국의 산물로서 태어난 한국인구보건연구원은 그때까지 10년의 역사를 가진 가족계획연구원과 5년의 역사를 가진 한국보건개발연구원과의 통합에 의한 것이었고, 가족계획연구원은 1970년 7월에 발족한 국립가족계획연구소의 후신인 것이다. 국립가족계획연구소의 연구진은 1965년에 보사부 모자보건과 내에 설치된 가족계획 조사평가반의 연구원들이 주체이고 보면, 현재의 한국인구보건연구원은 가족계획 조사평가반으로부터 탯줄을 이어 받아왔다고 하는 것에 이의가 없을 것이다. 필자가 모자보건과장 시절에 열정을 바쳐서 육성한 가족계획 조사평가반의 후신으로 생각하는 한국인구보건연구원에 대하여 남다른 관심을 갖고 지금도 그 발전을 지켜보고 있다. 그 이유는 모자보건과장, 보건국장, 국립가족계획 연구소장, 가족계획연구원 부원장을 거쳐 가족계획연구원의 마지막 원장과 한국인구보건연구원의 초대 이사장을 지내는 등 이 연구원의 역사와 더불어 필자의 반생이 있었기 때문이다.

앞서 언급한 인구문제연구소가 국립으로 탄생하지 못하고 사립으로 발전하였기 때문에 많은 서러움을 겪어 왔다고 한다면 민간기구로 발족시키고자 하는 거센 움직임 속에서 끝내 국립으로 발족하고 국가출연금으로 운영되는 특수법인체로 잔류하게 된 데에는 나름대로의 사연이 있다. 1964년 대한가족계획협회 양재모 선생과 이종진 선생은 윤석우 보건국장 등과 더불어 가족계획센터 설립방안을 연구하기 시작하고 외원유치활동을 전개하였다. 이 구상은 100만 불짜리였고 그것은 분만실과 입원실 등을 갖춘 산원시설과 자궁내장치와 불임수술 시설 등을 갖춘 직속 가족계획 클리닉과 기숙사를 갖춘 요원훈련시설과 연구실, 전시실, 행정실 등을 포함한 거대한 시설계획이었던 것이다. 양재모 선생 등으로부터 1965년 가을 100만 불짜리 원조요청을 받은 SIDA(스웨덴 국제개발처) 당국은 호의적인 반응을 보였지만 한국정부가 정식으로 요청할 것을 기대하였다. 가족계획협회의 임원이 시작한 원조유치활동은 보건사회부로 그 주체성이 이전될 수밖에 없었다. SIDA 측에서는 오델버크 박사와 보렐 교수 등이 실무협의에 자주 내왕하게 되었고 정부측 실무 협의는 주로 필자가 맡게 되었다. 협의과정에서 필자의 역부족이었는지는 몰라도 산원시설, 가족계획 클리닉 시설 등이 탈락되고 규모는 대폭으로 축소되었으니 양재모 선생의 스케일이 너무 컸거나 필자의 스케일이 현실적이었다고 풀이하고 싶다. 결과적으로 의료서비스에 속하는 기능은 삭제하고 필요에 따라 국립의료원이나 서울시의 의료시설 등을 활용토록 하고 훈련생의 실습도 서울시나 경기도의 보건소 등을 실습보건소로 육성하여 활용토록 한다는 원칙에 쌍방의 실무자는 합의하게 된 것이다. 여하튼 1968년 7월에는 한국정부와 스웨덴정부간에 가족계획분야에 있어서의 기술협력에 관한 기본협정이 체결되고 1969년 4월에는 이 기본협정에 기반을 두고 보건사회부와 SIDA 간에 "National Family Planning Center" 설립협약이 이루어진 것이다 이 협약에 따라 첫째 가족계획사업 및 관계요원에 대한 기초 및 보수훈련을 담당하고 둘째, 정부 가족계획사업을 향상시키고 인구성장에 관한 영향을 연구하기 위하여 조사평가 활동을 수행하며 셋째, 외국의 가족계획사업 지도자에 대한 견학 및 실습훈련을 담당할 목적으로 설립된 국가가족계획연구소는 1970년 7

월에 문을 연 것이다.

현재의 한국인구보건연구원의 기능은 가족계획연구원과 한국보건개발연구원의 기능에다가 사회보장심의위원회 연구기능까지 통합한 방대한 것으로 변했다. 국립으로 발족한 국가가족계획연구소의 후신이나 사립으로 발족한 인구문제연구소의 현재를 볼 때 많이 변모한 것을 알 수가 있다. 법적인 성격에 따라 국립이냐, 사립이냐가 규정되지만 운영재원이 국고에서 나오는가의 여부와 직원의 신분이 공무원인가의 여부에서 차이점을 찾아볼 수 있는 것 외에는 연구기관으로서의 기능을 발휘하는 데 있어서는 크게 다를 바가 없어야 할 것이다. 자율성 있는 연구활동을 신축성 있게 지원하고 적절한 신분보장과 응분의 대우가 동반될 때에 국립이건 사립이건 그 기관은 합리적으로 운영될 것이기 때문이다. 국립이냐 사립이냐의 흑백논리는 과거로 흘려보내고 보다 합리적인 운영으로 한국인구보건연구원이나 인구문제연구소가 국가와 민족의 장래에 기여하는 훌륭한 기관으로 계속 발전되어 나가기를 두 손 모아 빌 따름이다.

10. 정부사업과 민간단체

우리나라에서와 같이 정부와 민간단체가 한 마음 한 뜻으로 국가가족계획사업을 추진해온 예는 드물 것이다. 또한 학계의 인사들이 정부나 민간단체의 각종 협의체에 참여함으로써 사업 수행에 대한 학술적 지원을 통하여 양자간의 협력체제 구축을 공고히 하는 촉매역할을 담당하였다. 관·민·학의 삼위일체적 협동이 한국가족계획사업을 성공적으로 발전시켜온 관건이었다고 자타가 인정하고 있고 그것은 우리의 자랑이기도 하다.

대한가족계획협회는 정부사업 시작에 한 발 앞서 발족한 이래 정책입안을 유도하였고 국제가족계획연맹이나 미국인구협회 등으로부터 기술적, 재정적 원조를 유도하는 창구역할을 담당하였으며 각종 의학적, 사회학적 조사연구 활동과 시범사업을 지원하였다. 특히 군 단위 지역에서의 가족계획 어머니회 조직 등을 통해서 가족계획운동을 지역사회 주민의 것으로 승화시켰으며 과감한 홍보활동으로 소자녀가치관을 정착시키는 주역을 담당하는 등 일일이 열거할 수 없을 만큼 그 업적은 광범위한 영역에서 크고 훌륭한 것이다.

정부는 스스로 하기 어려운 일은 모두 대한가족계획협회에 맡겨 왔다. 각급 요원의 훈련, 이동시술반의 운영, 외원자금의 관리, 피임약제기구의 임상시험, 홍보사업의 집행 등 사회적으로 예민한 반응을 모면하기 위해서 또 정부행정의 경직성을 피하기 위해서 크고 작은 많은 일을 협회에 맡겼던 것이다. 그러므로 정부사업과 민간사업의 구분을 하기 어려울 만큼 보사부와 가족계획협회는 밀착하고 혼연일체가 되어서 일해 왔다. 4반세기가 넘는 긴 세월을 이와 같은 관계를 유지해 왔다는 것은 타에 그 유례를 찾아보기 힘든 것이라고 생각하며 경쟁심과 공명심을 감추고 갈등과 질투를 극복할 수 있는 인간관계를 유지할 수 있었다는 것은 얼마나 다행한 일인지 모르겠다. 정부측에서 사업을 주관해왔던 필자로서는 아무리 신축성 있는 행정을 추구하고 민간활동에 많은 공을 돌리려고 애써왔다 하더라도 칼자루를 쥐고 있는 입장이었기 때문에 본의 아닌 오해와 미움도 받아왔으리라고 생각하며 필자가 하는 일을 인내와 겸양으로 수용해 온 협회측 여러분들에게 고마움을 간직하고 있다. 지금도 기억나는 일은 SIDA의 원조로 국립가족계획연구소를 건립할 때의 일이다. 필자는 보건국장으로 재임하면서 건립위원회 위원장직을 맡으면서 이 연구소를 어디에 건립하고 누구의 산하에 두고 어떻게 활용하는가 하는 문제로 협회측과 크게 대립한 일이 있었다. SIDA의 원조를 유치하는 데 선도적인 역할을 하신 가족계획협회의 이종진 선생과 양재모 선생은 훈련시설을 주축으로 하는 동 시설은 정부로부터 가족계획요원 등의 훈련사업을 위임 받고 있는 협회가 관리하는 것이 좋을 것으로 생각하였고 머지않아 정규공무원이 될 가족계획요원의 훈련과 국가가족계획사업에 관한 조사연구는 보사부의 일차적 책임이니 이러한 일들을 맡을 이 기관은 국립이어야 하고 보사부 산하에 두어야 한다는 필자의 견해와 맞섰던 것이다. 일찍부터 국립인구문제연구소를 보사부 산하에 갖고 싶었던 필자는 비록 명칭은 국가가족계획연구소가 되더라도 인구문제 연구기능을 부각시키고 싶었던 속셈도 가지고 있었을 것이다. 보건국장실에서 열린 건립위원회에 위원으로 참석했던 양재모 선생이 동 위원회가 국립보건원 부지 내에 동기관을 건립하기로 결정짓는 순간 자리를 박차고 걸어 나가신 일이 지금도 생생히 기억난다. 또 건물이 완성된 후 협회는 많은 공간 할애를 요구하고 나섰다. 소장실 옆에 협회 이사장실까지 마련되고 협회 전체가 입주할 기세였다. 사무실이 없어 군용 콘셑건물과 셋방살이를 하고 있던 협회의 형편이었지만 협회는 민간단체로서의 본연의 기능을 갖기 위해서도 자체의 청사를 가져야 할 것이라고 믿었던 필자는 노골적인 거부반응을 일으켰다. 얼마 후에 협회는 영등포에 자체의 건물을 확보함으로써 집 없는 서러움을 면하게 되었지만 새로 발족한 국가가족계획연구소 내에서 동거할 때의 필자의 태도에 협회측은 대단한 불만을 가졌었고 그러기에 필자는 미움도 많이 받았으리라고 생각된다.

아무튼 정부사업에 너무 밀착해서 정부사업의 많은 부분을 위임 받아 집행하여 옴으로써 협회는 전국적인 조직과 많은 유급직원을 갖는 방대한 기관으로 발전되어 있지만 이제 4반세기가 지난 오늘날 인구증가율도 1%에 도달하고 국가가족계획사업의 양상도 크게 바뀔 시점에서 보건사회부와 협회의 긴 밀월여행은 어떻게 끝을 맺을 것인가 하는 것은 우리의 큰 관심사가 되었다. 대한가족계획협회도 어떻게 체질 개선을 하여 민간단체 본연의 위치에 설 수 있을 것인가 하는 큰 과제를 안고 있는 것이다. 이 과제도 역시 보사부와 함께 풀어나가야 할 것이다.

11. 국제기구에서의 공무원 활약

일제 강점기 경찰행정의 일환으로 있었던 우리나라의 보건행정으로부터 중앙에는 보건후생부와 도에는 보건후생국을 두는 선진미국형의 공중보건행정체계로 발전시킨 미 군정청은 보건인력 양성에도 공이 컸다. 군정청에 의하여 미국유학을 다녀오신 의사선배들이 우리나라에서 공중보건행정과 보건의료사업을 현대화하는 선구자가 되었다. 그 후 USAID나 WHO 등의 기술원조계획의 일환으로 많은 선배동료들이 해외 유학을 마치고 공공보건의료의 각 분야에서 활약을 하였으며, 1960년대에 들어와서는 우리의 보건인력이 해외에 진출하여 WHO 등의 국제기구 공무원으로도 활약하게 되었다.

이러는 동안에 우리나라는 보건분야에 많은 국제기구 공무원을 받아들이기도 하였다. 특정분야의 우리나라 보건인력의 수준이 낙후해서 뿐만이 아니라 UNICEF 등의 해외원조를 유치하기 위해서는 그들이 인정하는 국제기구전문가의 기술적 승인절차를 요하는 경우가 많았기 때문에 자금이나 물자를 얻어다 쓰기 위해서 때로는 부득이하게 WHO 등에서 전문가를 초빙하여 고문으로 모셔야 했던 것이다. 그들의 기술적 조언 내지 충고는 그 내용에 있어서 우리 국내 전문가의 기술적 판단과 그다지 다를 것이 없었지만 그것을 감수해야 했다. 원조를 받는 측에서 갖기 쉬운 열등의식도 겹쳐서 비위에 거슬리는 때도 많았던 것으로 기억된다. 그러나 우리나라 전문가도 많아지고 특히 보건사회부의 선배 보건공무원들이 WHO 등에서 활약하게 되면서 필자의 편협했던 생각들은 보다 너그러워지고 또한 필자 자신이 세계은행에서 일하게 된 후부터는 국제기구 공무원의 존재가치를 재평가하게 되었다. 세계은행같이 돈을 그냥 주는 게 아니고 빌려주는데도 바늘 가는 데 실 따라가듯이 전문기술직원의 역할은 거의 필수적인 것이었다. 기술감정이라는 절차 등을 통해서 선진기술을 후진국에 이전하는 것도 세계은행이 일반은행과 다르다고 자처하는 점이기도 하다.

세계은행은 1960년대 후반에 인구사업을 위한 차관사업을 개발하기 시작하였는데 세계은행총

재인 맥나마라씨(Robert Strange McNamara)의 인구문제와 경제개발에 관한 탁월한 의견이 작용했던 것이다.

필자는 1968년과 1969년 2회에 걸쳐서 세계은행으로부터 약 2개월씩의 단기자문관 서비스에 대한 전문(電文)초청을 받았었으나 보건국장으로 재직 중인 필자가 장관님의 승낙을 받아낼 수는 없었기 때문에 응하지는 못하였다. 첫 번째는 트리니다드 토바고에 두 번째는 자마이카에 인구사업 차관을 위해 출장가는 일이었다. 1970년 초에는 서면초청이 왔는데 언제든지 편리한 시기에 3개월 내지 6개월간 세계은행 본부에 와달라는 내용이었다. 필자는 이때 보사부 본부를 떠나 국가가족계획연구소장으로 가있는 때라 원칙적으로 이를 수락하고 때를 기다리던 차에 1971년 7월 국가가족계획연구소는 특수법인체인 가족계획연구원으로 개편되고 필자는 부원장으로 물러앉게 되었다. 국립의료원장직에서 가족계획연구원장으로 나오신 차윤근 선생은 필자가 보건국장으로 모시던 분이라 필자가 부원장으로 물러앉은 것에 큰 불편은 없었지만 큰 역할을 할 처지도 아니었다. 필자는 새로 부임한 지 얼마 안 되는 이형호 보사부장관에게 세계은행 초청에 응할 수 있도록 허락해 주실 것을 요청하였다. 그러나 이 장관의 말씀은 "부원장이 6개월씩이나 자리를 비울 수 있다는 것은 그 자리가 필요하지 않다는 것이 아닌가"였다. 그 말씀은 가지 말거나 가려면 그만두고 가라는 뜻으로 필자는 받아들였다. 필자는 곧 사직서를 내놓고 세계은행에는 부임하겠다는 전문을 보냈다. 이렇게 해서 필자는 6개월간의 단기자문관직을 위해서 고정직을 내던지고 만 것이며, 이것이 동기가 되어 그 후 7년 여의 국제기구 공무원살이를 하게 되었던 것이다.

수년간 씩 자리를 비워두는 등 복직의 제도상 보장으로 자국인이 국제기구에 나아가서 일하는 것을 지원하는 나라도 있던 시절에 우리나라, 특히 보사부 주변은 그렇지 못하였다. 해외에 나가는 것을 웬일인지 달갑게 여지기 않고 아예 돌아오지 않을 사람으로 규정지어 버리는 풍토에서 우리의 선배들이 이곳저곳을 전전하면서 해외고용살이를 연장하시는 것을 보아 왔다. 그러나 요즈음은 국가적으로도 국제교류를 진흥하려는 조짐이 있고 전직 국제기구 공무원들이 속속 귀국하여 각계에서 활약하는 예가 많아진 것은 반가운 일이다. 보건공무원을 사임하고 WHO에 나갔다가 돌아와서 복귀한 이성량 선생이 그 성공적 예의 하나이고 보사부 이동모 과장의 WHO 본부 파견근무도 좋은 예가 된다고 생각한다. 방숙, 백영한, 윤석우 선생들이 돌아오셔서 학계 등에서 활약 중이고 박형종 선생도 곧 돌아오시게 되었다 한다. 이제는 나가고 들어오는 일이 수월해져 가고 있는 것 같다. 최근에 WHO 서태평양지역 사무국장 후보로 등장하고 있는 한상태 박사가 회원국에 의해서 선임되도록 후원하는 모임이 국내에 생기고 활동기금까지 모으고 있으니 이제는 우리나라도 국제기구 진출을 개인의 것으로만 여기지 않고 우리의 것으로 알고 이를 환영하게 되었으니 반가운 일이다. 한상태 박사는 필자와는 의과대학 입학동기이고 보사부에서는 필자의 선임 공무원으로서 필자에게 보건국장 자리를 물려준 분이기도 하다. 21년이란 긴 세월을 WHO 직원으로 봉직한 그 분이 꼭 지역사무국장으로 선임되어 한국인의 의기를 세계무대에 떨칠 수 있는 또 하나의 계기가 되기를 빈다.

필자는 1971년 가을 세계은행으로 떠난 후 단기근무 계약기간을 거쳐서 1973년부터는 정규 영구직으로 근무하였다. 필자가 소속되어 있던 부서는 인구사무국으로 시작하여 인구, 영양, 보건사업국으로 그 기능을 확대시켜 나갔다. 은행의 주역인 경제전문가를 중심으로 보건, 건축, 홍보 등의 전문가들이 한 팀이 되어서 일을 하며 전문가들은 세계 여러 회원국에서 임용되기 때문에 워싱턴에 있는 세계은행은 마치 인종전람회와 같은 느낌이 드는 곳이다. 필자가 참여한 사업국은 주로 아프가니스탄, 방글라데시, 케냐, 콜롬비아, 말레이시아, 필리핀, 시리아, 태국 등이었다. 지구를 여러 바퀴 돌면서 많은 이국풍물에 접하고 여러 나라 사람들과 협동작업을 해나가는 과정에서 서투른 영어를 써야 한다는 것이 가장 큰 어려움이었다. 국내에서 얻은 보건행정과 가족계획사업에 대한 경험이 필자의 밑천이 되고 방패가 되었다. 스패니쉬-잉글리쉬 사전을 뒤져가며 콜롬비아 영양사업계획에 관해 필자가 작성한 영문보고서가 다시 스페인어로 번역이 되어 세계은행문서로써 콜롬비아정부에 보내졌는데 이것이 콜롬비아 정부로부터 호평을 받았다는 소식을 들었을 때는 기쁘기도 하였다.

그러나 한 마디로 말해서 남의 나라 일만 하게 되니 내 나라에서 일할 때의 희열과 보람은 느껴보기 힘든 것이 국제기구 공무원의 생활이라고 말할 수 있다. 타향살이 수년이 지난 어느 날 보사부에서 가족계획연구원장으로 돌아오라는 권유가 왔다. 필자는 아이들도 그럭저럭 미국교육에 적응하고 있는 터이기도 하여 사양하였다. 그런데 2년인가 지난 후에 다시 같은 내용의 권유를 받았다. 많은 망설임 끝에 필자는 귀국하기로 결심하였다. 두 아들을 한국에 보내서 대학교육을 시킬 수 있는 정부시책이 나왔고 더 늙기 전에 고국에서 일할 기회가 쉽게 다시 오리라고 기대하지 않았기 때문이었다. 또한 이러한 보사부의 부름의 배후에는 필자의 옛 동료후배들의 열성적인 청원과 故 박승함 보사부차관의 적극적인 추천이 있었다는 것을 알고 그들의 열과 성을 고맙게 받아들이는 것이 순리라고 생각하였다. 필자는 지금도 그들에게 감사한 마음을 간직하고 있다.

12. 나의 새 출발

7년 여의 해외생활을 청산하고 다시 가족계획연구원으로 돌아올 수 있었다는 것은 퍽 다행한 일이었다. 옛 친구들과 하던 일을 다시 하게 되니 곧 적응이 되고 열성을 되찾을 수 있었다. 그러나 제5공화국에서 일으킨 연구기관 통폐합 바람에 가족계획연구원은 한국보건개발연구원과 통합하게 되어서 가족계획연구원 개원 10주년 기념행사를 마지막으로 보사부 산하를 떠났다. 그것은 1981년 7월의 일이었으며 귀국 후 3년 만에 실직이란 생후 처음 맞는 쓰라린 경험을 하게 된 것이다. 국제기구 공무원으로서 정년퇴직까지 12년 이상의 근무년한이 남아 있는 것을 떨쳐버리고 돌아온 것이 한 때는 후회스럽기도 하였고 정부의 인사가 원망스럽기도 하였다. 내 스스로의 사회성이나 정치성의 한계를 자인하면서 자기반성과 제2의 인생을 준비하는 기회로 삼고자 했다. 몇 달이 지난 어느 날 한달선 선생(당시 서울대학교 보건대학원 교수)에 의하여 성심의료재단의 윤덕선 이사장에게 소개되었고 바로 재단본부에서 일하게 되었다. 필자는 새 출발을 한 것이다. 곧 이어서 필자는 윤덕선 선생이 설립한 한림대학의 초대학장이란 대임을 맡게 되었고 4년의 임기를 마친 후로는 현재까지 동 대학에서 교수로 남아 있게 되었다.

2남 2녀를 다 결혼시키고 노모와 아내와 셋이 서울 근교의 전원주택에서 아담한 정원을 가꾸는 여유를 갖게 된 요즘 서로 기리고 서로 아끼는 친구들과 자주 모여서 보건을 논하고 인구를 논하며 정을 나눌 수 있다는 것을 고맙게 생각하며 살고 있다.

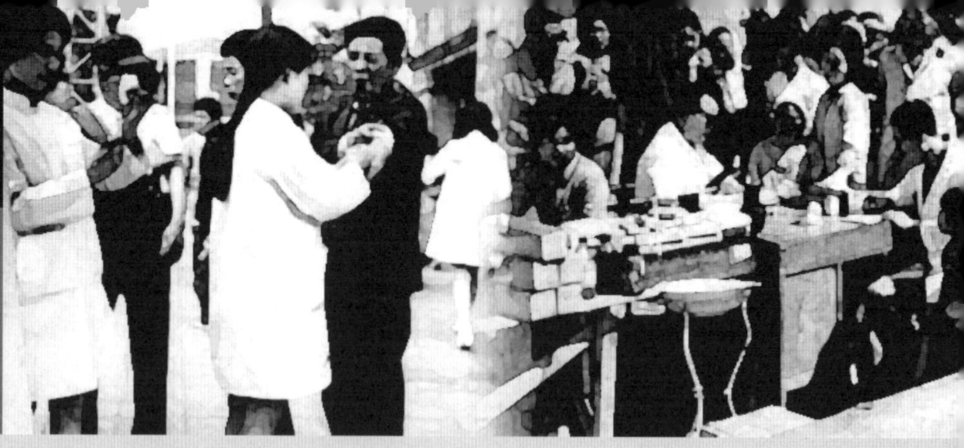

김 진 순

농촌보건사업 개발과 연구 30년의 회고

한국의료지원재단 의료지원국장

프로필

1966. 2	(구)수도의과대학 간호학교 졸업
1971. 3	독일 Berlin, Diakonie 간호대학 지도자과정 졸업(간호교육 및 행정 1년과정)
1975. 2	고려대학교 의과대학 간호학과 졸업(간호학사)
1978. 8	서울대학교 보건대학원 졸업(보건학석사: 보건행정학 전공)
1978~1979	보건사회부 간호업무발전협의회 위원
1984. 8	연세대학교 대학원 간호학과 졸업(이학박사)
1966. 10~1970. 3	독일 Bonn 대학병원 외과중환자실(ICU) 근무
1971. 4~1971. 12	독일 Koln~lindenthal 기독병원 간호학교 전임감사
1975. 7~1977. 5	보건사회부 (정부/WHO Project~종합보건개발사업:WHO 간호고문관 실무카운터파트)
1977. 5~1994. 12	한국보건사회연구원 연구위원
1985. 9	제6차 경제사회발전 5개년계획 수립을 위한 보건의료부문 계획위원 위촉
1989. 4~1989. 7	세계보건기구(WHO) 서태평양지역 단기자문관 (남태평양 Cook Islands, Community Nurse Practitioner 개발을 위한 교육과정 개발 및 지도)
1993. 5~현재	지역보건사업프로그램위원회 자문위원(대한적십자사)
1993~1994	보건사회부 한의학 육성발전위원회 위원으로 활동
1994. 10~2003. 9	한국농촌의학회 부회장
1995. 3~2010. 8	유한대학 보건의료행정과 교수(2010년 8월 정년퇴임)
1998. 6~2000. 5	한국노년학회 부회장
1998. 10~2001. 4	건강증진사업평가단 위원(한국보건사회연구원)
1999. 1~2001. 1	중앙정신보건심의위원회 위원(보건복지부)
1999. 4~2001. 4	보건의료기술연구기획평가단위원(한국보건산업진흥원)
1999. 7~2010. 7	경기도 부천시 건강생활실천협의회 자문위원
1999. 11~2007. 11	경기도 부천시 정신보건사업 자문위원
2002. 8~현재	국민 고혈압사업단 전문위원(보건복지부 지정)
2003. 5~2005. 5	건강증진연구사업평가단위원(한국보건사회연구원)
2011. 3~현재	한국의료지원재단 의료지원국장

1. 들어가는 말

'지역보건의료 발전을 위한 모임'이 「지역보건 60년의 발자취」를 발간하게 된 것을 진심으로 축하드린다. 지역보건 60년 기간 중에 20년은 직접 참여하였고 10년간은 연구와 자문활동을 하였으므로 짧지 않은 30년간의 활동을 회고하는 것은 필자에게도 매우 의미 있는 일이라 생각되면서 발간작업에 참여하게 된 것을 매우 기쁘게 생각한다.

필자가 간호대학을 졸업한 후 임상에서 3년간 근무하고 공부하면서 본격적으로 농촌지역 보건사업개발에 참여하게 된 것은 1975년 7월, 정부/WHO K-4001 종합보건개발사업에 근무하면서부터이다. 1970년대 우리나라는 경제·사회적 여건과 보건의료여건 모든 면에서 후진국으로서 선진국의 많은 도움을 받았던 시기였다. 모든 후진국이 겪는 문제는 소득문제와 함께 건강을 위협하고 있는 요인이 많음에도 해결할 능력이 없는 것이었다.

이에 정부는 기존의 보건조직의 기능을 개선함으로써 주민에게 제공되는 서비스 접근성(Accessibility)을 높이려는 시도를 계속하였다. 그러므로 필자가 경험하였던 지역보건사업을 3개 영역인 K-4001사업, 한국보건개발연구원(KHDI 사업), 한국보건사회연구원의 보건진료원제도와 일차보건의료 관련 연구로 나누어 기술하고자 한다.

2. 정부/WHO K-4001 종합보건개발사업(1971~1977년)

그 당시 보건사회부는 WHO의 기술 및 재원을 지원 받아서 경기도 용인군을 대상으로 종합보건시범사업을 실시하였다. 종합보건개발사업(Government / WHO General Health Services Development Project, K-4001)을 위하여 WHO는 자문관인 의사, 간호사, 위생사 3명을 파견하였고 우리나라에서는 의사, 간호사, 위생사의 카운터파트를 구하게 되었다. 사업 초기에 일하였던 간호사가 중간에 그만두게 되어서 대한간호협회(양막지 사무총장)에서 추천을 하고 간호사 고문관의 면접을 통과하여 근무하게 되었다.

업무를 담당하였던 의사로는 총(C.H,Chong, 말레이시아), 린(H.T,Lin, 타이완) 그리고 허니만(Richard H. Herniman, 영국)이었다. 간호사 에브린 메터슨(Evelyn Matheson, 캐나다)의 카운터파트로는 필자가 그리고 위생사 고문관의 카운터파트로는 안상선 위생사가 참여하였다. 의사 카운터파트로 유승흠 연세의대 명예교수가 활동하였다.

용인군을 대상으로 기초조사를 하였으며 유니세프에서 6천 달러를 지원받았는데 그 당시 보건사회부의 노인봉 의정과장의 배려로 이 금액을 전액 조사에 쓸 수 있게 되었다. 실제 사업팀은 의정국장을 중심으로 예방의학, 보건간호학, 위생학 등 3개 영역의 고문관과 카운터파트 등이었다.

용인사업을 종결하기 위한 연구로는 1976년에 OR스터디(Operations Research Study)를 하게 되었고 통계 단기 자문관으로 수브라마니안(Subramanian)이 총괄하며 용인군 종합보건개발사업의 효과 평가를 실시하였다.

1)인력

국제적으로는 세계보건기구에 의하여 개발된 각종 보건상태 개선전략이 저개발대상 국가들에게 제안됨과 동시에 기술지원과 자문활동이 활발하게 추진되고 있는 시기였다. 따라서 경제개발이 활발하게 진행되고 있던 우리나라는 WHO와 UNICEF의 기술지원 하에 정부차원에서 보건시범사업을 실시하게 되었다.

정부는 지난 제3차 경제개발 5개년계획에서는 경제개발에 중점을 두었으나 사회개발에 대한 요구가 점증함에 따라 정부는 보건의료혜택 확대에 큰 관심을 기울였다. 제4차 경제개발 5개년계획이 끝나는 1981년까지 우리 실정에 적합한 보건의료 전달체계를 개발하도록 계획되었다. 그 상태에서는 국민의 요구에 충족될 수 있고 장래의 요구에 충족할 수 있는 보건의료 전달제도가 확립되지 못하였으므로 보건사회부는 좀 더 효율적이고 충분한 의료혜택의 확대에 최선의 방법을 모색하였다.

보건사회부, WHO, UNICEF는 1971년부터 새로운 체제 개발에 관심을 기울여 현존하는 보건소 및 보건지소의 자원을 최대로 활용하여 전국적으로 확대하기에 적합한 보건의료 전달체제의 개발을 서둘러 왔다. 경기도 용인군 종합보건개발사업은 보건사회부 의정국 소관사업으로 의정국장 지도하에 정부측 연구관으로 의사, 간호원, 위생사 각 1명, WHO 기술자문관으로 의사, 간호원, 위생사 각 1명이 Core team을 구성하여 UNICEF의 재정지원을 받으며 사업을 수행하였다. 종합보건개발사업은 용인군 시범지역의 보건소와 면단위의 보건지소의 보건의료 전달체제를 연구 조사하였고 새로운 체계를 개발하였는데 보건요원이 개발된 체계에 따라 충분한 활동을 할 수 있도록 종합보건 개발사업요원 활동 지침서가 마련되었다.

2)주요 개혁 내용

- 완전한 가정기록부 작성
- 군과 면단위 보건활동의 종합, 즉 군과 면단위 보건요원의 활동을 단일목적에서 다목적요원으로 전환
- 보건소 내에 면단위 다목적 보건요원을 지원, 감독할 수 있는 UNIT를 만들고, 보건소 근무 간호원이 지도감독자 임무를 수행하기 위하여 UNIT로 근무부서를 옮겼고 담당면을 나누어서 담당지역에서는 종합적인 보건서비스를 제공할 수 있도록 보건지소의 보건요원을 지도 감독

종합보건사업의 개괄적인 계획은 아래와 같이 추진되었다.

- 1971~1972 : 사업지역 선정, 보건소 조직 개편, 사업양식 개발, 기초조사 준비
- 1972. 11. 22~1972. 12. 11 : 기초조사 실시
- 1974. 9 : 군보건소 모든 직원 교육과 동시에 사업 실시 시작
- 1974. 10~1975. 11 : 11개면 보건지소장과 3명의 면 보건요원 훈련 완료, 면 보건요원의 다목적 활동 실시
- 1974. 10~1977. 5 : 운영분석 실시 (Operations Research Study), 문제 발견 및 종합, 대안 선택, 대안 검증(Test Run), 최종 사업 결과 보고서 작성

용인군 보건소 내에 보건행정계 안에는 우리나라에서 최초로 Nursing Unit를 만들었다. 이 곳에 1명의 주임감독간호원(Chief Nursing Supervisor)과 3명의 감독간호원(Nursing Supervisor)제도를 두고 주임감독간호원은 보건행정계장을 통하여 보건소장의 지휘를 받고 감독간호원은 주임감독간호원의 지휘를 받도록 하였다. 주임감독간호원은 조산원 자격을 갖추고 있으며 보건간호원의

자격도 갖추고 있었다. 다른 3명의 감독간호원 중 1명은 조산원 자격을, 다른 2명은 자격간호원이었다.

3)보건소의 Nursing Unit의 업무

- 간호활동과 보건활동의 계획, 착수 및 평가에 참여
- 군과 면에서 간호활동이 계속 유지되도록 조정
- 면보건요원의 간호, 보건활동의 정기적 기술감독 및 지도
- 필요시 다목적 면요원의 실무훈련과 특수훈련을 주관 및 지도
- 보건소 진료실에서 직접 간호활동의 참여

보건지소 요원은 부락 및 각 가구에 접촉하는 최일선의 접촉자이므로 모든 보건활동 뿐만 아니라 지역주민의 참여와 동기유발에도 책임을 져야 하며 다목적 보건요원은 부락 내 각 가구를 단위로 하여 보건활동을 수행하였다.

4)보건지소 요원의 활동

- 지역주민에게 일차 건강관리사업을 제공
- 담당면의 전반적인 건강상태의 확인 및 보고
- 보건지소의 한계를 벗어난 환자 및 보건문제를 보건소에 의뢰
- 다른 지역사회 사업계획과 활동 특히 새마을 운동에 협조하며 보건활동의 기획

용인군 보건지소는 보건지소장과 3명의 보건다목적 요원으로 구성되었다.

5)사업결과

- 적은 보건지소 운영예산과 기존 보건요원으로 현행 보건의료제도를 활용하여 일차건강관리사업을 유효하게 수행할 수 있다는 가능성을 제시했다.
- 일차 건강관리 전달제도의 적절한 기능을 수행하기 위해 보건요원들의 재훈련과 활동 통합은 절대 필요하다.
- 보건소 Nursing Unit은 면단위 보건지소 운영을 위한 기술 제공 및 지도와 협조에 필수적이다.
- 보건지소장은 보건지소의 행정적 관리업무 수행에 필요하다.
- 보건요원의 근무지를 면사무소에서 보건지소로 전환하는 것은 보건사업의 질적 향상을 위해 절대 필요하다.
- 가정기록부에 기록된 건강 및 보건기록은 앞으로 세울 국가단위 보건계획과 진행에 큰 기여를 할 것이다.
- 조직적이고 계획적인 활동이 수행될 때 특별계획이 가능하다. 즉 각 가정마다의 가구등록을 거쳐 영유아와 미취학 아동이 완전히 등록될 때 하향식의 집단 예방접종계획보다는 개인별 예방접종 계획과 적절한 목표를 세울 수 있다.
- 새로운 시범사업 전에 간호원들로부터 직업훈련을 충분히 받아야만 일선 면 보건요원의 사기와 책임감 및 확신을 얻을 수 있다.

6)K-4001 사업 회고

1970년대의 보건소 주요 기능인 가족계획사업, 모자보건사업, 결핵관리사업으로 단일기능을 수행하는 간호사가 각각 1명씩 배치되었고 관할지역을 따로 정하지 않고 군 전체를 대상으로 활동하였다. 특히 본 사업의 특징은 보건소의 기능 중 면단위 보건지소에 배치된 보건요원(주로 간호조무사)의 활동을 지원하고 질적으로 개선하기 위하여 지도감독 기능을 강화하였는데 보건소의 간호사들에게 담당 면을 2~3개씩 부여하고, 관할면 지역의 보건사업을 포괄적으로 지도하게 하였다.

면단위 보건지소의 보건요원 역시 단일기능활동 즉 단일목적활동을 하는 것을 다목적활동(multipurpose work)으로 전환하였다. 그 당시에는 가정기록부가 없었고 보건사업기록이 구체적이지 못하였는데 가정기록부를 새롭게 개발하였다. 가정기록부에는 가구마다 구체적인 가족 수, 가구원의 건강상태, 일반사항(연령, 학력 등), 가구의 식습관, 개인위생상태, 가구별 구체적인 환경 위생상태 등이 모두 기록되었다.

이와 같은 혁신적인 개선내용인 가정기록부 작성, 보건소의 면 보건지소 지도감독 체제 도입, 단일목적활동을 다목적 활동으로 전환, 관할지역의 지정 등은 지역보건사업의 새로운 시도였다.

새로운 제도를 도입하면서 보건소 및 보건지소의 인력을 대상으로 훈련하기 위하여 서울에서 한 달간 매일 용인군 보건소로 출근을 하였는데 그 당시 우리 농촌의 위생 상태는 매우 열악하였다. 아스팔트가 되어 있지 않아서 차가 지날 때 마다 흙먼지가 날렸고, 화학비료 대신 인분을 밭농사에 썼기 때문에 지독한 냄새와 많은 파리는 농촌주민들의 생활환경이 얼마나 열악한 지를 알게 해주었다. 식당에 들어가서 식사를 할 수 없을 정도로 파리와 모기가 많았다. 지금의 젊은 세대들은 상상을 할 수 없을 정도의 환경 위생 상태로 매우 열악하였다. 개인위생, 주거위생, 식수, 하수 및 분뇨처리는 해결해야 할 주요 과제였다.

필자로서는 처음으로 경험하는 지역보건사업이라서 많이 배우고 임상보다 훨씬 넓은 영역에서 창의적이면서 재미있게 일할 수 있다는 것을 경험한 시기였다. 우리 Project에서 새롭게 시도하는 혁신적인 과제가 계획대로 수행되게 하기 위하여 메터슨 (Matheson)과 필자는 많은 노력을 기울였다.

대부분의 간호사와 간호조무사를 훈련시키고 업무를 질적으로 향상시키기 위해서는 현지 인력들을 격려하고 동기부여를 통하여 자발적으로 개선된 업무를 수행하게 하는 것이 최상의 방법이었는데 메터슨(Matheson)은 문화적 차이와 우리나라의 1970년대 초 간호인력의 수준이 캐나다 간호인력의 수준과 차이가 있음을 이해하지 못하고 현지 인력의 사기를 떨어뜨리는 말을 서슴지 않았다. 필자는 메터슨(Matheson)의 카운터파트임에도 불구하고 보건소 및 보건지소의 간호인력들을 보호해주기 위해서 마찰도 여러 번 경험하였다. 그러나 메터슨(Matheson)과 필자는 서로 카운터파트임을 잊지 않았고 업무 스트레스를 풀기 위해서 인간적 관계를 긍정적으로 발전시켜 나갔으며 WHO 고문관과 함께 일하면서 시간을 낭비하지 않고 집중해서 업무처리방법을 익힌 값진 시기였다.

3. WHO 일차보건의료 선언과 우리나라의 일차보건의료

지역보건사업을 하는 의학, 간호학, 보건학계의 지도자와 실무담당자는 일차보건의료에 대한 지식을 충분히 갖추고 있으나 우리가 다시 한 번 일차보건의료에 대하여 음미하고 현장에 적용하기 위해 중요하다고 판단되어 본 장을 작성하게 되었다. 본 장의 내용은 한국인구보건연구원이 발간한 "2000년을 향한 일차보건의료의 기본계획수립연구"(김진순. 윤석우외, 1986)에서 발췌하였다.

일차보건의료에 관련한 연구를 기술하기에 앞서서 전 세계적으로 경제 개발과 더불어 소득이 높아지기 전에 심각하게 건강을 위협하는 각종 전염병관리와 정부 주도로 보건문제를 해결했던 방법을 평가하고 새로운 대안으로 일차보건의료를 선언한 배경과 우리나라에서의 조치를 소개하면 다음과 같다.

1)WHO의 일차보건의료선언

(1)선언배경

세계적인 견지에서 볼 때 일차보건의료 (Primary Health Care=PHC)는 WHO와 국제연합아동기금(United Nation's Children's Fund=UNICEF)에 의해서 체계화되었다고 할 수 있다.

1948년에 창설된 WHO는 UN산하의 여러 기구 중에서 가장 많은 업적을 올린 기구 중의 하나이다. 특히 WHO와 UNICEF의 협조로 성공한 사업의 대표적인 것으로 천연두 근절(Smallpox Eradication)을 들 수 있다. 이 질병은 오랜 인류 역사에서 우리에게 가장 큰 고통을 준 것 중의 하나다.

이에 WHO는 1967년부터 전 세계적 천연두 근절 운동을 전개하였으며 각 회원국의 적극적인 참여와 협조로 1977년 말 아프리카의 소말리아(Somalia)에서 보고된 환자를 최후로 새로운 환자 발생이 나타나지 않았다. 이 규정에 의해서 3년 후인 1980년 5월 세계보건총회(World Health Assembly)는 지구상에서의 천연두 근절이라는 역사적 선언을 하였다.

WHO는 주요 질병 특히 전염병의 근절(eradication)과 관리(control)에 노력하는 것과 병행해서 기본보건서비스(Basic Health Services=BHS)의 확대와 강화에도 힘써 왔다. 1962년의 세계보건총회는 BHS의 중요성을 강조하였으며 특히 말라리아 근절사업 성공에 필수적임을 부언하였다. 그리하여 WHO가 지원하는 기본보건서비스사업(BHS Project)을 실시하는 나라가 1965년에는 85개에서 1971년에는 156개로 증가되었다.

▪ BHS (Basic Health Services)의 주요목적

① 지역말단에 서비스망을 만든다.

② 치료의학에만 중점을 두는 새로운 병원시설의 증설을 억제 또는 중단한다.

③ 기본적으로 요구되는 보건서비스 즉, 예방접종, 전염병의 조기 발견, 조기 치료, 환경위생, 환자진료 등을 정부책임 아래 전 국민에게 제공한다.

이를 위하여 기본보건체계(Basic Health Services Network)를 전국적으로 설치하여 필요한 보건인력(의사, 간호원, 위생사 등)을 배치하고 장비와 의약품을 공급함으로써 각 나라의 모든 국민이 기본보건서비스의 혜택을 받을 수 있도록 한다. WHO의 모든 회원국가가 BHS를 전 인구에게 제공하자는 이론은 타당하나 실제로는 추진이 어렵다는 것을 차차 알게 되었다.

1960년대 후반부터 각 회원국, 특히 개발도상국들로부터 BHS사업이 정부나 외부원조만으로는 성취하기 어렵다는 것이 보고되었고 이에 따라 WHO와 UNICEF의 각종 회의에서 거듭 논의된 결과, 그대로는 사업 성취가 되지 않겠다는 것이 합의되었다. 그리하여 1973년부터 1974년까지 WHO와 UNICEF는 여러 가지 방법을 통해 각 지역에서 선택적으로 사업평가를 하면서 새로운 접근방법(Alternative Approach)을 연구하였다.[1) 2)]

---

1) V.DJukanovic & E.P.Mach,Alternative Approach to meeting basic health needs in developing countries, WHO, Geneva, 1975.

2) K.W.Newell, Health by the People, WHO, Geneva, 1975.

그 결과 WHO와 UNICEF의 합동자문단은 사업부진의 요인으로 다음과 같은 점을 지적하였다.

① 명확한 국가보건정책의 미흡 및 보건사업과 다른 발전분야 사업 간의 연관성 결핍
② 불문명한 우선순위
③ 보건정책 변동에 대한 저항
④ 보건사업을 위한 지역사회참여 부족
⑤ 보건사업요원의 부적당한 교육과 훈련

이어서 자원(resources)에 관련되는 문제는 다음과 같이 지적하였다.

① 보건사업에 필요한 자원의 부족과 잘못된 배정
② 현재 또는 장차 사용 가능한 자원의 사장 및 이용 부족
③ 일차 보건의료 인력의 불충분한 활용
④ 보건사업 운영에 소요되는 경비의 인상
⑤ 적절하지 못한 보건교육
⑥ 기본적 환경위생의 미비
⑦ 통신 및 교통의 미비
⑧ 필요한 보건정보의 부족

이어서 WHO/UNICEF의 합동자문단은 사례연구결과(방글라데시, 중공, 쿠바, 탄자니아, 베네수엘라, 유고슬라비아, 인도, 니제르, 나이지리아)를 발표하였고 사업부진의 요인을 극복하기 위한 새로운 대체방법으로 PHC를 1975년에 권고하였다. WHO/UNICEF 합동자문단의 보고는 검토를 거쳐 1977년에 개최된 세계보건총회와 UNICEF의 실행이사회에서 토의되었으며 다음과 같이 국제회의를 개최하였다.

(2)알마아타 회의와 그 이후 추진과정[3]

일차보건의료에 관한 국제회의(International Conference on Primary Health Care)는 소련정부의 초청과 WHO 및 UNICEF의 주최 하에 1978년 9월 6일부터 12일까지 구 소련의 알마아타(Alma-Ata)시에서 개최되었고 134개 회원국과 70여 개의 국제단체와 기구의 대표가 참석하였다. 이 회의의 목적은 모든 나라에서 PHC 개념을 설명 고취시키며 PHC를 발전시키는 데 따른 문제들의 해결방안을 모색하며, 협조와 지원을 연구하고 나아가 각국 정부와 국제기구 등의 역할을 토의함에 있었다.

이 회의는 현재 전 세계의 수억 주민들의 건강상태가 좋지 않으며 특히 발전도상국에서 심하여 전세대인구의 과반수가 적절한 건강보호의 혜택을 받고 있지 않다고 선언하였다. 보건문제의 심각성은 나라와 나라 사이 또는 같은 나라 안에서도 보건자원의 분배가 적당하지도 않고 평등하지도 않음을 감안하며 건강이 기본인권의 하나이며, 세계적 사회목표임을 확신하면서 이 회의는 "가진자(haves)"와 "갖지 못한 자(have-nots)"의 격차를 없애고 전 세계 주민이 사회적으로나 경제적으로 생산적인 생활을 능히 할 수 있는 건강을 향유할 수 있게 하기 위한 새로운 접근방법(approach method)을 강조하였다. 이 회의는 PHC의 정의를 토의·합의하고 이의 발전을 논의하였으며, 운영상의 문제, 국가전략의 수립방안 등을 토의 하고 알마아타선언(Alma-Ata)을 채택하였다.

알마아타의 국제회의에 이어 1979년의 세계보건총회는 2000년까지 세계 모든 주민에게 건강을 주자(Health for all by the year 2000 = HFA/2000 라고도 약기함)는 원칙과 정책을 채택하였으며 각 회원국은 각각 자기나라 사정에 적합한 국가정책과 전략(strategy)을 성안하도록 권고하였다.

---

3) K.W.Newell, Health by the People, WHO, Geneva, 1975.

이들을 기초로 하여 각 회원국은 1980년 6월까지 국가전략을 완성 제출하도록 하였으며 이 전략에 의하여 국가실천행동계획(National plans of action)이 1981년 5월까지 작성하도록 하였다. 이들 회원국의 계획을 토대로 하여 WHO의 6개 지역 사무국은 지역전략과 계획이 수립되었으며 이어 세계 전체의 전략과 계획이 수립되었다. 이러한 전략과 계획에 의하여 각 회원국은 사업실천을 하게 되며 따라서 평가가 정기적으로 수행되도록 합의하였다.

(3)정의 주요 요소

PHC는 결코 새로운 개념이 아니다. 따라서 그 정의나 사업내용도 여러 가지가 있을 수 있지만 여기에서는 WHO와 UNICEF가 제정한 것을 중심으로 논의하는 것이 타당하므로 요약해본다.

PHC는 실용적이며 과학적이고 사회적으로 받아들일 수 있는 방법과 기술에 근거한 필수적인 건강관리(essential care)를 말한다. 또 PHC는 지역사회(community)의 모든 개인이나 가족이 다 같이 접근할 수 있어야 한다. PHC는 지역사회 구성인원의 참여로 운영되며, 자체 의존과 자체 결정의 정신에 의하여 발전되고 유지되어야 한다. PHC는 그 나라 보건의료체계의 구성부분이 되며, 지역사회의 전반적인 사회나 경제발전의 중요중심이 된다. 또한 국가의 보건체계와 개인, 가족 및 지역사회가 접촉하는 첫 단계이며, 건강관리를 주민들이 거주하며 일하고 있는 곳에 가능한 한 가까이에서 하게 하고, 계속적인 관리가 되는 것이 첫 요건이 된다.

PHC는 완전한 국가보건의료체계의 일부분이 되며, 2차나 3차 보건의료 체계는 물론이고 정부나 민간의 보건의료체계의 지원을 받아야 한다. 한 가지 분명히 해둘 점은 PHC가 결핵관리나 모자보건 또는 가족계획처럼 별개의 사업(project 또는 programme)이라기보다는 하나의 접근방법(approach method)이라는 점이 강조되었다는 것이다.

이와 같은 정의에 따라 PHC는 다음과 같은 요소를 포함한다고 말할 수 있다.

① 필수적인 건강관리(예방적·증진적·치료적)이며
② 지역사회의 모든 개인이나 가족에게 혜택을 주며
③ 가장 말단인 마을 단위에서부터 시작되며(오지, 벽지, 낙도 등을 포함함)
④ 지역사회의 전적인 지원을 받으며
⑤ 전문적 교육을 받지 않은 보건인력에 의해서도 업무가 제공되며
⑥ 국가보건의료체계의 구성부분의 하나이며
⑦ 각계각층의 협조를 받는다.

이상에 열거한 것 중에서 첫째로 강조해야 할 것은 지역사회의 적극적인 참여가 중요하다는 점이다. 현대에 들어서면서 특히 세계 제2차대전 후인 1945년 이후 건강에 대한 정부의 책임이 강조되어 왔다. 나라에 따라서는 지나치게 국가의 책임이 커져서 오히려 과중한 부담이 되기도 하였다. 즉 제한된 지원 즉 예산, 물자, 인력으로서는 도저히 전 국민의 모든 건강욕구를 만족시킬 수 없음을 알게 되었다. 그러나 한편으로는 이러한 사업수행에 있어서 지역사회의 참여도가 높을수록 사업이 훌륭하게 전개되고 있는 것을 여러 곳에서 체험하게 되었다. 둘째로는 보건요원 즉 일차보건의료에 종사할 인력문제인데 전문적 교육을 받은 고급인력은 나라에 따라서 형편이 틀리지만 그 수가 증가한다고 하여도 그들을 농촌 특히 오지·벽지에까지 골고루 배치하기에는 어려움이 많은 것이 현실이다.

한편 PHC에서 보면 그러한 고급 전문인력이 아니라도 감당할 수 있는 일이 상당히 많다. 그러므로 전문가 아닌 인력 더욱이 그 지방에서 태어나서 거주하는 사람에게 얼마간의 교육을 받게 한 후 사업에 참여하도록 할 수 있을 것이라고 결론지었다. 셋째로는 보건문제도 다른 분야와 밀접한 관계를 가지고 있으므로 각 분야와의 긴밀한 협조가 있어야 한다는 것이다. 중앙, 시·도, 군·읍·면·동 등 각계 층에서의 협조가 필요하다. 예를 들면 사회·경제·교육·농업·축산·상하수도· 환경·건축·토목·통신·산업 등이다.

또 여러 가지의 직업 또는 민간단체(의사회, 약사회, 간호협회, 결핵협회, 가족계획협회 등)의 협조가 긴밀해야 하며 새마을 운동, 지역사회개발위원회나 적십자사, 종교단체 및 일반유지들과도 협조가 잘 되어야 한다.

(4)PHC 활동내용

PHC의 활동내용은 나라와 지역에 따라서 상당한 차이가 있겠지만 WHO에서는 최소한 다음의 내용을 포함하도록 권장되고 있다.

① 영양의 향상
② 충분하고도 안전한 물의 공급과 기본적인 환경위생
③ 모자보건과 가족계획
④ 주요 전염병에 대한 예방접종
⑤ 지역적으로 많은 질병의 예방과 치료
⑥ 주요 건강문제의 예방과 관리방법에 관한 보건교육
⑦ 흔한 질병과 외상의 적절한 치료와 후송
⑧ 필수의약품의 비치 및 공급

위의 활동내용을 보면 PHC는 매우 광범위한 것을 대상으로 하며, 그중에서 진료사업은 일부분에 속하며 전부가 아님을 잘 알 수 있다. 다음으로 논의되어야 할 문제는 위에 열거한 사업들 외에도 꼭 들어가야 할 것도 있을 것이며 이러한 것들을 모두 동시에 시행해야 할 경우도 있을 것이지만 선택적으로 할 수도 있다는 점이다. 또 사업의 실질적 범위는 어디까지인지, 어디서, 누가, 어떻게 하는지 등일 것이다. 이 문제에 대한 명확한 대답은 얻기 어려우며, 단지 확실한 것은 지역사회가 이들을 결정하는 데 주인역할을 하여야 한다는 것이다.

2)우리나라 일차보건의료사업 용어의 정의

한국보건개발연구원은 1977년 9월 7일~9월 9일까지 충청남도 아산군 도고에서 개최된 일차보건의료에 관한 세미나를 실시하였다. 이 세미나에서 일차보건의료에 관한 용어를 다음과 같이 정의하였다.

(1)용어 정의

결론을 내리기 전에 일차보건의료의 개념에 관하여 패널토의에서 논의되었고 일차보건의료가 기존 보건체계의 연장이냐 또는 새로운 서비스냐 하는 문제에 논란이 집약되어 다시 패널리스트들이 별도로 장시간 토의한 결과, 전체회의에서 Primary Health Care를 잠정적으로 "일차보건의료"로 번역한다는 조건하에 다음 내용이 승인되었다.

- 일차보건의료의 개념

  ① 전 국민을 커버하는 전체 보건의료전달체계 하부 기초 보건의료단위 및 기능으로서
  ② 일정지역사회(가정, 부락, 행정리 포함) 내에서 보건의료요원과 주민의 적극적인 참여로 이루어지는 보건의료 활동이다.
  ③ 본 활동은 단위 지역사회(부락 또는 행정리)의 자주적인 활동과 공공보건기관의 활동으로 구성된다.
  ④ 보건의료활동은 지역사회의 기본적 보건욕구를 충족시켜야 하므로 전체 보건의료 스펙트럼에 있어서 보다 예방면에 치중된다.

⑤ 일차보건의료 활동은 각종 보건의료요원(의사, 간호원, 기타 보건요원)의 협동과 비전문인인 부락 자조요원의 협력으로써 이루어지며 각 요원은 치료, 예방 및 기타 기능이 부여된다.

⑥ 본 사업은 전체 지역사회의 발전의 일부로써 이루어지는 것이 바람직하다.

* 보건의료란 치료, 예방, 건강증진, 재활을 포함한 포괄적인 활동을 의미한다.

(2)세미나 결과

본 세미나의 결과는 좌장 권이혁(서울대학교 보건대학원) 원장께서 전체회의를 주재하고 김인달(서울대학교 의과대학) 교수가 다음과 같은 결론을 내리고 전체회의의 승인을 얻었다.

① 국민보건 향상이라는 관점에서 볼 때 국민의 기초적 보건의료의 충족은 필수적이며 이 기초적 보건의료의 충족을 위해서 예방, 치료, 건강증진, 재활을 포괄적으로 제공하는 "일차보건의료"의 확대는 긴급하다.

② 이를 위해서는 일차보건의료의 제공자와 지역사회주민의 공통된 노력이 필요하며, 이 협동노력은 새마을 사업의 일익 또는 주역으로서 구현된다.

③ 새마을 운동을 통한 일차보건의료의 제공과 확대는 국민보건의식구조의 개선, 정신 개혁, 지역사회 참여, 지역자원 활용과 협동을 원활하게 하고 전국적으로는 국민보건향상에 크게 공헌할 것이다.

④ 새마을 운동을 통한 일차보건의료의 확대는 그 성과에 대해 연속적인 분석평가과정을 거쳐 보다 발전적 형태로 개선 향상시켜야 할 것이다.

4. 한국보건개발연구원과 마을건강사업(1976~1981년)

한국보건개발연구원(Korea Health Development Institute = KHDI)이 설립된 당시의 시대적 상황, 한국보건개발연구원이 개발하고 시범사업을 전개한 마을건강사업, 혁신적으로 시행한 보건진료원 개발과 교육, 재원 조달, 마을건강사업 평가 등에 대하여 구체적으로 기술하였다. 국가차원에서 외국자문단의 지도하에 과학적 접근을 기초로 전개되었던 보건시범사업의 개발과정과 결과는 의과대학 예방의학교수와 간호대학의 지역사회 간호전공 교수에게 큰 지침이 되었기 때문이었다. 향후 지역보건사업에서 활동하게 될 의학, 간호학, 보건학 등 전공학생에게 보건사업수행의 안내가 되리라는 기대에서다.

1)시대적 상황

(1)인구 규모와 인구 특성

한국보건개발연구원이 설립될 당시인 1970년대의 우리나라 사회경제적 상황은 인구규모와 특성, 도시 및 농촌간의 인구분포 그리고 보건의료실태는 전형적인 후진국 수준이었다. 1960년대의 인구는 약 24,989,000명이며 0~14세 인구가 42.9%에서 1975년에 38.6%로 낮아지고 15~64세 인구는 53.7%에서 58.0%로 증가하였다.

한편 노령화 지수는 1960년에 7.8%에서 1975년 8.9%로 높아졌을 정도로 급격히 변화하였다. 인구동태와 평균수명은 보건의료의 수준을 나타내는 주요 지표인데 1966년의 인구 천 명당 조 출생률이 34, 조 사망률이 10, 자연증가율이 24로 나타났으나 1975년에는 조 출생률이 24, 조 사망률이 7, 자연증가율이 17로 출생률과 사망률이 감소되었다. 이는 1964년부터 1,473개 읍·면에 가족계획 요원을 배치하여 가족계획사업을 적극적으로 실시한 결과 소산소사형(少産少死型)으로 인구동태가 변화되었다. 평균수명도 1966년에 62.2세에서 1975년에는 68.1세로 증가하여 경제개발과 더불어 평균 수명도 길어졌다.

(2)보건의료상황

1960년대의 우리나라는 전반적으로 불결한 주거환경, 비위생적인 인분처리, 개인위생의 실천 저조, 영양 부족, 의료시설 및 장비의 부족, 공공보건기관의 인력 확보 부족 등으로 인하여 수인성 전염병이 급증하였다. 또한 호흡기 전염병인 디프테리아, 홍역, 백일해, 소아마비 발병이 높았으며 말라리아, 일본뇌염이 유행하여 국민의 사망과 고통이 극심하였으며 결핵 및 기생충증 질환 등으로 인하여 많은 어려움이 있었다.

그러나 10년 후인 1970년대에는 경제성장, 생활수준의 향상, 영양상태의 개선, 환경상태의 개선과 개인 위생의 실천율이 다소 높아지면서 전염병 발생이 감소하였으나 공공 보건기관의 보건의료 인력의 확보는 아직도 미흡하였으므로 전염병 예방에는 한계가 있었다.

국제적으로 건강수준을 나타내는 주요 지표로 영유아 및 모성사망률을 제시하고 있으므로 1970년대 우리나라 실태는 심각하였는데 영유아 사망률은 1972년에 1,000명당 50, 같은 기간에 모성사망률은 10,000명당 7.8로써 선진국에 비하여 매우 높았으므로 건강수준은 매우 낮았다. 1970년~1975년 기간의 농어촌 지역의 영아사망률 중 50~70%는 우리나라의 의학기술로 예방 가능하였지만 의사, 간호원 및 조산원 등 전문인에 의하여 도움을 받는 경우가 서울은 50~60%, 지방도시에서는 20~30%에 불과하였으며 농어촌지역에는 10%가 못되는 실정이었다. 도시지역보다 농촌지역에는 의료기관, 병상수, 보건의료인력도 매우 부족하여 상당한 개선이 요구되었다. 이와 같은 현상은 임산부들이 전문인에 의하여 산전관리를 받아야 한다는 인식 역시 부족한 것에도 기인하였다.

1970년대에는 전염병 중 계절에 관계없이 전염의 강도와 심각성을 고려할 때, 결핵과 기생충 감염이 매우 심각하였으며 결핵 유병률은 1970년에 4.2%에서 1975년에 3.3%로 유병률은 감소하였으나 균양성자 수는 1,000명당 198명에서 1975년에 207명으로 증가하였다. 기생충 감염률은 위생상태의 개선으로 1970년에 55.6%에서 1975년에 44%로 감소하였으나 감염률은 아직도 심각한 상태였다. 1970년대에 영유아 및 모성사망률 다음으로 의료자원의 실태가 중요한데 총 의료기관 수는 10,183개에서 1975년에 11,029개로 증가하여 연평균 증가는 1.6%에 불과하였다.

(3)보건의료시설 및 의료인력

지역별 병상분포는 1975년에 도시는 94.4%, 농촌은 5.6%였다. 그러나 의원의 병상분포는 도시가 77%, 농촌이 23%로 나타났으며 조산소는 도시가 76.9%, 농촌이 23.1%였으므로 농촌 인구가 도시 인구보다 많음에도 불구하고 병상 분포는 도시에 편중되어 있었다.

병상당 인구수를 국제 비교해 보면 한국은 736명, 일본은 80명, 터키는 479명, 이란은 730명, 말레이시아는 273명, 미국은 150명, 영국은 93명으로 우리나라와 경제 수준이 비슷한 나라와 비교해봐도 낮은 편이었다.

그 당시 의사 1인당 인구수가 우리나라는 2,100명, 필리핀은 2,990명, 태국은 5,380명, 말레이시아는 3,857명으로서 우리나라 의사가 담당하는 인구수는 적었으나 일본은 870명, 멕시코는 1,440명, 스웨덴은 650명, 미국은 610명, 영국은 700명으로 주민에게 충분한 서비스가 제공되고 있었으므로 우리나라는 의사수를 늘리는 것이 과제였다. 간호 인력은 의사 100명당 우리나라는 100.5명,

일본은 236명, 필리핀은 131명, 태국은 120명, 말레이시아는 352명, 영국은 267명, 미국은 326명으로써 우리나라는 간호 인력이 매우 부족하였다.

보건계몽을 통하여 전염병을 예방하고, 전염병 발생 확산을 방지하고, 질병의 조기 발견하는 것이 공공보건기관의 역할이 중요하였는데 1970년대의 의료인력 배치 실태는 심각한 수준이었다. 보건소장 및 보건지소장의 충원율은 각각 65% 및 48%로써 보건소와 보건지소의 기능이 원활히 수행되지 못하였다. 지역 주민의 건강요구가 서서히 증가되고 있는 시점에서 공공보건기관의 보건요원 충원율은 보건소장이나 보건지소장보다 더 낮아서 심각한 상태였으며 지역주민에게 제공되는 서비스는 매우 불충분하였다.

지역별 보건소의 요원 충원율이 구·시 인구 20만 명 이상 보건소는 74.2%, 20만 명 이하는 89.0%인 반면, 군보건소는 84.6%였으며 보건지소의 모자보건요원은 74.3%로 심각하였다. 1960년~1975년 기간에 공공보건기관의 간호 인력의 충원율 부족과 의사 1인당 간호 인력수가 외국에 비하여 매우 부족하게 나타났는데, 이는 1960년~1969년에 2,820명과 1970년~1975년에 7,400명의 간호 인력이 독일로 취업하였으며 총 독일 취업간호인력은 10,200명으로서 1975년도 정부가 간호 인력 공급수로 추계한 23,130명의 43%에 해당되는 규모였다. 따라서 국내의 간호 인력 부족 현상은 심각할 수밖에 없었다.

(4)농촌지역의 보건의료문제

이미 앞에서 기술된 바와 같이 대한민국 정부수립 이후 우리나라의 농어촌 지역주민들은 의사와 간호원이 대부분 도시에서 활동하였으므로 건강서비스를 적기에 받지 못하여 많은 고통을 받아왔다.

그 당시의 정부(보건사회부)는 무의면(無醫面)을 해결하기 위하여 몇 가지 의사배치 정책을 시행하였는데 이미 농촌지역에서 의사면허 없이 환자치료를 하고 있었던 사람들을 의사가 없는 한정된 지역에서 활동하게 하는 한지의사 또는 한지한의사로 양성화시키는 한지의사제도를 도입하였다. 또한 의사국가고시에 불합격한 의사를 조건부의사로 농어촌지역의 보건기관에 배치하여 일정기간 동안 활동하게 하였으며 의과대학 재학시 국가장학금을 받고 공부해서 졸업한 의사를 공중보건장학의사로 농촌지역의 보건기관에 배치하였다. 또한 "전공의 수련에 관한 규칙"에 근거하여 오·벽지에 수련의사를 6개월씩 배치하기도 하였으나 실효를 거두지 못하였다.

그 당시 보건사회부 의정1과는 무의면(無醫面) 해결을 위한 업무가 주요 업무였으며, 전체 읍·면 중 약 25%에 해당되는 500개 읍·면이 무의면이었는데 무의면 해결을 위해서 의사를 확보하기 어렵다고 판단되어 일차적인 수준의 치료와 예방 보건서비스를 제공할 수 있는 새로운 인력을 개발하여야 할 필요성이 대두되었다.

한편 1960년대부터 농촌지역 주민의 건강향상을 위한 시범보건연구사업이 보건사회부, 교육기관(의과대학, 보건대학원)과 의료단체에 의하여 실시되었다. 시범사업의 내용은 공공보건기관에서 실시되는 보건사업의 개선과 보건인력 즉, 보건간호원과 읍·면 보건요원의 기능 개선 그리고 마을건강원 혹은 어머니회 회원을 보건사업에 참여시키는 지역사회주민 참여와 새마을사업과 연계한 지역개발사업이었다.

정부가 세계보건기구(WHO)와 유니세프(UNICEF)의 지원을 받아서 실시한 종합보건시범사업은 1960년대에 충남 공주군에서 시행하였던 K-25 사업과 1970년대에 경기도 용인군에서 실시한 K-4001 사업이었다. 교육기관과 의료단체가 시행한 시범보건사업은 서울대학교 보건대학원의 강원도 춘성군 보건사업, 연세대학교 의과대학의 경기도 강화군 보건사업, 이화여자대학교 의과대학의 경기도 남양주군 시범사업이었으며 교육기관들도 기존 보건소와 보건지소의 기능 개선과 지역주민의 참여와 지역 개발이 주요 내용이었다.

그러나 거제지역 보건시범사업, 부산청십자의료보험사업, 옥구군 지역사회 보건사업은 공공보건기관의 기능 개선과 함께 의료보험사업, 마을단위 서비스 공급체계 개발, 간호 인력의 역할 확대, 환자 의뢰체계 개발 등 교육기관에서 시행할 시범사업보다 포괄적인 시범 보건사업이었다. 이와 같은 포괄적인 시범보건사업의 결과는 향후 한국보건개발연구원(KHDI)이 개발한 마을건강사업에 귀중한 기초자료를 제공하였다.

이상 시대적 상황에서 살펴본 바와 같이 1970년대의 해결하여야 할 과제로는 농어촌지역의 공공보건기관에 의사, 간호원 및 보건요원을 안정적으로 배치하여 서비스를 향상시키는 것이었으며 최우선적으로는 의료문제 해결이었다. 즉, 무의면을 해결하여 환자 조기 발견, 예방, 질병 악화 방지가 시급하였다. 또한 공공보건의료서비스 관리 향상이 시급하였는데 모자보건사업을 향상시켜 영아사망률과 모성사망률을 감소시켜 전염병 예방, 결핵 및 기생충 예방 관리, 농어촌 급수, 분뇨처리, 환경 위생을 포함한 종합적인 농어촌 보건의료 서비스를 개선하고 강화하는 것이 절실하였다.

2)한국보건개발연구원 설립

(1)배경

정부는 농촌지역 주민을 위한 보건의료서비스 확대를 위하여 1972년 파리에서 개최된 국제 경제 대한 원조협의체(IECOK, The International Economic Commission for Korea)에서 군립병원 설립을 위한 소요자금 차관을 요청하였다. 이 요청에 자극되어 USAID 조사단이 1973년 11월에 대한민국을 방문하여 한국의 보건의료 요구에 대한 조사를 실시하고 경비절약형 보건의료체계의 확립 그리고 정부 내에 보건기획 전담부서 설치를 건의하였다. 1974년 4~5월에 AID 자문단은 보고서를 통해 기초조사 실시, 보건 및 의료서비스 수요분석, 기존 자원 및 시설 분석, 농촌 보건 및 의료서비스를 위한 정부 계획에 영향을 줄 수 있는 정보 제공이 가능한 시범사업의 실시를 의미하였다.

〈그림1〉 AID 보건시범사업 조직 체계

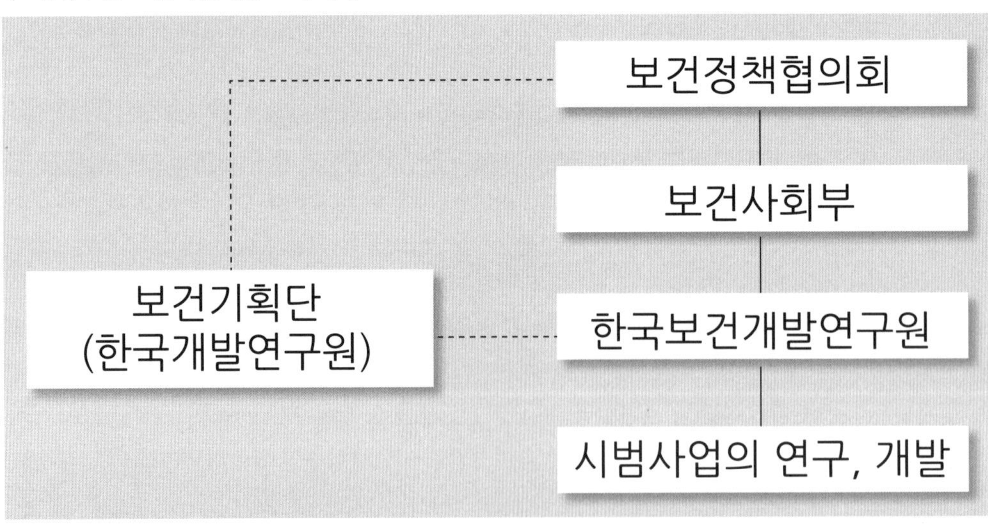

1974년 5월에 AID 용역 연구기관인 Family Health Care Inc.는 한국에서 조사 작성된 보고서를 통해서 보건 개발을 위한 독립적 비영리 연구기관을 설립하고 새로운 보건의료 전달 전략 및 사업 개발, 보건의료요구 및 서비스에 관한 연구의 실시 및 지원, 새로운 정책 또는 사업(Program)의 건의 그리고 보건분야 훈련 및 기술지원이 새로 설립된 연구원에서 수행되도록 건의하였다. 1974년 6월 정부 보건기획 체계 개선을 위하여 한국 정부와 USAID간 "보건기획사업 협정"이 체결되었고, 1974년 8월에 보건의료요구 및 자원에 대한 조사를 위한 연구비(Research grants)가 USAID

에 의하여 지급되었다.

1974년 12월에 경제기획원은 "경비절약형 보건서비스 전달을 위한 대안(Alternatives) 개발과 현지 실험(Field test)을 하기 위하여 보건시범사업(Health Demonstration Project)을 위한 500만 불 차관을 AID에 요청하였다.

1975년 1월에 AID는 동사업을 기술 및 훈련을 통하여 지원하기 위하여 The Westinghouse Co-operation's Health System Group과 용역을 체결하여 그 자문관을 우리나라에 파견하였다. 1975년 3~4월에 정부와 AID 공동으로 차관 사업서가 작성되었고 이 문서는 한국 정부 및 AID/Washington에 의하여 승인되어 이 차관에 의하여 새로운 조직체계(Organizational System)의 설립과 5차 5개년계획기간에 성공적 접근방안이 광범위한 규모로 재현될 수 있도록 보건서비스 전달체계를 시험할 시범사업이 착수되었다. 최종목적은 한국에 의하여 감당할 수 있는 비용으로 저소득 주민에게 기초적 증진(Promotive), 예방, 치료, 보건서비스를 효과적으로 접근(Effective access)시키기 위한 과정(Process)을 창출하고 제도화(Institutionalize)함에 기여한다로 되었다. 세부목적으로 첫째, 저소득 주민에게 경비절약형 종합 보건의료 전달사업을 기획, 실시, 평가할 능력을(Capability) 확보케 하기 위하여 한국보건개발연구원법이 1975년 12월에, 동 시행령이 1976년 4월에 각각 제정, 공포되었다. 따라서 시범사업의 연구·개발을 실시할 한국보건개발연구원이 설립되었고, 한국보건개발연구원을 지도 및 정책 형성을 조정할 보건정책협의회가 설치되었고, 한국보건개발연구원 사업의 외부 평가 및 보건정책 협의회에 적절한 조치를 건의할 보건기획단이 한국보건개발연구원 내에 설치, 운영되었다. 둘째, 연구개발과 관련되는 것으로 우리나라의 타 지역에 재현 가능한 몇 개 군을 대상으로 한 경비절약형 종합보건의료 전달체계를 성공적으로 시범하기 위하여 시범지역으로서 강원도 홍천군, 전라북도 옥구군, 경상북도 군위군 등 3개 군을 선정하여 '마을건강사업'을 실시하는 것이었다.

(2)주요 기능

가)보건정책협의회

한국보건개발연구원 법 제20조에 의하여 경제기획원에 보건정책협의회가 설치되었고 보건정책협의회의 기능은 시행령 제12조에 명시되어있다.

① 종합보건개발계획의 기본 방향 및 그 목표에 관한 사항
② 보건 및 의료제공체계의 설립과 조정에 관한 사항
③ 종합보건의료 시범사업계획의 수립 및 평가에 관한 사항
④ 연구원의 연도별 예산, 결산 및 사업계획에 관한 사항
⑤ 연구원의 정관에 관한 사항
⑥ 연구원의 원장 및 감사 임명에 관한 사항
⑦ 기타 보건 및 의료에 관한 주요 정책 사항

나)보건기획단

한국보건개발연구원 법 제18조에 의하여 보건정책협의회의 심의사항에 대한 조사연구를 위하여 보건기획단이 설치, 운영되었고 주요 업무는 다음과 같다.

① 보건개발계획과 그 정책수단의 연구
② 연구원의 종합평가 시범사업에 대한 평가
③ 보건 정책 자료의 수집
④ 기타 협의회의 위원장이 지시한 보건정책에 관한 연구

1976년 4월 3일 보건정책협의회 의안 제 3호 보건기획단 운영규정에 의하여 보건기획단이 한국보건개발연구원 내에 법적기관으로 설치, 운영되었다.

다)한국보건개발연구원

한국보건개발연구원 법 제6조에서 다음과 같은 업무가 규정되었다.

① 국민보건에 관한 제도의 발전을 위한 조사연구
② 합리적인 의료제공체계의 설립을 위한 조사, 연구 및 평가
③ 종합보건의료 시범사업의 실시 및 평가
④ 장·단기 보건의료의 수요 조사 및 평가
⑤ 지역사회 주민의 건강유지 및 향상을 위한 지원
⑥ 종합 보건의료 시범사업에 종사하는 자의 교육 및 훈련
⑦ 국내·외 연구기관과의 정보교환, 공동연구 및 이에 대한 지원
⑧ 국가로부터 위촉된 보건의료에 관한 조사 연구 사업

1976년 4월 한국보건개발연구원 설립 이후 1980년 12월까지의 기간에는 AID차관 보건시범사업이 실시됨으로써 동 법 제6조 3, 5, 6, 7항의 업무에 한국보건개발연구원 노력의 대부분이 투입되었다. 한국보건개발연구원이 농촌지역의 보건의료문제를 해결하기위한 정책 개발과 일정기간 현장에 적용한 후 전국적으로 확대하는 즉 재현(Replication)하기 위하여 연구원을 지원하고 정책화하기 위한 절차가 잘 마련되었다고 할 수 있다.

3)마을건강사업

한국보건개발연구원은 경비절약형 종합보건의료 전달체계를 개발함에 있어서 시범사업명을 "마을건강사업"이라 하였고 사업을 실시한 결과 주민의 보건의료서비스 접근성(Access to Health care)의 제고, 비용효과, 높은 사회적 적용성을 입증하였다.

(1)마을건강사업 지역 선정

가)선정과정

마을건강사업 시범지역을 선정하기 위하여 군 행정단위로서 지역적 차이를 나타내며(예 : 산간·오·벽지, 평야, 이들 중간지역 등), 사회·경제적으로 낙후되었으나 발전의 여지가 큰 특성을 갖는 것을 전제로 하고, 이러한 제특성을 구비한 3개 군(郡) 지역을 선정하기 위한 기준이 구체적이었다.

인구 10~15만 명 정도의 군단위 지역, 도청 소재지에서 차량으로 2시간 내외의 거리에 있는 지역, 경제사회면에서 저개발지역, 보건의료체계 및 주민의 협조도가 높은 지역, 장래가 기대되는 새마을사업이 진행되고 있는 지역, 그리고 지역 행정관서의 장이 ① 지역 보건의료 사업계획을 사전에 한국보건개발연구원과 협의, ② 지역 보건의료사업 수행에 있어 한국보건개발연구원의 지도를 받음, ③ 지역내 행정 및 보건기관의 주요임직원의 임면은 한국보건개발연구원과 사전 협의한다는 조건을 이행한다고 확신할 수 있는 지역으로 설정하였다. 선정절차는 보건사회부는 한국보건개발연구원에 후보지 추천을 의뢰했고 한국보건개발연구원은 현지답사 확인조사를 했고, 이사회를 거쳐서 보건사회부에 후보지를 추천했으며 보건사회부는 제주도를 제외한 각 도에 후보지역을 추천·지시했다. 보건사회부는 한국보건개발원과 도에서 추천된 지역을 최종 결정하여 보건정책협의회에 시범지역 선정결과를 보고했다.

최종 선정을 위한 지역 선정지표는 인구규모, 거리(도청-군), 사회경제상태, 새마을운동, 협조도로서 능력과 태도 등 특성을 고려하여 5단계 평점법에 의하여 점수화되었다. 평점된 16개 후보군은 시범지역으로 결정하는 과정에서 대학 또는 각 단체에 의하여 실시되고 있는 기존 지역사회 보건시범사업지역, 1개 도에 2개 군이 포함되는 경우 또는 지역적 차이가 별로 없는 후보군은 제외되었다. 이같은 절차 및 고려에 의하여 마을건강사업 시범지역의 선정절차는 완료되었고, 그 결과는 한국

보건개발연구원의 이사회 승인과 보건정책협의회 보고에 의하여 최종적으로 확인됨으로써 산간·오·벽지를 대표하여 강원도 홍천군이, 평야·해안지역을 대표하여 전라북도 옥구군이, 이들 두 지역의 중간적 특성인 준(準)산간·내륙 평야지역을 대표하는 경상북도 군위군이 선정되었다.

나) 대조지역

시범사업의 결과를 비교 평가하기 위하여 시범지역 선정 기준을 고려하여 대조지역으로 5개군에서 각 2개씩 10개면이 선정되었으며 선정된 지역은 강원도는 평창군의 2개면, 경상북도 금릉군의 2개면, 전라북도 부안군의 2개면, 경기도 여주군의 2개면, 전라남도 함평군의 2개면이었다. 시범지역과 대조지역을 대상으로 1차 가구조사 및 출산력과 2차 이환조사를 면접 조사로 1976년 11~12월의 40일간 실시하였다. 기초조사 결과 의료이용실태는 다음과 같다.

시범지역은 의료충족률이 63.8%(응급이환 80.3%, 만성이환 46.6%)인 반면 대조지역은 각 50.6%(41.6%, 36.6%)이었다. 치료원은 약국·약방 이용이 시범지역은 77.0%인 반면 대조지역은 71.5%였다. 의사 방문은 시범사업지역이 12.7%인 반면 대조지역은 10.8%였다. 모성보건사업에서 산전서비스 수혜율로 의사방문이 시범지역은 11.3%, 대조지역이 6.3%였고, 분만개조율이 시범사업지역은 의사방문이 14.1%, 대조지역은 7.5%였다. 영유아보건에서 예방접종완료율을 보면 폴리오는 22.9%, 대조지역은 11.8%였고, BCG는 각각 40.4%, 25.0%였다. DPT접종은 각각 10.4% 및 6.0%였다.

(2)마을건강사업 특성

마을건강사업의 특성은 우리나라 타 지역에 재현시킬 것을 전제로 개발하여 3개 시범지역에서 현지실험(Field test)된 경비절약형 종합보건시범사업이었으며 타 지역의 재현성을 고려하여 마을 건강사업의 5개 혁신적 특성(Innovative features)이 다음과 같이 채택되었다.

- 5개의 혁신적 특성
  - ① 기존 보건의료 전달체계의 재조직 및 보완으로 마을건강사업 전달체계 확립
  - ② 중간층 보건요원(예: 보건진료원)의 개발과 기존 단일 목적 보건요원의 다목적 기능화를 위한 재훈련 활용
  - ③ 지역사회의 적극적 참여
  - ④ 의료보험과 같은 재원조달기구의 개발
  - ⑤ 사업의 능률화를 위한 경영정보체계의 개발·운영

▪ 용어의 의미

- **경비절약형(low-cost)** : 두 방법으로 정의되는데 첫째, 새로운 전달체계는 기존체계(1976년 시범사업 실시 이전)보다 보건의료서비스 전달을 위한 단위 비용이 저렴하다는 시계열 비교 둘째, 시범지역이 대조지역보다 보건의료서비스 전달을 위한 단위 비용이 저렴하다는 지역간 비교, 종합보건의료(Integrated Health Care)는 예방과 치료 서비스가 통합된 일차보건의료(Primary Health Care)를 의미한다.
- **전달체계(Delivery system)** : 소비자에 대한 잠재적 서비스 제공을 위하여 주요 요소인 자원(Resource)과 조직(Organization)에 의하여 특정되어진다. 따라서 자원은 보건의료서비스에 투입된 노력(Labor)과 자본(Capital)인데 보건인력, 서비스 제공에 필요한 기구 및 물자 등을 의미한다. 조직은 그 체계가 자원과 함께 무엇을 할 것인가를 의미하며 인력과 시설이 조정되고 보건서비스 제공의 과정에서 통제되는 방법이다.
- **타 지역에의 재현 가능성(Replicable to other parts of Korea)** : 정치적 맥락(Context)에서 고려된다. 따라서 한국보건개발연구원이 개발·시험한 종합보건의료서비스 전달체계가 접근성(Access)을 개선 또는 증가시킨 정도와 비용효과를 고려하여 결정된다.

마을건강사업의 전달체계로는 지역사회 내 모든 주민에게 종합보건의료서비스 접근이 가능하도록 기존 전달체계를 개편 보완하였다.

(3)마을건강사업 전달체계

마을건강사업 전달체계는 면 단위이므로 마을 중간에 보건진료지소를 설치하고 마을에는 마을건강원을 배치·활용하고 서비스 제공자는 기존의 단일서비스 제공(모자보건요원을 모자보건서비스만 제공)에서 다목적 서비스 제공 즉, 종합보건의료서비스를 제공하게 하였다. 진료서비스를 위해서 보건진료지소에 보건진료원을 배치하여 경미하고 통상적인 질환의 대부분을 처리하게 하는 한편 그 지역 의사 → 병원과 연결되는 환자 후송 체계를 확립하였다.

가)홍천군

홍천군은 혁신적인 인력으로 보건진료원 11명을 새롭게 배치하였고, 옥구군은 보건진료원 7명을, 군위군은 보건진료원을 5명과 간호원 8명을 배치하였다. 홍천군은 넓은 오·벽지 지역이므로 타 지역에 비하여 보건진료원을 많이 배치하였다. 옥구군은 육지와 도서지역사업으로 구분하였으며 육지에서 2개 면에 1개의 보건진료소가 설치되었고, 그 이외 지역에 보건진료지소가 설치되어 보건진료원이 배치되었다. 도서지역에서 일차보건의료는 보건진료원에 의해 제공되었다. 군위군은 모자보건사업을 강화하기 위해서 보건진료원 5명 이외에 조산원, 간호원을 8명 배치하였다.

본 시범사업의 성공적인 결과를 얻기 위하여 3개 시범사업지역에 한국보건개발연구원의 연구원을 한 사람씩 파견하여 상주하게 하였다(그 당시 홍천군 : 김공현 연구위원, 군위군 : 양수석 연구위원). 각 지역의 담당관으로서 현지사업이 계획대로 수행될 수 있도록 기술지도를 하고, 연구원과 사업지역 군청 및 보건소와의 정보교류와 문제점 파악 및 해결에 주요 역할을 담당하였다.

<그림 2> 기존 보건의료체계를 개편한 마을건강사업 체계

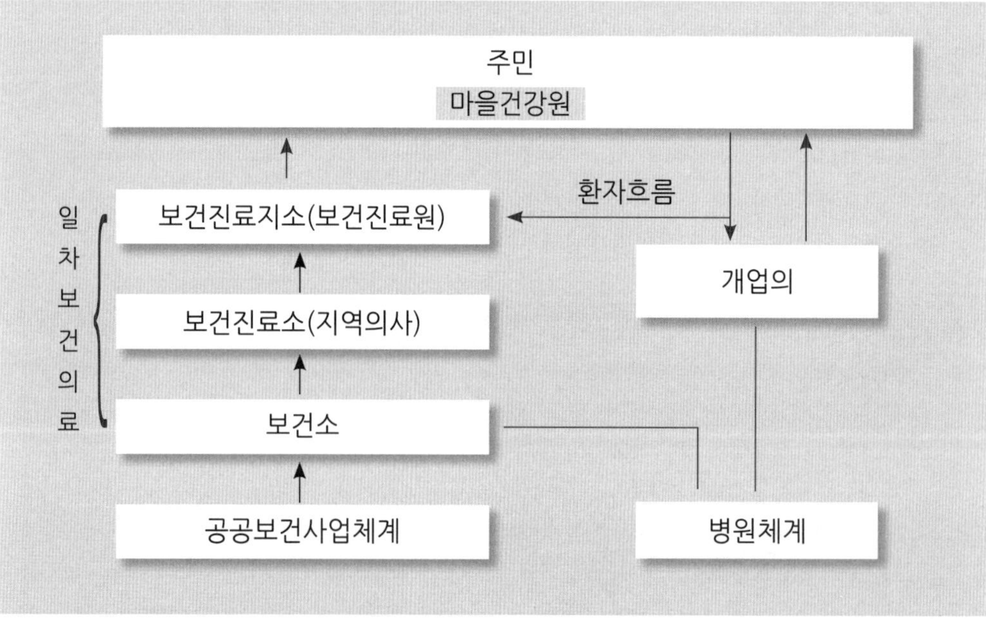

홍천군에서 일차 보건의료의 제1단계는 인구 약 1,000명을 대상으로 하는 마을 수준에서 "마을건강원"이 보건진료원의 직접 지도하에 간단한 처치 및 예방 업무를 맡았고 마을건강원의 능력을 벗어나는 건강 문제는 보건진료원에게 의뢰하였다. 각 리 또는 자연 부락에는 마을건강원에 의해서 운영된 마을건강상담소가 설치되었고, 이 상담소는 주민 조직 및 주민 대표가 제공하는 기존 공공시설의 일부를 활용하였다. 마을건강원에게는 건강 킷(Kit)이 한국보건개발연구원에 의해서 공급되었다. 제2단계의 보건의료서비스는 새로운 인력인 보건진료원에 의하여 제공되었다. 보건진료원은 지역 내 수개 마을에 대한 보건의료를 제공하도록 새로 설치된 보건진료지소에 배치되어 운영의 책임을 졌으며 마을건강원을 지도·감독했을 뿐 아니라 마을건강원의 보수교육을 실시하였다. 제3단계는 기존 민간 개업의 또는 공의(公醫)를 마을건강사업에 참여시켰으며 이들 의사는 보건진료원에 대한 기술지도와 보건진료원이 의뢰하는 환자진료를 담당하였다. 따라서 홍천군의 10개 읍·면에는 보건진료(지)소 설치(보건진료원 배치)되었으며, 대부분의 면에는 보건진료소와 보건진료지소가 각각 서비스 제공지역(관할지역)을 분담하여 긴밀한 협조관계를 유지하여 결과적으로 주민들에게 서비스 이용 접근성을 높였다. 특히 보건진료원이 배치된 보건진료지소 11개 중 기존 건물의 개축이 2개소였으며 9개소는 15평 규모로 신축되었다. 홍천군에는 20명의 인력이 활동하였는데 신규인력으로 보건진료원 11명과 보건소의 기능 강화를 위하여 보건교육사 등 6명이 추가로 배치되었다.

나) 옥구군

옥구군은 전라북도 서북방에 위치해 있고 19개의 유인도서를 갖고 있었으며 총 인구는 116,000명으로 이중 섬지역에 약 7,000명이 거주하며 육지는 인구 밀도가 비교적 높은 지역이었다. 또한 옥구군은 군산시를 둘러싸고 있을 뿐만 아니라 도내 다른 2개 주요 도시에 위치해 있었다. 전주시와는 45.7km, 이리시와는 21.7km로 교통도 편리하였으며 인구의 약 80%가 농업에, 약 8%는 어업에 종사하고 있으며 주민조직으로 부녀회, 4-H클럽, 생활개선클럽, 농사개량클럽 등의 활동이 매우 활발하며 약 20명의 주민이 이들 조직에 참여하였다. 인근 도시에는 의료시설이 집중되어 있는 반면 면단위 이하 지역사회에 있어서는 적절한 의료시설을 갖추지 못하여 충분한 서비스가 제공되지 못하였다. 육지에서 2개 면에 1개소의 보건진료소(의사배치)가 설치되었고 이 서비스 지역 내 보건진료소가 설치되지 않은 면에 보건진료지소(보건진료원 배치)가 설치되었다. 옥구지역의 보건진료원은 보건진료소 의사와 밀접한 지도 감독을 받았으며 보건진료 보조원은 3명씩 보건진료소 또는 보건진료지소에 배치되었다. 마을건강사업을 위하여 총 27명이 활동하였다.

다) 군위군

경상북도 군위군은 경상북도의 중앙에 위치한 군이다. 군 남쪽에 위치한 팔공산을 중심으로 산맥이 동서로 가로 뻗어 있는 산악지방으로, 자연부락이 산재해 있고 벽지에는 교통수단이 불편하나 지리적 조건은 홍천군과 옥구군의 중간적 특성을 갖고 있었다. 8개 면으로 구성되어 있고, 총 인구는 69,000명이며 8개 면 중 4개 면(인구 약 29,000명)에는 의사가 없었다. 군위면에만 보건의료시설들이 대부분 집중되어 있었고 다른 면은 보건시설까지 약 20km 거리에 있어서 접근성 문제가 컸다.

마을건강사업을 위하여 군지역을 3개 지역으로 구분하였고 각 지역별로 1개소의 보건진료소가 설치되었고 각 보건진료소는 2~3개 면을 담당하였다(인구 약 25,000명). 각 보건진료소에는 의사 1명, 보건진료보조원 2명이 배치되었고 보건진료소가 설치되지 않은 곳에는 보건진료지소가 총 5개소가 설치되었다. 보건진료지소의 요원은 보건진료원 1명, 보건진료보조원 2명씩 배치되었다. 보건진료분소는 각 면내 원격지에 1개소씩 설치되었고, 요원은 보건간호원 1명과 보건진료보조원 1명씩 구성되었으며 마을건강사업을 위하여 총 26명이 활동하였다.

〈표 1〉 홍천군 마을 건강사업 서비스 전달체계

단계	주요인력	시설	대상주민(명)
제 3단계	의사	보건진료소	면, 10,000-30,000
제 2단계	보건진료원 보건진료보조원	보건진료지소	수개 리, 2,000-3,000
제 1단계	마을건강원	마을건강상담소	리 또는 부락 1,000

<표 2> 군위군 마을 건강사업 서비스 전달체계

단계	주요인력	시설	대상주민(명)
제 3단계	의사	보건진료소	20,000-25,000
제 2단계	보건진료원	보건진료지소	6,000-8,000
제 1단계	조산원, 간호원	보건진료분소	2,000-3,000

<그림 3> 옥구군 마을건강사업 서비스 전달체계

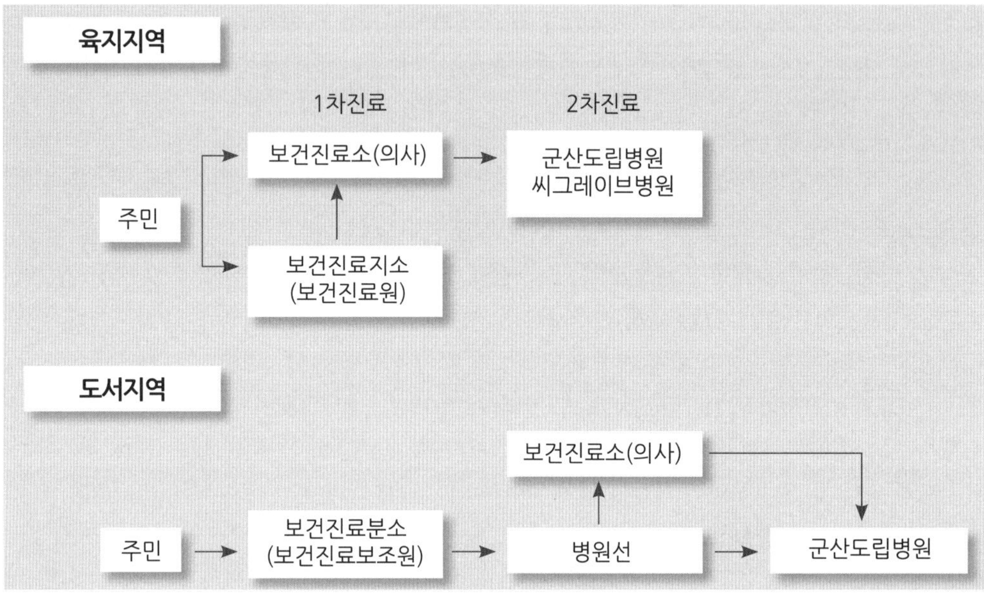

4)보건진료원의 개발(Community Health Practitioner = CHP)

(1)인력 선정 배경

마을건강사업에서 혁신적 방안의 하나인 보건진료원을 개발함에 있어서 어떤 인력을 보건진료원으로 선발하느냐가 다각적으로 논의되었다.

미국 AID에서 제안한 인력을 일차적으로 검토하였다. 미국에서는 1960년대를 거쳐서 1970년대의 의료취약지역에 다양한 비의사인력(Paramedical personnel)을 개발하여 활용하고 있었다. 즉, 일차진료를 포함한 질병예방과 건강증진업무를 제공하기 위하여 간호사 면허 소지자에게 1~2년의 추가교육(자격증 혹은 석사학위과정)을 시켜서 활용하거나 간호사가 아닌 기사(Technician)를 대상으로 교육을 시켜서 MEDEX(Medical Extender)혹은 의사보조원(Medical Assistant)를 개발하여 활용했는데 서비스의 질 보장, 비용효율과 의료비 절감, 주민의 서비스 만족도 및 서비스 수용도(Acceptance)가 높았으므로 이를 우리나라에 적용할 것을 권장하였다. 특히 AID측에서는 열악한 우리나라 농어촌 지역에서 활동하기에는 군대에서 활용되었던 위생사에게 일차진료에 대한 교육을 시켜서 의료 보조원으로 시범사업지역에 배치할 것을 적극 권장하였다.

그러나 초대 연구원 원장(박형종 박사)과 연구원 이사장(권이혁 박사)은 의료보조원을 배치할 경우 향후에 무면허 의료행위가 문제가 될 수 있으며 의료제도에 혼란이 초래될 것을 우려하여 수용하지 않았으며 간호원을 교육시켜 보건진료원으로 활용하기로 결정하였다. 경제가 발전해서 농어촌 지역의 생활여건이 향상되면 공공보건기관과 민간 의료기관의 의사확보가 어렵지 않게 될 경우 의료보조원의 활동이 문제가 될 것을 예견하였다. 그러나 보건진료원은 간호원 면허 소지자이므로 기존 의료기관과 공공보건기관으로 재배치가 가능하다는 판단을 내렸다. 또한 전통적으로 간호원은 환자를 간호했으므로 주민에게 친숙하고, 의료인력(의료법상)이고, 농촌주민이 갖고 있는 복합적인 건강문제를 관리할 수 있고, 시범사업 이후에 전국 확대를 할 경우 훈련시켜 전국에 배치하는데 어려움이 없으리라 판단하여 간호원을 보건진료원으로 교육시키기로 결정하였다.

한편, 토의과정에서 남아선호사상이 강한 농어촌 지역에서 의사도 아닌 여자인 간호원이 나이 드신 남자어르신을 진료하는 데 한계가 있지 않을까 하는 우려도 있었다. 그러나 간호사는 질적인 서비스를 제공할 수 있고, 국가공인 면허소지자이므로 스스로 높은 직업윤리의식으로 맡은 바 역할을 충실히 할 수 있음도 종합된 의견이었다.

(2)명칭 및 역할 설정

보건진료원이라는 명칭을 결정하는 데 있어서도 깊은 논의가 있었다. 영문표기는 Community Health Practitioner로서 지역사회 건강치료사 혹은 관리사로 번역하는 것이 더 적합할 수 있었으나 지역주민들이 새로 배치되는 인력의 이름만 들어도 무엇을 하는 인력인지 쉽게 이해시키기 위해서 보건과 치료를 모두 할 수 있는 인력이라는 의미에서 결정하였다. 그 당시 보건이라 함은 질병예방과 보건계몽을 전반적으로 수행하는 것으로 인식되었고 진료라 함은 환자치료를 의미했다.

다음 단계로 보건진료원의 역할 및 기능을 4개 기능으로 설정하였는데 ① 건강증진 및 유지관리기능, ② 지역사회 자원 동원 및 활용기능, ③ 지도·감독기능, ④ 행정관리기능이었다. 건강증진 및 유지관리기능은 12개 활동으로 세분화되었는데 모성 건강 관리, 영유아 건강 관리, 가족 계획 관리, 영양관리, 보건교육, 일차진료(환자의 조기발견, 등록, 추후관리, 발견환자 이송, 환자의 치료), 만성질환관리, 환경위생, 정신건강관리, 치아건강, 재활, 학교보건이었다. 지역사회 자원 동원 및 활용기능은 보건진료소 운영협의회, 각종 부락모임으로 세분화하였고, 지도감독은 보건진료보조원과 마을건강원을 지도하는 것으로 하였다. 행정관리기능은 사업계획, 수행, 평가, 의약품, 물품관리, 각종 기록, 서식등록 및 관리로 세분화되었다.

역할 및 기능 설정 이후 1년 과정의 교과과정을 개발하기 위하여 자문위원회 개최, 외국의 자문관과 공동작업, 훈련내용 결정을 위한 자료 수집, 훈련팀 외국에 연수차 파견(Nurse Practitioner(NP), MEDEX, Medical Assistant 등을 개발하여 활용 중인 미국 및 태국에 파견하여 커리큘럼 연구, 자료수집, 교육방법, 시청각 기자재 활용 파악), 기존 간호교육 과정에 대한 검토 및 연구, 교육과정 개발을 위한 연구 용역을 시행하였다.

특히 우리나라보다 먼저 보건진료원과 같은 간호인력을 개발하여 성공적으로 사업을 시행하고 있는 미국을 훈련팀이 직접 방문하였다. 미국 West Virginia주에 있는 Virginia 주립대학에서 훈련 중인 Family Nurse Practitioner(FNP) Program에 대해서 소개받고, 이론교육 참관, 함께 가정을 방문하여 환자케어 견학과 교과과정 전반에 대하여 토의하였다. 우리나라의 훈련팀으로 보건진료원 훈련 담당 간호학 전공 연구원, 의학 전공 연구원, 시범사업지역의 병원 의사와 의과대학 교수, 보건학전공연구원 등 6명이 2주간 공식 워크숍에 참석하고 귀국하였다. 그러나 보건진료원 훈련 담당 간호학 전공 연구원은 2주 이상 계속 체류하면서 보건진료원의 1년 훈련과정 커리큘럼을 확정하여 귀국하였다.

(3)교재 개발

교재 개발을 위하여 태국에서 연구진이 파견되었고 능력본위훈련(Competency based training)에 필요한 교재로 환자를 진료하기 위하여 진단하고 평가해서 치료 결정을 할 수 있도록 진료관련 교재는 의사 결정 차트(Flow chart)형식으로 개발되었다. 태국에서 개발된 교재와 하와이의 MEDEX 훈련교재를 번역하여 우리나라 실정에 맞게 수정하였다. 보건진료원의 진료 활동에 필수적인 환자진료 지침서를 대형병원 근무 의사인 임상의사들이 TFTeam(Task Force Team)을 구성하여 개발하였다. 임상교재 개발을 위하여 연구원의 의학 전공 연구위원들의 헌신적인 노력이 있었으며 이 분들의 노력이 없었다면 임상교재 개발과 임상교육은 가능하지 않았을 것이다.

(4)훈련과정

훈련과정은 1년 과정으로 이론교육(3개월), 임상실습(3개월), 현지실습(6개월)이었고, 훈련생 자격은 간호원 면허 소지자로서 4년제 대학 또는 3년제 간호전문대학 졸업자, 본 연구원 시범사업 지역의 도 또는 군에 거주하는 자, 타 지역에 거주하는 자였고 선발절차는 군 보건운영위원회가 일차적으로 추천 또는 공개 모집을 통하여 서류전형과 면접(면접시 보건지식과 기술분야, 개인 성품과 태도)으로 선발하였다. 1977년 7월~1978년 7월까지 마을건강시범사업에 투입하기 위하여 한국보건개발연구원(KHDI)이 직접 교육한 1년 과정과 1981년부터 전국에 확대하기 위하여 실시한 24주간의 교육으로 구분된다.

한국보건개발연구원이 3개 시범사업지역인 강원도 홍천군, 전라북도 옥구군, 경상북도 군위군에 배치한 보건진료원은 이론교육 3개월, 임상실습 3개월, 현지실습 6개월의 교육을 이수하였다.

가)훈련생 선발

- 자격 : - 간호원 면허 소지자로서 4년제 대학 또는 3년제 간호전문대학 졸업자
  - 본 연구원 시범 사업 지역의 도 또는 군에 거주하는 자
  - 타 지역에 거주하는 자
- 선발절차 : 군 보건운영위원회가 일차적으로 추천 또는 공개 모집
- 선발방법 : 서류전형, 면접
  (면접시 보건지식과 기술분야, 개인 성품과 태도)

나)훈련내용

기간	내용
이론교육 (12주)	오리엔테이션 (2주 : 66시간) 이론교육 (10주 : 330시간) * 보건진료원 역할, 지도감독, 지역사회진단, 응급처치, 문진신체검사, 기본병리 및 약물작용, 문진별 신체검진 등
임상실습 (12주)	내과(응급처치포함), 외과(응급처치포함), 산부인과, 소아과 피부과, 임상병리과
현지실습 (24주)	경미하고 통상적인 질환의 치료, 복잡한 건강문제의 진단과 의뢰 응급처치, 보건교육, 산전·산후관리, 분만관리 영유아관리 : 예방접종, 건강평가, 상담, 가족계획관리, 보건진료소운영 등

다)보건진료원 양성 및 배치

1년 과정을 끝내고 각 지역에 배치된 보건진료원은 다음과 같다.

〈표 3〉 보건진료원 양성 및 배치

지역	1977	1978	계
홍천	5	7	12
옥구	6	1	7
군위	3	2	5
계	14	10	24

라)훈련평가

보건진료원 훈련기간에 훈련목적의 성취도를 측정하기 위하여 훈련평가가 실시되었다.

(가)사전 이론평가

사전평가는 훈련 전에 훈련생의 지식수준의 정도를 파악하여 훈련의 세부적 실천계획의 작성 및 보완을 위하여 오리엔테이션이 시작되는 첫 주와 이론교육이 거의 끝나가는 10주째에 반복해서 실시되었다. 훈련내용은 보건소에서 제공되는 전반적인 보건의료사업에 대한 이해, 지식 및 환자관리에 필요한 기본적인 지식 등이며, 15개 항목으로 구성되었다.

(나)이론 12주 평가

동 평가는 질병의 관리, 지역사회보건에 관련된 예방보건활동, 보건진료원의 역할과 기능을 수행하는데 필요로 되는 지식과 기술에 역점을 두고 실시되었다.

- 평가방법 – 필기시험, 실습, 토의 및 분임연구방법 병행
- 평가내용 – 지역사회에서 활동하는데 응용 및 적응이 가능한 내용과 이의 이해도

(다)임상실습평가

임상실습평가는 환자관리에 필요한 기술측정에 중점을 두었다. 평가방법은 각과 실습지도의사가 연구에서 개발한 평가양식을 사용하여 관련사항을 기록하고, 필요시 추가 소견을 기록하는 관찰방법을 사용하였다. 평가내용에는 문진 및 신체검사기술, 증상의 감별을 포함한 치료계획, 교육, 상담, 수집된 자료의 기록능력이 포함되었다. 평가대상과목은 6개 과목으로서 내과, 외과, 소아과, 산부인과, 피부과, 임상병리과가 평가되었다.

(라)현지실습평가

- 진료영역, 예방보건활동, 행정과 지역사회참여 및 개인 관계측면이 포함되고 훈련생의 현지적 응능력과 실습태도 등에 관한 50개 항목
- 연구원 훈련관련 직원 및 시범사업 관계관에 의하여 보고된 훈련생 활동에 관한 소견

종합평점의 비중은 교육기간, 교육내용 및 교육목적을 감안하여 이론교육 30%, 임상실습 30%, 현지실습 40%로 하였고, 한국보건개발연구원 학사위원회의 심의를 거쳐 수료자와 미수료자가 최종 결정되었다.

훈련생에게는 6개월의 이론과 임상실습기간에 체재비를 포함한 소정의 장학금이 지급되었고, 1인당 훈련비는 947,795원이었다. 6개월간의 현지실습은 시범지역의 군수가 임시직 공무원으로 발령하여 소정의 월급이 지급되었다.

보건진료원이 배치된 이후 1979년과 1980년에 각각 3일 간의 보수교육이 실시되었다. 보수교육 내용은 치료, 예방, 기록 및 보고 등 제반 문제의 해결에 역점이 주어졌다. 보건진료원이 시범사업 지역에서 진료활동을 하기 위하여 의료법 제25조 2항에 근거해서 의료행위를 할 수 있었다.

> **▪ 의료법 제 25조(무면허 의료행위 등 금지)**
> ① 의료인이 아니면 누구든지 의료행위를 할 수 없으며 의료인도 면허된 것 이외의 의료행위를 할 수 없다. 다만 각호의 어느 하나에 해당하는 자는 보건사회부령으로 정하는 범위에서 의료행위를 할 수 있다.
> 1. -
> 2. 의과대학, 치과대학, 한의과대학, 종합병원 또는 외국 의료원조기관의 의료봉사 또는 연구 및 시범사업을 위하여 의료행위를 하는 자

마)보건진료원 활동평가

3개 군에서 15명의 보건진료원에 대한 업무활동조사(Time/Motion Study)가 1979년 12월의 6일간 조사원에 의한 직접관찰방법으로 조사되었으며, 결과는 총 근무시간 중에 기술업무가 42.5%, 기술업무 제공에 수반되는 지원 업무가 15.3%로서 직접 서비스 제공에 57.8%가 제공되었다. 행정

업무도 15.3%를 차지하였고, 기타 업무는 공식적인 점심시간 12.5%가 포함된 것이며 나머지는 대부분 사적 업무로 분류되었다.

기술 업무를 내용별로 재분석한 결과 진료업무가 77.2%로서 제일 높았고, 영유아 보건이 8.3%, 가족계획이 7.0%, 모성보건이 5.2% 순이었다. 이와 같이 진료 서비스에 대부분의 시간이 소비된 것은 그 당시에 주민의 진료요구가 컸음을 의미한다.

보건진료원 업무 중 주민의 요구가 큰 진료서비스는 중요하면서도 질이 보장되지 않으면 안 되기 때문에 진료서비스의 적절성을 평가하였다. 1980년 6월에 한국 보건개발연구원에서 근무하는 의사 3명이 직접 보건진료소를 방문하여 표본으로 선정된 각 군에서 2개소씩 모두 6개소에서 평균 각 100매씩 진료차트(총 623개)를 분석하였다. 진찰에서 치료까지 전 과정의 적절성(適切性)이 82.4%로서 높았으며 특히 치료과정의 적절은 93.7%였다.

또한 보건진료원이 근무하는 동안에 한건의 의료사고도 발생하지 않았으므로 기술지도도 철저히 시행되었다. 한편 동 조사기간에 시범지역 군 이외의 군의 보건지소 5개소를 조사하였고, 이들 보건지소에 근무하는 의사(대부분 수련의사)를 방문한 환자의 질병분류와 보건진료원이 치료한 환자의 질병분류를 조사하였다. 보건진료원이 치료한 환자와 수련의사가 치료한 환자의 질병분류가 비슷하게 분석되었는데 이는 보건진료원이 어느 편중된 상병만을 취급하지 않고, 주민의 일차 진료요구에 부응한다고 할 수 있었다.

5)지역사회 참여와 보건위원회

마을 건강사업에서 지역사회참여는 주민에게 건강은 남이 가져다주는 것이 아니고 주민 스스로, 주민들 자신에 의하여 특히 개별적 노력보다는 집단적 조직적 노력에 의하여 성취가 보장된다는 점을 이해시켜 보건의료사업이 지역사회에 뿌리를 내릴 수 있게 하기 위하여 지역사회의 모든 가용 또는 잠재적인 자원이 마을건강사업을 위해 개발되었다.

지역사회참여 방안으로서 지역사회 단위의 각종 위원회의 설치·운영, 마을건강원의 개발·활용, 마을 건강대동회의 조직 활동이 계획되고 운영되었다.

도 단위에는 도 보건협의회, 군에는 군 보건운영위원회, 읍·면에는 읍·면 보건개발위원회를 설치하고, 운영하였다. 위원은 12~15명으로 구성되었으며 도 협의회는 마을건강사업의 계획, 추진에 필요한 제반 문제를 도지사에게 건의하고 군과 협조관계를 유지하도록 계획되었다.

군 보건운영위원회는 마을건강사업의 계획, 추진, 평가, 예산, 결산 및 사업추진의 보고 등 제반 문제를 다루고 지역사회주민의 사업에 대한 의견 및 반응을 전담하는 대의(代議)기구의 역할을 담당하였다. 읍·면 개발위원회는 지역사회의 보건수요와 문제점 그리고 지역주민의 요구사항을 검토하고 이를 스스로 해결하기 곤란한 문제를 상위 기구에 의뢰하였다. 리 개발위원회는 부락 단위의 보건문제를 협의, 결정하는 가장 기본적인 지역사회 참여 기구였다. 따라서 질병 예방, 환경 개선, 보건교육에서부터 보건진료소의 신축, 개축, 유지에 이르는 제반 보건문제가 논의 결정되며 각종 의견과 건의사항이 이 위원회를 통하여 상위기구로 전달되었다.

마을건강원은(Village Health Agent) 해당 지역사회 출신으로 단기간 훈련을 받은 후 아무런 물적 보상을 받지 않고 자기 마을 주민들을 보살펴 그들의 보건 향상에 도움을 주는 마을 단위 보건요원이다. 마을 주민들에 의하여 선정되었으며 보건의료에 대한 기초 훈련과 교육을 받았으며 보건진료원에 의하여 지도·감독되었다.

지역사회 참여의 촉진을 위하여 3개 시범사업 지역 중 홍천군에는 전통적으로 대동회란 용어를 사용하였다. 부락 주민 전체가 부락 전체와 관련되는 공동의 일을 토론하고 결정하기 위하여 추수한 후 10월에 날짜를 정하여 한자리에 모여 잔치를 겸한 회의를 하는 것으로 오랫동안 주민들이 인식하고 있어서 지역사회 참여를 극대화하여 마을건강사업의 효율화를 기하기 위하여 이 기존 대동회를 조직하고 활용하였다.

안전수 확보, 쓰레기 처리, 소득 증대 등을 해결하기 위한 공동 활동을 계획하고 실천하였으며 마을건강원이 맡은 일을 원만히 할 수 있도록 지원하고 기생충 박멸과 구충·구서사업도 하였다.

면 내의 회장 또는 리개발위원회, 새마을 지도자로 구성되는 운영위원회도 구성되었다. 마을 건강 대동회 회원은 회원 가입을 하고 소정의 회비를 납부했으며, 회원의 혜택은 보건진료지소와 보건소에서 일차 진료를 받을 때 무료였으며 입원할 경우 1회에 한하여 본인이 이미 납부한 회비의 10배를 보상 받았다.

마을 건강대동회 회원 13,657명의 회원 중 2,236(16%)명은 진료를 받은 일이 없고 11,421명(84%)이 진료를 받았다. 이들 진료 받은 회원이 74,169회의 진료를 받았는데 사용된 의약품의 가격을 구입 가격으로 환산하면 약 35,000,000원이 되어 평균 1회 진료시 472원이 소요되었고 회원 1인당 약 2,600원이 급여되었다.

마을 건강 대동회에 대하여 지역지도자 반응은 45%는 대동회가 계속 필요하다고 반응했고 49%는 있는 편이 좋겠다고 반응하여 주민의 약 94%가 주민의 건강을 위하여 존속할 필요가 있음을 시사했다.

홍천군의 9개 읍·면 중에 동면의 주민들은 너도 나도 마을 건강 대동회에 가입했으며 보건진료원이 배치된 보건진료지소 건물을 새로이 신축할 때에는 부지를 주민들이 부담하고 모든 마을 주민이 노동력을 제공하였다. 대동회 회원 가입도 다른 지역에 비하여 많았으며 이들 지역에는 보건진료원이 배치되어 있어서 그들 곁에서 건강을 지켜주므로 외롭지 않았다. 1980년 3월이면 사업이 끝난다는 말을 들은 주민들은 1979년 7월 6일에 개최된 주민회의에서 다음과 같은 건의문을 관계부처에 진정서로 보냈다.

"본 마을은 군청 소재지에서 동남방으로 28km, 동면 소재지로부터 24km 떨어진 오지 산골 부락으로 문명수준이 낮고 의료 혜택을 전혀 받지 못하며 조그마한 병에도 손을 쓸 수 없어서 아까운 생명을 잃어가는 안타까운 실정이었습니다. 1978년 정부에서 추진하는 무의촌 없애기 사업으로 추진되는 마을 건강 대동회 사업이 실시되어 본 부락에도 보건진료지소가 설치되어 그동안 3천 여 명의 주민이 진료혜택을 받았으며 특히 응급환자가 발생되어 죽어가는 생명을 보건진료지소 차량으로 응급 후송하여 생명을 건지는 등 주민에게는 이루 말할 수 없는 많은 혜택을 받고 있는 실정입니다. 이에 부락 총회를 개최하여 토의한 결과 주어진 혜택을 포기할 수 없으니 의료진만 상주케 하여 준다면 의약품은 부락 자체에서 해결하자는 부락주민들의 하나같은 염원이며 갈망입니다. 본 부락의 진료사업이 자체 재원으로 독립하여 운영되려면 자산이 적어도 1천만 원이 소요되는 데 자립 운영을 위한 자산 증액을 위하여 주민 모두 참여하기로 결정하였사오니 이 단계까지만이라도 보건진료원과 보조요원만이라도 정부에서 지원해 주시면 당장 필요한 의약품 대금과 보건진료지소 운영비는 자체에서 해결하겠다는 주민들의 염원이오니 이 뜻을 헤아려 주셔서 우리의 소원이 이룩되도록 배려 있으시길 주민 일동 연서로 간곡히 건의하는 바입니다."

이상 건의문에서 나타난 바와 같이 그 당시의 농어촌 중 읍·면 지역이 아닌 부락 단위에는 보건의료시설에 접근할 수 있는 지리적 조건이 매우 열악하였음을 확인할 수 있으며 이러한 지역의 주민들은 건강정보를 얻고 건강생활을 스스로 실천하기에는 가능하지 않았음을 알 수 있었다.

6)재원조달기구

보건의료서비스 이용에 영향을 주는 2개의 요인은 지리적 접근성과 재정적 부담(Financial burden)이며 재정적 부담을 해결하기 위해서 재원조달기구를 개발하게 되었는데 옥구지역에서 건강유지기구(Health Maintenance Organization, HMO)와 같은 형태의 재원조달 및 의료보장체계의 시행을 계획하였다. 그러나 1976년 12월에 의료보험법이 개정되어 1977년 7월부터 직장인 의료보험이 시행되기에 이르러 건강유지기구의 시행은 일단 보류하기로 하고 재현이 가능한 농촌형 의료보험을 개발하기로 하였다.

1개 면 즉, 대야면을 대상으로 사업을 시행하는 것으로 결정했으며 1973년 10월에 기존에 인가된 옥구청십자의료보험조합을 옥구군수가 인수 운영하는 것으로 정관을 개정하여 1979년 8월 9일 보건사회부 장관으로부터 승인을 득하였다. 1979년 9월 1일부터 군 보험조합으로의 기능을 수행하였다.

피보험자의 마을건강사업 진료기관 이용을 유도하기 위하여 진료기관에서는 정액수가제를, 기타 요양기관에 대하여는 보건사회부 고시 수가를 적용하였다. 외래진료시 방문당 수가는 보건진료지소가 900원, 보건진료소가 1,500원, 병의원이 2,670원으로 정하였고 보험료는 주민 1인당 월 400원을 징수하였다. 국고보조가 급여비가 월 1인 45원, 사무비 1인 25원을 포함하여 1인당 월 70원이었고 한국보건개발연구원은 1979년에 보험료 보조, 급여비 충당금과 경상비보조로 11,965,000원을 지급하였다.

한국보건개발연구원이 시행한 의료보험사업의 특성은 다음과 같았다.

① 현직군수를 대표이사로 하는 운영체제

② 군 및 면 행정력을 활용한 가입과 보험료 징수

③ 저소득 주민에 대한 보험료 반액 보조

④ 조합 자립기반 조성을 위한 경상비 일부 보조

⑤ 마을건강사업 조직의 활용 및 정액수가제 적용

1979년 9월부터 실시된 옥구 의료보험조합의 1년간(1979.9-1980.8) 운영실적은 다음과 같다. 옥구군 대야면 대상인구의 50%가 1980년 8월 말에 의료보험에 가입하였는데 1979년 9월의 시작할 때의 25%보다 약 2배가 넘었다.

대야면 전체 주민 15,058명 중 특수직 보험 가입자와 의료보호대상자, 영세민을 제외한 10,590명 중 51%인 5,400명이 한국보건개발연구원이 부담하는 각출금의 $\frac{1}{2}$을 일정기간 동안 보조해 주는 조건으로 가입하였다.

대야면 주민은 $\frac{1}{2}$의 보조로 많은 가입자를 확보할 수 있었으나 기타 면 주민은 4,400명이, 군산시 주민은 911명이 가입하여서 대야면의 가입자와 큰 차이를 보였다. 마을건강사업 조직은 보건진료소(의사활동) 방문당 진료비는 1,500원, 보건진료지소(보건진료원 활동)는 방문건당 900원을 기준으로 하여 환자가 진료를 받을 경우 방문당 본인부담률은 40%를 적용하여 각 600원과 360원으로 1차 진료를 받게 하였다. 1인당 연간 평균 외래 방문건수는 대야면의 거주자는 3.24회, 기타 면 거주자는 4.0회, 군산시 거주자는 4.90회로 나타났는데 전국 제1종 의료보험조합의 연간 1인당 외래방문수가 0.72회인 것과 비교하면 5배 높고, 공무원 및 사립학교 교직원의 이용률 1.5배보다 2.4배나 높았다. 입원 이용률은 전국 평균과 큰 차이는 없었다. 의료비 지출에서는 연간 지출액이 70,337,680원으로서 이중 외래가 63%, 입원을 위해서가 37%였다.

외래 치료를 위한 의료비 지출의 비율이 보건진료(지)소에 31%가, 일반의원에 61%였다. 그러나 보건진료(지)소가 취급한 외래건수는 일반 의원과 유사하나 의료비 지출액은 보건진료(지)소가 일반 의원의 51%에 불과하였다. 즉 외래진료비가 건당 보건진료(지)소는 1,350원, 일반의원 2,473원, 병원·종합병원은 6,044원으로 차이가 컸다. 1979년에 조합원 1인당 연간 평균 의료비 지출액은 11,676원인데 전국 농촌가구 1인당 지출 의료비 14,415원과 비교해서도 낮았다.

각출금 대비 조합급여액은 대야면에서 가장 높은 84%, 기타 면에서 가장 낮은 54%, 군산시에서 60%였다. 조합원의 부담과 급여 지불액과의 요소간 평형을 어떻게 찾을 것인가가 의료보험 방향 설정에 과제라 할 수 있다. 의료보험 사업의 시범 실시 결과 주민의 마을건강사업 체계의 의료 이용도는 현저히 증가하였는데 정액수가제도의 도입으로 본인부담액을 경감시킴으로써 재정적, 지리적, 접근성(Accessibility)을 높였다. 제1종 의료 보험을 위시한 타보험과 비교하여 조합원 1인당 의료 이용도는 높았으며 마을건강사업 체계는 일반 병·의원과 비교하여 주민에게 낮은 의료비로 진료서비스를 제공하며 의료비의 저렴화에 크게 기여하였다.

7)마을건강사업 평가 결과

(1)한국보건개발연구원 자체평가

마을건강사업의 기본요소인 보건의료서비스 접근성을 서비스 공급(서비스 접촉수), 서비스 수혜범위(Service coverage), 서비스 계속성(Continuity), 서비스 만족도 측면을 살펴보았다. 마을건강사업에서 핵심 인력인 보건진료원은 작업 일당 서비스 접촉수는 군위에서 21회, 홍천군과 옥구군에서 각각 15회였는데 서비스 중 치료서비스 접촉 구성비는 홍천군이 83.6%, 옥구군이 76.8%, 군위군이 73.1%였으며 시범사업지역의 주민은 치료서비스 욕구가 컸음을 의미했다. 그러나 마을건강사업 중 치료서비스와 예방 서비스 접촉 구성비를 볼 때, 홍천군은 41%가 치료서비스로 높았으며 옥구군과 군위군은 각각 22%와 33%로서 홍천군보다 치료서비스 요구가 낮고 예방 서비스 수요가 높음을 알 수 있었다.

치료서비스 수혜 범위는 1979년에 시범지역은 1년간 최소 1회 보건진료(지)소에서 치료서비스를 받은 비율이 홍천군은 46.1%, 옥구군은 32.8%, 군위군은 55.7%인 반면 대조지역은 16%로서 시범사업 지역주민이 현저히 높았다. 특히 1976~1979년 기간에 시범지역과 대조지역간 의사와 보건진료원 치료율의 변화 그리고 마을건강사업 체계가 동 변화에 미친 순효과는 34%로써 높았다.

조사기간인 15일간 아픈 환자가 전혀 치료도 받지 않은 이유 중 치료를 원하나 치료 받지 않은 환자의 비율이 시범지역은 대조지역과 비교하여 현저히 낮았으며 순효과는 12%였다. 영유아 서비스 수혜범위는 시범지역 평균이 38%로서 대조지역의 4%보다 높았으며 가족계획 수혜범위 역시 시범지역이 평균 29%로서 대조지역의 17%보다 높았다. 보건서비스의 계속성은 마을건강사업 체계에 들어온 이후 이 체계에서 서비스 받은 빈도로 측정할 수 있는데, 서비스 수혜범위와 함께 서비스 이용 수준을 나타내는 주요 지표이기도 하다. 연간 마을 건강 사업 체계를 이용한 평균 방문수는 옥구군은 3.1회, 홍천군은 2.7회, 군위군은 1.2회였다. 1976~1979년 기간에 치료서비스를 받기 위한 의사 방문수를 볼 때 시범지역 평균 1인당 방문수는 0.8회 증가한 반면 대조지역에서는 0.14회에 불과하였는데 이와 같은 증가에는 보건진료원의 역할이 컸다고 할 수 있다.

연간 등록환자 예방 서비스 수혜 범위는 영유아 보건서비스에 있어서 등록자 중 전혀 서비스를 받지 않은 비율이 시범지역에서는 평균 8%였으나 대조지역에서는 86%로서 지역간 차이가 컸다. 영유아 예방접종 완성률이 시범지역은 31.6%인 반면 대조지역은 12.3%였고 모성보건의 산전관리 수혜율이 시범지역 27.3%, 대조지역 12.0%였는데 특히 사업지역은 1976년에 비하여 1979년에 순효과가 72%로서 높았다. 가족계획사업에서 불임수술은 1976년에 비하여 1979년에 12% 증가하였고 마을건강사업이 미친 순효과는 77%였다. 사업지역 주민은 보건진료원의 자격이 간호사로 1년간 교육을 받은 사람이라고 정확히 인식한 비율이 71%였으며 보건진료원에게서 치료 서비스를 받은 가구의 95%가 보건진료원은 계속해서 존속할 필요가 있음을 희망하였으므로 보건진료원의 수용도는 매우 높았다.

(2)보건기획단의 평가

마을건강사업에 관한 한국개발연구원의 연구보고서 Summary of External Evaluation of the KHDI Health Demonstration Project, KDI 주최 보건정책세미나(1980.11.26)에서 발표된 논문, 농어촌 지역의 보건의료서비스 증진 방안 중 1차 보건의료공급의 확대를 중심으로 하여 보건기획단의 평가 결과가 기술되었다.

가)비용편익 분석

시범지역의 보건진료(지)소의 비용 편익 분석 결과 의사중심의 보건소는 방문 1회당 평균 진료비가 1,062원, 보건진료원 중심의 보건진료지소는 506원, 보건진료분소는 391원으로 하부구조에 이를수록 단위비용이 낮았으므로 하부구조 이용도가 높음을 감안할 때 이들 만족도는 클 것으로 생각되었다. 같은 분석에서 보건진료시설의 재정자립도는 보건소는 17.6%(총비용 6,300만원에 진료수입은 1,100만원), 보건진료소는 18.3%, 보건진료지소는 25.4%가 되어 하부구조의 재정 자립도가 높았다.

그러나 1차 진료기관에서 행하는 업무가 양적, 질적으로 다르기 때문에(Heterogeneous products) 직접 비교하기 어려우므로 Felstein(1976)의 비용 및 생산성 지표를 변형 사용하여 1차 진료지소의 효율성을 분석한 결과 치료업무를 제외한 예방, 모자보건, 가족계획, 기타 업무에 있어서의 비용편익 지표는 보건지소와 같이 하부구조로 갈수록 높게 나타나 보건진료원의 활용은 효율적이라고 결론 지을 수 있었다(총 업무의 효율성 지표 : 보건소 1.0123, 보건진료소 1.1984, 보건진료지소 1.6953).

농촌지역에 보건진료원을 투입하여 보건소의 하부구조로서 진료(지)소를 설치 운영함은 수진자의 만족도와 비용·편익 분석 결과와 같이 국민 의료의 균점이라는 점에서 크게 바람직하다고 결론지었다. 보건진료원을 활용한 진료소 위치 설정을 위한 진료권 분석결과 보건진료소의 위치는 산간과 평야가 고르게 분포되어 있는 중간형의 지리적 특성이 있는 곳이 타당하였다. 보건소 하부구조로서의 진료소를 설치함에 있어서의 최소한 인구가 많은 읍 또는 면단위 지역의 중앙 지역에는 의사가 배치되고 이곳으로부터의 원거리인 지역에는 보건진료원이 운영하는 보건진료지소를 설치하는 것이 바람직하다고 결론지었다.

나)1차 보건의료 확대 실시를 위한 재정 추계

시설 수요추계를 한 결과 의사에게의 접근의 취약성과 지역적 여건을 고려하여 5개년에 걸쳐 연차적으로 확대하는 경우에 ① 기초시설 및 인력을 계속 최대한 활용하고, ② 각 읍·면에 의사중심의 보건진료소를 1개소 추가 설치하고(읍지역은 모두 해당), ③ 각 읍·면 이하에서는 보건진료원 중심의 보건진료지소를 2개소(옥구군형 지역은 1개소)를 두어, ④ 가장 취약한 지역을 우선으로 하여 보건시설 및 인력을 배치한다면 보건진료지소(보건진료원 배치)는 1차년도에 488개, 2차년도에 498개, 3차년도에 503개소, 4차년도에 340개, 5차년도에 340개로 총 2,169개소가 제안되었다.

보건소, 보건진료소 및 보건진료지소를 운영하는 데 필요한 경상운영비, 자본적 지출, 요원훈련비를 모두 포함한 예산은 1차년도에 40억 1천1백만 원, 2차년도에 75억 9천만 원, 3차년도에 120억 3천9백만 원, 4차년도에 160억 8천1백만 원, 5차년도에 202억 8백만 원으로 추계되었다.

(3)한국정부와 AID 공동 최종 평가

1980년 9월 8~24일 기간에 실시된 최종 평가를 위하여 한국 정부는 보사부 의정국장, 경제기획원 기획국장, 내무부 새마을 담당관 3명으로 구성되었고, AID는 5명(4명의 대학교수와 1명의 AID Asia국장)으로 구성되었다.

가)보건의료전달체계의 관리

- 보건의료전달체계관리는 현재 보사부, 내무부, 교육부, 도, 군, 면 등 분산된 기능과 책임을 맡을 하나의 중앙지구 즉, 가칭 국립보건청(National Health Authority)에서 담당함
- 환자 후송 체계를 개발함

나)일차보건의료제도의 개발

- 보건진료보조원(CHA)과 마을건강원(VHA)의 자격은 필수요원으로 정부에 의해 법적으로 인정되어야 함
- 일차보건의료에 있어서 지역사회 참여는 새마을 운동과 같은 기구를 통해 권장되어야 함
- 일차보건의료 전달체계 내의 후송패턴은 일반적으로 VHA-CHP-의사로 함
- 약사들은 보건분야에 있어서 큰 역할을 수행하였고 보건의료분야에서 큰 부분을 차지하므로 그들의 적절한 활동이 보장될 수 있도록 배려하여야 함

다)농어촌 보건의료전달체계의 재정지원

- 농어촌 보건의료사업을 위한 자발적 의료보험의 개념은 포기하여야 함
- 고도의 시설을 갖춘 보건의료시설의 증설보다는 일차보건의료를 개발하는 데 우선순위를 두어야 함
- 각급 행정기관으로부터 제공되는 현재의 단편적인 보건의료전달체계 내의 재정제도는 수정되어야 하며, 각종 재정지원을 국가 보건기금에 통합시킴으로써 전국적으로 균등하게 배정할 수 있는 권한을 가진 국립 보건청에 의해 관리되어야 하기 때문임

라)보건의료요원 훈련 및 교과과정 개발

- 보건의료요원의 지위를 보장하기 위하여 신분보장이 필요함
- 보건진료원의 훈련 재현을 포함한 보건인력수요를 충족시키기 위하여 KHDI 연구원들이 전국적인 CHP확대사업 수행을 위한 교육훈련 및 교재 개발에 필히 참여해야 함
  - 보건진료원에 대한 실질적 기술 훈련과 교수 방법의 향상을 위하여 지역사회 보건소와 농어촌 일반 병원(개업의)을 효과적으로 이용할 수 있도록 정부의 중재역할이 필수적임
  - 보건의료 확대사업이 실효를 거둘 수 있도록 정부는 예산 등 의료재원의 충분한 배정을 하여야 함

마)예산 및 의료보험

- 마을건강시범사업이 한국의 대다수 농촌지역에 일차보건의료사업을 확대할 수 있는 가장 적절한 사업이라는 KDI의 결론에 동의하며, 그 근거는 일차보건의료 접근방법이 기존 보건의료사업(보건소)보다 거의 50% 이상의 비용효과가 있다는 사실에서 입증되었음
- 연간 경상비 약 16조 원과 훈련시설비 170억 원 정도의 추가 경비가 소요된다는 KDI의 추정치는 장래 확대된 수혜인구 및 보건구조의 변화에 따른 보건수요추계를 고려하지 않았으므로 개선되어야 함
- 앞으로 고려해야 할 사항은 KHDI시범사업과 같은 보건사업 유형과 국내의 다른 곳에서 실시되는 사업 비용을 상호 비교하기 위해서 비용 효과에 대한 부분적인 측정방법을 개발할 필요가 있음

바)KHDI의 앞으로의 역할

- 정부를 위한 보건정책 분석, 계획 및 연구
- 전국적인 보건의료체계의 실시를 위하여 MIS개발에 기술 협력과 전국 도·군 수준의 보건체계 관리자 훈련
- 각종 보건요원의 양성에 필요한 교과과정 개발 및 교사훈련을 위한 기술 지원
- KHDI는 보건정책 연구 능력을 개발하기 위하여 조직상의 개편을 통하여 경제학적인 전문가와 기타 관련 과학적인 전문가를 활용
- 보건사회부는 보건사업 연구 및 개발기관으로 KHDI를 더욱 활성화시킴
- 전국적인 보건사업의 계획과 의료전달체계를 종합 활용하는 조정기구가 반드시 필요한데 예를

들어 보건정책협의회와 같은 기구가 관련 부처간의 조정위원회로 더욱 활성화될 필요가 있음. 이러한 경우에 하부 행정 수준의 운영위원회 구성이 필요함

(4)마을건강사업 성과(종합)

① 마을건강사업 실시결과 보건의료서비스 접근성이 높아졌으며 중간층 보건인력인 보건진료원의 서비스 만족도, 치료 서비스 적절성, 보건소 및 보건진료소에 비하여 낮은 비용으로 보건진료원을 이용할 수 있어서 경비 절약형 보건사업의 재현성이 높게 나타났다.

② 한국정부, AID, 보건기획단의 평가 결과로 마을건강사업에서 추진한 5개 특성(시범사업의 5개 혁신방안) 중 중간층 보건요원에 해당하는 보건진료원은 마을건강사업체계의 하부구조를 구성하고, 보건진료보조원과 함께 팀이 되어 예방과 치료의 통합 서비스 생산 및 공급, 주민의 서비스 이용 및 만족 등으로 표현되는 보건서비스 접근성을 제고할 새로운 요원으로 육성·활용할 가치가 있음이 증명되었다.

③ 따라서 1단계로 주민의 60%에 해당되는 경미한 질환자는 보건진료원을 배치하여 해결하고 군보건소 의사에 의하여 25% 정도의 중증환자의 치료를 맡기고 종합병원 전문의에 의하여 15% 정도의 중증 및 특수 환자 치료를 맡기는 것으로 추계하였다. 보건진료원은 1981년부터 1984년까지 4개년에 1,996명을 교육하여 배치하였다.

④ 농어촌 의료 이용의 확대를 위한 재원조달기구로서 의료보험을 1981년에 3개 시범사업에 적용, 1982년에 동 지역을 6개군을 추가하여 9개군으로 확대하고 1984~1991년에 전 농촌 지역으로 확대하는 것으로 건의되었다.

⑤ 간호사 면허소지자이면서 추가교육을 받은 후 지정된 지역에서 1차 진료를 하게 되는 보건진료원은 기존 의료법으로는 법적 보호를 받을 수 없으므로 "농어촌 보건의료를 위한 특별 조치법"이 1980년 12월 30일자로 국보위에서 통과되었다.

(5)향후과제

① 앞으로의 과제로 보건진료원의 훈련 배치 및 보건진료원과의 팀 구성, 치료와 예방의 종합서비스 제공과 일차보건의료 접근 방법의 실천, 지역사회 참여 유도, 경영정보체계의 개발 및 운영, 시·도립병원, 군보건소, 보건지소와 대학병원, 종합병원 등의 보건진료소를 위한 지원 및 활동이 보건정책분야의 과제로 제안되었다.

② 마을건강사업의 효과에 대한 심층연구로 보건서비스 접근성에 영향을 준 주요 요인 분석, 보건진료원 이용의 촉진 및 장애요인 분석, 농촌지역 의료 요구 및 이용 양상을 고려한 보건기능과 인력 수급, 지역사회 참여 촉진을 기할 동기 조성이 제안되었다.

보건의료요원 훈련 및 교과과정 개발을 위하여 보건의료요원의 지위를 보장하기 위하여 신분보장이 필요하며 보건진료원의 훈련 재현을 포함한 보건인력수요를 충족시키기 위하여 KHDI 연구원들이 전국적인 CHP확대사업 수행을 위한 교육훈련 및 교재 개발에 필히 참여해야 한다.

보건진료원에 대한 실질적 기술 훈련과 교수방법의 향상을 위하여 지역사회 보건소와 농어촌 일반 병원(개업의)를 효과적으로 활용할 수 있도록 정부의 중재역할이 필수적이며 보건의료확대사업이 실효를 거둘 수 있도록 정부는 예산 등 의료재원의 충분한 배정을 하여야 한다.

예산 및 의료보험을 위하여 마을건강시범사업이 한국의 대다수 농촌지역에 일차보건의료사업을 확대할 수 있는 가장 적절한 사업이라는 KDI의 결론에 동의한다. 그 근거는 일차보건의료 접근방법이 기존 보건의료사업(보건소)보다 거의 50% 이상의 비용효과가 있다는 사실에서 입증되었으며 연간 경상비 약 16조 원과 훈련시설비 170억 원 정도의 추가 경비가 소요된다는 KDI의 추정치는 장래 확대된 수혜인구 및 건강구조의 변화에 따른 보건수요추계를 고려하지 않았으므로 개

선되어야 한다.

앞으로 고려해야 할 사항은 KHDI 시범사업과 같은 보건사업 유형과 국내의 다른 곳에서 실시되는 사업 비용을 상호 비교하기 위해서 비용 효과에 대한 부분적인 측정 방법을 개발할 필요가 있다.

KHDI의 앞으로의 역할은 정부를 위한 보건정책 분석, 계획 및 연구와 전국적인 보건의료체계의 실시를 위하여 MIS개발에 기술 협력과 전국 도, 군 수준의 보건체계 관리자 훈련이다. 각종 보건요원의 양성에 필요한 교과과정 개발 및 교사훈련을 위한 기술 지원하고 KHDI는 보건정책 연구 능력을 개발하기 위하여 조직상의 개편을 통하여 경제학적인 전문가와 기타 관련 과학적인 전문가를 활용하며 보건사회부는 보건사업 연구 및 개발기관으로 KHDI를 더욱 활성화시키며 전국적인 보건사업의 계획과 의료전달체계를 종합 활용하는 조정기구가 반드시 필요한데, 예를 들어 보건정책 협의회와 같은 기구가 관련 부처간의 조정위원회로 더욱 활성화될 필요가 있다. 이러한 경우에 하부 행정 수준의 운영위원회를 구성할 필요가 있다.

(6)결론 및 제언

마을건강사업의 성과를 종합하면 마을건강사업 실시결과 보건의료서비스 접근성이 높아졌으며 중간층 보건인력인 보건진료원의 서비스 만족도, 치료 서비스 적절성, 보건소 및 보건진료소에 비하여 낮은 비용으로 보건진료원을 이용할 수 있어서 경비절약형 보건사업의 재현성이 높게 나타났다.

한국정부, AID, 보건기획단의 평가 결과로 마을건강사업에서 추진한 5개 특성(시범사업의 5개 혁신방안) 중 중간층 보건요원에 해당하는 보건진료원은 마을 건강사업체계의 하부구조를 구성하고, 보건진료보조원과 함께 팀이 되어 예방과 치료의 통합 서비스 생산 및 공급, 주민의 서비스 이용 및 만족 등으로 표현되는 보건서비스 접근성을 제고할 새로운 요원으로 육성·활용할 가치가 있음이 증명되었다.

따라서 1단계로 주민의 60%에 해당되는 경미한 질환자는 보건진료원을 배치하여 해결하고 군보건소 의사에 의하여 25% 정도의 중증환자의 치료를 맡기고 종합병원 전문의에 의하여 15% 정도의 중증 및 특수 환자 치료를 맡기는 것으로 추계되었다. 보건진료원은 1981년부터 1984년까지 4개년에 1,996명을 교육하여 배치한다.

농어촌 의료 이용의 확대를 위한 재원조달기구로써 의료보험을 1981년에 3개 시범사업에 적용, 1982년에 동 지역을 6개군을 추가하여 9개군으로 확대하고 1984~1991년에 전 농촌 지역으로 확대하는 것으로 건의한다.

간호사 면허 소지자이면서 추가교육을 받은 후 지정된 지역에서 1차 진료를 하게 되는 보건진료원은 기존 의료법으로는 법적 보호를 받을 수 없고 공중보건의사를 안정적으로 공급하기 위하여 특별법의 마련이 필요하였다. 따라서 "농어촌 보건의료를 위한 특별 조치법"(이하 "농특법")이 1980년 12월 30일자로 국가보위비상대책위원회(이하 "국보위")에서 통과되었다. 실제로 신군부는 1980년 5월 국가보위비상대책위원회(국보위)를 설치하여 운영하였으며 농어촌 보건의료 문제 해결을 위하여 시범사업지역에 국한되어 배치되었던 보건진료원이 전국적으로 배치될 수 있도록 하였다. 국보위라는 정치적 상황이 보건진료원제도 탄생에 큰 영향을 끼쳤다고 할 수 있다.

8)연구 활동 회고

KHDI가 1976년 4월 19일에 개원을 했고 시범지역 선정을 위한 기초조사 설계, 조사실시, 결과분석, 시범사업내용 중 혁신과제 중의 하나인 보건진료원 개발을 위하여 1977년 3월부터 연구원에서 근무하게 되었다. 그러나 K-4001 사업의 최종 평가에 참여하고 있었으므로 K-4001 사업이 종료되는 시점까지 몇 개월을 연구원과 보건사회부의 업무를 이중으로 수행하였다. 특히 K-4001사업 평가를 위한 O.R.Study(Operations Research Study)는 우리나라에서 처음으로 시도하는 평가기법이라서 많은 것을 배울 수 있었다.

KHDI의 초대원장이신 박형종 전 서울대보건대학원 원장님과 권이혁 KHDI 이사장님은 우리 직원들이 일하는데 어려움이 있을 경우 지도교수처럼 지도하시고 세심하게 격려해 주신 것이 필자에게는 큰 도움이 되었다.

필자로서는 처음으로 경험하는 연구원인 큰 기관에서 근무하는 것이므로 사회 초년생이나 다름없었다. 의학, 보건학, 통계학 등을 전공한 전문 인력 가운데 간호학을 전공한 유일의 연구원으로서 맡은 일을 차질 없이 수행하기 위하여 최선을 다하였다. 특히 저렴양질의 마을건강사업에서 핵심적인 역할을 수행하는 보건진료원을 개발하기 위한 1년 과정의 교육과정을 위하여 AID에서 파견된 자문위원들의 역할이 컸다. 이미 하와이에서 활용하고 있는 MEDEX(Medical Extender)와 Medical Assistance의 업무기술서는 의사결정을 쉽게 하기 위한 Flow-Chart로 개발되어 있었고, Protocol이라는 용어로 업무의 단계별로 세부 활동이 기술되어 있었으며 훈련과정도 능력 본위훈련(Competency based Training) 개념을 적용하여 꼭 배워야 할 직무위주(Must to learn) 교육이 개발되었다.

그러나 Medex나 Medical Assistance보다 우리나라의 보건진료원은 미국의 가족건강간호사(Family Nurse Practitioner=FNP)의 역할을 수행하여야 하므로 미국의 West Virginia주의 Virginia 주립대학에서 한 달간 머물면서 보건진료원 교과과정 개발 워크숍을 간호대학 교수이면서 워크숍 코디네이터(Coordinator)인 Ms. Margie Keller의 지원을 받으면서 1년 과정의 교과과정을 개발하였다. 그 곳의 가족건강간호사들이 가정방문을 가서 상담하고, 처치하고, 가족교육을 시키면서 1회용 의료물품, 차량 사용 등이 너무 풍족하여 부러웠던 기억이 새롭다. 특히 가정방문을 하고 있는 가족건강 간호사와 환자 및 가족간의 의사소통이 자연스럽고 라포(Rapport)형성이 잘 되어 있는 것을 경험하면서 참으로 놀라웠다. 지금은 고인이 되셨지만 이성우 원장님은 그 당시 KHDI의 사업부장으로 계시면서도 보건진료원 이론교육 중 진료부문의 강의와 교재개발을 위하여 동문의사들을 설득하고 참여하게 하는 등 많은 일을 하셨다.

KHDI 시범사업이 개발되고 시행될 시기에는 보건사회부, 의학계, 보건계, 지방정부(도청·군청 등) 등의 관련 인사들이 마치 자기사업을 개발하는 것처럼 높은 사명감과 열정으로 참여하였다. KHDI 시범사업을 마무리하면서 농특법을 국보위에서 통과시키기 위하여 보건사회부에서 파견되었던 그 당시의 임홍달 과장님(그 후 국장을 역임하시고 한국보건사회연구원 부원장 역임)과 신언항 사무관님(그 후 보건복지부차관을 지내시고 현재 한국실명예방재단 이사장으로 활동 중이심)의 노고가 크셨다.

다음은 필자의 연구관련 목록이다.

(1)조사사업

가)보건의료수요 및 시스템 개발 조사연구

① 농촌지역 보건위생 정보원과 그 숙지도에 관한 연구, 1979
② 도시 저소득층의 의료시혜를 위한 보건의료체계 모형, 1977
③ 심신장애자 실태 조사 보고서, 1980
④ 의료기관 이용조사 결과보고, 1978
⑤ 의료보호사업 평가, 1977
⑥ 의료전달체계 조사연구 보고서, 1979
⑦ 한국과 일본의 의료보험 현황 비교, 1977

⑧ 농촌지역 주민 보건의식 및 행태 조사 연구, 1980
⑨ 인력시설측면에서 본 우리나라의 보건·의료기관과 부족병상 추정에 관한 연구, 1979
⑩ 공업단지 및 의료취약지구 병원건립 타당성 조사, 1979
⑪ 한국의 보건시범사업, 1977
⑫ Feasibility Study on Hospital Construction for the Industrial Complex(1) - Banwol area, Guro area, Yeoju area, 1979
⑬ Interim Report For Hospital Construction Feasibility Study - Overview and Analysis of The Health Care System Within Korea

나)한국보건개발연구원 시범사업 관련 조사

① 군위·옥구·홍천지역의 영아사망에 관한 조사 연구, 1981
② 농촌지역 의료전달을 위한 지역사회 조직개발 전략에 관한 연구 - 홍천군 대동회를 중심으로, 1979
③ 마을건강사업 분기별 평가(1/4분기조사) - 시험조사 결과보고, 1978
④ 마을건강사업 분기별 평가조사 - 1차 조사 중 진료실적 보고, 1978
⑤ 마을건강사업요원 업무수행평가자료, 1979
⑥ 면단위 공의 및 개업의사 실태조사, 1979
⑦ 시범사업 보건사업 기초조사 - 조사지침서, 1976
⑧ 시범사업 후보지역 현지 확인조사 결과 보고, 1976
⑨ 알마아타 선언 및 세계보건기구 권장사항, 1978
⑩ 옥구 제2종 의료보험조합 운영실태 보고서, 1980
⑪ 옥구지역 보건진료원 및 보건진료보조원의 업무활동분석 보고, 1980
⑫ 일부 농촌주민의 의료보험(제2종) 수용태세에 관한 조사보고 - 옥구군 주민을 중심으로, 1978
⑬ 재정기구 설치를 통한 옥구군민의 보건·의료수요 측정계획(옥구군 의료보험 계획)
⑭ 종합보건 시범사업 인력개발 연찬회 결과 보고서, 1977
⑮ 합동회의자료(전북도청, 옥구군, KHDI) - 옥구군 마을건강사업 현지조사 보고 중심으로, 1978
⑯ 현황 및 시범사업개요 - 보건의료 시범사업 인력개발 연찬회(자료), 1976
⑰ 홍천, 옥구, 군위 등 3개 군 의료보호대상자의 의료이용조사 결과 보고, 1979
⑱ 홍천지역 보건진료원 및 보건진료보조원과 횡성지역 보건요원의 업무활동 분석 보고, 1980
⑲ A summary of Final Internal Evaluation on the KHDI Health Project - Evaluating Changes in Acess to Health Care, 1980
⑳ A Summary Report of the 1976 Baseline Survey for Evaluation of the KHDI Health Demonstration Project, 1978
㉑ Background Papers on Health Demonstration Project - With Special Reference to Primary Health Care, 1978
㉒ Consolidated Quarterly Progress Reports on The Korea Health Demonstration loan Project(Project # 489-22-590-710 AID loan #489-u-092), 1980
㉓ JOINT AID/ROKG Mid-Term Review of the Korea Health Demonstration Project(AID lan No. 489-U-092), 1978
㉔ KHDI 시범사업 평가를 위한 1976년 기초조사 보고, 1978
㉕ KHDI Report 1976 - 1977 Korea Health Development Institute, 1979
㉖ KHDI Report 1978 - 1979, 1979

㉗ Overview and Evaluation of Health Project, 1980
㉘ Pattern of Utilization of Health care by the Korean Urban Poor, 1980

(2)세미나 실시(연찬회)

① 농촌 보건수요와 그 대책 - 춘성군 지역사회 보건사업 평가(지역사회 보건연찬회 발표자료), 1977
② 농촌 보건수요와 그 대책 세미나 결과보고 : 춘성군 지역사회 보건시범사업 평가를 중심으로, 1977
③ 보건의료전달체계개발 및 평가방법 연찬회, 1976
④ 보건의료전달체계개발 및 평가방법 연찬회 보고, 1977
⑤ 보건의료전달체계개발 세미나 보고, 1977
⑥ 보건의료조직 - 강화지역사회 보건시범사업 사례 보고서-(지역사회 보건연찬회 발표자료), 1976
⑦ 보건정보관리체계 워크숍 결과보고서, 1981.6.11~6.13
⑧ 새마을운동과 주민복지연찬회 결과보고 - 새마을운동을 통한 일차보건의료사업 추진방안 개발, 1979
⑨ 일차 보건의료요원의 훈련 및 업무수행평가연찬회 결과보고 : 1979.8.29~9.1
⑩ 일차보건의료에 관한 세미나 결과보고 : 새마을운동을 통한 지역사회 보건의료의 통합된 접근방법의 개발, 1977
⑪ 일차보건의료와 간호 조산업무에 관한 연찬회 결과 보고, 1979
⑫ 제1차 보건의료서비스 조사·연구 연찬회 결과 보고, 1980
⑬ 제1차 보건의료서비스 조사·연구 연찬회 보고서, 1980
⑭ 종합보건의료 시범사업 인력개발 연찬회 결과보고서, 1976
⑮ 지역사회 보건연찬회 결과보고서, 1980
⑯ 한국의 보건시범사업, 1977
⑰ Reference Materials For H S R. Workshop, 1980
⑱ Report of Workshop on Evaluation of New Health Workers in Primary Health Care, 1979
⑲ Report on The Results of The Seminar on The Saemaul Movement and Promotion of The
⑳ Primary Health Care Program, 1979

(3)인력개발에 관한 교재개발 및 조사

① 간호원·간호보조원의 1차 건강관리활동과 보충교육을 위한 교과과정 개발에 관한 연구, 1977
② 군위지역 보건진료원 및 보건진료보조원의 업무활동분석 보고 - A Time and Motion Study of Community Health Practitioners and Community Health Aides in Gunee Area, 1980
③ 다목적요원(보건요원) 활동지침의 개발연구, 1979
④ 마을건강사업 - 보건요원 교재
⑤ 마을건강사업 - 보건진료 보조원 교재 1-2
⑥ 마을건강사업 - 보건진료원 교재 1-9
⑦ 마을건강사업 - 분기별 평가조사 보고, 1980
⑧ 마을건강사업(새마을 부녀회) 건강교본, 1980
⑨ 마을건강사업 활동지침 : 보건진료 보조원, 1980
⑩ 마을건강사업요원 업무수행사례, 1979

⑪ 마을건강원 교본
⑫ 보건의료 시범사업 - 마을건강사업을 중심으로, 1979
⑬ 보건진료원 현지 활동사례 - 일차보건의료사업을 중심으로, 1979
⑭ 보건진료원 관리요원 연수과정 결과보고, 1981
⑮ 영유아 성장기록카드 사용 지침서(보건요원용)

5. 한국보건사회연구원(1981~1994년)

1)보건진료원 교육과정 개발과 훈련 실시

한국보건개발연구원은(KHDI) 1980년 12월 31일로 시범사업을 종료하면서 마을건강사업의 혁신내용 중 보건진료원 교육과 농어촌지역 배치를 제도화하는 것을 국가에 건의하였고 건의가 받아들여졌다. 이에 보건진료원이 일차 수준의 진료를 할 수 있도록 "농어촌 보건의료를 위한 특별 조치법(농특법)"이 국가보위대책위원회(이하 국보위)에서 1980년 12월 말로 통과되었다. 새로 제정된 농특법은 면단위 보건지소에 공중보건의사를 안정적으로 배치하고 기능을 확실하게 명시하였다.

리단위의 보건진료소에 보건진료원을 배치할 수 있는 근거를 마련하였고 보건진료원의 배치기준, 업무, 지역주민의 참여를 높이는 보건진료소 운영협의회 설치 등에 대하여 명시하였다. 이에 본 글에서는 보건진료원 교육과 제도정착을 위해서 수행된 연구 활동으로 나누어 기술하고자 한다.

(1)보건진료원 교육과정 개발과 훈련 실시

가)보건진료원 교육예정인원

농어촌 의료취약 지역에 설치될 보건진료소를 연차적으로 양성 배치한다는 계획을 보건사회부는 다음과 같이 수립하였다. 따라서 보건진료소에 한 명씩 보건진료원을 배치할 예정이므로 교육예정 인원이 1,996명이었다.

<표 4> 연도별 보건진료원 배치 시설수

연도	시설수	연도	시설수
1981	496	1982	500
1983	500	1984	500

나)교육과정 개발과 교육관리자 교육(Trainers Training)

시범사업에 배치된 보건진료원 교육은 1년 과정이었으나 전국에 배치할 보건진료원 교육은 24주(이론교육 8주, 임상실습 12주, 현지실습 4주)로 단축되어 시행하는 것으로 정부방침이 결정되었으므로 24주 교육을 위한 교과과정 개발이 다음과 같은 과정을 거쳤다.

전국에 배치된 보건진료원은 4월부터 실시되었으므로 보건진료원을 교육할 보건진료원 관리요원 연수과정을 실시하였다. 연수과정을 효과적으로 실시 및 운영하기 위하여 7명의 추진위원회를 구성하였으며 세계보건기구 서태평양지역 자문관의 자문을 거쳐 3주간의 교육과정개발, 교육방법, 참가자 선정, 강사 및 그룹 토의자를 선정하였다. 또한 패널토의자, 좌장 및 그룹토의자는 주제별로 그 분야의 오랜 실무 경험인사와 전문가로 하였다.

연수과정은 가족계획연구원에서 1981.2.12~3.4까지 3주간 분과토의, 패널토의, 전체토의 및 강의로 진행되었으며 참관자를 포함한 참석자는 총 34명이었다. 참가자는 30명, 참관자는 4명으로 총 34명이었다. 즉, 참가자는 서울의 2개 교육기관 및 각 도단위의 6개 교육기관에서 각 2명(의과대학 및 간호교육기관 교수요원 각 1명), 각 도청 및 행정기관의 감독간호원 및 관계관 각 1명과 당원연구원 및 기타 연구기관에서 5명이었다.

연수과정 진행방법은 분과토의에 역점을 두었으며 전체토의, 패널토의 및 강의로 구성되었다. 연수과정 내용은 크게 4가지 영역으로 구분하여 실시되었는데 일차보건의료개념 및 운영방법, 보건진료원 역할 및 직무 분석, 보건진료원 능력 분위훈련 교육과정 개발과 훈련운영에 관한 행정처리 내용이었다. 3주간의 연수과정 중 3일은 일차보건의료개념 및 운영방법 개발전략에 관한 주제를 다루었으며 방법은 패널토의, 분과토의 및 전체토의로 구성되었다. 효과적인 커뮤니케이션 원리 및 체계망과 감수성 훈련방법을 위하여 1일이 배정되었으며 방법은 강의 및 토의로 이루어졌다.

보건진료원 직무 분석은 지역사회 내에서의 포괄적인 일차보건의료 제공에 역점을 두어 설정하여야 하므로 3일간의 집중적인 분과토의를 하였으며, 하루 1~2시간씩 중간토의를 거쳐서 작업방향의 재검토를 하였다. 이때의 좌장을 참가자 중에서 선정하여 진행하였다.

보건진료원 훈련은 기본적인 전문교육을 이수하고 현직 교육의 형태로서 새롭고 확대된 역할을 수행하는 데 필요한 지식 및 기술의 보강이 필요하므로 이에 알맞은 훈련방법의 선택이 무엇보다도 시급하였다. 따라서 단기간의 전문직 요원의 훈련효과를 높이기 위하여 competency based training method를 적용하였다.

보건진료원을 위하여 분석된 직무에 근거하여 능력본위 접근방법을 통한 교육과정의 개발을 위하여 7일간 소요되었다. 7일간의 분임연구를 촉진코자 능력본위 훈련방법에 대하여 3시간 특강이 있었으며 매일 2시간씩 중간 전체회의를 거쳐 재검토를 하였다.

보건진료원 직무 분석과 교육과정개발을 위한 분임 연구에서는 Resource person의 계속적인 자문과 여러 종류의 guideline을 준비하여 배포하였다.

보건진료원의 현지 활동 파악 및 훈련운영에 필요한 자료 수집차 2일간 시범사업지 견학을 실시하였다. 연수과정의 운영에 관한 총 평가를 위하여 연수과정기간, 강사선정, 운영방법 및 효과 측정을 위하여 반응조사를 실시하였다. 참가자의 학습목적 달성의 유무를 파악하기 위하여 간단한 퀴즈테스트, 개별보고서 작성 및 그룹보고서를 주제가 끝날 때마다 제출토록 하였다. 퀴즈테스트 결과는 참가자 대표로 하여금 그룹에게 feed back시키도록 하였으며 매 주제별로 80% 이상의 참가자의 학습 성취도를 유지하도록 하였다.

연수과정의 목적 도달을 위하여 특히 보건진료원 직무 분석과 교육과정 개발을 위하여 3개 분과로 나누어 분과토의가 다음과 같이 진행되었다.

분과	토의내용
제1분과	모자보건, 가족계획 및 영양개선을 위한 직무 분석 및 교육과정 개발
제2분과	진료부문을 위한 직무 분석 및 교육과정 개발
제3분과	지역사회조직행정 기타 보건사업영역

좌장에 의하여 분과토의 결과가 전체회의에서 발표되었으며 모든 참석자의 열띤 토의를 거쳐 보건진료원 직무와 교육과정이 설정되었다. 이어서 전체회의에서 동의 채택된 건의사항은 관계부처에 반영하고 후속조치를 취하도록 하였다.

다)교육실시를 위한 직무 분석과 교육과정

(가)직무 분석에 관한 내용

① 보건진료원을 위한 직무 분석(Job description)은 지역사회 주민의 need를 근거로 하여 지역

사회 특성에 따라 작성되어야 한다.

② 진료분야에 해당하는 업무내용 중 대통령령이 정하는 "경미한 치료"의 범위의 설정이 필요하다.

③ 보건진료원이 취급할 수 있는 질환에는 제한이 있는데 어느 한계까지 취급해야 할 것인가? 즉 진료분야의 업무 한계와 제약점에 대한 연구가 이루어져야 한다.

④ 보건진료원의 현지활동 중 진료활동은 조기 발견하여 의뢰하는 것이 중요하다고 보는데 만일 치료를 적용해야 할 경우에 있어서는 증상위주의 치료인 증상별 접근방법의 제시가 필요하다.

⑤ 1차진료(primary medical care)라는 용어보다는 기초진료(basic medical care)의 용어가 보건진료원에게는 타당하다.

⑥ 보건진료원을 위한 새로운 형태의 protocol 개발 및 standing order 작성 필요성이 강조되다.

⑦ 진단행위에 대한 문제 발생을 적게 하기 위하여 문제 중심 기록(problem oriented charting)과 더불어 이에 따른 처치가 바람직할 것이라는 의견이 제의되다.

(나)교과과정 개발에 관한 내용

제1분과 : 모자보건, 가족계획 및 영양관리부문

① 모자보건서비스에 대하여는 이미 기존 간호교육과정에서 소상하게 배웠으므로 보건진료원 교육과정에서는 꼭 필요한 내용과 시간배분의 적절성을 강구하는 것이 바람직하다.

② 교과과정 개발에 있어서 특히 학습목적은 행동용어를 사용하여야 한다. 예를 들어 "교육한다"를 "설명한다" 혹은 "시범한다"로 표현하여야 한다.

③ 모자보건 및 영양에 대하여 이미 잘 알고 있는 내용들이므로 별 어려움은 없으나 지식, 기술, 태도의 내용이 학습활동 중에 전혀 반영이 안 되어 있어 좀 더 구체적으로 기입하되 특히 태도변화를 보기 위해서는 서로 주고받는 내용을 관찰할 수 있는 기회를 만드는 것도 바람직하다.

④ 학습활동에 있어 "실습"이라는 표현을 역할극(role play)혹은 옆에 있는 사람들과의 대화 등으로 수정하여 표현함이 바람직하다.

⑤ 그룹보고서 제출을 미리 작성된 기준표에 준한 보고서 작성으로 변경, check list를 준비하는 것이 바람직하다.

⑥ 평가기준은 만족성(satisfactory line)으로서 minimal passing level을 결정하므로 절대평가 방법이 요청된다.

⑦ 교과과정 계획시 목적, 지식, 기술, 태도, 학습활동, 기대되는 결과, 평가기준 등의 설정은 보건진료원이 활동할 근무시설이나 장소, 사용기구 및 물품 등을 고려함이 요구된다.

⑧ 학습경험에다 "실습 후 토의" 등을 삽입하여 학습내용의 feed-back의 기회를 마련한다.

⑨ 직접분만인 경우 20건을 경험하도록 하며 자격증 부여방안이 검토되어야 한다.

제 2분과 : 진료부문

① 기초진료를 위한 기준범위(standard)를 설정하여 현실적으로 야기될 수 있는 문제를 해결하도록 하는 방안이 필요하다.

② 내과의 경우 단순증상보다는 한 가지 이상의 증상을 가진 환자가 많아 보건진료원이 진료할 수 있는 질환은 제한되어 있는데 이에 대한 해결방안이 필요하다. 복합증세의 경우 처치와 여러 가지 증상을 가진 경미한 환자의 취급이 고려되어야 한다.

③ 보건진료원이 사용할 수 있는 항생제 약품 중 테트라싸이크린을 사용토록 하는 것도 바람직하다.

④ 중한 환자를 취급할 때에는 일단 의사에게 진료를 의뢰한 후 귀환된 환자에 대한 추구관리는 standing order에 따라 실시함이 바람직하다.

⑤ 진료범위의 설정에 대한 연구가 구체적으로 이루어져야겠다.

제 3분과 : 지역사회접근, 행정 및 기타 보건사업부문

① 각 과별로 지식, 태도, 기술의 범위 일치 필요. intellectual lever에서는 동사를 활용하여 사용한다.

② 직무분석과 교과과정을 비교해 보면 서로 분리된 실정으로 서로 상관성 있게 작성할 필요가 있다.

③ 지역사회보건에 해당되는 내용은 모두 포함되었으며 subobjectives를 구체적으로 기술할 필요가 있다.

라)보건진료원 훈련 실시

보건진료원 훈련은 1981년부터 전국 8개 기관에서 실시해 오다가 1987~1993년에는 3개 기관으로 축소되었고, 그 후 연세대 간호대학에서만이 매년 필요인력을 훈련해 오다가 1999~2001년 공백기간을 거쳐 2002년부터 신규훈련을 다시 시작하였다. 전국에 배치할 보건진료원 훈련기관을 지정하였는데 경기도, 강원도, 제주도를 묶어서 서울대학교 보건대학원이, 충청북도 지역은 연세대학교 간호대학이, 충남지역부터 나머지 지역은 각 도에서 교육기관을 1개씩 지정하여 다음과 같이 실시되었다.

〈표 5〉 교육기관별 연도별 훈련생수

교육기관 \ 연도	1981	1982	1983	1984	1985	1986	1987	1988	1989	1990	1991	1992	1993	1994	계
서울대 보건대학원	64	67	61	35	44	38	-	-	-	-	-	-	-	-	309
연세대 간호대학	36	36	54	81	63	55	55	44	39	49	48	45	25	22	630
충남대 의과대학	23	21	23	20	26	66	-	-	-	-	-	-	-	-	179
전북대 의과대학	58	59	42	26	48	61	-	-	-	-	-	-	-	-	294
전주예수 간호전문대학	22	-	21	24	52	49	65	55	49	51	52	-	-	-	440
전남대 의과대학	50	47	66	49	65	55	-	-	-	-	-	-	-	-	332
경북대 보건대학원	64	67	66	70	66	45	59	45	37	37	33	44	-	-	663
부산대 의과대학	48	63	58	58	26	46		-	-	-	-	-	-	-	299
계	365	360	391	363	390	415	179	144	125	137	133	89	25	22	3,138

2)보건진료원제도 정착을 위한 연구활동

보건진료원제도의 질적 향상을 위한 활동은 보건진료원 제도를 탄생시키기 위하여 연구 개발한 한국보건사회연구원에 의하여 시행된 연구 활동이며 주요 연구결과와 일차적으로 수행된 연구제목을 나열하면 다음과 같다.

① 1985년 12월에 보건의료 환경의 변화로 인하여 보건진료원의 진료서비스에 대한 의료계의 반발을 해결하기 위하여 "보건진료원의 일차 진료기술 및 직무평가"를 실시하고 보건복지부에 보고하였다(김진순 외, 1985).

1981년과 1983년에 배치된 보건진료원 중 무작위 표본추출방법으로 2%에 해당되는 12명을 선정하여 1985년 7월 21일~9월 11일에 조사하였다. 조사팀은 내과 및 가정의학 3년차인 전공의사 10명과 간호학 교수 6명으로 구성하였고 각 보건진료소를 2일간 방문하여 보건진료원이 제공하는 진료업무에 대하여 전공의사가 직접관찰을 통하여 진료업무 수행과정의 기술 수준을 평가하고 간호학교수는 활동전반 및 보건진료소 운영에 관한 관찰과 보건진료원의 면접을 통하여 평가하였다. 2일간 보건진료소를 이용한 환자 중 관찰되어진 269명의 환자를 치료하는 과정을 분석한 결과 신체검사비율은 주 중심과 관련하여 70% 이상 충분하게 수행되었다. 환자교육과 상담실시율은 83.3%로 높았으며 교육내용의 충분도는 90%이었다. 투약 및 처치선택의 타당성은 90% 이상이었다. 보건진료소의 의약품은 제한되어 있으므로 과잉진료는 없으나 보건진료소를 이용하는 환자 중에는 만성질환자, 피부질환자가 많고 응급환자 의뢰 시 의뢰체계가 확립되지 못하여 의뢰체계 확립이 절실하였다. 보건진료원의 일차진료의 질평가 결과 우수하였다.

② 1987년 12월에 보건진료소를 지역의료보험요양기관으로 지정하기 위한 타당성 연구를 시행하고 보건복지부에 보고했으며 "보건진료소 운영분석 연구"를 통하여 보건진료소가 의료보험기관으로 지정되었다(김진순 외, 1987).

1988년 7월 1일부터 지역의 의료보험 요양기관 지정을 위한 타당성을 제시하기 위하여 실시된 연구로서 1987년도에 1981년~1983년에 설치된 보건진료소 1,046개의 6%에 해당되는 60개소를 지역특성과 관할인구규모를 추출기준으로 하였다. 1987년 5월 14일~5월 30일까지 17일간 조사원 20명이 현지조사를 실시하였다. 지역주민대표와의 간담회에서 전원이 지역의료보험기관으로 지정되기를 찬성하였고 보건진료소의 현 이용자중 의료보호환자의 이용건수가 높고(42.7%), 노령인구증가에 따른 의료보호대상자가 증가 될 것이므로 1차 진료는 지역사회 내에서 관리되어야 하기 때문이다. 보건진료소는 면 인구의 27.0~40.9%에 해당되는 주민의 건강관리를 책임지는 주요 보건의료 하부조직이므로 보건소와 보건지소에 적용되는 것과 같이 의료보험요양기관으로 지정되어야 한다.

지역의료보험기관으로 지정하지 않고 보건진료소의 현행진료수가(초진 600원, 재진 500원)가 그대로 유지될 경우 보건진료소 1개당 240,798원이 부족하며 2,000개소를 운영할 경우 국고지원이 총 481,596,000원이 필요로 된다고 제안했다. 현재 지역의료보험 시범지역의 보건진료소가 주민으로부터 300원을 본인부담금으로 받을 경우는 2,000개소를 운영할 경우 2,774,196,000원의 지원이 필요하다. 따라서 지역의료보험지정기관으로 지정되는 것이 주민의 건강 향상과 보건진료소의 기능 활성화에 필요하다고 제안되었다.

③ 1988년 12월에 보건진료원제도운영 타당성을 증명하기 위한 연구 및 보건복지부 보고했으며 농어촌 벽지 보건진료원 투입요인의 순 효과 분석결과 일차진료의 효과가 컸음이 확인되었다(송건용 외, 1988).

1981년과 1987년에 배치된 보건진료소를 두 그룹으로 나누어 25일간 가구면접조사를 실시하였다. 대조지역과 사업지역을 각 연도별로 표본추출한 결과 1987년에 사업지역에서 1,435가구, 대조지역에서 1,432가구, 1981년도에 사업지역에서 1,605가구, 대조지역에서 1,590가구였다. 모성보건서비스의 향상효과는 없었으며 접종률의 순 증가효과는 2.3%였다. 가족계획사업에서 영구피임법 사용자의 비율증가와 인공유산경험률의 감소 등과 같은 피임의 질적 측면의 개선에 투입효과가 있었다.

1981~1987년도 기간에 CHP 배치지역에서의 총 증가에 대한 병·의원 또는 보건(지)소 비용 경험률의 감소율 또는 CHP에 의한 대차비율은 병·의원 이용에서 25%, 보건(지)소 이용에서 21%, 약국 이용에서 48%였다. 결론적으로 CHP는 모성모건, 영유아보건, 가족계획 등의 향상에 준 CHP 투입요인의 총 증가효과는 없거나 있어도 유의한 수준이었다.

④ 1991년 12월에 보건진료원제도 운영 개선을 위한 연구 및 보건복지부 보고 "보건진료원 제도 운영 개선 연구"를 실시하였고 보건진료원제도의 계속적인 지원이 제안되었다(김진순 외, 1991).

⑤ 1993년에 "우리나라보건진료원 제도의 경제성 분석" 연구를 통하여 보건진료원 활용의 효율성이 확인되었다(이경호 외, 1993).

1990년 1년간 보건진료소 운영에 소요된 비용으로 조사대상 보건진료소 903개의 총 비용과 보건진료원들이 산출한 총 편익을 시장가치로 환산하여 비용편익비는 1.86으로 최종 집계되었다. 비용편익분석비의 분포를 보면 1.0 이상이 전체의 80%, 1.0 이하 즉 비용이 편익보다 많은 보건진료소가 20% 차지하고 있으며 2.5 이상의 높은 생산성을 보인 보건진료소도 30%로 나타났다. 공익성이 거의 100%인 보건진료원제도가 경제적인 측면에서도 타당성이 있음이 증명되었다. 이는 그동안 정부에서 농어촌주민들의 의료문제를 해결하기 위해 각종 보건시책을 실시해왔지만 보건진료원 제도의 경우에는 국가의 정책적 가치와 경제적 타당성을 함께 지니고 있다는 점에서 큰 의미가 있다.

⑥ 1998년에 지역단위 공공보건 의료 기관기능 개편연구 및 보건복지부 보고되었고 연구결과 지역 특성별 보건진료원의 역할 및 기능의 조정이 제안되었다(장원기, 김진순 외, 1998).

⑦ 2002년에 보건진료소기능 및 재무·회계제도 개선방안연구 및 보건복지부 보고되었다(오영호, 김진순 외, 2002).

3)농촌지역 한방보건의료 시범사업(1990~1992년)

1990년대를 맞이하여 농촌지역 주민의 의료이용도 접근성을 높이기 위하여 공중보건의사 및 치과의사를 군보건소 및 보건지소 배치하였으며 취약지역에 위치한 군보건소의 병원화, 민간 병·의원의 설립지원 등 다각적인 정책이 정부에 의하여 수립, 실시되었다. 그럼에도 불구하고 공공보건기관에 공중보건 한의사는 배치되지 않아서 한방의료서비스는 제공되지 못하고 있기 때문에 주민의 의료이용 및 공급측면에서 타 현대의료 공급에 비하여 균형적이지 못한 실정이었다. 이에 보건사회부 내 의료정책 심의회의 한방분과위원회는 지역주민의 한방의료 요구 충족을 위하여 한의사 배치에 따른 행정적, 제도적 뒷받침 등 정책 개발을 위하여 보건기관에서 한방 진료시범사업을 실기 할 것을 건의하였다. 이에 보건사회부는 한국보건사회연구원으로 하여금 한방보건의료시범 사업을 시행하여 타당성을 검토하게 하였다.

(1)시범지역 선정 기준

① 농촌형, 도시소재형, 보건의료원형으로 지역 특성 고려
② 도청, 군청 및 군보건소의 한방 보건 관심도
③ 보건소 내 한방 진료실 설치를 위한 전용면적 확보 가능성
④ 군지역내 한방의료 기관을 포함한 의료기관의 분포상태
⑤ 보건소장의 자격으로 의무직 및 보건직이 각각 참여, 관할 인구수, 진료실적이 동시에 고려

<표 6> 시범지역 선정

시범지역		대조지역
경상북도 양양군	농촌형 보건소	봉화군
강원도 춘성군	도시소재형 보건소	횡성군
전라북도 순창군	보건의료원형 보건소	임실군

(2)시범사업기간

사업기간은 2년(1990. 3~1992. 2)이다.

(3)자문 및 지원 조직으로 중앙 및 군단위에 운영위원회 설치

(4)사업 운영 조직

〈그림 4〉 사업운영조직

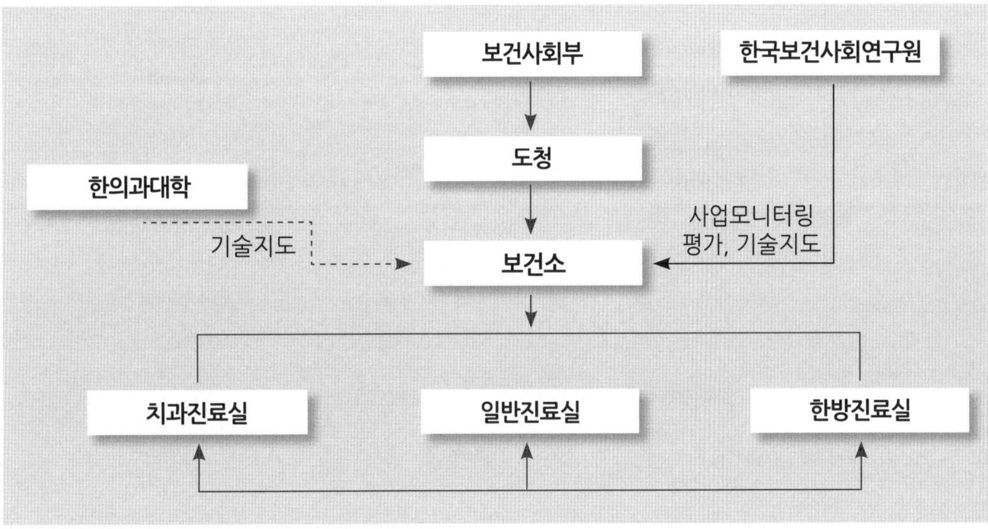

〈표 7〉 조직 및 기능

조 직		기 능
직접 관련 조직	보건사회부	주요정책결정, 예상 및 행정지원
	한국보건사회연구원	사업계획, 운영 전 과정에 대한 기술지도 사업모니터링, 평가
	도청	행정지원
	군보건소	사업운영 및 관리, 사업운영에 따른 일부 지방예산 확보
자문 및 지원 조직	운영위원회	
	중앙운영위원회	시범사업관련 주요정책 심의 : 사업계획, 평가 및 사업결과 전국 확대 여부 심의
	군운영위원회	사업실시 및 운영에 관련되는 사항 심의 및 운영관련 문제점 건의
	한의과대학	사업지역에 배치된 한의사의 기술적 자문을 위하여 지도의사 파견 강원도 춘성군 : 경희대 한의과대학 경상북도 영양군 : 대구 한의과대학 전라북도 순창군 : 원광대 한의과대학

(5)인력

한방진료침의 인력구성은 보건소장의 관할하에 관리되면서 타진료실과 긴밀한 침활동을 전개한다.

한의사 1인
간호사 1인
- 사업개시시 기본인력으로 배치

간호조무사 1인
- 사업실시 6개월 이후 업무량 과중으로 추가 배치

(6)평가틀 및 지표

Inputs		Process		Outputs		Effects
Technology Manpower Materials Information Funds	→	Organization Management Training/ Education Contruction Distribution	→	Trained manpower Procedures developed Facilities constructed Policies Administrative change Immediat goods & services provide	→	Diagnoses/ treatment Clients seen Test administered Immediate effects on target population : Knowledge, Attitude, Behavior

Indicators for Monitoring / Evaluation

In put - Process

①한방서비스 범위
②인력개발-선발기준, 선발방법, 임용 및 팀 배치절차
③의료기구, 의약품 및 소모품-선정/공급/관리
④사용양식 - 내용의 적합성, 간결성
⑤보건소의 보건의료팀과 팀활동-횟수/협력정도
⑥기술 및 행정지도-지도자자격, 내용, 횟수
⑦보건소 행정절차-신속성, 집행방법
⑧환자의뢰체계-의뢰서 발급 및 협력정도
⑨운영위원회(중앙, 군)기능-횟수, 위원 참석
⑩훈련프로그램-훈련내용, 기간, 방법, 강사진
⑪주민홍보 및 교육-홍보대상, 방법
⑫한방진료실(16평 이상)-크기, 시설 완료 시기, 활동편리성

Output

①훈련된 인력의 수 및 활동수준
②시범사업 운영관리지침의 실용성
③한방진료실 설치
④기술 및 행동지도절차
⑤팀활동체계
⑥환자의뢰체계
⑦서비스제공수준
- 신환 및 재래환자의 치료분포
- 내용별 치료분포
  투약, 침, 구, 부황, 상담 및 교육
  의뢰자수, 처방전 발급수
- 이용자특성 및 상병별 치료분포
- 보건소 유형별 환자특성, 치료내용, 치료기간 비교

Effect

①시범사업 전·후 주민의료이용량 변화
②56개 기준처방의 환자 치료충족률
③서비스 계속 이용률, 주민의 서비스 만족도
④한방의료 수요 대 실제 이용주민 coverage
⑤지리적, 경제적 이용접근도
⑥전체 의료이용 중 한방의료 이용분포
⑦사업 전·후의 의료비 지출변화 분석

(7)평가방법 및 시기

앞에서 언급된 평가틀에 의한 평가지표의 수집 및 분석을 위한 평가방법과 시기는 다음과 같다

- 평가방법
  - 사업 전·후 사업 및 대조지역의 각종 평가지표 비교분석
  - 투입(Input) - 과정(Process) - 산출(Output) 전 과정의 실적지표
- 평가시기
  - 기초조사(1990년), 중간평가(1991년), 최종평가(1992년) 실시

평가지표		자료원		시기
Input-Process 관련실적평가 (6)의 지표	→	-모니터링 체크리스트 및 각종 회의자료 -진료비명세서 -보건소의 각종 사업실적 및 기록서식 -환자서비스 만족도조사	→	-사업실시 중 계속적인 자료수집(1990-1992) -중간평가 실시(1993.3.-4) -정기적으로 환자서비스 만족도 조사(1990-1992)
Output-Effects 평가 (6)의 지표	→	-진료비명세서 -보건소의 각종 사업실적 및 기록서식 -주민의 한방의료수요 분석을 위한 가구조사 -한방의료제공자 및 이용자의 만족도 조사	→	-사업 및 대조지역의 사업전·후 의료 이용양상 비교분석 (기초조사:1990 최종평가:1992) -최종평가실시(1992) -기존자료의 통합정리(1992)

(8)사업결과

2년간의 사업결과는 한방서비스가 전체 보건소의 이용률을 높였으며 한의사 1인당 하루에 감당하기 어려울 정도로 하루 평균 40~52명을 진료하였다. 치료비 수준과 계속 한방서비스를 이용하려는 주민의 이용의사도 99.3%로 높아서 주민의 한방서비스 수용도는 높았다. 따라서 농촌 보건소에 한의사 배치 필요성이 제안되었다.

4)공중보건의사 교육제도 개선운영팀 설치(1994. 1)

한국보건사회연구원에서 보건진료원 교육, 활동개선 및 제도운영에 따른 연구를 지속적으로 수행하여오던 나에게 새로운 연구업무로서 공중보건의사 교육제도 개선을 위한 연구를 요청하였고 연구원에 처음으로 공중보건의사가 배치되었다. 보건복지부는 약 2,000여명의 보건진료원이 농어촌지역 전역에 배치되어 활동할 수 있도록 모든 노력을 아끼지 않은 한국보건사회연구원의 보건진료원 개발 경험을 살려서 공중보건의사 교육제도의 장기 개선 방향을 수행하기를 기대하였던 것으로 알고 있다.

1993년 5월부터 한국보건사회연구원에 공중보건의사 교육제도 개선팀이 만들어지고 윤석준(현재 고려의대 예방의학 교수), 조성진(현재 가천의과대학 정신의학과 교수), 최성욱, 함태희, 김연수 등 공중보건의사 6명이 배치되었으며 1994년 1월부터 본격적인 활동이 이루어졌다.

교육제도 개선을 위하여 기초 자료수집, 선발, 배치 및 교육, 운영 등 전반에 관하여 필자는 조정자(Coordinator)역할을 충실히 수행하였다.

농어촌지역 보건의료사업에서 제일 중요한 요소는 인력(Manpower)인데 이는 보건의료산업이 타 산업에 비하여 노동집약적 산업이라는 데에 보건의료계는 일치된 견해를 갖고 있다. 따라서 보건의료인력에 대한 교육, 훈련, 평가, 활동 개선, 재교육 등 일련의 인력관리(Manpower Management)는 특히 지역사회를 대상으로 하는 보건사업의 성패를 좌우한다고 할 수 있다. 그 동안 초창기부터 한국보건사회연구원의 원장은 의학, 약학, 보건학계의 덕망 있는 분들이 1990년대 초까지는 맡아 왔으며 보건의료의 특성을 이해하였기 때문에 관련 사업과 연구 활동을 전폭적으로 지원하였다. 그러나 1994년 1월에 부임한 경제학계의 연구실적을 많이 쌓으신 원장은 이러한 점을 이해하기 힘들었고 경제논리로 연구 성과를 평가함으로써 한국보건사회연구원에서의 보건의료인력 교육, 평가 및 활동개선 연구는 1995년부터는 활발하지 못하였다고 판단된다.

1994년 1월부터 1994년 12월 말까지 공중보건의사 교육제도 개선 연구를 실시하였고 "공중보건의사 교육 및 활동개선에 관한 연구"를 1994년 12월 말에 발간하였고 필자는 유한대학교로 이직하였다. 1994년 1월 3일부터 방숙 전 순천향의대 교수님이 자문위원으로 위촉 받아서 공중보건의사제도 개선 연구를 자문해주었다. 공중보건의사들과 함께한 기간은 1년이었으며 1995년 이후에 있었던 공중보건의사 교육 관련 내용은 방숙 전 순천향의대 교수님의 회고 내용이 있는 것으로 알고 있다. 공중보건의사 관련 연구는 그 이후에 한국보건사업진흥원으로 업무가 이관된 것으로 알고 있다.

5)연구활동 회고

1977년부터 1994년까지 18년을 사업 개발과 연구활동을 하면서 초대 박형종 원장님, 유영해 원장님, 박찬무 원장님, 지달현 원장님과 이성우 원장님의 전폭적인 지원과 지역보건사업에 대한 높은 이해 속에서 활발하게 활동할 수 있었음에 감사할 따름이다.

필자의 30대와 40대를 우리나라의 농촌지역 보건의료서비스 개선에 전념할 수 있었음은 큰 행운이었다. 보건소에서 활동하는 간호사 활동 개선, 리단위 보건진료소에서 활동하는 보건진료원의 개발과 정착, 공중보건의사 직무교육 지원 등은 일차보건의료 인력 개발과 관리가 보건사업에서 얼마나 중요한 부분을 차지하는지를 이론에서 배운 지식을 현장에서 체험하는 계기도 되었다. 특히 농어촌 보건소에 공중보건한의사를 배치할 수 있는 기초자료를 제공하기 위하여 3년간 한방 보건시범사업을 수행한 업무는 한방서비스 즉 전통의료를 이해할 수 있는 기회가 되었다.

일차보건의료(Primary Health Care)를 WHO/UNICEF가 선언하면서 주민들이 전통적으로 사용해오고 있는 각종 건강관련 조치들이 효능이 있고, 부작용이 없다면 비용이 저렴하고 주민에게 익숙한 전통의료를 권장한 배경을 이해할 수 있었다. 한방보건시범사업 결과로 농촌지역 보건소에 한의사가 배치될 필요가 있다는 건의사항은 필자가 한국보건사회연구원을 떠난 후 정책화되어 공중보건 한의사 제도가 도입되었다. 일차보건의료는 건강목표를 달성할 수 있는 새로운 접근방법(New Approach)으로서 개인, 가족 및 지역사회가 받아들일 수 있는 비용과 방법이 전제되고 있다. 더욱이 일차보건의료는 각종 보건의료인력(의사, 간호사, 영양사, 위생사, 보건교육사 등 기타 보건인력)의 협동과 비전문인이라 할 수 있는 지역사회 내의 자조인력의 협력으로 건강요구(Health needs)에 기초해서 서비스가 이루어지는 것을 의미한다.

또한 일차보건의료는 치료, 예방, 건강증진, 재활을 포함한 포괄적인 활동을 의미하며 그 중에서 예방활동을 강조한다. 따라서 일차보건의료 접근방법은 1978년 선언 이래 지난 20년간 보건의료인의 관심을 받아오다가 2000년대에는 건강증진(Health Promotion)이 강조되면서 잊혀져가고 있는 현실이 안타깝다. 그러나 일차보건의료 접근방법은 특수 보건의료문제를 해결하기 위한 특별대책이 아니므로 건강목표를 달성하기 위해서는 영원히 활용되어야 하며 보건의료전문가와 지역주민이 상호협력하여 건강문제를 풀어나가야 한다. 또한 보건의료전문인력간의 Team활동이 절실히 요구된다.

다시 한 번 강조하면 일차보건의료가 갖고 있는 철학과 정신은 인류가 존재하고 건강사업이 존재하는 한 예방, 치료, 건강증진, 재활서비스를 제공하는 데 기본적인 접근방법으로 받아들여져야 한다. 일차보건의료는 사업(Service) 이 아니고, 접근방법(Approach)이기 때문에 의료의 불균형을 해소하고 건강을 증진하기 위하여 주민 각자가 노력하여야 하는 당위성을 제공하므로 보건의료서비스 공급자와 소비자 모두에게 상기시켜야 하는 정신이라 생각한다.

[참고문헌]

한국보건개발연구원, 한국의 보건시범사업, -용인군종합보건개발사업 Ⅵ 1~25, 한국보건개발연구원, 1977
한국보건개발연구원, 보건시범사업종합평가보고, 한국보건개발연구원, 1980.12
한국인구보건연구원, 2000년을 향한 1차보건의료의 기본계획수립연구, 한국인구보건연구원, 1986

[연구수행 목록]

홍천지역 보건진료원 및 보건진료보조원의 횡성지역 보건요원의 활동 분석보고업무, 1980
보건진료원 활동평가 조사연구, 보건진료소 및 운영협의회, 1982
2000년을 향한 1차 보건의료의 기본계획 수립연구, 1986
보건진료소 운영분석연구, 1987
의료보험 환자진료비 분석에 관한연구 -국민의료비 증가억제 방안의 일환으로-, 1988
주민의 전통의술 이용도 조사연구, 1988
도시 1차 보건의료사업운영 개선연구, 1989
보건진료원이 배치된 농촌지역의 모자보건 및 가족계획 수혜실태, 1985
농촌지역 한방보건의료시범사업 기초조사보고서, 1990
농촌지역 한방보건의료시범사업 중간평가보고서, 1991
농촌지역 한방보건의료시범사업 최종평가보고서, 1992

보건진료원 제도운영 개선에 관한 연구, 1991
공공보건기관의 만성퇴행성 질환관리 모델 개발연구 -고혈압관리를 중심으로-, 1993
공중보건의사 교육 및 활동개선에 관한연구, 1994

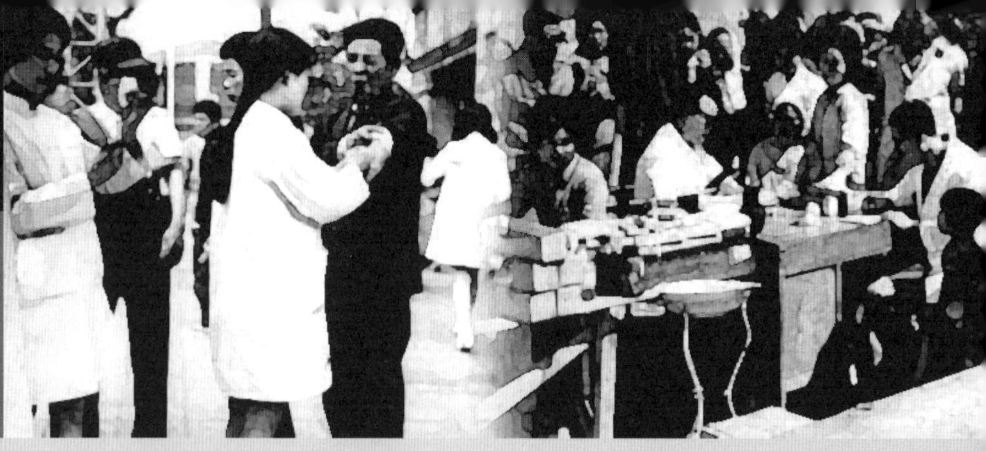

양 지 훈

지역보건을 향한 열정과 여성공직자의 삶

광주산학교육센터장

프로필

1962	청암대학교 간호과 졸업
1963	전라남도립 순천병원
1966	전라남도 보건사회국 보건과
1970	전라남도 국비간호보조원양성소 전임강사
1981. 4. 7	국민보건향상 유공 표창(제351호, 보건사회부장관)
1984. 11. 23	인구증가억제 유공 표창(제61318호, 대통령)
1985	전라남도 보건사회국 보건과 가족보건계장
1992. 3. 26	국가사회발전 유공 표창(제83667호, 대통령)
1995	전라남도 보사환경국 환경지도과장
	전라남도 환경보건국 보건과장
1998. 9	전라남도 복지여성국장
1999. 12. 31	국가사회발전 유공 근정포장(제58115호, 대통령)
2001	초당대학교 사회복지학과 졸업
2001~현재	초당대학교 사회복지학과 겸임교수, 평생교육원장, 광주교육원장, 광주산학교육센터장
2002. 3. 29	대한간호협회 보건간호사회 30주년 공로상(보건간호사회장)
2003	초당대학교 산업대학원 사회복지학과 석사
2003. 5. 30	대한간호협회 80주년 최고 특별 공로상(대한간호협회장)
2003. 6. 30	홍조근정훈장(9222호, 대통령)
2005~2008	대한간호협회 보건간호사회장
2006~현재	인구보건복지협회 광주·전남지회장
2008. 12. 22	제1회 전남도민 문화대상(교육부문, 전남도민일보사장)
2010. 2. 18	간호사업발전에 기여한 공로패(대한간호협회장)
2010. 4~현재	광주광역시 남구건강가정지원센터장
2011. 1~현재	광주광역시 남구다문화가족지원센터장

1. 새로운 희망을 향하여

순천 청암대학 간호과에서 간호학을 전공한 후 1962년에 졸업하고, 지역보건사업에 첫 발을 내딛고 40여 성상을 지방보건복지행정을 관장하여 왔다. 그러던 중 평소 뜻을 두고 있던 학업을 계속하기 위하여 초당대학교 사회복지학을 전공하고, 동 대학에서 사회복지학 석사학위를 취득하였고 현재는 사회복지분야에서 새로운 희망을 꿈꾸고 있다.

이 글을 계기로 필자가 그동안 보건복지업무에 열성을 갖고 추진하였던 일들을 정리하면서 돌이켜 보니 처음 공직을 시작할 때도 필자는 새로운 희망에 부풀어 있었다. 1963년 전라남도립 순천병원에서 공직을 시작하여 3년 여 근무하다가 1966년 보건사회부로 자리를 옮겨 전라남도 보건국 만성병과에서 근무했다.

이후 1969년부터 전라남도에서 운영하는 국비간호보조원양성소 전임강사를 시작으로 가족계획사업과 간호감독관으로 보건소 간호사 직무를 감독하는 업무를 수행하였다. 1985년에 전국 시·도에서 최초로 가족보건계장(사무관)으로 승진 임용되었고, 1995년에 전국 간호직 공무원으로는 처음으로 환경지도과장, 보건과장(서기관)에 승진되었으며, 1998년에는 전국 시·도 간호직 공무원으로서는 최초로 복지여성국장(부이사관)에 임용되어 전국 지역보건사업 전문인력의 멘토가 되었다.

1975년부터 보건간호사의 권익 신장을 위하여 '보건간호사업 발전에 선구자 역할'을 하신 박노례 교수님을 비롯 전라북도 서봉석, 경상북도 구본순, 경상남도 전용자, 충청북도 故 최일분, 전라남도 양지훈 6명으로 구성하여 보건간호사회 활동을 시작하였으며 1999년에 보건간호사회 부회장에 이어 회장으로 역임하면서 보건간호사 지위 향상에 큰 공헌을 하였다.

1980년 12월 30일 농어촌 보건의료를 위한 특별조치법의 공포로, 1981년 보건진료원 직무교육교관으로 전라남도 보건진료원의 교육·임명·배치·지도 및 관리를 담당하여, 1차 보건의료사업 개시에 많은 활동을 하였다. 1982년 가족계획, 결핵, 모자보건사업을 통합하여, 지역분담제를 실시하는 통합보건요원 직무교관으로 활동하여 매년 교육과정 개발과 사업평가지침 개발 등에 기여하였다.

1982년에 전국 시·도 본청과 1983년 시·군 보건소에 가족보건계 신설과 전국 84개 시·군 보건소에 모자보건센터를 신설하여 조산사, 간호사 정원을 증원하는 데 크게 기여하였고, 이를 계기로 1992년도에 모자보건센터가 모자보건계로 승격되어 조산사(간호사)가 계장으로 임용되도록 하는 데 업적을 남겼다.

1983년부터는 WHO 이경식 박사님의 지원과 지도로 1차 보건의료시범사업을 전개하였다. 먼저 전라남도청, 전남의대 예방의학 교수, 전남의대 간호학과 교수, 곡성군보건의료원, 곡성군 죽곡면 동계보건진료소와의 협력체계로 만성병 질환자와 치매, 고혈압환자 관리를 체계적으로 수행하였다. 전라남도 내 보건소장, 담당간호사, 보건진료원 등 보건사업 수행인력에 대한 관리자 및 실무자를 중심으로 워크숍 등 교육을 실시하였으며, 곡성군 관내 보건사업요원과 사업지역의 마을건강원과 주민들을 대상으로 마을별로 방문순회교육을 실시하였다. 수행과정에서 경제수준이 열악하여 먼저 특용작물로 딸기를 재배한 결과 동계딸기가 서울 가락동시장에까지 알려져 동계마을의 수입증대를 가져왔다. 그리하여 전라남도 내 1차 보건의료사업이 전 시·군으로 확대되었으며 경제수준도 함께 향상되어야 한다는 인식이 확산되었다.

보건사업을 수행하는 동안 전라남도청과 전남의대 예방의학 교수, 전남의대 간호학과 교수님들과의 협조체계를 구축하여 매주 주민의 질병관리, 보건의료지원 체계화 등의 간담회를 실시하여 사업개발을 위한 교육, 연구, 훈련 등을 실시하였다. 그 결과 정부보건사업의 모델이 되어 전국으로 확대 실시하게 되었던 계기가 되었다.

1986년 1월 1일, 의사, 약사, 간호사의 단일호봉제가 실시되면서 직급폐지로 인한 근무의욕 상실과 비전문인인 상급관리자의 지도감독에 따른 보건사업의 질적 저하, 승진기회 상실로 간호전문인력의 소외감이 야기되고 간호직 이원화(보건직 또는 간호사)로 동료간의 위화감 조성, 장기근속자 봉급 감소 등의 문제점을 해결하기 위하여 수차례 중앙부처에 건의하는 등 3년간 각고의 노력 끝에 간호직 3급부터 8급까지 직급이 1989년 6월 30일 부활되게 하였다. 여기에 그 기간 동안 정체되었던 승진기간을 합산시키게 하는 또 하나의 노력을 더하여 전화위복의 기회를 마련하는 데 큰 몫을 하기도 하였다.

1988년에 전국 의료취약지역에 있는 16개 보건소가 병원화 사업으로 확충되면서 보건의료원으로 개칭되어 보건의료업무 추진에 가장 핵심부서인 보건사업과장을 간호직으로 임용할 수 있도록 활동하였다.

1990년 전라남도에서 최초로 방문보건 시범사업을 전개한 계기는 WHO 이경식 박사님의 주선으로 1994년에 미국 로스엔젤레스에서 해외가정간호사업 3주연수를 통하여 우리나라 가정간호사업 체계를 개발하는 데 적용하였다. 그 후 2001년에 초당대학교 사회복지학과 겸임교수로 임용되어 보건복지사업 이론과 실제를 후학들에게 전수하는 기회를 갖게 되었다. 또한 1998년부터 농촌의학회 이사, 2001년 전라남도 사회복지 협의회 이사, 부회장, 2002년 인구보건복지협회 광주전남지회 부회장, 지회장을 역임하면서 학술활동과 단체사업 발전에 공헌하는 기회를 갖게 되었다.

2006년 대한간호협회 복지위원회 위원으로 대한간호협회 회원의 복지증진사업 활동을 하였고, 동시에 보건복지부 모자보건심의위원회 위원으로 출산장려정책 등 모자보건사업 개발에 참여하였고, 2007년 한국간호평가원 이사로 간호대학 인증평가에 참여하였으며, 2010년에 의료급여사례관리 운영 자문위원으로 상담과 자문을 하였다.

2012년 현재 초당대학교에서 사회교육원장, 평생교육원장 등을 역임하고 광주산학교육센터장으로써 후학 양성에 전념하고 있으며, 광주광역시 남구청으로부터 위탁받은 남구건강가정지원센터장과 다문화가족지원센터장을 겸직하고 있다. 또한 인구보건복지협회 광주·전남 지회장으로써 주민들의 건강증진을 위하여 왕성한 활동을 함과 동시에 성인여성 지적장애시설인 '소화천사의집' 운영위원장으로써 지역사회 보건복지 봉사활동에도 앞장서고 있다.

2. 열악한 보건의료 환경에도 정열을 다 바쳐 추진하였던 일

≫1960년대

사회·경제적으로 아주 취약한 환경에서 급성전염병이 창궐하고, 출산시 사망률이 높았으며, 기생충이 많아 기생충 박멸사업, 식생활 개선사업, 방역사업 등을 주로 실시하였다. 당시만 하여도 보건통계가 거의 부족하였고 보건소에서 예방보다는 순회 진료 중심으로 사업을 전개하였다. 1962년 보건소법이 개정되면서 시·군에 보건소 개설이 시작되었다.

≫1970년대

이때에는 전염병 예방사업, 가족계획사업, 모자보건사업, 결핵관리사업 등이 주요 업무였다.

≫1980년대

1980년 12월 농어촌 보건의료를 위한 특별조치법 공포로 도서·오·벽지에 보건진료원을 배치하여 1차 진료기능을 강화하였으며, 시·군 보건소에서는 지역분담제의 통합보건사업을 실시하였다. 1981년에 보건소 임시직이 모두 정규직으로 임용되었으나, 1986년 간호사 직급제 폐지로 여러 문제점이 발생하여 지역보건사업의 질적 저하와 간호사 사기가 저하되는 불운을 겪기도 하였지만 다행히 3년 후 환원되었다.

≫1990년대

사회·경제적 수준의 향상으로 잘 사는 시대적 요구에 부응하여 보건소 기능을 확대한 시기였다. 1995년 개정된 지역보건법에 따라 보건소 업무내용이 국민건강증진사업, 보건교육, 영양 개선, 전염병 예방 및 치료, 모자보건 및 가족계획 사업, 노인보건, 공중 및 식품위생, 의료인과 의료기관 지도 점검, 응급의료, 향정신성 의약품 관리, 정신보건, 만성질환 관리, 보건 실험 및 검사, 장애인 재활사업, 연구 등 체계적이고 다양한 사업을 추가하였으나 여전히 인구억제정책과 전염병 예방 중심으로 시행되어 인구 보건 향상과 증진을 위한 사업이 우선되어야 함을 인식시키는 데 앞장서게 되었다.

1990년대 말에는 출산장려정책을 시도하여 세계 최고의 저출산 국가가 되는 요인을 해소할 수 있는 기반을 조성하였고, 2000년대는 진료 중심에서 질병 예방, 건강증진사업 등을 효율적으로 추진하고, 질병의 사후관리 방식에서 예방차원 질병관리로 전환되는 시대에 대응하는 데 정성을 다하였다.

≫2000년대

21세기는 선진국형 질환으로 바뀌어 사망원인도 암, 순환계 질환, 사고, 자살 등으로 바뀐 시대이다. 보건복지부는 '생산적 복지 사회 구현'과 '인간개발 중심의 생산적 복지 정책'이라는 모토 아래 모든 국민이 건강하고 문화적인 삶을 누리는 사회를 구현하는 보건사업으로 국민건강증진 시범사업(23개 보건소)을 개발 시행하고, 평생건강관리체계를 구축하며, 여성과 어린이전담건강사업(16개 보건소)을 실시하는 한편 가정방문사업, 고혈압·당뇨 관리사업, 정신보건사업, 장애인 재활사업, 보건복지 통합과 질병예방 등 건강유지 증진의 간호업무를 전문적으로 수행하고 있다. 또한 호스피스, 치매환자 관리, 노인보건 관리, 희귀질환자 관리, 국가 5대암 관리 등의 특수보건사업도 성공적으로 수행되고 있는 시대이다.

3. 보람 되었던 지난 일들

1)간호사 직급제 환원에 정열을 쏟아 부었던 일

의료직 단일호봉제를 실시한다는 대통령령이 1985년 12월 31일 공포되었다. 이는 간호사, 의사, 약사에게는 청천벽력과도 같았다. 간호직급제(4~9급)가 없어지고 행정, 의료, 기술직 등 직종에 관계 없이 직급과 호봉이 동일해지면 전원에게 동일한 봉급을 지급하게 되는데 간호사는 8급 대우로 행정, 보건직렬 등의 직급과 직종에 비해 봉급이 낮은 수준이 되고 마는 상황이었다.

이러한 단일호봉제 실시로 간호직은 위기를 맞았으며 심각한 문제점이 대두되었다. 따라서 간호사는 근무의욕 상실과 직급을 가진 다른 직렬의 비전문인에 의해 지도 감독을 받게 되어 사업의 질적 저하 우려 및 승진기회의 결여로 전문인력 소외감 발생, 간호직 이원화, 장기근속자 봉급 감소, 행정부서 내 간호사 결원시 간호전문직 정원 유지 곤란, 초임발령 8급 대우로 우수인력 확보 곤란, 행정부서 근무자 수당지급 제외 등 문제점을 해결하려고 엄청나게 노력하였다. 보건소 산하 의료직 인사제도의 불합리성으로 인한 문제들을 해결하기 위하여, 인사제도 개선안을 마련하여 관련 부처에 건의하게 되었다.

3년 4개월 동안 퇴근 후 비행기로 상경하여 관계자에게 건의사항을 설명하고 11시 30분 야간 열차를 타고 다음날 새벽 4시 28분 광주역에 도착하여 바로 출근하였다. 광주행 기차에 몸을 실으면 육신의 피로는 물론 어두운 심정은 무엇이라 표현할 길이 없이 막막하기만 하였다. 관계관에게 당위성을 설명하기 위하여 무한정 기다리다 저녁식사를 두 차례씩 먹을 때도 많았으며 늦은 밤 잠깐 만나고 돌아설 때는 외롭고 서글프기까지 했다.

당시 필자가 내놓았던 건의사항으로는 단일호봉제를 폐지하고 직급제를 부활, 간호직 초임발령시 직급을 7급으로 상향 조정, 의료업무수당 인상으로 사기 앙양, 행정부서 보건직 간호사도 의료업무수당 지급, 보직관리 규정에 간호직 삽입(소장, 과장, 각 계장 등), 시·군 가족보건 계장에 간호직 보직 부여, 보건직렬 5급 특채에 간호사, 조산사 면허 소지자 삽입 등이었다. 각고의 노력 끝에 결국에는 위기를 잘 극복하고 오히려 전화위복의 기회로 삼아 간호사 권익 향상에 큰 공헌을 하게 되었다.

3년 6개월(1989년 6월)만에 단일호봉제에서 일반직급제로 환원되었고, 더하여 1990년 보건연구직 특채 규정에 간호직이 삽입되는 등 전체 보건간호사 회원의 성원과 필자와 함께 보건간호계의 지도자인 박노례 교수, 한창옥 과장(충청남도)등이 밤을 낮 삼아 헌신적이고 피나는 노력을 기울인 결과에 따른 산출물이다.

2)지역분담제 통합보건사업

당시에는 보건소에서 가족계획, 결핵, 모자보건 요원이 별도로 업무를 분장하여 매 가정을 3명이 방문하게 되어 비효율적인 업무를 실시하고 있었다. 이에 박노례 교수 지도로 1982년 가족계획, 결핵, 모자보건사업을 통합하여, 지역분담제를 실시하였고, 통합보건요원 직무교관으로 활동하여 매년 교육과정 개발, 사업평가지침 개발 등에 기여하였다.

3)시·군 모자보건계 설치

1966년 전국 시·도에 가족계획계를 신설하였고, 1982년에 명칭을 가족보건계로 변경함에 따라 사업관리와 지도를 하였고, 1983년에 시·군 보건소에 가족보건계가 신설되어 업무를 담당하였다. 그리고 1982년도에 전국 11개 시·도에 모자보건센터를 84개 신설한 후 1992년도에 모자보건계로 전환하여 공공의료에서 주민의 기초건강과 평생건강을 관리할 수 있는 체계에 공헌하였다.

4)방문보건사업 전개

보건소 방문보건사업은 1994년 로스앤젤레스에서 해외가정간호사업 연수를 마치고 이듬해인

1995년부터 나주시보건소에서 시범사업을 한 후 그 경험을 살려 국가 방문보건사업의 초석을 만들었다.

5)간호사 지위 향상 및 직급 조정

1988년 보건직렬 5급 특채에 간호사 면허소지자를 삽입하였으며, 1995년에 지역보건법의 보건소장에 보건의무직렬에 간호직을 삽입하는데 노력하여 전국 최초로 보건직렬 간호사 정옥순이 전북 진안군보건소장으로 임용되었으며, 특히 1998년에 간호직 보건소장으로는 전국 최초로 전남 무안군보건소에 유경순 보건소장을 임용하는데 지대한 공헌을 하였다. 이어 경기도 양주군보건소 이순남 소장, 전남 장흥군보건소 이수향 소장과 담양군보건소에 임영효 보건소장을 임용하게 하여 전국 간호사 소장 탄생의 효시가 되었다.

또한 시·도 단위 7급 단일호봉제 근속연한을 합산하여 현 직급에서 7년 6개월 이상 근무한 자는 당초 정원에 관계 없이 전원 6급 정원으로 승진하였고, 8급 또한 7급으로 정원에 관계 없이 5년 9개월보다 3개월을 단축하여 승진하였으며, 9급도 모두 8급으로 승진할 수 있도록 하는 데 지대한 기여를 하였다. 이처럼 전체 직급을 정원화하여 6, 7급으로 증가시키는 데 공헌하였던 것이다.

6)출산 장려

전국 최초로 1998년에 전라남도 도비 16억 원을 추경에 반영하여 출산장려 사업을 시범으로 실시하고, 출산장려금을 지급하는 등 출산정책을 미리 예견하고 사업을 실시하였다. 이 경험을 통해서 2009년 정부의 출산장려정책의 시발점이 되었다.

7)지역보건전문인의 멘토

1985년도에 최초로 전국 시·도에서 가족보건계장으로 임용되었고, 1995년는에 전국 최초로 환경지도과장, 보건과장에 승진 임용되었으며, 이어 1998년에는 전국 최초의 복지여성국장(부이사관)에 취임하여 전국의 지역보건사업을 수행하는 전문인력의 멘토가 되었다.

4. 지역보건 전문가로서 인생 회고 소감

1963년부터 보건복지분야 간호직으로 시작, 1998년 9월 복지여성국장으로 재임하면서 도민 건강을 위한 수많은 시책을 개발하고, 간호사의 수장역할을 하면서 인재 양성과 역할 증대를 위해 노력하고 그 내용을 이 기회를 통해 회고의 소감을 갖게 된 것을 감사하게 생각한다.

1)농어촌 지역 선진 보건의료환경 조성 사업 추진

보건소 및 보건지소 그리고 보건진료소의 의료환경 개선을 위해 1994년부터 407억 원을 투자하였다. 보건소, 보건지소, 보건진료소를 신·증축하고, 각종 의료 전산화장비 및 방문보건차량을 구입하고 독거노인·장애인 수용시설 대상으로 무료진료 및 방문검진 사업을 펼쳤다. 또한 65세 이상 노인부양가정에 대한 치매환자를 위한 보호자 교육은 물론 보건지소에 한방진료실 설치 및 공중보건한의사를 배치하여 한방진료실 80여 개를 설치한 후 환자에게 부황, 뜸, 기공체조교실, 중풍예방교실을 운영하는데 호응이 좋아 공중보건한의사 배치를 점진적으로 확대 양질의 보건 서비스 제공에 기여하였다.

2)전국에서 간호직으로 최초의 복지여성국장(3급) 임용

전남은 재정자립도가 전국 최하위(14%)로 재정여건이 매우 취약하다. 그 때문에 생활이 어려운 도민의 기초생활사업 복지예산 6,048억 원이 다른 시도에 비해 높은 부담이지만 복지와 보건분야 예산을 확대하여 저소득주민, 노인, 장애인 등 취약계층의 보호가 필요한 사람 13만 2천 명 모두를 보호하고, 근로능력이 있는 사람에게는 자립지원서비스를 더욱 강화하여 일자리 창출을 위한 자활후견기관을 22개 시·군 설치와 65세 이상 노인 27만 4천 명, 등록 장애인 8만 1천 명, 의료 수급권자 14만 8천 명, 저소득 모부자가정 1만 3천 명의 복지수요에 따른 재정여건 마련 속에 생활안정을 위한 지원을 확대해 나갔다.

건강하고 활기찬 노후생활 보장을 위하여 노인을 경제적 사회적 주체로 인식하여 치매·중증 환자 등을 위한 노인전문 요양시설 3개소를 신축하고 주거 요양 노인전문병원, 주간·단기보호시설 운영 확대, 65세 이상 홀로 사는 노인 안부 살피기, 95세 이상 장수노인 생신 챙겨 드리기, 가정봉사원 파견사업 확대, 경로식당 130여 개소를 설치·운영하며 전 시·군 보건소에 치매상담센터를 설치하고 상담전문인력을 확보하여 건강하고 보람 있는 노후생활을 할 수 있는 여건과 장애인을 사회의 다양한 일원으로 함께할 수 있는 환경을 조성하고 소외 받는 일이 없도록 하였다.

3)소외계층 주민에 대한 의료서비스 확대 추진

소외계층에 대한 정기적인 건강진단과 생활이 어려운 자에게 의료비 지원 즉 선천성 이상아, 미숙아, 소아백혈병 1인당 연간 최대 10백만 원까지 확대하였다. 방문보건사업을 통해서는 65세 이상 저소득 노인, 만성퇴행성 질환자, 골다공증, 초음파, 심전도 등 암 조기발견을 통해 위암, 유방암, 자궁경부암, 간암을 치료할 수 있는 여건 마련과 희귀 난치성 질환자 발견시 치료에 도움을 주었다.

또한 70세 이상 기초생활보호수급 노인 의치비를 확보하여 치아건강을 지킬 수 있도록 하였다. 또한 초등학교 학생에게 치아 홈 메우기 사업을 추진코자 1인당 1만 6천 원씩 지원하고 전염병 예방활동을 강화하여 만성전염병(결핵, 성병, 한센 등) 조기검진 대상자를 체계적으로 관리하고 사회복지시설에 대한 장티푸스, 콜레라, 세균성 이질 등 보균검사를 강화하고 영유아에 대한 예방접종 대상자에 대한 적기 접종에 기여하였다.

4)무의 도서 주민 의료서비스 강화

최신 의료장비가 설비된 병원선 순회진료와 상비 의약품 확보로 무의 도서지역 주민에 대한 양질의 서비스를 제공하기 위해 105개 도서와 주민 8,774명을 대상으로 초음파 진단기 등 33종의 최신 의료장비를 구비하고 의과·치과·한방진료와 상비의약품 215상자(해열진통제, 외상치료제 등 필수 의품 등 15종)를 지원하였으며 무의 도서 주민의료서비스 만족도 조사를 통해 친절도, 의료서비스 내용 파악, 사후관리 등을 지속적으로 추진하였다.

노후된 병원선에 25억 원을 투자하여 현대화된 병원선으로 교체하여 무의 도서 주민들의 만족도를 충족시키는 가운데 무의 도서 수에 비하여 병원선이 부족한 점을 감안하여 1척을 추가로 확보코자 예산 확보에 전력을 다하였다. 그 결과, 순회진료도서 105개 취약도서에서 165개 전 무의 도서로 확대시켜 연간 순회진료 횟수를 늘릴 수 있는 여건을 마련하였다.

5)다소비 식품의 철저한 위생관리

제조업소, 판매업소, 슈퍼마켓 등 식품의 제조 판매 유통단계를 거쳐 최종 소비자가 섭취하게 되는 식품을 수거, 위생검사를 강화하며 위생업소에 대한 킷트 검사를 연 1만 건의 실적 거양과 위생업주 및 종사자 8,000명에게 교육을 실시하였다. 더불어 지원, 지도 등을 통하여 위생수준을 향상시켰으며 시설개선자금 융자금을 5천만 원에서 1억 원으로 확대하여 제조업소의 제조설비, 화장실 등 노후시설의 개선 및 신·증축과 환경 정비에 철저를 기하였다.

6)농어촌 신생아 양육비 지원금 특수시책 발굴

농어촌 지역인구 감소, 노령화로 자녀 출산율이 극히 저조한 실정인 점을 감안하여 영유아 기초건강 확립과 미래 전남인 탄생 축복 및 농어민 정주의식 고취 등 복지증진을 위해 도내 농어촌 지역에 1년 이상 상주하면서 농·어업 종사 출산가정 전체에게 1인당 10만 원씩 16,000명분의 양육지원금을 확보하였다. 이를 각 보건소에 아기탄생 축하카드와 양육지원금을 통장에 입금함으로써 임산부, 영유아 기초 건강증진 및 모자보건사업 활성화 기여와 농어촌 청·장년 유입 등 인구 증대와 사기 진작을 통해 농어촌 주민과 보건증진을 접목시킴은 물론 인구 유입정책에도 크게 기여할 수 있는 기틀을 마련하였다.

이 정책은 전국의 시책사업으로 앞으로 확대될 전망이며 지원액도 20만 원으로 확대하자는 여론에 따라 다음 년도에는 증액하기로 하였다. 또한 직장여성이 아이를 맡기고 안정된 직장생활을 할 수 있도록 하기 위하여 경제인연합회 위원을 통해 직장에 보육시설을 설치하도록 권장하여 오늘에 이르렀다.

7)간호사(보건)의 사회 참여, 자질 향상을 위한 교육 및 위상 제고

간호사의 다양한 사회참여 속에 간호인력을 창출하고 일터에서 자기 직분을 다하는 가운데 활기차게 생활하며 긍정적인 태도와 다양한 능력 개발을 통하여 봉사정신을 파급하고 자아실현의 보람을 체험하는 가운데 풍부한 인적자원을 골고루 활용하는 가운데 양질의 의료서비스를 제공함은 물론 복지 향상을 위한 각종 교육 및 연찬, 해외연수를 제공하였다.

또한, 농어촌 의료취약지역에 배치된 보건진료원 207명을 대상으로 광주기능대학에 정보화(IT) 교육을 위탁 실시하여 그를 통해 기초과정에서 심화과정으로의 전환, 홈페이지 제작, 정보검색 및 입력 등 다양한 대처능력을 배양하여 전문교육으로 자긍심을 고취시켰다. 정신보건법의 개정으로 지역사회 정신질환자 관리를 위해 국립나주정신병원에 위탁하여 정신보건간호사 교육을 이수토록 하였고, 전문교육을 매년 실시하였으며, 또한 전남대학에 가정간호사 교육을 위탁·실시한 바 있으며 특히 간호직으로 발탁된 도내 22개 시군 중 무안군, 장흥군, 담양군은 보건소장을 간호사로 발탁·임용토록 하였다.

IMF 구조조정시 보건진료소를 감축대상으로 포함시켰으나 간담회를 개최하여 도지사를 비롯한 관계관분들께 주민의 보건의료 서비스 측면에서 반드시 필요하다는 내용을 강조하여 감축대상에서 제외시켰으며 이는 보건진료소의 새로운 인식을 심어주는 계기가 되었다.

또한, 전국 최초로 선진해외연수(호주, 뉴질랜드)를 전라남도에 배치된 보건진료원 및 담당자를 포함해 300여명을 11회로 나누어 전원이 참여토록 하여 사기앙양에 앞장서 왔다.

8)지역인재 육성 및 사회복지시설 봉사

찾아가는 복지를 통한 서비스를 직접 체험하게 하기 위하여 복지여성국 90여 명의 직원들이 시설보호의 사각지대를 파악하고 취약계층 가정방문상담을 통해 보호받지 못한 대상자를 찾아내어 추가보호를 받을 수 있는 계기를 마련하였다. 그에 대한 관심과 민간참여복지를 활성화시킬 수 있도록 사회복지시설과 종교단체의 자매결연과 시설 종사자와의 대화 속에서 애로사항을 청취하여 해결하였고 또한 67개소의 사회복지시설에 대해 진심으로 우러나오는 봉사활동을 실시케 하였다.

어려운 이웃을 보면 지나치지 못하는 따뜻한 인정과 긍정적이고 적극적인 사고와 그리고 간호사 및 직원 자녀에게 대학등록금을 지원하는 등 훈훈한 정은 물론 인재양성에도 꾸준히 참여하고 도청직원 2,000여명의 가족들이 갑자기 질병이 발생하여 병원에 입원할 때 간호사의 조직체계를 통하여 안정된 가운데 진료에 보탬이 될 수 있는 신속한 역할을 하여 많은 어려움을 해결하는 등 평생을 간호직으로 봉사의 길을 걸어왔다고 자부한다.

9)여성공무원 지위 향상

전라남도를 비롯, 22개 시군에 5급 이상(별정직 포함) 여성공직자가 없어 그들의 사기가 저하되어 있는 상황에서 이를 해결하기 위하여 상위직에도 여성공무원을 임용토록 끊임없이 노력하여 최소한 5급(사무관) 1명 이상을 확보토록 도지사님의 결심을 받아 전 시·군은 물론 도 본청에도 서기관과 사무관, 그리고 6~7급까지 확대 승진하였으며, 행정의 주요 부서인 인사·감사·홍보 등 분야에도 여성의 배치를 배려하도록 건의하여 임용함으로써 오늘날까지 확대 유지하고 있다.

5. 후진들에게

필자의 지난날을 돌이켜 보면 공직자로서 자기가 현재 담당하고 있는 일의 소중한 가치를 발견하고 이를 실천하는 의지를 갖고 생활화하게 되면 무한한 발전의 길을 걷게 된다는 확신으로 공직생활을 하였다고 생각된다. 이는 자신의 발전은 물론 우리 사회의 발전에도 공헌하는 일이라는 확고한 신념에서 우러나온 것이었으며, 그를 위해 항상 노력하였다고 자부한다. 그러한 과정에서 그 분야의 전문가가 되고 주위로부터 인정받고 자기발전도 하며, 다른 사람이 하는 일에 대한 가치도 인정할 줄 아는 아량과 안목도 넓어지면서 어려운 이웃과 함께하는 더불어 사는 사람이 되는 것이라고 생각한다.

이러한 사람이 많아야 좋은 가정이 되고 좋은 직장이 되고 좋은 사회가 됨으로써 훈훈한 인정이 넘치는 아름다운 국가가 이룩될 것이며, 우리 모두 이러한 생활철학으로 마음과 뜻을 합하여 최선을 다하여야 한다.

또한 긍정적인 사고와 진취적인 행동으로 자긍심과 열정을 갖고 성실한 자세로 최선을 다하는 품격 있는 지성인으로 성장하고 발전할 것을 권하고자 한다. 아울러 우리 사회의 큰 흐름과 변화 속에서 전문적인 사고와 지식 그리고 다양한 기술이 요구되고 있는 현실에 부응하여 큰 꿈과 열정을 지니고 아름다운 삶을 가꾸어 가기 바란다.

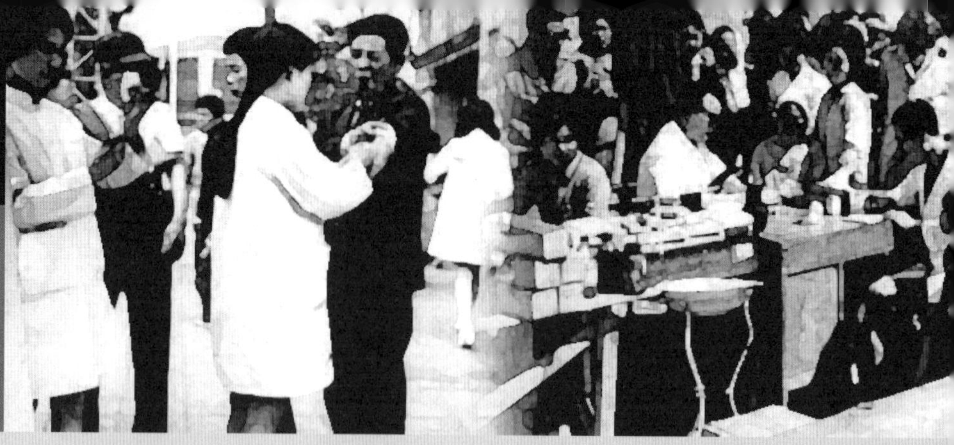

이 동 모

보건복지부에서의 지역보건 30년

차의과학대학교 건강과학대학 보건복지정보학과 교수

프로필

1967. 2	경기고등학교 졸업
1973. 2	서울대학교 의과대학 졸업(의학사)
1973. 5~1976. 5	공군 항공의학연구원 군의관 근무(대위)
1976. 7~1978. 7	보건사회부 의정국(의무사무관)
1978. 8~1980. 5	미국 루지애나주 툴레인 대학교 보건대학원 졸업 (보건학 석사 및 박사과정 이수)
1980. 8~1981. 8	국립의료원 세균과(의무서기관)
1981. 8~1984. 4	보건사회부 의정1과장, 지역의료과장
1982. 3~1984. 4	연세대학교 의과대학 예방의학교실 및 보건대학원 외래교수 (예방의학, 보건정책 및 관리)
1984. 6~1986. 12	세계보건기구 제네바본부 의무관
1986. 9~1994. 12	연세대학교 보건대학원, 서울대학교 의과대학, 고려대학교 의과대학 예방의학교실 외래교수(보건정책 및 관리, 예방의학, 의료관리학)
1986. 12~1989. 7	보건사회부 지역의료과장
1987. 2	서울대학교 본부대학원 졸업(의학박사)
1989. 7~1993. 4	국립서울검역소장(의무 부이사관)
1993. 4~1994. 12	보건사회부 보건국장(의무이사관)
1994. 12. 14	홍조근정훈장(제 3568호)
1994. 12~1996. 12	보건복지부 의정국장
1996. 12~1998. 3	한나라당 보건복지 전문위원
1998. 6~1999. 8	세계보건기구 서태평양 지역 사무소 보건사업개발 담당관
1999. 9~2006. 10	명지대학교 교수(객원)
2000. 12~2005. 3	주식회사 메드밴 대표이사, 주식회사 아이클릭 대표이사
2006.11~현재	차의과학대학교 교수

1. 무의지역 해소 대책

필자가 보건사회부에 입사한 1976년은 1962년부터 시작된 3차에 걸친 경제개발 5개년계획이 성공적으로 수행되어 국민 경제는 급속히 성장하였다.

그러나 경제개발에만 우선순위가 주어져 보건개발을 위한 국가적 노력은 미흡할 때였다. 이에 따라 정부는 제4차 경제개발 5개년계획(1977~1981)에 처음으로 사회개발계획도 포함시킨다는 방침 하에 '보건 및 사회보장 부문 계획'을 수립하였다. (표1)에서 보는 바와 같이 1975년 영아사망률은 출생 영아 1,000명당 38이고 모성사망률은 10,000명당 5.6으로 지금으로서는 그 당시의 국민 건강수준은 상상이 안 된다.

〈표 1〉 모자보건과 국민영양 상태

	단위	1970	1975
1) 영아사망률	출생영아 천명당	50	38
2) 모성사망률	만명당	7.8	5.6
3) 단백질 섭취량(1인 1일당)	g	73	76
4) 동물성단백질 섭취량 (1인 1일당)	g	11	14

자료 : 보건 및 사회보장실무계획반, 제4차 경제개발 5개년계획 보건 및 사회보장부문계획 1977~1981, 1976. p.14

또한 당시 가장 흔한 질병인 결핵 유병률은 3.3%이고 회충 감염률은 44%로 이로 인한 인력의 손실도 적지 않았다(표2).

〈표 2〉 급만성 전염병으로 인한 인력의 손실

		단위	1970	1975
1) 결핵	가. 유병률	%	4.2	3.3
	나. 유병인구	천명	1.112	949
	다. 균양성자	〃	198	207
2) 기생충 (회충)	가. 감염률	%	55.6	44
	나. 감염인구	천명	6,042	4,834

자료 : 전게서, p.15

의료서비스 이용실태는, 1975년의 경우 병·의원 이용률은 31%에 불과하며 시·도립병원 병상이용률은 45%로 많은 환자가 적절한 의료를 이용하지 못하고 있었다.

이에 더하여 의사의 86%, 의료시설의 87%가 도시에 집중되어 있으나 도시 인구는 48%로 심한 도시 편중으로 농어촌지역, 특히 읍소재지를 제외한 기타 농촌지역에는 의료 자원이 매우 부족하였다(표3).

〈표 3〉 의료서비스 이용 실태

	단위	1975
병·의원 이용률	%	31
시·도립병원 병상이용률	%	45
의사의 도시 집중도	%	86
시설의 도시 집중도	%	87

자료 : 전게서, p.24

당시의 의료자원을 외국과 비교하여 보면 의사 1인당 인구수는 우리나라와 경제 수준이 비슷한 나라보다는 적지 않으나, 병상당 인구수는 적은 편이였다(표4).

〈표 4〉 의사 및 병상당 인구수의 국제 비교

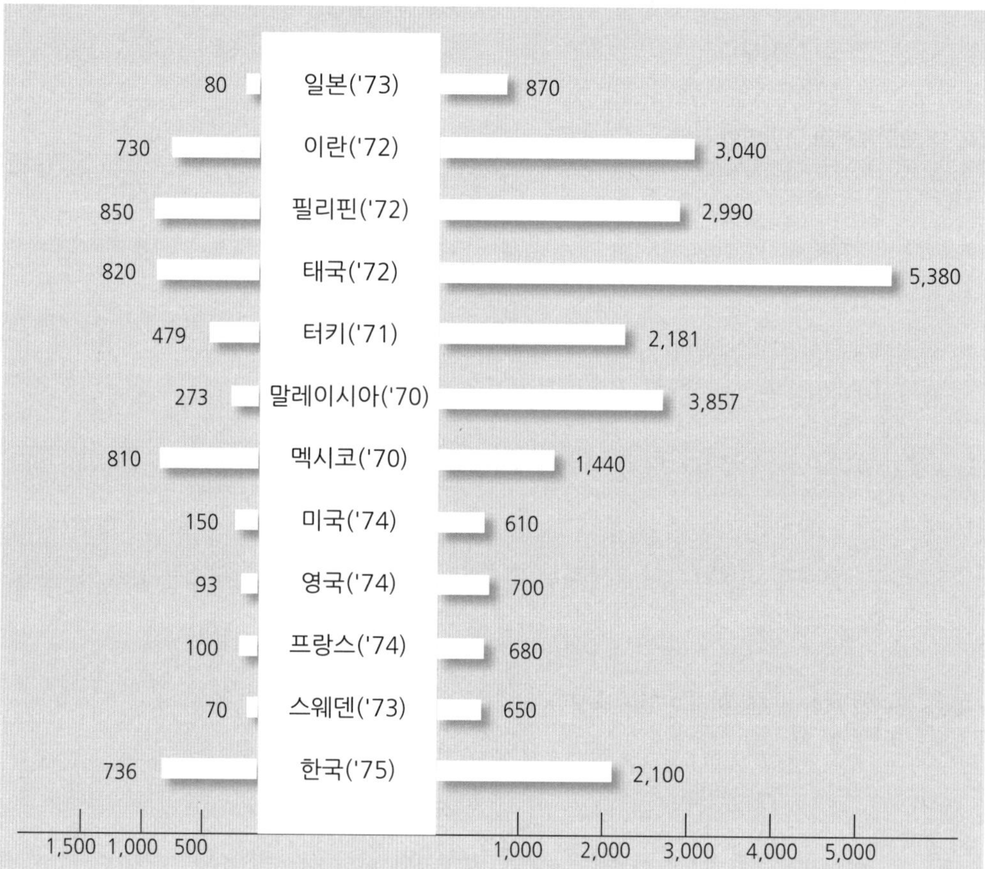

자료 : 전게서, p.17

이러한 국민보건의 현황과 문제점을 해결하기 위하여 제시된 보건부문의 정책 목표는
첫째, 도시영세민과 농어촌에 대한 효율적 의료 공급 체계 확립
둘째, 질병관리와 모자보건의 향상 등 예방 보건 활동 강화
셋째, 농어촌의 기초 환경 시설 확충 및 산업공해 최소화로 생활환경의 보존 및 개선 등이었다.

이러한 정책 목표에 따라 제시된 주요 정책 과제와 세부 과제는 (그림1)과 같다.

<그림 1> 정책 수단의 전개

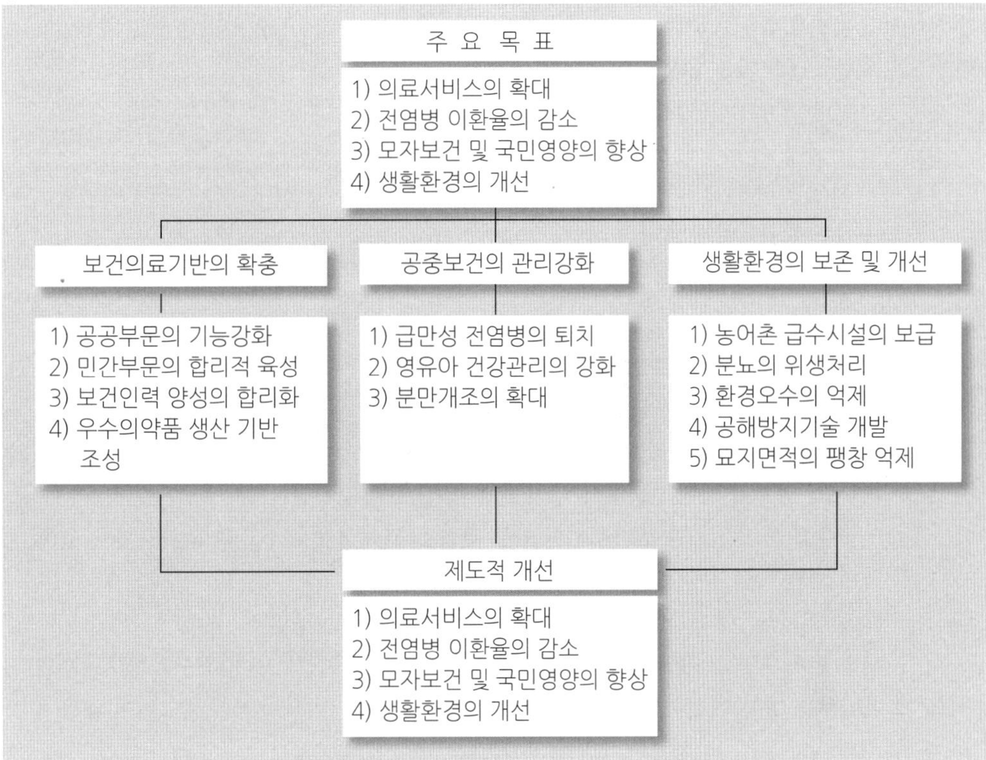

자료 : 전게서, p.25

이 과제 중에서 필자는 「보건의료기반의 확충」부분 중 무의지역 해소대책에 대하여 상술하고자 한다. 그 이유는 당시 필자가 보건사회부에서 의무기좌(의무사무관)로 특채되어 첫 보직으로 국립정신병원으로 발령 받아 보건사회부 의정국 의정1과로 파견 근무되었고, 의정1과 업무는 시·도립병원을 포함한 병원관리업무와 보건소 업무, 그리고 새로이 시작한 의료보호(의료급여) 사업으로, 업무도 익히는 한편 업무 지원도 하였기에 익숙한 분야이기 때문이다. 당시 의정1과의 보건의료 기반 확충을 위한 주요 사업은 첫째, (그림2)와 같이 각급 의료기관의 기능을 단계적으로 계층화하여 의료서비스의 질과 능률을 향상시키고 둘째, 보건소와 보건지소의 기능 향상과 근무요원 관리 개선, 건물의 신축과 증축 및 장비를 보강하고 셋째, 시·도립병원의 운영 개선과 시설, 장비 개선이었다.

<그림 2> 의료기관 기능 체계

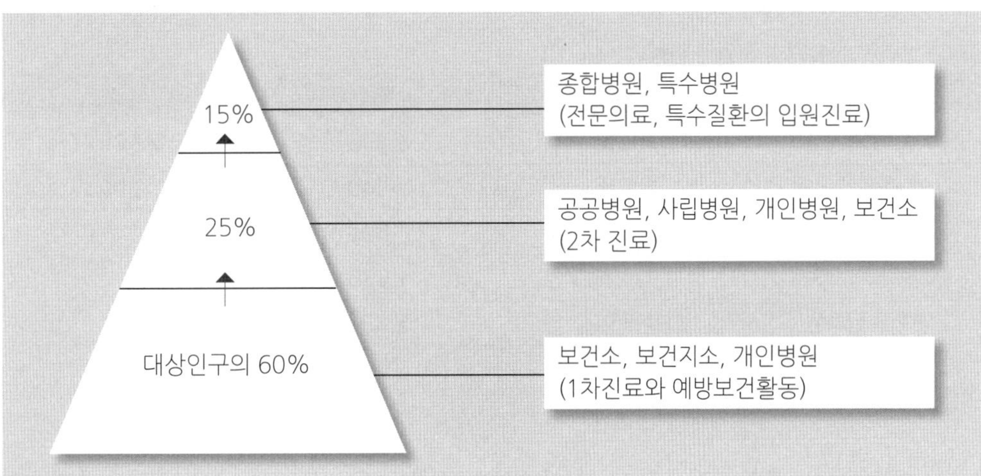

자료 : 전게서, p.31

(그림 2)에서 보는 바와 같이 당시에도 의료기관 기능체계를 수립하기 위하여 환자를 1차 진료 후 2차 진료와 3차 진료로 이송하는 의료전달체계의 개념을 적용하고자 노력하였음을 알 수 있다.

보건소와 보건지소의 기능 향상을 위한 목표로는

- 예방 보건활동의 질적 개선
- 진료기능 강화로 기초 진료 능력 배양
- 검사기능 강화로 예방 보건 및 진료 활동 지원
- 보건통계업무 개선으로 보건사업 과학화 촉진
- 보건소 환자 이송능력 강화 등이 있고,

보건요원 관리 개선의 목표는

- 보건소장과 보건직 공무원의 국고요원화로 사기 진작
- 임시직 공무원의 단계적 정규화로 합리적 인력 관리
- 보건소 요원 정원의 지역별, 규모별 적정 기준 수립 및 확보
- 보건지소 조직 강화로 지역 사회에의 보건 활동 침투 촉진 등이었다.

당시(1975년 기준)의 보건소와 보건지소의 기능 강화를 위해서는 근무요원의 확보와 자질 향상이 제1 우선순위였다.

(표5)에서 보는 바와 같이, 당시는 시·군·구마다 1개소씩 설치하는 보건소 198개 중 인구 20만 명 이상의 구·시에 설치하는 갑형(甲型) 24개소, 20만 명 이하 구·시·군에 설치하는 을형(乙型) 36개소와 군에 설치하는 병형(丙型) 보건소 138개소의 정원과 현원을 비교하면 보건요원이 매우 부족함을 볼 수 있다.

〈표 5〉 보건소 요원의 정원과 현원

	갑형 (구·시 20만 명 이상) (24 개소)	을형 (구 · 시 20만 명 이상) (36 개소)	병형 (군보건소) (138개소)	(단위 : 명) 합계
정원	1,920	1,800	3,726	7,446
현원	1,426	1,602	3,152	6,153
부족	494	198	601	1,293

자료 : 전게서, p.32

(표6)에서 보는 바와 같이 읍·면에 설치하는 전국 1,336개소의 보건지소에는 촉탁의를 포함한 의사, 임시직(1981년 12월에 모두 정규직으로 전환)인 모자보건요원, 가족계획요원 및 결핵관리요원이 있었는데, 이 보건지소 요원 또한 매우 부족하였다.

〈표 6〉 보건지소 요원의 정원과 현원

	계획	확보	부족
계	6,680	4,305	2,735
의사(촉탁의 포함)	1,336	640	696
모자보건요원	1,336	993	343
가족계획요원	1,336	1,336	-
결핵관리요원	1,336	1,336	-
보건행정직요원	1,336		1,336

자료 : 전게서, p.33

이들 요원 중 보건사업의 핵심요원인 의사 인력의 부족은 매우 심각하여 보건소장의 충원율은

65.2%, 보건지소장은 47.9%로 사실상 보건사업을 수행하기 어려웠다(표7).

<표 7> 보건소 및 보건지소의 의사충원 실태(1975) (단위 : 명, %)

	보건소장	보건지소장
소요인원	198	1,336
충원	129	640
충원율 (%)	65.2	47.9

자료 : 전게서, p.28

보건기관 의사 충원율이 낮았던 가장 큰 이유는 민간기관과 비교하여 현저히 낮은 보수수준과 함께 경력발전체계의 미비로 보건소장은 승진할 보직이 없어 평생동안 보건소장을 할 수밖에 없었다. 또한 농어촌지역의 경우는 자녀에 대한 교육시설 부족과 문화생활의 어려움 등이 있었던 것으로 기억된다. 이를 해결하기 위하여 매년 준비되는 보건사회부 새해 업무 계획에는 「무의지역 해소방안」이 빠지는 해가 없을 정도로 보건의료 기반확충정책의 핵심과제였다. 공공보건의료 시설의 부족한 의사 인력 확보를 위한 무의지역 의사 확보대책은 사실상 1962년부터 시작되었다.

첫째, 위촉의 제도이다.

보건소에 전담의사가 없는 경우, 개업의 또는 한지의사를 의료 위촉하는 위촉의제도가 1962년 시행되었다. 한지의사는 6·25전쟁 후 북한에서 의사 면허를 받은 사람 중에서 이를 확인할 서류가 없는 사람을 위하여 특별시험을 거쳐 이에 합격한 사람을 일정지역(무의지역)에서 한지의사로서 근무할 면허를 받은 자를 말한다. 이들은 1975년 당시 대부분이 보건지소장으로 위촉되어 보건지소장의 역할과 동시에 한지의사로서 개업을 겸업하고 있었다.

둘째, 특정의무 지정 의사 제도이다

이 제도는 정규의사 국가고시 불합격자를 2년간 특정 지역에 근무할 것을 조건으로 의사국가고시를 치른 후 배치하는 제도로 1976년부터 도입하였다. 이 제도는 1976년도 의사국가고시 출제 문제가 너무 어려워 합격률이 약 60%밖에 안 되어 사회적으로 큰 파장을 일으켰고, 저조한 합격률은 학생의 실력보다는 시험문제에 더 큰 원인이 있었다는 여론을 감안한 것으로 기억된다.

셋째, 공중보건 장학의사 제도이다.

이 제도는 정부에서 의과대학생에게 장학금을 지급한 후 지급 연한에 따라 2~5년간 무의지역에 근무하는 제도로 1977년부터 시행되었다. 이 제도는 「공중보건장학을 위한 특례법」에 근거하여 실시되었으며 처음에는 전문의가 되기 위한 근무유예제도가 없어 장학금을 받은 의사는 일반의로만 무의지역에 근무하게 되었으나 1980년대에 필자가 지역의료과장을 담당하고 있을 때전문의 과정을 이수할 수 있도록 제도를 변경하였으며, 간호사도 장학금을 받을 수 있도록 장학제도를 확대하였다.

마지막으로 공중보건의사 제도이다.

이 제도는 의사로서 예비역 병적에 편입된 자를 3년간 무의지역에 근무 후 실역복무를 면제하는 제도로서 1979년부터 시행되었다. 이 제도는 1970년 이후 의과대학이 꾸준히 증가함에 따라 의과대학 졸업생도 증가하여 군 현역에 필요한 의사보다 의사가 많이 배출됨에 따라 잉여 인력을 무의지역에 활용코자 마련된 제도이다. 이의 시행을 위하여 「국민보건의료를 위한 특별조치법」이 제정되었으며, 이 법은 1980년대에 「농어촌 보건의료를 위한 특별조치법」으로 재제정되었다.

이상과 같이 무의지역 해소를 위한 보건사회부의 노력이 지속된 결과, 1984년에는 보건소 224개소, 보건지소 1,323개소에 의사를 배치하여, 외형적으로는 무의지역을 완전 해소하였다.

2. 1차 보건 의료 사업

필자는 1978년 보건사회부에 파견 근무 중 세계보건기구(WHO)의 장학금을 받아 미국 루이지애나주 툴레인대학교 보건대학원에서 석사과정과 박사과정을 수료하고 박사학위 논문을 준비 중, 당시 보건사회부로부터 귀국 명령을 받았다. 1980년 6월 귀국하여 보직 대기 중 당시 보건사회부 담당자로부터 「농어촌 주민의 건강 상태를 획기적으로 증진할 수 있는 정책 방안을 제시하라」는 요청을 받았다. 당시는 「국보위」가 설치되어 있었으며, 「국보위」의 각 분과별 상임위원회는 획기적인 정책 아이디어 개발에 경쟁을 하고 있을 때이어서, 필자가 최근에 유학을 마치고 귀국하였으므로 새로운 정책 아이디어를 제공할 수 있으리라고 기대하였던 것 같았다.

그 때 무슨 정책 방안을 제시할 것인가를 고심한 후 장·단기 정책 대안을 2가지 제안하기로 결심하였다. 먼저 장기계획으로는 향후 20년간 우리나라 보건의료체계의 나아갈 방향을 제시할 수 있는 전국 차원의 보건의료망 재편성사업이었다. 당시 우리나라의 보건의료 분야는 정부의 우선투자순위가 매우 낮아 제대로 된 장기계획이 없었다. 그나마도 전술한 제4차 경제개발 5개년계획에 보건부문 계획이 처음 반영되었으나 이마저 5년간의 중기 계획이었다. 필자가 미국 유학 중 공부한 내용 중에 미국의 지역의료계획(Regional Health Planning)이 이 정책 대안 마련의 밑거름이 되었다.

단기계획으로는 농어촌주민 건강증진대책을 제시하였다. 이를 위해서는 농어촌 등 오·벽지에 의사의 지시 감독 하에 의료보조원을 교육, 훈련하여 기본의료서비스를 제공하는 방안을 제시하였다. 당시의 농어촌주민 건강증진의 핵심은 보건의료시설과 인력에 대한 접근성의 향상이라고 판단하고 있었다. 무의지역이 전국에 산재하고 있는 상황이었다. 1970년대 우리나라의 각 의과대학 예방의학교실에서도 이러한 상황을 판단하고 무의지역에 의료보조원을 활용하여 오·벽지 주민에게 기본보건의료 서비스를 제공하는 시범사업을 실시 중이었다. 미국 등에서는 알래스카 등 오·벽지에서 실제로 의료보조원을 통한 사업이 제도화되어 있었고, WHO에서도 우리나라 용인군에서 기본보건의료 서비스를 제공하는 시범사업을 실시하였으며, 그 사업에는 필자도 참여했었다.

그 후 설립된 한국보건개발연구원에서 본격적으로 보건의료보조원을 활용하여 보건의료 서비스를 제공하는 시범 사업을 실시하였고, 평가결과도 양호하여 현실적으로 정책을 도입해도 성공할 것이라고 판단하였다. 물론 필자 외에도 많은 보건의료계 인사들이 「국보위」에 농어촌 주민의 건강을 증진시킬 많은 정책 대안을 제시하였던 것으로 기억한다. 아무튼 당시 보건사회부의 주요 관심 사항은 농어촌 주민의 건강 증진이었다. 그 후 1981년 보건사회부 의정국 의정1과장으로 보직 발령을 받아 우리나라 보건의료조직의 관리 책임을 맡았고 이듬해에는 보건사회부 직제 개편으로 지역의료과장 발령을 받아 1984년 중반 세계보건기구 제네바 본부에 파견될 때까지 전국의 지역보건을 책임지게 되었다. 1981년 필자가 의정1과장 보직을 받을 당시의 우리나라 보건의료 상황은 다음과 같았다.

첫째, 우리나라의 보건의료 조직은 민간의료부문에 의존하고 있었다.

우리나라 보건의료 조직은 공공부문이 극히 취약하여 병원급 의료기관 병상의 68.5%가 민간부문에 편중되어 있었고, 환자의 74.8%가 민간의료기관에서 진료를 받고 있었다.

둘째, 의료보험 및 의료보호(의료급여)사업의 확대 실시로 인한 의료 수요의 급증이다.

1981년도의 의료보장 인구는 15,135천 명으로 전 인구 38,723천 명의 39%에 이르고 있었다. 이

중 1977년 7월 1일 시작된 의료보험 적용인구가 11,406천 명으로 29.5%, 1977년 1월 1일 시작된 의료보호(의료급여) 대상자가 3,728천 명인 9.5%를 차지하고 있었다. 의료보험제도와 의료보호 제도 등의 확대 적용으로 향후 의료보장인구가 확대됨에 따라 의료수요 또한 급증할 것에 대비하여 의료자원의 공급이 시급한 실정이었다.

<표 8> 병원급 의료기관 현황(1982)

	계	공공	민간
병상수	38,096 (100)	11,988 (31.5)	26,108 (68.5)
환자취급상황(연인원)	29,923,592 (100)	7,550,139 (25.2)	22,373,453 (74.8)
입원	8,446,024	2,547,518	5,898,506
외래	21,117,478	5,002,621	16,474,947

자료 :·보건사회부, 보건사회, 1982. p.17

셋째, 보건행정체계의 이원화로 명령체계도 이원화되어 업무 수행에 혼란이 상존하였다.

시·도립병원, 보건소와 보건지소 등 보건조직의 인사권, 예산권은 내무부(현재 행정안전부)에 있었고, 보건사회부는 정책결정기관으로서 기술지원만 할 수 있었다.

넷째, 보건의료조직체계 상호간의 기능적 연계 부족으로 자원의 낭비를 초래하고 있었다.

보건소와 시·도립병원은 같은 공공부문이면서도 보건소의 인사·예산권은 시·군·구청장에게 있었고, 시·도립병원장의 인사·예산권은 시·도지사에게 있어 기능상의 연계가 안 되었고, 민간영역의 개업의와도 진료 기능적으로 아무런 연계 장치가 없었다.

다섯째, 의료공급체계의 다원화이다.

당시 우리나라의 의료공급체계는 병·의원으로 대표되는 현대 서양의료체계와 한방병·의원으로 대표되는 전통 한방의학체계 및 약국체계의 삼원화 체계였다. 특히 당시는 약국에 대한 환자 이용률이 64.5%로 병·의원 이용률의 25.6%에 거의 2.5배나 높았다(표9).

<표 9> 의료요구자의 선호 치료처 (100명당)

	계	치료자		미치료자
		선호	실제	
병의원	70.7	65.8	25.6	79.0
보건소(지소)	3.2	2.2	3.4	4.8
한방	5.3	4.3	6.1	6.9
약국	20.5	27.5	64.5	8.9
조산원	0.1	0.0	0.4	0.1
기타	0.2	0.2	0.0	0.3

자료 : 전국보건의료망 편성을 위한 조사연구, KIPH

이상과 같은 우리나라 전체 보건의료 상황을 바탕으로 하여 의정1과가 담당하고 있던 공공보건의료기관 즉, 보건소, 보건지소, 보건진료소 및 시·도립병원의 구체적 현황을 살펴본다.

1)보건소

(1)설치근거

우리나라 보건소는 1945년 8월 15일 해방을 맞아 미국의 보건의료제도가 도입되면서 시단위에 15개의 시보건소를 설치하여 방역 및 서민에 대한 의료사업을 실시하였다. 그 후 1951년 국민의료법의 제정으로 1953년에 보건소 15개소와 보건진료소 47개를 설치함으로써 오늘날 보건소 업무의 기초가 되었다. 보건소법은 1956년 12월 13일 제정·공포되었으며, 1956년 제정 당시에는 보건소 설치·운영권자가 도지사였으나 1962년 보건소법 개정으로 시장, 군수가 설치·운영하게 되었다.

(2)설치 기준

당시 보건소법 시행령 제2조에 의하면 보건소는 시·군·구 마다 1개소를 설치하고 인구가 20만 명이 초과하는 시·군·구에는 초과인구 10만 명마다 1개소의 비율로 설치할 수 있다고 규정되어 있었으나 보건소가 2개 이상 설치된 시·군·구는 없었다.

(3)보건소의 직원

보건소에는 소장 1인을 두되 소장은 의사의 자격을 가진 자 중에서 임명하고, 다만 의사의 자격을 가진 자로 충원하기 곤란한 경우에는 보건직 공무원을 임용할 수 있다(보건소법 시행령 제3조 제1호)고 규정되어 있었다. 그리고 보건직 공무원을 소장으로 임명한 경우에는 그 관할구역 내의 의료기관에 종사하는 의사를 지방계약직 규정에 의하여 비전임직원으로 고용할 수 있게 하였다. 그 외 보건소에는 의무, 약무, 보건, 간호, 위생지도, 방사선, 세균, 통계에 관한 업무를 전담할 공무원과 기타의 업무 수행에 필요한 공무원을 둔다고 규정되어 있었다. 당시 217개소의 보건소 중 172개소만이 의사로 보건소장이 충원되어 있었고, 나머지 45개소가 보건소장이 없는 실정이었다(표10).

〈표 10〉 보건소 의사 확보 현황

시도별	보건소수	보건소장						보건소 관리의사					
		계	일반의	특정의	장학의	보건직	미배치	계	일반의	특정의	공중보건의	장학의	미배치
계	217	172	90	55	9	18	45	190	133	32	13	12	87
서울	17	17	17	-	-	-	-	71	71	-	-	-	-
부산	9	7	7	-	-	-	2	13	13	-	-	-	-
대구	6	6	6	-	-	-	-	9	9	-	-	-	-
인천	4	4	4	-	-	-	-	3	3	-	-	-	-
경기	26	21	17	3	1	-	5	20	8	4	3	5	6
강원	21	10	3	7	-	-	11	7	-	7	-	-	14
충북	13	12	2	4	1	5	1	8	2	5	-	1	5
충남	18	12	6	4	2	-	6	12	7	-	3	2	6
전북	16	16	5	7	-	4	-	6	1	2	-	3	10
전남	28	25	9	8	1	7	3	14	4	4	5	1	14
경북	30	18	5	10	3	-	12	19	12	7	-	-	11
경남	26	21	8	12	1	-	5	7	2	3	2	-	19
제주	3	3	1	-	-	2	-	1	1	-	-	-	2

자료 : 보건사회부, 보건사회, 1982. p.17

이와 같이 충원율이 낮은 이유는 전술한 바와 같이 민간의료기관과의 보수 격차가 가장 큰 이유로 민간병원에 취업시 보수는 200만 원 이상, 개업을 할 경우에는 500만 원 이상의 수익을 얻을 수 있었으나, 보건소장의 보수는 진료수당을 합하여 80만 원 정도였다. 또한 보건소장을 지낸 후 승진 등 경력발전체계가 없었고 자기 발전의 기회가 없어 보건소장직이 보람을 가지고 근무할 여건이 아니었다. 뿐만 아니라 자녀들에 대한 교육여건 및 가족생활을 즐길 수 있는 문화생활 여건이 안 되었던 것도 다른 이유라고 기억된다.

간호원(후에 간호사로 명칭 변경)은 의사의 진료 보조 외에 건강 상담, 가족계획, 모자보건사업 등을 담당하고 있었으나, 간호사 역시 충원율이 저조하여 간호보조원(후에 간호조무사로 명칭 변경)이 간호사를 대신하고 있었다. 치과의사는 1980년에 제정, 시행되어온 '농어촌 보건의료를 위한 특별조치법'에 의하여 배출된 치과의사를 배치하여 군지역 보건소에는 치과의사가 전원 충족되고 있었으나 조직상 정원으로는 책정되어 있지 않았다.

(4)보건소의 조직 및 기구

당시 보건소의 조직은 갑형(대도시), 을형(중도시), 병형(소도시, 군) 등 지역별로 3개 유형으로 나눌 수 있었다(그림3 참조).

〈그림 3〉 조직 및 기구

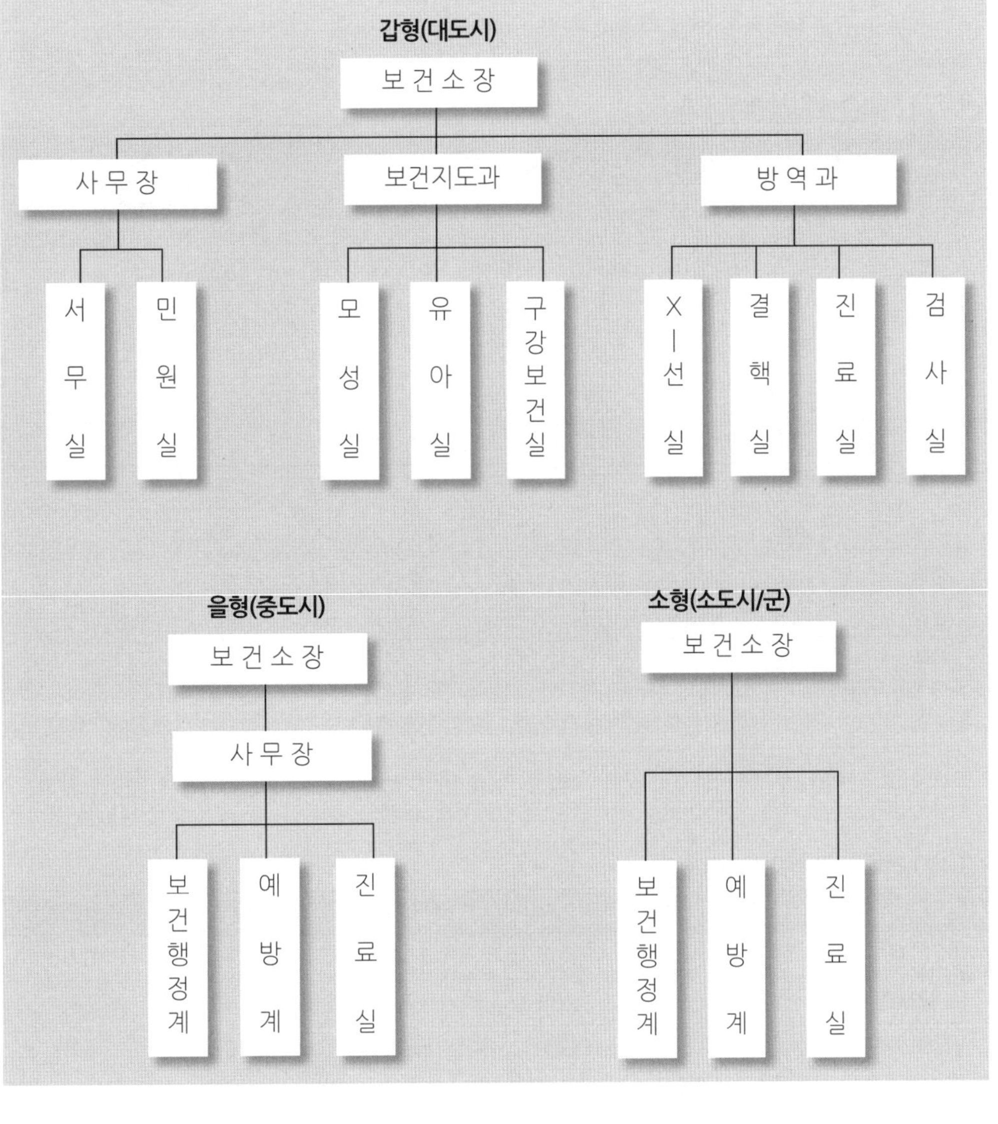

(5)보건소의 업무 및 기능

보건소의 업무는 관할지역 내의 모든 보건의료 업무를 담당하나 중요한 업무는 다음과 같았다.

(가) 질병 예방 업무 : 급성전염병에 대한 방역 사업과 예방 접종, 성병과 기생충병, 결핵 및 나병, 기타 지방풍토병

(나) 보건 증진 업무 : 모자보건, 영유아 건강관리, 가족계획

(다) 의사 및 약사 업무

(라) 환자 진료 업무

(마) 보건소의 기본 활동 : 보건통계, 보건간호, 시험 및 검사

2)보건지소

당시 보건지소의 설치 근거는 보건소법 시행령 제4조 제1항에서 '서울특별시, 부산시 및 시·군은 보건소의 업무 수행을 위하여 필요하다고 인정될 때에는 그 관할지역 내에 보건지소를 설치할 수 있다'고 규정하고 있다.

1981년 12월 31일 현재 전국의 보건지소는 보건소가 소재하는 지역 이외의 읍·면지역 1,321개소에 설치되어 있었으나 인력, 시설, 재정지원 등에서 불충분한 지원이 이루어지고 있었다. 특히 의사의 충원율이 65.9%밖에 안 되어 지역 주민의 건강 보호에 많은 문제점이 있었다(표11).

〈표 11〉 보건지소 의사 확보 현황

도별	보건지소 수	배치 수	미배치 수	배치의사 종별					
				계	일반의	한지의	공중보건의	장학의	특정의
계	1,321	870	451	870	187	358	253	5	67
경기	175	143	32	143	36	78	26	2	1
강원	96	65	31	65	18	25	22	-	-
충북	93	64	29	64	10	32	20	-	2
충남	165	117	48	117	26	65	24	1	1
전북	148	93	55	93	22	20	30	-	21
전남	208	126	82	126	22	28	49	-	27
경북	224	132	92	132	28	50	43	2	9
경남	201	119	82	119	20	57	36	-	6
제주	11	11	-	11	5	3	3	-	-

자료 : 보건사회부, 보건사회, 1982. p.149

또한 간호 인력도 부족하였는데, 전국 보건소 및 읍·면 보건지소의 간호 인력은 (표12)와 같다.

〈표 12〉 간호원 및 간호보조원 현황

	계	가족계획	모자보건	결핵관리	종합요원
계	4,414	1,665	754	1,435	67
간호원	982	266	171	42	10
보조원	3,432	1,399	583	1,393	57

자료 : 보건요원 실태조사 보고서, 한국인구보건연구원, 1981

3)보건진료소

보건진료소의 설치는 1980년 12월 31일 '농어촌 보건의료를 위한 특별조치법'이 제정·공포됨에 따라 공중보건의사의 배치와 함께 보건진료원 제도가 도입되었다. 당시 보건사회부의 주요 추진 정책의 하나인 농어촌 주민의 획기적 건강 증진은 보건지소, 보건소, 시·도립병원을 연결하는 의료전달체계로는 해결할 수 없다는 판단에서 보건진료원 제도가 도입되었다. 당시 각 의과대학과 한국보건개발연구원에서 '마을건강사업' 등의 명칭 등으로 시범적으로 실시 중인 사업 모델이 채택되어 통상의 교통수단으로 의료기관까지의 도착시간이 30분 이상 걸리는 오·벽지에 보건진료소가 설치되고, 보건진료원이 배치되었다. 보건진료원의 주요 업무는 관할지역의 보건예방활동과 의사가 하는 의료행위 중 일부 경미한 의료행위를 할 수 있도록 허용된 진료 활동이었다. 보건진료원은 간호사로서 6개월간의 특수훈련을 받은 자로서 충당하였고, 교육 ·훈련은 서울대학교 보건대학원, 연세대학교 간호대학, 경북대학교 간호대학 등이 담당하였다. 사업 실시 첫 해인 1981년에는 396개소의 보건진료소를 설치하여 396명의 보건진료원을 배치하였다. 당시 계획으로는 1984년도까지 2,000개소의 보건진료소를 설치하여 2,000명의 보건진료원을 양성, 배치할 계획이었다.

4)시·도립병원

당시 시·도립병원은 농어촌지역의 주민을 진료하는 중추적인 역할을 담당하는 공공기관으로 전국에 43개가 있었으나 이 역시 시설, 장비가 열악하고 의료 인력도 부족하여 많은 어려움을 겪고 있었다. 그러나 1977년부터 의료보호(의료급여)사업이 시작됨에 따라 의료보호 대상자를 치료하는 중추기관으로 자리매김하였고, 1977년부터 그 시설을 확충하고 장비를 보강하는 등 현대화를 추진하고 있었다. 그 외에 농어촌 취약지 주민건강증진을 위하여 공단 및 의료 취약지역에 16개소의 민간 병원을 건립 지원하고 있었다. 또한 600여개의 무의 낙도 주민을 진료하기 위하여 1965년부터 병원선을 건조, 순회 진료를 실시하고 있었으며, 1981년의 경우 11척의 병원선을 운영하고 있었다. 이와 같이 주어진 현실에서 농어촌지역 주민들이 손쉽게 양질의 보건의료서비스를 받게 하기 위해서는 첫째, 한정된 보건의료 자원의 효율적 활용을 위하여 농어촌 보건의료전달체계의 확립이 우선 과제였다. 우선 전국 보건의료망 재편성 모델이 수립되기 전에 의료보호(의료급여)사업에서 도입한 의료의 지역화 개념을 우선 도입하여 농어촌 의료전달체계를 수립하였다(그림4).

<그림 4> 진료도

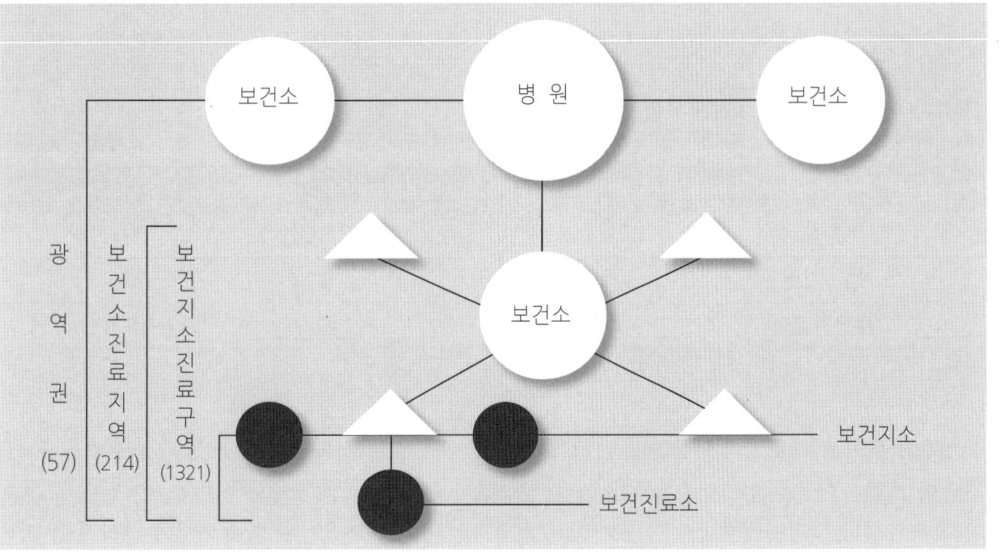

시·도립병원을 중심으로 57개 광역지역을 형성하여 군지역에 소재하는 보건소, 의원 등을 몇 개씩 묶어 시·도립병원에 연계하는 보건소 진료지역을 설정하였다. 그리고 보건소 밑에 보건지소를 묶어 보건지소 진료구역을 두고, 그 밑에 신규로 설치하고 있는 보건진료소를 말단 진료구역으로 형성함으로써 1차적인 예방 진료를 담당하게 하였다.

둘째, 농어촌 주민 건강 증진의 핵심 과제인 우수 보건의료 인력을 1차 보건의료기관인 보건소, 보건지소, 보건진료소에 확대 배치하여 무의지역을 완전 해소하였다. 부족한 보건의료 인력을 충원하기 위하여 1981년부터 공중보건의를 확대 배치하고 공중보건장학의사를 양성 배치함으로써 1984년에는 그간의 보건의료정책의 숙원사업이었던 무의지역을 완전 해소하였다. 아울러 1981년부터 농어촌 오·벽지 자연부락 단위까지 보건진료소를 설치하고 보건진료원을 배치하여 경미한 1차 진료와 지역사회 수준에서의 가능한 주민보건 예방활동을 강화하여 농어촌 주민 약 350만 명이 가까운 장소에서 손쉽게 의료 및 건강 상담 등 보건의료의 수혜를 받을 수 있도록 하였다. 한편으로는 주민의 보건의식 고취와 아울러 보건예방 활동에 스스로 참여토록 마을건강원 6,000명을 선발, 일정한 교육을 실시한 후 해당지역의 보건진료원의 지도 아래 마을 단위에서 보건활동을 전개토록 함으로써 농어촌지역에서의 1차 보건의료의 정책기반을 공고히 하였다(표13).

〈표 13〉 1차 공공보건의료기관 및 공중보건의료인력 현황

(1985. 12. 현재)	**의료기관 현황**	(단위 : 개소)
보건소	보건지소	보건진료소
225	1,303	1,640

(1985. 12. 현재)	**공중보건의료인력의 배치현황**		(단위 : 명)
공중보건의사	공중보건 치과의사	공중보건 장학의사	보건진료원
1,302	610	60	1,602

셋째, 그 동안 문제점이었던 노후되고 협소한 보건소, 보건지소의 건물의 신·개축과 의료장비를 대폭 현대화 하였고, 임대하여 사용하던 보건진료소의 건물도 신축하였다(표14). 실제로 당시 공중보건의사를 보건지소에 배치할 때 많은 보건지소가 노후화하여 겨울철 난방을 연탄 온돌로 하는 경우가 많았으며, 1981년과 1982년에는 공중보건의사가 연탄가스 중독으로 몇 명이 순직하여 장례식에 참석하여 아무말도 못하고 조의만을 표했던 가슴 아픈 기억이 있다. 이후 일부 공중보건의사 부모님들은 보건지소를 방문하여 도배, 장판을 다시하고 심지어는 보건지소를 보수해주는 분들도 계셨다. 다행히 노후한 보건지소는 꾸준히 신·개축하여 당시 새마을 보일러 난방으로 바꾸어 그 후에는 전과 같은 사고는 없었으나, 공중보건의사 직무 교육시에는 연탄가스 중독 예방 교육은 지속되었다.

〈표 14〉 1차 공공보건의료기관 시설 및 장비 확충실적

(1985. 12. 현재) (단위 : 개소)

구분	건물신축	의료장비	기동장비
보건소	39	33	-
보건지소	334	873	-
보건진료소	1,385	1,677	1,630대(스쿠터)

자료 : 보건사회부, 보건사회, 1986. p.46

넷째, 우수한 보건의료 인력을 확보하기 위한 교육·훈련제도를 확립하였다. 당시 보건요원 교육, 훈련은 보건사회부 국립보건원 훈련부가 담당하였다. 보건소장 교육을 위하여는 1개월의 보건소장 교육과정이 설치되었으며, 공중보건의사를 위하여는 공중보건기관 배치 전 2주간의 공중보건의사 직무교육을 실시하였으며, 각종 보건요원들을 위한 직무 교육·훈련반이 운영되었다. 전술하였지만 보건진료원을 위하여는 6개월의 직무훈련이 3개 교육기관에 위탁하여 이루어졌다.

다섯째, 시·도립병원 등 공공의료기관의 운영체제를 정비하였다. 당시 농어촌 주민의 진료활동의 중추인 시·도립병원은 건물과 장비는 노후되고, 보건의료 인력은 충원율이 낮고, 사업 예산은 턱없이 부족하여 제 기능을 발휘할 수가 없었다. 뿐만 아니라 시·도립병원은 도지사의 지휘, 감독을 받아 인사·예산권이 도지사에게 있으므로 부족하나마 편성된 시·도립병원 예산도 적기 집행에 많은 문제점이 있었다. 병원에서 사용하는 약품과 재료가 조기 소진되면, 자금이 배정되는 다음 분기까지 약품과 재료를 공급하지 못하고 기다려야 하는 실정이었다.

이의 해결을 위하여 당시 내무부(현 행정안전부) 담당자와 수차례 협의하였으나 진척이 안 된 상태에서 국무총리실 조정관이 시·도립병원 개선 방안을 보고하라는 연락을 받고 시·도립병원 운영 실태에 관한 보고를 하였다. 이어 국무총리실 조정관이 위원장이 된 「시·도립병원 운영 개선 위원회」(정확한 명칭은 기억이 안 남)가 구성되었다. 이 위원회 위원은 김일순 연세대학교 의과대학 교수, 신영수 서울대학교 의과대학 교수, 한달선·문옥륜 서울대학교 보건대학원 교수, 김한중 연세대학교 의과대학 교수, 내무부 지방행정과장, 보건사회부 의정1과장인 필자 외에 서울대학교 행정대학원 교수 등 10여 명으로 구성되었으며 2~3주간의 지방 시·도립병원 현장 실태 파악을 위한 출장 후 보고서를 완성하였다. 그 결과 당시의 도지사 직할의 시·도립병원을 지방공사의료원으로 개편하여 공사가 가지는 운영의 유연성을 확보하는 것으로 개편되었다. 당시에 개편의 전제조건은 기존에 투자하던 시·도립병원에 대한 예산은 지속적으로 보장하고 지방공사의료원에 적자가 발생하여도 자립요구를 하지 않는다는 것이었다. 이 개편은 당시 육군본부 군의관으로 근무 중이던 김한중 연세대 교수(현 연세대학교 총장)가 국무총리실로 파견 근무 중 총리실 관계자들과의 협의를 통하여 시작되어 결실을 맺은 것으로 기억된다.

또한 보건소 행정체계의 이원화로 인한 행정효율 낭비를 막고, 보건소 등에 우수 인력을 확보하기 위하여는 이들이 보람을 느낄 수 있도록 경력발전체계의 수립이 필수라고 판단, 보건사회부에 보건청을 신설하여 공공보건의료조직의 일원화를 위한 정책을 수차례 시도하였으나, 내무부의 '지역보건업무는 지방자치업무'라는 주장에 번번이 실패하였다. 그럼에도 불구하고 몇 개의 보건소를 「모범보건소」로 지정하여 그 운영 실적을 타보건소와 비교하여 월등히 하여 보건사회부로 이관하려는 계획을 수립하여 과천시 보건소 등에서 시작하였으나 필자가 1984년 WHO 제네바 본부 의무관으로 파견됨에 따라 이것도 실패하여 아쉬운 기억이 남는다.

3. 전국보건의료망 재편성 사업

당시 4차에 걸친 경제개발 5개년계획의 성공에도 불구하고 보건의료에 대한 국가 투자 우선 순위의 관심도가 낮아, 우리나라의 보건의료 체계는 자유방임적으로 발전한 결과 민간부문이 대부분의 보건의료 서비스를 담당하고 있었다. 이는 공공보건의료와 민간기관, 규모에 따른 보건의료기관간의 역할 분담이 안되고, 부문간의 상호보완 체계도 없어 보건의료자원의 낭비를 초래하고 있었다. 잘 알려진 바와 같이 보건의료 인력은 양성에 오랜 시간이 필요할 뿐만 아니라, 양성된 인력은 타분야로의 전환도 쉽지 않다. 마찬가지로 보건의료 시설, 장비에 대한 투자도 향후 타분야로의 전환이 쉽지 않기 때문에 투자 전에 신중한 검토가 필요하다.

그동안 우리의 보건의료 분야는 국가적으로 적정 보건의료 인력 수급에 관한 계획, 적정 필요병상에 관한 계획 수립 노력이 미흡하였다. 뿐만 아니라 1970년대 중반부터 시작된 의료보호(의료급여)제도와 의료보험제도의 도입은 급격한 의료 수요를 창출하여 이에 대한 인력, 시설, 장비 및 진료권에 대한 국가적 차원의 보건의료체계 수립이 매우 시급하였다. 특히 당시 우리나라의 각 분야 국가계획은 중기계획이 주류를 이루고 있었으나, 보건의료 계획은 특성상 최소 20년 이상을 전망하는 장기계획의 수립이 필요하다고 판단하였다.

1)기본구상

(그림5)에서 제시된 바와 같이 본 사업은 제1단계로 병·의원 실태조사와 가구조사를 통하여 국민의 의료 수요를 예측하고 제2단계로는 파악된 의료수요를 기초로 하여 의료전달체계의 모형을 개발하고 합리적인 진료권을 설정하여 최종적으로 합리적인 전국보건의료망을 확정하고자 하였다.

<그림 5> 연구사업의 기본구상

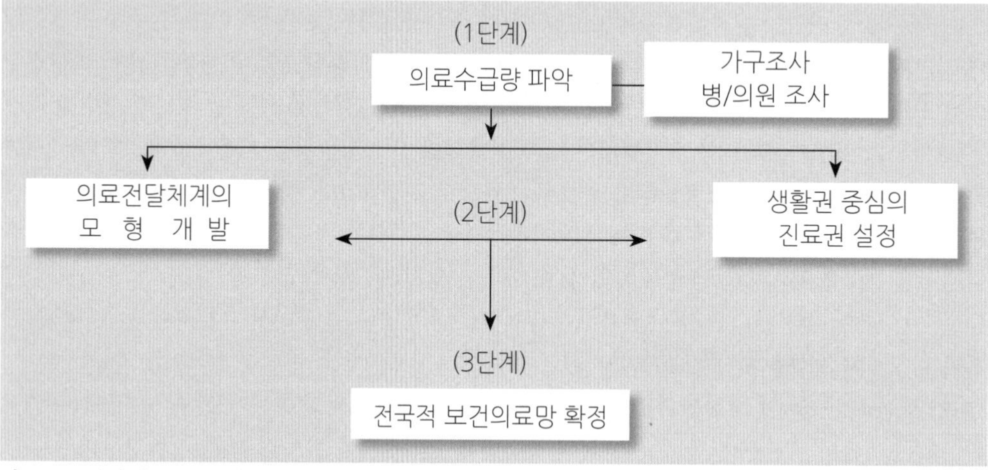

자료 : 보건사회부, 보건사회, 1982. p.142

2)보건의료전달체계의 모형 개발

이 사업을 통해 개발하고자 했던 보건의료전달체계 모형 수립을 위한 기본 원칙은 다음과 같았다.

첫째, 보건의료 자원의 효율성을 제고할 수 있는 모형이 개발되어야 한다. 보건의료 서비스의 질을 높일 수 있는 진료 체계와 보수 지불 체계의 수립과 지속적이고 일관성 있는 서비스가 가능하도록 후송의뢰 체계와 각급 보건의료 인력 및 시설 간에 협조 체계가 가능한 제도를 수립한다.

둘째, 국민이 필요로 하는 의료수요를 적절하게 충족시킬 수 있는 모형을 수립한다. 즉, 국민의 질병 예방, 조기 진단과 치료, 재활 등 모든 서비스가 포괄적으로 제공될 수 있도록 국민의료 수요를 측정하여 모형을 수립한다.

셋째, 종합적 접근을 통한 의료전달체계 모형을 수립한다. 새로이 수립되는 의료전달체계 모형은 보건의료 인력, 시설 장비, 재정, 그리고 국민에 대한 홍보 교육 등 모든 구성요소를 포함하고 서로 유기적으로 연결되는 모형을 수립한다.

넷째, 현행 모형의 문제 뿐만 아니라 현실성 있는 모형을 수립한다.현재 의료전달체계의 문제점 뿐만 아니라 정치·경제·사회적 문제, 의료 자원의 현황, 의료에 대한 국민 및 의료인의 태도 등 모든 분야를 고려하여 모형을 수립한다.

이상과 같은 기본 원칙에 의거한 구체적인 모형은 (그림6)과 같다. 이 모형 안에서 민간 및 공공부문 상호간 보완적 역할을 수행하도록 하여 지역적인 특성을 고려하여 의료의 지역화를 완성하고자 하였다.

〈그림 6〉 구체적인 모형

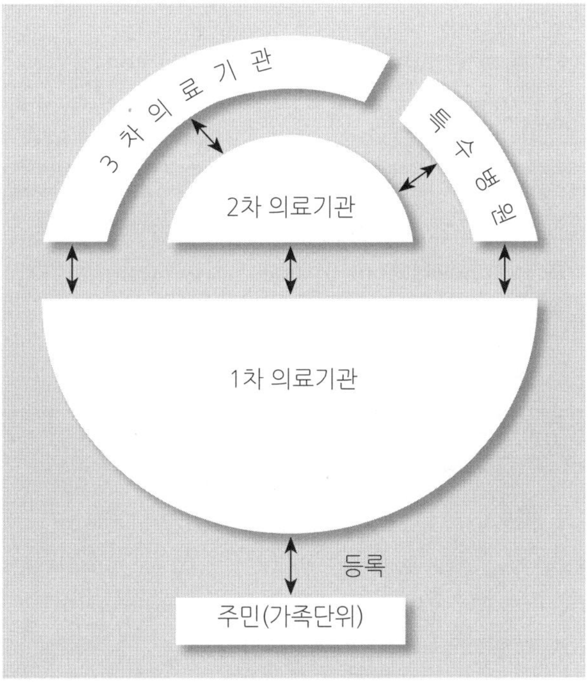

자료 : 보건사회부, 보건사회, 1982. p.143

또한 의료기관 및 의료인의 기능을 분담하고 합리적인 환자 후송 의뢰체계를 개발하기 위하여 다음과 같이 기능을 분담하도록 하였다.

〈표 15〉 기능 분담

구분	대상기관	대상환자	의사	기타
1차 의료 기관	일반병원과 특수과의원	해당지역 주민의 외래환자	일반의, 특수과 의원에는 전문의	도서, 벽지 1차의료기관의 경우 응급환자 입원 처치 시설 인정
2차 의료 기관	· 병상 200-300개 규모 병원(A형) · 농촌지역 50-100 병상 규모 병원(B형)	중진료권 내의 1차 의료기관에서 후송 의뢰된 외래 및 입원환자	일반의, 특수과 의원에는 전문의	지역특성에 따라 병원 규모, 진료 수준의 신축성 유지
3차 의료 기관	대진료권 중심도시의 종합병원	대진료권 내의 1차, 2차 의료기관에서 후송 의뢰된 외래 및 입원환자	분야별 전문의	
특수 병원	정신병원, 재활원, 산재병원, 암센타 및 전염병 병원	대진료권 내 특수 질환자	해당 특수전문의	

자료 : 보건사회부, 보건사회, 1982. p.144

이상과 같은 구체안은 1981년 당시 미국 예일 대학교 보건대학원에서 박사학위를 취득 후 귀국하여 서울대학교 의과대학 교수 겸 서울대학병원 기획실장으로 재직하시던 신영수 박사(현 WHO 서태평양지역 사무처장)의 지원으로 마련되었다. 당시 서울대학병원에는 병원연구소가 부설되어 있어 신영수 박사께서 연구소장을 겸임하고 있어 동 연구소의 김용익 서울의대 교수를 비롯한 정두채 박사, 이신호 박사 및 염용권 박사 등 쟁쟁한 연구 인력들의 토론과 자문을 거쳐 마련되었다. 또한 정부 예산 지원 측면에서는 당시 보건사회부 기획관리실장이시던 이두호 실장(후에 보건복지부 차관 역임)의 전폭적인 지원이 없었으면 불가능하였다.

한편 이 구체안의 실행에는 우리 보건의료계 전체의 참여가 필수적이라고 판단하여 이 연구조사 사업의 책임을 당시 한국인구보건연구원(현 보건사회연구원)의 보건분야 책임자이신·안성규 박사에게 의뢰하여 각 의과대학 예방의학 교수님들이 거의 대부분 참여하여 연구를 수행하였다.

이 조사연구 사업은 1981년부터 보건사회부가 한국인구보건연구원 주관으로 3년에 걸쳐 수행하여 1984년 4월 완료하였다. 그동안 2차례의 공청회와 각 계의 의견을 수렴하였고 현지조사 활동을 수행하였다. 그 결과 편성된 진료권은 전국을 13개 대진료권, 122개 중진료권, 읍·면단위의 소진료권으로 구분하였고 그 모형은 다음과 같다.

〈그림 7〉 보건의료전달체계 모형 및 진료권

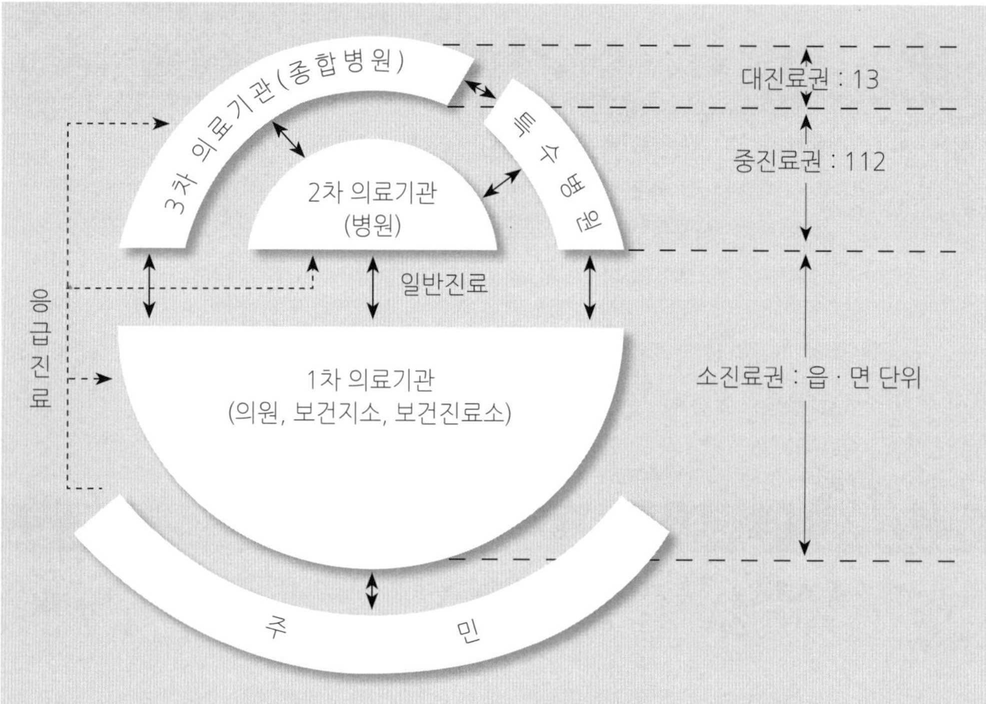

자료 : 보건사회부, 보건사회백서, 1985. p.135

이 조사 연구 결과 전국을 대상으로 한 진료권이 설정되고 의료전달체계 모형이 개발되었으며 의료 수요 조사를 기초로 하여 병원의 기본 모형에 따른 진료권별 의료 자원의 배치 모델이 개발되었다. 이 모델에 따라 당시 도시지역에 집중되고 있던 의료기관의 지역별 적정 배치로 의료 자원의 효율적 이용을 위하여 1985년 1월 '지역별 의료기관 개설 허가 제한 등에 관한 규칙'이 제정, 공포되어 이 규칙에 의거, 병상과잉 공급 지역 내의 의료기관 개설 및 병상 증설을 억제함으로써 상대적으로 의료 시설이 부족한 농어촌 등의 지역에 투자될 수 있도록 정책에 활용되었다. 뿐만 아니라 적정 보건의료 인력의 산출, 병원 경영 효율화를 위한 적정 시설 규모 등의 산정 등 정부 정책 뿐만 아니라 민간 보건의료시설 경영에도 많이 활용되었다.

또한 1987년에는 필자가 WHO 제네바 파견 후 귀국하여 다시 지역 의료 과장으로 재차 보임되었다. 이 때는 1988년의 전국민의료보험 시행 준비가 보건사회부 최우선 정책 과제였으며, 급격한 의료 수요에 대비한 원활한 의료서비스의 공급에 온갖 노력을 집중하였다. 그러나 전국민의료보험의 시행에 필요한 의료 수요의 측정은 과거의 수요 측정에 이용된 변수와 사회적 여건에 변화가 있어, 의료기관의 기본 모형의 검토, 수정, 진료권의 조정, 의료전달체계의 보완 등 전국보건의료망의 편성 사업의 연구 내용이 보완, 수정이 긴요하다고 판단되어 제2차 보완연구를 수행하였다.

[참고문헌]

1. 보건 및 사회보장실무계획반(1976), 제4차 경제개발 5개년계획 보건 및 사회보장부문계획, 1977-1981.
2. 보건사회부(1981), 보건사회.
3. 보건사회부(1982), 보건사회.
4. 보건사회부(1986), 보건사회.
5. 보건사회부(1985), 보건사회백서.
6. 보건사회부(1983), 제5차 경제개발 5개년계획 보건사회보장부문수정계획 1984-1986.

조 종 희

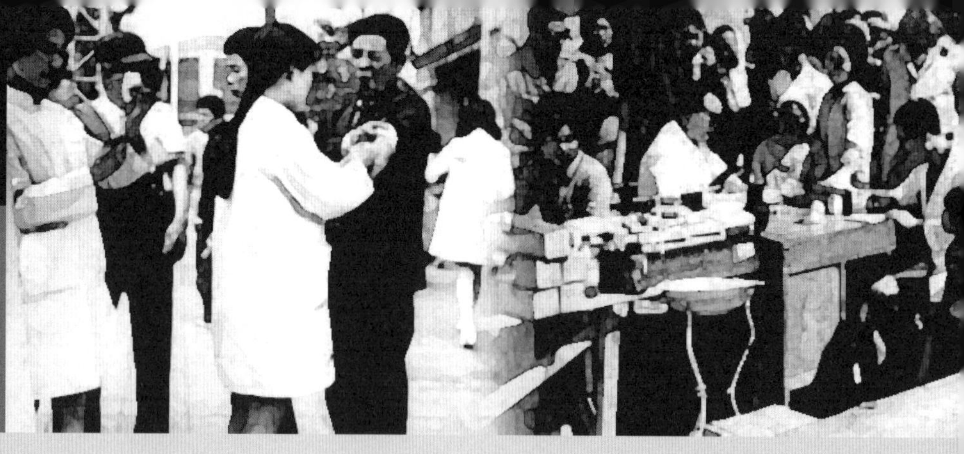

서울시 보건사업의 흐름을 보다 - 성북구 보건사업을 중심으로

서울 강동구보건소장

프로필

1983. 2	경희대학교 의과대학 졸업(의학사)
1987. 2	경희대학교 의과대학원 졸업(의학석사)
2001. 2	한성대학교 대학원 졸업(행정학석사, 사회복지학)
1987. 5~1994	영등포보건소 관리의사
1994~1995	서울 동대문보건소 관리의사
1995~2005	서울 성북구보건소장
2005. 7~현재	서울 강동구보건소장

1. 머리말

그동안 전국적으로 중앙정부의 상의하달 방식으로 전개하여 왔던 보건사업은, 지방자치제의 도입과 1995년의 지역보건법, 국민건강증진법의 제정과 그에 따른 국민건강증진기금의 조성으로 인해, 자치구 특성에 따라 사업의 투입량이나 방향이 달라지는 양상을 보이기 시작하였다. 특히 서울의 경우 타 시·도에 비하여 선도적인 사업을 진행하는 사례들이 나타나기 시작하였고, 중앙정부에서 역으로 서울시의 사업을 도입해가는 경우들이 생겼다. 보건사업의 주요 전환기인 1995년을 전후로 보건소의 업무는 예방접종, 방역 등 전염병 위주의 사업과 산아제한 등의 가족계획사업에서 건강증진의 개념이 들어간 건강생활실천과 질병예방사업으로 변화되었다.

이 글에서는 1995년 이후 보건사업의 큰 흐름 속에서 서울시 보건사업의 변화에 대하여 사업별로 기술하고자 하며 건강증진사업, 만성질환관리사업, 정신보건사업, 영유아 건강관리, 노인건강관리사업, 그리고 보건소 조직의 변화와 사업예산투입의 변화에 대한 내용 등이 그것이다. 최근 20년간의 보건사업을 기술하고자 함에도 자료들이 체계적으로 정리되어 있지 않아 많은 기록들을 찾을 수 없어 아쉬웠고, 이러한 정리과정이 어렵기는 하지만 좀 더 일찍 구체화되었어야 한다는 생각을 다시 하게 되었다.

2. 1990~2000년의 보건소를 둘러싼 시대적 환경 변화

1990년 이후의 보건사업을 정리해나가기 전에, 1998년도 보건정책토론회의 자료에 있는 내용을 중심으로 1990년 이전의 보건소에 대해 요약 인용하면 다음과 같다. 10년 단위로 보건소의 변화과정을 보면, 1946년 모범보건소가 최초로 설치된 이래 1953년 15개의 도립보건소와 471개의 보건진료소가 설치되었다. 1956년 보건소법이 제정되었고, 1962년 전면 개정되면서 현재와 같이 시·군·구 보건소 설치규정이 마련되고 보건소의 업무가 13가지로 규정되었다. 1960년대는 경제성장과 함께 가족계획사업이 보건소의 주요사업이었으며, 외국의 원조가 많이 있었으나 국가단위에서 보건사업의 예산이 인건비 수준이었던 시절로 '보건소'하면 가족계획과 동일시되는 시절이었다.

1970년대는 외국의 원조가 오히려 줄어들어 보건소가 퇴색하는 듯이 보였던 시대라 할 수 있지만, 당시에 지역사회의학의 개념이 일반화되어 무의촌이 해소되고, 의료공급이 집중되는 시절이었다. 1980년대는 공공보건의료의 중요성이 강조되기 시작하였고, 1989년 전국민의료보험과 더불어 농어촌의 의료공급을 달성하는 데 보건소의 역할이 컸다고 한다. 1990년대 들어와서는 보건소 운영체계의 미비가 중요한 정책적 의제가 되었고, 보건소의 발전과 역량 향상을 위해 노력하는 젊은 보건소장 집단이 생겨나기 시작하였다. 1990년대 초반에 결성된 '지역보건의료발전을 위한 모임'은 젊은 보건소장과 의무과장 또는 관리의사들의 모임으로 진지하게 보건소의 발전과 지역보건의료의 도약을 위해 토의하는 기전을 마련하였고, 보건소와 보건지소의 진료와 공중보건사업을 담당하는 인력의 교육 과정에서 현지의 '지역보건의료발전을 위한 모임'의 구성원들이 교육에 참여하여 도움을 많이 주었다고 하였다.

1990년대는 농어촌 의료기관 확충사업이 지방에서 지속적으로 전개되었다. 농어촌의료서비스

기술지원단은 농어촌특별세관리 특별회계법에 따라 농어촌 지역의 보건의료의 청사진인 지역보건의료 개선사업계획서를 제출하도록 하였고, 개선사업계획의 현실성과 지역사회의 필요성 등을 평가한 후 사업계획의 우선순위를 정하여 사업예산 전체를 포괄적으로 지원하는 등 보건소간 경쟁방식을 도입하였다. 1994년 1차년도의 성공적인 농어촌 의료기관 확충사업은 규제정책이 아닌 최초로 시도된 재정투자를 통한 혁신적인 보건행정의 틀로서의 가능성을 발견하였다.

당시 보건소법의 후진적인 구조와 우리나라 의료법체계의 비포괄성은 새로운 농어촌특별세관리 특별회계법의 체계를 받아들여 보건소의 도약을 이루는 데에는 여러 가지 장애요소로 작용하였으므로, 1995년 3월부터 2개월 동안 보건소의 문제점을 법률상의 문제점으로 변환시킨 후 주요 개정방향을 아래와 같이 정하고 법률개정안을 마련하였다.

첫째, 보건소의 기능을 당시의 서비스 제공기능에서 지역보건 기획조정기능을 위주로 하고 서비스 제공 기능을 보조기능으로 한다.
둘째, 각 지역별로 지역보건계획을 작성하게 하고 이를 평가하여 평가 결과에 따라 중앙의 지원을 차등화 하는 경쟁원리를 도입한다.
셋째, 보건소의 도약을 막고 있는 당시의 인사제도를 개선할 수 있는 형태로서 신규 임용, 전보, 교육 훈련, 배치의 탄력성을 가진 제도를 만들어 낸다.
넷째, 조직 기준을 설정하여 조직을 탄력성 있게 개편 가능토록 한다.
다섯째, 보건소의 기능개선을 할 수 있는 회계제도를 정착시킬 수 있도록 한다.

이러한 개정방향을 토대로 여러 차례의 회의를 거쳐 보건소법을 지역보건의료법으로 추진하기로 하고, 정부입법으로 전문 개정을 하였다. 법 개정 추진과정에서 내무부와의 이견을 조정하기 위한 과정들이 있었으며 법안 작업 8개월 만에 보건소법에서 지역보건법으로 개정되었다. 당시에 보건소의 담당부서인 보건복지부 지역의료과의 박윤형 과장은 법안 개정의 중심에서 노력을 하였다.

지역보건법이 1995년 제정됨에 따라 전국 보건소는 지역보건의료계획을 수립하였고, 자치단체가 보건사업에 대한 중장기 목표와 계획을 가지고 보건사업을 추진하는 계기가 되었다. 이와 같이 지방자치의 시작과 더불어 지역보건법, 국민건강증진법, 정신보건법 등의 제정과 이후 건강증진기금의 조성은 보건사업의 전환기를 가져오게 함과 동시에 발전적 보건사업 수행을 위한 많은 시행착오를 거치게 되면서 현재에 이르고 있다.

지역보건의료계획은 1996년부터 보건소 단위에서 작성되었고, 작성과정에서 많은 보건소와 대학 및 연구기관의 협력은 보건소의 지역보건의료에 대한 기획능력이 향상되는 계기가 되었다. 처음 지역보건의료계획을 수립하도록 하였을 때 각 보건소 직원들은 지금까지 하지 않았던 일을 새롭게 시작되는 것에 대하여 매우 힘들어 했고, 대학이나 연구소에 맡기거나 자체적으로 작성하면서 보건소 간의 갈등도 다소 있었다. 중앙정부에서도 작성지침서가 제대로 만들어지지 않았고, 대학의 교수들은 지금도 그렇지만, 지역사회 보건사업에 관심이 있는 교수가 그다지 많지 않았다.

이후 보건산업진흥원에서 지역보건의료계획 수립에 관한 지침서 개발과 평가를 담당하는 역할을 하였으나, 매회 지침서와 평가에 대한 기준이 바뀌어 현장에서의 불만도 많았다. 어렵게 이제 제 5차 지역보건의료계획까지 수립하였고, 아직도 보건소 직원들이 수립하는 일이 쉽지는 않지만 당연히 하여야 하는 일로 생각하고 있다. 지역보건의료계획서가 실제 사업계획서와 분리되어 있다는 비난도 있었지만 보건사업의 기획과 수행, 평가에 있어서 기여한 바는 크다고 할 수 있다.

현재는 복지분야도 지역사회 복지계획을 수립하고 있는데, 이는 보건분야를 벤치마킹한 것으로 보여진다. 과거의 보건행정 수준을 정확히 알 수는 없지만, 현재의 보건사업을 수행하기 위한 기획행정능력은 다른 어떤 행정분야보다 뒤지지 않는다고 생각한다. 이는 지역보건법 제정 이후 지역보건의료계획을 기획하고 시행하는 등의 일련의 과정을 통해 전체적으로 보건인력의 업무수행능력이 질적으로 향상된 결과일 것이다. 실제 다른 행정분야를 보면 보건분야 정도로 사업을 평가하고 근거기반의 사업을 하고 있지는 않은 것 같고, 상당부분이 정치적인 논리나 이익단체의 이익에 의해 움직이면서 사업의 평가부분도 제대로 이루어지고 있는 것 같지는 않다.

보건소의 업무는 과거 보건소법에서 ① 보건사상의 계몽에 관한 사항, ② 보건통계에 관한 사항, ③ 영양의 개선과 식품위생에 관한 사항, ④ 학교보건과 구강위생에 관한 사항, ⑤ 환경위생과 산업보건에 관한 사항, ⑥ 의료사업의 향상과 증진에 관한 사항, ⑦ 보건에 관한 실험과 그 검사에 관한 사항, ⑧ 결핵, 성병, 나병 등 전염병과 기타 질병의 예방과 진료에 관한 사항, ⑨ 특수지방병의 연구에 관한 사항, ⑩ 촉탁 의료인(과거의 공의)의 지도에 관한 사항, ⑪ 의약에 대한 지도에 관한 사항, ⑫ 모자보건과 가족계획에 관한 사항, ⑬ 마약지도에 관한 사항, ⑭ 기타 국민보건 향상과 증진에 관한 사항으로 규정되어 있었다.

보건소법이 지역보건법으로 개정되면서 보건소 업무는 다음의 16개 업무로 규정하고 있다.

1. 국민건강증진·보건교육·구강건강 및 영양관리사업
2. 감염병의 예방·관리 및 진료
3. 모자보건 및 가족계획사업
4. 노인보건사업
5. 공중위생 및 식품위생
6. 의료인 및 의료기관에 대한 지도 등에 관한 사항
7. 의료기사·의무기록사 및 안경사에 대한 지도 등에 관한 사항
8. 응급의료에 관한 사항
9. 농어촌등보건의료를위한특별조치법에 의한 공중보건의사·보건진료원 및 보건진료소에 대한 지도 등에 관한 사항
10. 약사에 관한 사항과 마약·향정신성의약품의 관리에 관한 사항
11. 정신보건에 관한 사항
12. 가정·사회복지시설 등을 방문하여 행하는 보건의료사업
13. 지역주민에 대한 진료, 건강진단 및 만성퇴행성질환등의 질병관리에 관한 사항
14. 보건에 관한 실험 또는 검사에 관한 사항
15. 장애인의 재활사업 기타 보건복지부령이 정하는 사회복지사업
16. 기타 지역주민의 보건의료의 향상·증진 및 이를 위한 연구 등에 관한 사업

규정된 업무와 관련하여 지역보건법 제정당시에는 대부분의 보건소가 공중위생 및 식품위생업무가 지역보건법에 규정되어 있음에도 불구하고 대부분의 자치구에서 구청업무로 진행되고 있었다. 1980년 이전에는 보건소에서 공중위생과 식품위생업무를 하고 있었으나 행정분야로 거의 이전하게 된 데는 여러 가지의 이유가 있겠지만 소위 '이권'부서였기 때문이기도 한 것을 배제하기는 어렵다. 그러나 지방자치가 시작되면서 단속 업무에 대하여 완화되는 분위기와 1997년 IMF 구제금융 이 후 행정조직의 개혁과 구조조정을 거치면서 행정분야의 과 단위 조직을 줄이는 과정에서 서울시의 많은 자치구의 보건위생과가 보건소로 넘어 오기 시작하였다. 이는 보건소로 위생업무를 넘김으로써 구에서는 실제 조직을 줄이지 않고 구조조정을 해결하였고 반면 보건소는 보건위생과의 업무가 넘어오면서 기존의 보건행정과에 통합되어 보건행정과의 업무에 과부하가 걸리면서 보건행정과의 기능이 쇠퇴하는 경향도 있었다. 그렇지만 근자에 들어 식품안전업무가 커지면서 보건소의 조직이 다시 늘어가는 추세에 있다.

또한 농어촌 특별법에 의해 지방의 보건소에서는 보건소 건물의 신축 및 증개축, 장비의 보강이 이루어지면서 보건소의 위상이 많이 달라지게 되었다. 도시의 보건소도 지방자치의 시작과 함께 보건관련 법들이 속속 제정되어 새로운 업무가 개발되면서 많은 변화를 가져왔다. 시설과 장비가 보강된 이후 각 보건소는 지역특성에 따라 다양한 형태의 보건사업과 서비스를 확대시키고 질적 개선을 이루기 위하여 인력 확보, 조직 개편, 각 직종별 인력의 훈련 강화, 합리적 인력관리 등을 계획하여 건의하였다. 그러나 아직도 지역주민의 선호나 가시적, 단기적인 효과에 보건사업의 많은 부분이 치중되고 있는 문제점을 안고 있다.

3. 보건사업 추진사례(성북구보건소를 중심으로)

1)보건교육

지역보건법, 국민건강증진법, 정신보건법의 제정은 법정사무로서 보건사업을 시작하도록 하였으며, 보건사업의 다양성과 양적인 확대에 절대적인 역할을 하였다고 할 수 있다. 만성질환관리 등은 1990년도 초반부터 대학위주로 지방에서 시범사업들이 다수 진행되었으나 가장 급변한 보건사업은 건강증진사업과 정신보건사업의 도입이라고 할 수 있다. 국민건강증진법은 초반에는 마치 금연법으로 알려질 정도로 금연사업의 획기적인 전기를 가져왔다.

1995년도와 1997년도 "보건복지백서"에 기술되어 있는 국민건강증진사업의 내용을 보면 다음과 같다.

〈표 1〉 국민건강증진사업의 내용(보건복지백서, 1995~1997)

【대국민 보건교육활동 강화 (1995년도 보건복지백서)】
국민소득 증대에 따른 생활수준의 향상 및 환경위생의 개선으로 전염성 질환의 이환율이 현저히 줄어든 반면, 평균수명의 연장으로 노령인구가 증가하고 생활환경의 변화에 기인한 각종 만성퇴행성질환(성인병)이 증가하는 추세에 있으며 1994년도의 국민 주요사인도 일본이나 미국 등 선진국들과 마찬가지로 주로 뇌혈관질환, 암 등의 성인병이 차지하고 있다. 이러한 질병과 건강문제는 의료만으로는 해결될 수 없고 개인의 건전한 생활관습 유지와 건강생활 실천을 위한 보건교육으로 사전에 예방할 수 있다. 일관성 있는 보건교육을 효과적으로 추진하기 위하여 보건교육자문위원회를 적극 활용하고, 보건교육자료개발센터를 활성화하여 필요한 보건교육 자료를 개발 보급하고, 보건교육요원에 대한 훈련도 강화할 것이다. 보건교육은 지역사회 주민과 민간단체 등의 자발적인 참여하에 이루어지는 것이 가장 바람직하므로 보건관련 민간단체 등의 참여를 적극 유도하여 홍보활동을 강화할 것이며 또한 1995년 9월 1일부터 시행될 국민건강증진법이 제정됨에 따라 보건교육을 효과적으로 추진할 수 있는 계기가 마련됨으로써 앞으로의 보건교육사업은 활성화 될 전망이다.

필자가 보건소장으로 임용되고 1995년 5월 가장 먼저 시작한 보건사업은 보건교육사업이었다. 처음 시도한 보건교육은 당뇨교실을 운영하는 것이었는데, 보건교육을 시도하는 과정이 지금 생각하면 그리 어려울 것도 없는데 그 당시는 보건교육을 기획해 본 적이 없어 직원들이 계획서를 잘 작성하지 못하였다. 결국 병원에서 하는 당뇨교실을 모두 검토하고 6개월이 지나서야 계획서가 만들어졌다.

그 후 다양하게 사업이 진행되면서 보건교육도 하나의 사업으로 진행되었다. 2003년 성북구 보건소는 취학전 아동을 대상으로 유아구강교육, 유아영양교육, 이유식 교육, 학생을 대상으로 구강보건교육, 금연교육, 약물오남용교육, 성교육, 여성을 대상으로 여성건강교실, 여대생 건강교육, 어머니 비디오교육, 특수업태부교육, 일반 성인을 대상으로 고혈압교육, 당뇨교실, 관절염자조교실, 뇌졸중 자조교실, 체력측정자 상담, 식단전시회, 민방위대원교육, 전염병예방교육, 직원교육, 노인을 대상으로 어르신보건교육 등의 교육을 하였다. 또한 보건교육 홍보를 하기 위한 홍보물 제작과 건강정보실을 운영하였고, 보건교육에 대한 계획과 평가를 실시하였다.

<그림 1> 보건교육프로그램의 확대 사례(1995~2005)

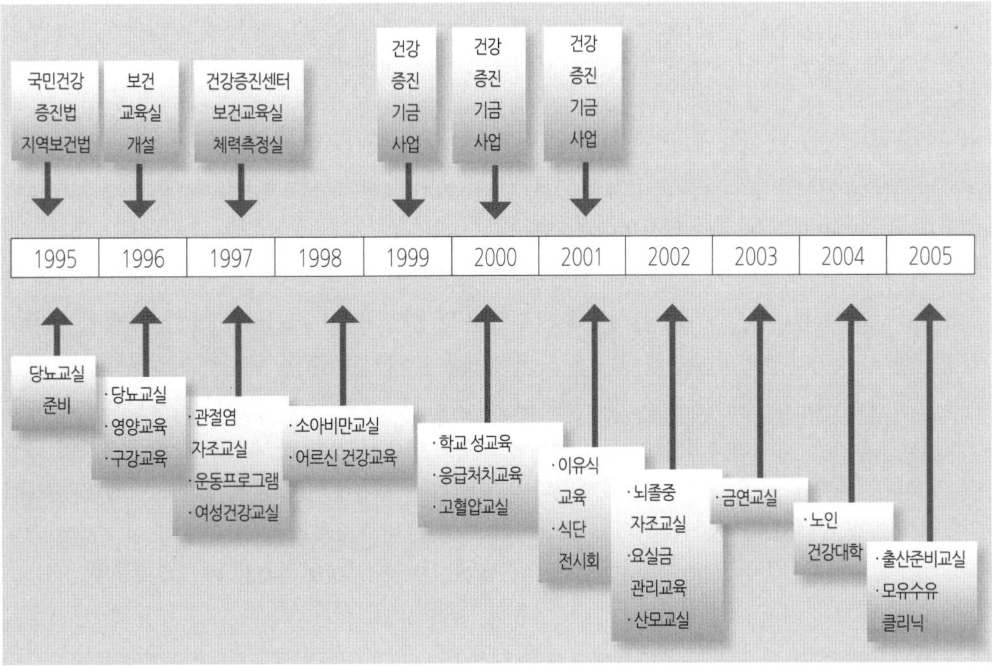

2)고혈압관리사업

건강증진사업이 주로 금연과 보건교육으로 국한되어 진행되고 있었으나 건강증진에 대한 개념정리가 되지 않아 건강증진사업을 어떻게 해야 하는지 중앙정부부터 자치구까지 혼란스러운 시기였다. 하지만 만성질환관리는 향후 보건사업에서 중요한 이슈가 된다는 것은 누구나 공감하고 있는 상황이고 지역보건의료계획 등을 작성하면서 가장 우선사업으로 부각될 수밖에 없었다.

우리나라에서는 지역사회를 대상으로 한 고혈압관리사업이 몇몇 지역에서 시도되었다. 1980년대에 전북 완주군 용진면, 충남 음성군, 경기도 강화군 등에서 수행되어 중간보고가 몇 편 있었으나 계속적인 추구조사 자료는 아직 없다. 1995년 이후 보건교육과 동시에 만성질환관리에 대한 관심이 커지면서 일부 지방에서 고혈압관리사업이 시도되었다. 지금까지의 우리나라 고혈압관리사업은 농촌지역을 위주로 한 단편적인 사업으로, 생활습관의 개선과 같은 1차예방보다 환자 발견과 추구관리의 2차예방 중심이었고, 민간기관과 공공기관의 연계성이 결여되어 있으며, 지역사회 주민과 기관의 적극적인 참여가 부족하였다.

한편, 지역보건법에 의해 지역보건의료계획을 1997년에 처음 작성하면서 지역의 건강문제가 분석되었고 만성질환관리에 대한 사업의 당위성이 제기되었다. 1997년에 성북구 지역보건문제의 크기와 본질을 알아보기 위해서 성북구 건강증진기획팀은 고려대학교 안형식 교수와 공동으로 "성북구 지역보건의료 실태조사"에 착수하였다. 조사내용은 주로 성북구 주민의 의료이용, 이환과 사망수준, 연령집단별 보건의식 및 의료행태에 관한 것이었고, 특정 질환 특히 고혈압의 예방과 관리에 관한 조사는 미흡하였다.

1998년 9월에 성북구 보건소 내에 "고혈압 관리팀"이 구성되었다. 고혈압 예방과 관리에 관한 전문가(의사, 간호사, 보건행정요원, 영양사, 운동처방사 등)들로 구성되었으며 대부분이 보건소의 기존 상근인력으로 전담인력을 구성하였다. 이 팀의 목적은 성북구지역 내의 고혈압에 관한 이용 가능한 모든 자료를 수집, 분석하여 세부 실행계획(action plan)을 세우는 것이었다. 팀 구성원들은 각자 전문지식과 경험을 서로 나누며 지역사회 주민과 사업수행팀이 고혈압 관리에 적용할 수 있도록 통합된 접근방법을 개발하기 위해 노력하였다.

고혈압 예방사업 관리(기획)팀의 여러 차례의 논의 끝에 "고혈압 예방관리사업"이 개발되었으며, 4년간 성북구 지역의 고혈압예방과 관리에 관한 청사진을 제시하였다. 이 단계에 이르기까지 팀원들은 서로 접근방법 및 원칙에 대해 시각을 같이 하였으며, 실행계획의 적절성(appropriateness)을 높이기 위해서 성북구의 지역사회문화와 환경요인을 깊이 이해하려고 노력하였다. 고혈압으로 인한 조기사망과 불구를 예방하고, 고혈압 발생과 관련된 건강행위를 증진시키며, 고혈압을 발견하고 예방하는 보건의료서비스를 지원하기로 한다는 고혈압 예방사업의 목적(goal)을 달성하기 위하여 필수적인 전략(strategies)들을 채택하였다.

사업의 대상은 성북구에 거주하는 만 40세 이상의 모든 성인 남녀로 하였으며, 사업 첫 해에는 사업대상의 범위를 길음동, 정릉동, 월곡동에 거주하는 법정 영세민 695가구 1,244명과 대량 실업으로 인한 한시적 영세민으로 제한하였다. 한시적 영세민의 크기는 잘 밝혀져 있지 않았으나 선정기준이 개발됨에 따라 사업기간 동안 계속 늘어나 법정영세민의 수를 훨씬 초과할 것으로 추정되었다. 2차년도부터 사업대상의 범위를 전체 성북구민으로 확대하였다. 인지도를 높이기 위하여 사업홍보에 비중을 크게 두었으며, 대상을 선정하기 위해서는 지역주민이 의료기관을 직접 방문하여 혈압을 측정할 수 있도록 동기유발이 선행되어야 하므로 대중매체를 통한 홍보가 필수적이었다. 구체적인 홍보수단으로는 지역케이블 텔레비전, 지역신문 등의 대중매체와 팜플렛과 반상회보 등의 인쇄매체, 그리고 포스터, 플래카드를 지하철역, 수퍼마켓, 시장, 관공서 등과 같은 주요 전략지점에 게시하였고, 특히 포스터를 마을버스에 부착하여 사업기간 동안 광고하였다. 뿐만 아니라 보건소에 근무하는 보건간호사의 직접 권유나 전화홍보(telemarketing)을 통하여 사업대상자를 모집하였다. 그 외에 일회적이지만 효과가 큰 이벤트행사도 전략적 수단으로 사용하였다. 홍보대상인구의 메시지 수용효과를 높이기 위해서 모든 홍보물의 내용과 디자인에 홍보대상인구의 잠재적 수요(needs)와 요구(demands)를 반영시키는 것을 원칙으로 하였고, 사업대상자 면접(focus group interview)은 홍보 전에 대상인구의 잠재적 수요와 요구를 파악하고, 홍보 후에 그 효과를 측정하는 수단으로 이용하고자 하였다. 대상자 파악을 보다 효율적으로 하기 위해서 별도의 검진프로그램과 기존의 건강검진 프로그램을 함께 이용하였고, 기존의 건강검진 프로그램은 통일된 검진프로토콜과 데이터의 공유에 관해 민간 병·의원과 사전 조율하였다.

추구관리는 생리적 생화학 지표를 보면서 결정하였는데, 이러한 지표로 체중, 심박수, 레닌 활성도, 휴식기 심전도, 일반화학검사 등이 있다. 장기손상이 없는 경우 치료시작 후 1~2개월 내 혈압조절과 환자 순응도, 부작용 정도를 확인하였다. 한번 혈압이 안정되면, 환자상태에 따라 대략 3~6개월의 시간 간격을 두고 추구관리를 하였다. 최소 1년 동안 고혈압이 효율적으로 조절되었으면 약의 수와 양을 줄이려는 시도를 하였으며, 감량은 신중하고 서서히, 점진적으로 하였다. 생활개선요법과 재발의 조기 발견을 위해 추구관리는 계속되었다.

보건교육을 위주로 한 생활개선요법은 전 등록자를 대상으로 하였고, 보건교육은 총 7회, 주 1회, 교육시간은 1시간 30분으로 총 13시간 30분으로 구성하였다. 교육은 보건교육담당이 하되 여의치 않을 경우는 의사 혹은 보건간호사가 대신하였다. 교육의 내용은 KAP(지식습득, 태도 변화, 생활실천)이론을 배경으로 하였으며, 고혈압의 정의 및 위험인자에 대한 이해, 고혈압의 위험성에 대한 인식, 운동의 중요성, 식이의 중요성 및 여러가지 고혈압 예방법에 대한 이해로 구성되어 있다.

고혈압 예방관리사업은 일차적으로 성북구 보건소와 성북구 소재 민간의원이 중심이 되었고, 상위수준인 종합병원과 대학병원은 보건소와 민간의원이 효율적으로 사업을 수행할 수 있도록 기술적 지원을 하며 보건소는 행정적, 재정적 지원을 하도록 하였다. 또한 성북구 보건심의위원회는 사업수행체계 전반에 관하여 전문적인 자문의 역할을 하였다.

보건소와 민간의원의 역할은 환자의 발견 및 등록, 치료 및 추구관리, 교육 및 상담이며, 보건소는 민간의원에게 기술적 지원(임상검사 및 보건교육 프로그램의 지원)을, 대학병원 및 종합병원은 기술적 지원(임상검사의 지원과 의뢰된 환자의 관리)과 보건인력에 대한 교육·훈련을 담당하였다. 보건소에서는 고혈압예방사업팀이 주된 역할을 하면서 행정적 지원, 예산 및 교육홍보활동을 지원하였다. 명예보건소장(성북구 지역 내 주민 중 20명을 위촉)은 환자발견과 추구관리에 협조하고 예방관리 사업을 홍보하는 역할을 담당하였다.

(1)사업 기획 배경

1999년 우리나라 사망원인 통계에 의하면 순환기계 질환이 전체 사망원인의 23.3%를 차지하고 있으며, 특히 고혈압성 질환, 뇌혈관 질환, 허혈성 심질환 등으로 사망한 경우가 전체 순환기계 질환의 80.2%를 차지하는 것으로 알려져 있다. 그런데 고혈압성 심질환, 뇌혈관 질환, 관상동맥성 심질환, 고혈압성 신병증 등은 고혈압의 합병증으로 발생하는 경우가 많기 때문에 고혈압 관리는 심혈관계 질환의 예방에 중요한 의미를 갖고 있다.

성북구는 1996년의 수진자료를 토대로 한 지역사회 진단을 통해 관내 주민의 의료에 대한 필요도와 지역사회에서의 문제의 크기가 가장 큰 질환이 고혈압이라는 사실을 파악하고, 1998년 고혈압을 주요 관리대상 질환으로 정한 후 고혈압관리사업을 지역사회의 핵심적인 보건사업으로 결정하였다

(2)사업 추진 내용(사업 진행 전과정)

- 1997년 - 성북구 건강지표 조사 실시(1996년 수진자료 토대)
- 1998년 - 성북구 보건소 중점사업 선정
  - 9월 : 보건소장, 과장, 의사들이 참여한 회의에서 중점사업을 고혈압 관리로 결정
  - 11월 : 보건소 내 고혈압 전담팀 구성
  - 11월 : 고혈압 홍보사업 실시 ⇒ 고혈압 홍보용 포스터 및 스티커 제작
- 1999년 - 고혈압에 관한 기초통계자료 생성
  - 1~3월 : 관내 1차 환자발견 조사(pretest) : 성북구 30개 동사무소를 방문하여 혈압측정을 받은 주민 중 성북구에 거주하는 5,429명을 대상으로 실시(인지율 41%, 치료율 21.9%, 관리율 5.2%)
  - 4~6월 : 보건교육 프로그램, 환자발견사업 등록체계를 위한 기초단계 조사 시작
    ⇒ 등록관리 프로그램 지침서 개발, 보건교육 프로그램 개발
  - 10월 : 고혈압 홍보사업
    ⇒ 교통광고(마을버스) 이용한 홍보, HBM(health belief model)카드를 통한 홍보
  - 12월 : 등록관리 프로그램 중간보고서 작성
- 2000년 - 민·관 협력체계 구축을 위한 기초작업 시작
  - 3월 : 관내 민간 의료기관 현황 파악
  - 10월 : "성북구 고혈압관리 사업단" 구성(13개 의료기관, 서울의대의료관리학교실, 성북구 보건소), 민관협력내용(환자 발견 및 등록, 교육자료 개발 및 환자 집단교육, 홈페이지를 통한 정보 공유)
  - 10월 : 교육자료 개발 ⇒ 집단교육용(파워포인트), 개인교육용(리플렛)
  - 10월 : 고혈압 사업 홍보 및 고혈압 교실 정기적으로 운영(월2회)
  - 10월 : 환자발견사업 실시(6,540명) - 6일간
  - 11월 : 민·관 협력체계 구축을 위한 기초조사 실시(45개 의원 면접조사)
  - 12월 : 2차 사업보고서 및 민관 협력체계 구축 평가 보고서 작성
- 2001년 - 민·관 협력체계 구축사업을 지역사회 전체로의 확대
  - 3월 : 환자 설문 실시(구조화된 조사지 이용 전화설문) - 4일간
  - 4월 : 참여의원 대상으로 설문조사 실시

· 6월 : 환자 발견을 위한 관내 동사무소 자동혈압계 배치
· 7~11월 : 환자발견사업 지속적으로 실시
· 9월 : 민·관 의료체계 확대를 위한 사업설명회 개최(장위동, 석관동 중심)
· 9월 : 2차 의뢰기관 선정 및 역할 분담
· 9월 : 고혈압사업 참여의원 27개 의원으로 확대
· 10월 : 교육자료 개발(고혈압 수첩 제작)
정보공유 및 DB구축을 위한 홈페이지(http://www.hypertension.go.kr) 등록관리 운영

(3)사업 시행 결과

1999년 1~3월 성북구에 거주하는 5,429명의 혈압을 측정한 결과 혈압이 정상보다 높은 사람들은 전체의 38.9%인 2,112명이었으며, 혈압은 정상이나 이미 고혈압으로 진단을 받은 사람들이 2%인 111명(관리율 5.3%)이었고, 이중 자신이 고혈압이라는 사실을 인지하고 있는 확정 고혈압자는 913명(인지도 41.9%)이었다. 또한 고혈압 환자 중 치료를 받고 있는 사람은 487명(치료율 21.9%)으로 나타났다. 이러한 수치는 다른 나라에 비해 매우 낮은 결과로 전반적으로 고혈압 관리가 이루어지지 않고 있다는 사실을 반영하고 있었다.

성북구는 고혈압 관리사업의 목적을 ① 고혈압 위험군 파악, ② 홍보를 통한 고혈압 인지도 변화, ③ 지속적인 고혈압 환자관리에 두고, 관내 2000년 13개 의원, 2001년 14개 병·의원의 참여하에 성북구 고혈압관리 사업단을 구성하였다.

고혈압관리 사업단의 사업으로 '나의 혈압 알기' 행사를 개최하여 2000년 1,801명, 2001년 352명의 신규환자를 발견하였으며, 신규환자에게는 보건소에서 부담하는 무료 검진쿠폰을 발행하여 가까운 민간 의료기관에 방문하여 검사를 실시하도록 유도하였다. 또한 고혈압에 대한 인식을 높이기 위해 의사와 환자간의 1:1 교육자료와 집단 교육자료를 제작하고 매월 2회 정기교육과 출장교육을 병행하였고, 홈페이지를 통한 정보교류 및 환자등록사업을 추진하여 민·관 협력체계를 구축하였다.

(4)사업수행조직

보건소 내의 고혈압 예방관리사업 조직은 고혈압 팀과 사업수행팀으로 구성하고, 고혈압 팀은 기획과 마케팅 기능을 수행하며, 사업수행팀은 실제 사업수행을 담당하였다. 고혈압팀은 고혈압 예방사업기간(1999~2002)동안 한시적으로 운영되며, 평가가 끝난 후 팀의 해체 여부를 결정하기로 하였다. 고혈압 팀은 고혈압 예방관리 프로그램의 개발, 프로그램의 모니터링과 프로그램 평가와 같은 기획기능과 민간의료기관과의 연계, 지역주민의 사업 참여, 사업수행에 필요한 지역보건의료자원의 개발 및 프로그램의 적절성 평가와 같은 마케팅기능을 수행하였다. 사업수행팀은 각 실·과가 이에 해당하며, 기획팀에서 제시한 전략과 세부 프로그램을 실제 실행프로그램으로 전환(translation)하고 실제 사업수행을 담당하였다. 각 팀의 역할과 기능은 서로 구분되어 있지만, 일의 성격과 내용에 따라 그때 그때 변경이 가능하였으며, 전체적인 팀웍을 우선순위로 하였다.

고혈압 팀의 필요인원은 7명으로 의사, 간호사, 영양사, 운동상담사, 행정직, 사회복지사, 전산직 등이며, 일의 성격 및 내용에 따라 인원 수의 조정이 가능하였다. 프로그램 감독은 보건기획을 전공한 의사가 하였고, 프로그램 감독자는 사업수행기간 동안 프로그램의 개발, 수행, 모니터링 및 평가의 모든 과정에 대한 책임을 가졌다. 또한 프로그램 감독은 각 실·과간 혹은 민간단체(병·의원)와의 연계를 항상 유지해야 하며, 매일 매일 프로그램의 진행상황 전반에 대해 감독을 하였다. 프로그램 매니저는 보건소에 근무하는 의사들이 하였으며, 사업수행기간동안 프로그램의 개발, 수행, 모니터링 및 평가의 모든 과정에 있어서 일일 업무를 조정하였다. 또한 프로그램 매니저는 사업수

행에 필요한 교육을 담당하였고, 프로그램 기획/평가자는 단위사업의 세부기획과 평가에 대한 일을 주로 담당하였다. 간호사, 영양사, 및 운동상담사가 이 일을 담당하며, 일의 성격과 내용에 따라 구성이 변경될 수도 있었다. 마케터는 사업의 확장과 착상에 필요한 지역사회조직 개발과 프로그램의 적절성에 관한 평가를 담당하였다. 마케터는 사회복지사가 하였다. 자료분석가는 전산직 공무원으로 하였으며, 프로그램의 전 과정에서 수집된 자료를 적절한 통계프로그램을 이용하여 분석 가능한 정보로 만들었다. 프로그램 운영요원은 일반 행정직 공무원이 담당하였고, 프로그램의 전 과정에서 필요한 행정적인 업무를 담당하였다. 하지만 주로 전화, 통신, 및 각종 자료의 보관 유지에 책임을 가졌다. 컨설턴트는 팀외 구성으로 각계 전문가로 구성한다. 컨설턴트는 프로그램 전반에 걸친 사항에 대하여 조언을 할 수 있으나, 주로 교육자료의 개발이나, 설문조사의 분석에 대한 조언을 하였다.

(5)평가의 틀

고혈압 예방관리 사업의 평가지표는 크게 사업수행과정지표(Process Indicator)와 사업효과지표(Outcome Indicator)로 나뉘었다. 수행과정지표에는 혈압측정률, 등록률, 조절률과 생활습관에 관한 지표들(음주율, 음주량, 정기적 운동실시율, 비만율 및 체중조절률)이 있으며, 사업효과지표에는 고혈압 유병률, 사망률, 합병증으로 인한 사망률 및 불구율 등이 있다. 사업수행과정지표 중 등록관리에 관한 지표는 매 반기마다 측정하였으며, 생활습관에 관한 지표들은 매년 측정하였다. 사업효과지표는 사업의 완료시점인 2002년 3/4분기에 측정하였다.

위와 같은 사업 틀로 1997년 사업을 시작하였고, 1999년 건강증진기금 자유과제로 신청·선정되어 2년간 민간의료기관과 연계한 고혈압관리사업을 서울대 의료관리학교실의 김창엽 교수님과 함께 진행하였다.

민간과의 협력을 통해서 추진하는 사업은 매우 시간이 걸리고 어렵다는 것을 경험하였고, 구체적으로 사업을 진행하는 데 약 1년이 걸렸다. 지금도 보건사업을 하는데 있어 관련 단체나 부서와 파트너십을 구축하는 것이 가장 어려운 부분인 것 같다. 사업을 처음 진행하면 항상 시간과 인력이 많이 들고 가시적인 결과를 얻기 어려워 지치게 되는 경우도 있지만 사업진행 과정에서 얻은 경험은 매우 귀중하다.

〈그림 2〉 민·관 협력체계 하에서의 지역사회 고혈압 관리사업

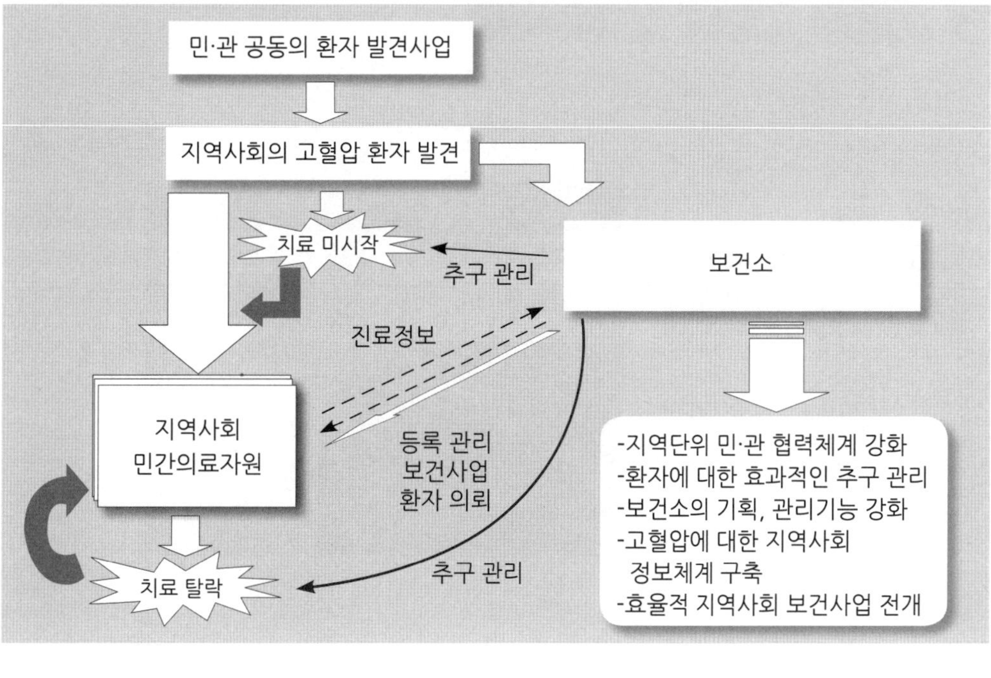

그 당시에는 전반적으로 보건사업에 대한 평가가 별로 없었다. 요사이는 국가나 광역에서 제시하는 평가틀에 사업을 맞추어 가는 편이다. 평가라는 것이 기본적으로 사업 방향을 제시하고 유도하는 효과가 있지만, 요사이는 평가에 맞추어 사업을 하기도 현장에서는 버거운 상황이다. 고혈압관리사업은 그러한 평가에 해당되는 사업도 아니었고 제대로 한 번 사업을 해보고자 시도했던 사업이었지만, 2001년 10월 10일 국민고혈압사업단이 정부에서 발족되면서 고혈압사업에 대한 관심이 고조되었고 성북구에서 진행하고 있던 3년간의 사업을 인정받는 계기가 되었다. 첫 해에 성북구의 사례를 전국에 알리는 기회가 되었고 그동안 고생하던 직원들도 사기가 올라가고 자긍심을 느끼는 기회가 되었다.

원래 계획했던 대로 자치구의 사업과 경험이 중앙에 반영되는 계기가 되었고, 국민고혈압사업단은 지금도 유지되고 있지만 고혈압의 홍보와 교육부분이 주로 남아 있는 것 같으며, 민간의료기관과 연계하여 관리하는 모형은 질병관리본부가 대구의 고당(고혈압·당뇨관리)사업에 많이 적용하였다.

사업을 전개하면서 직원들의 역량이 많이 향상되었고 보건사업의 기획부터 평가까지 사업의 일련의 과정을 경험하였으며 동시에 시행착오도 많았는데, 이후 사업을 하는 데 더 도움이 되었던 부분은 시행착오에서 경험한 부분이었던 것 같다.

〈그림 3〉 고혈압관련 자료 제작

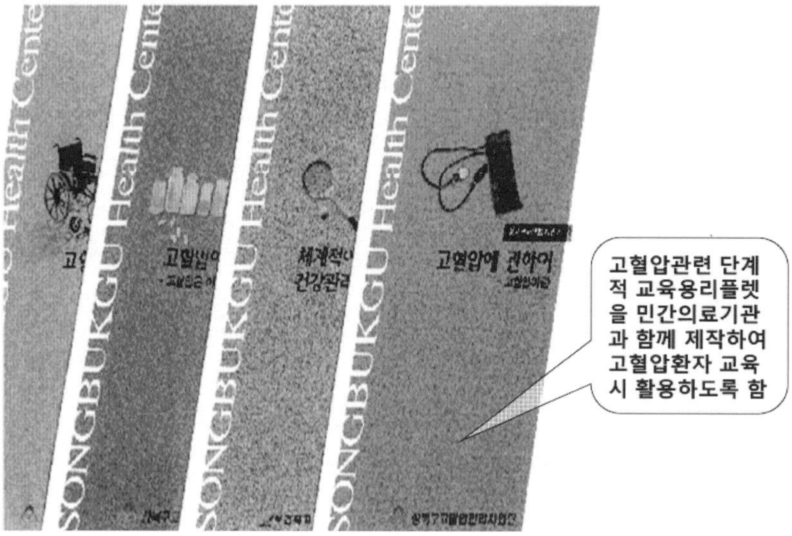

〈그림 4〉 성북구보건소 고혈압 관리체계

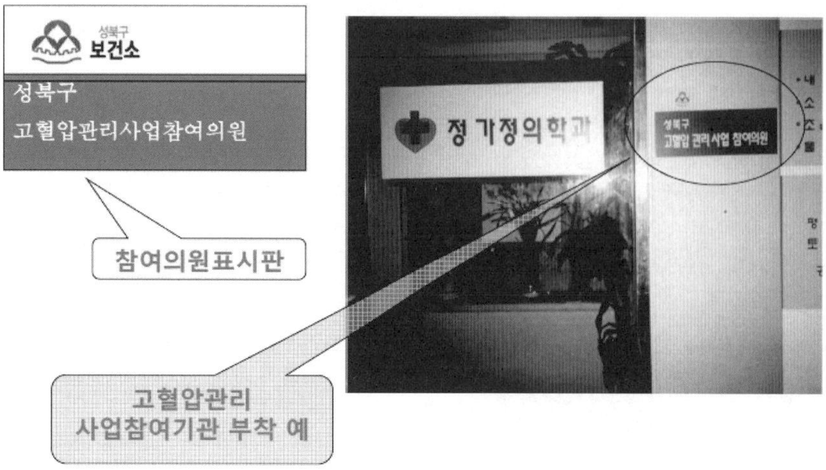

<그림 5> 고혈압 강좌 모습

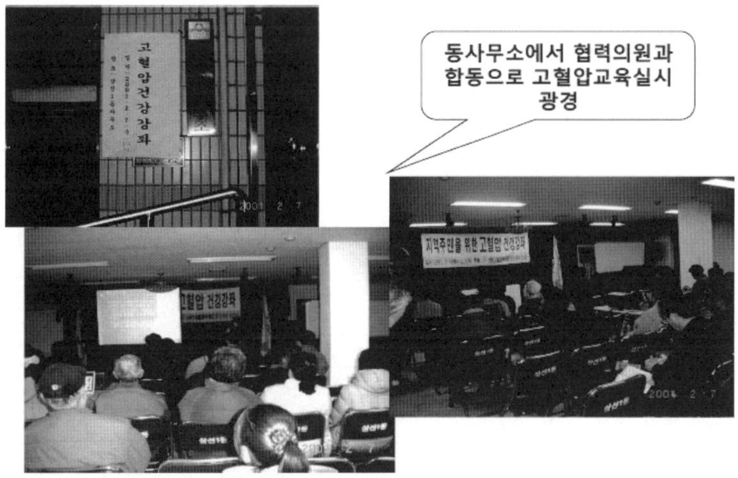
고혈압건강강좌
동사무소에서 협력의원과
합동으로 고혈압교육실시
광경
고혈압 건강강좌

<그림 6> 고혈압관리 캠페인 홍보자료

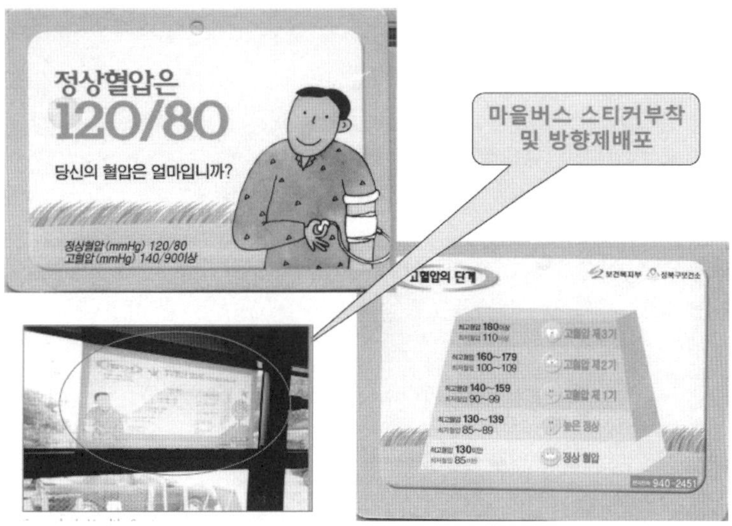
정상혈압은
120/80
당신의 혈압은 얼마입니까?
정상혈압(mmHg) 120/80
고혈압(mmHg) 140/90이상
마을버스 스티커부착
및 방향제배포
고혈압의 단계

<그림 7> 고혈압관리 홈페이지

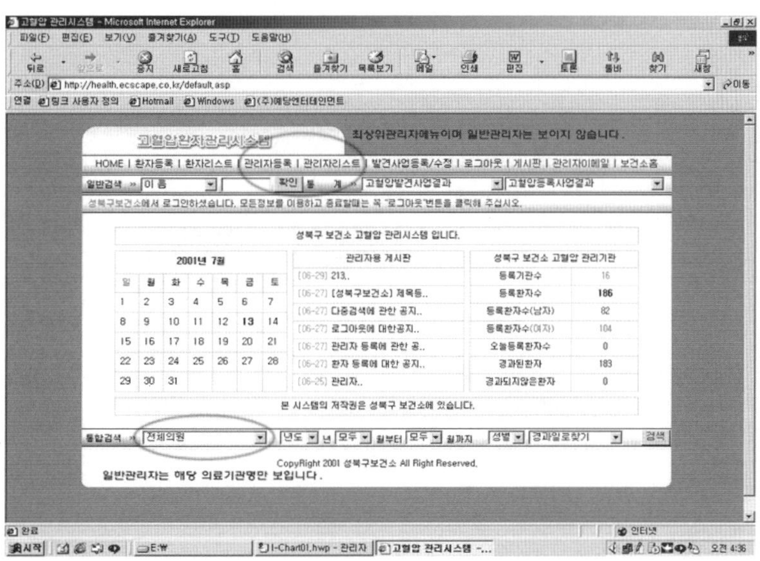

고혈압관리를 위하여 홈페이지를 개발하였다. 이는 홈페이지를 통하여 민간의료기관에서 환자를 등록하면 보건소에서 운동과 영양 등 민간의료기관에서 시행하기 어려운 부분을 보완하고 환자들의 투약 순응도를 높이기 위한 관리를 하는 역할을 하였다. 개념이 나쁘지는 않았던 것 같은데 실제로 민간의료기관에서 입력을 하지 않아 실질적으로 보건소에서 거의 입력을 하였다. 전산을 통하여 환자의 관리율, 치료율을 볼 수 있도록 하였고 각 민간의료기관에서도 관리되는 내용을 볼 수 있도록 하였다.

3)금연사업

보건사업을 하면서 보건소단위의 사업을 넘어서 구청단위의 사업으로 처음 경험한 사업이었다. 구청의 사업이 되면서 모든 부서의 협조를 받으면서 사업이 탄력을 받았으며, '금연사업추진반'으로 조직을 새로 구성하여 6급 팀장과 직원 4명이 금연사업만 전력을 다했던 경험은 보건사업을 하면서 값진 경험이었다. 체계적으로 금연사업을 하기위하여 계획단계에서 대학과 같이 계획서를 수립하여 사업을 진행하였고 비교적 계획대로 사업이 진행되었다.

〈그림 8〉 금연사업의 개념의 틀

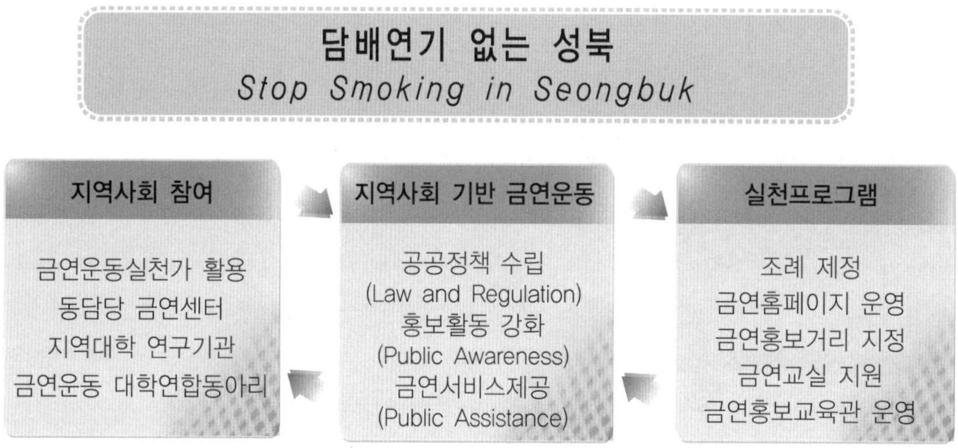
담배연기 없는 성북
Stop Smoking in Seongbuk
지역사회 참여
금연운동실천가 활용
동담당 금연센터
지역대학 연구기관
금연운동 대학연합동아리
지역사회 기반 금연운동
공공정책 수립
(Law and Regulation)
홍보활동 강화
(Public Awareness)
금연서비스제공
(Public Assistance)
실천프로그램
조례 제정
금연홈페이지 운영
금연홍보거리 지정
금연교실 지원
금연홍보교육관 운영

Stop Smoking in Seongbuk(3S 운동)으로 명명하여 사업을 진행하였으며, 보건사업의 기본틀로 주민의 인지를 개선하고 주민과 함께 실천프로그램을 가지고 진행을 하였다. 지역사회에 기반한 공공정책 수립으로 전국 최초의 금연환경 조성을 위한 조례를 제정하였다. 조례를 제정하는 과정에서 주민공청회를 실시하였고, 그 과정에서 흡연자들의 많은 반대에 부딪쳤으며 구의회 앞에서 피켓을 들고 시위가 이어졌고, 구의원을 대상으로 로비활동이 진행되어 일부 구의원 사이에서 조례 제정을 반대하려는 움직임도 있었다. 이후 많은 자치구에서 금연관련 내지는 건강관련 자치구 조례 등이 제정되기 시작하였고, 절주관련 조례 등이 하나의 예가 될 수 있다. 나름대로 건강증진실천사업을 위하여 시도한 사업이었다고 자평할 수 있고, 보건사업도 구 단위에서의 사업 우선순위를 올릴 필요성을 잘 나타내는 사례라 볼 수 있다.

다음은 당시의 3S 운동 선포식과 금연조례 관련 공청회, 한계레 신문의 보도자료, 그리고 금연홍보거리 조성 등을 통한 상시 금연홍보의 사례이다.

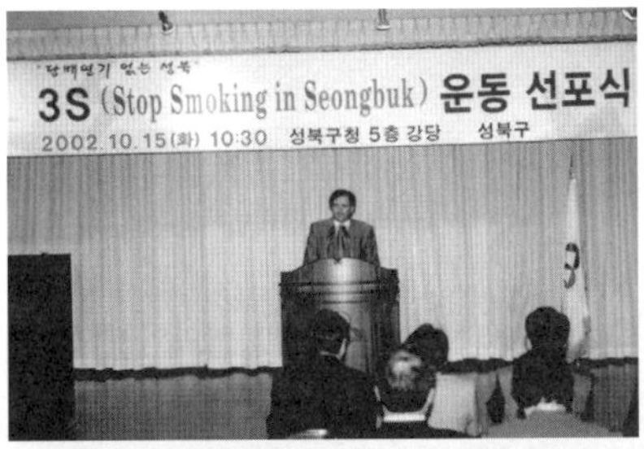
"담배연기 없는 성북"
3S (Stop Smoking in Seongbuk) 운동 선포식
2002.10.15(화) 10:30 성북구청 5층 강당 성북구
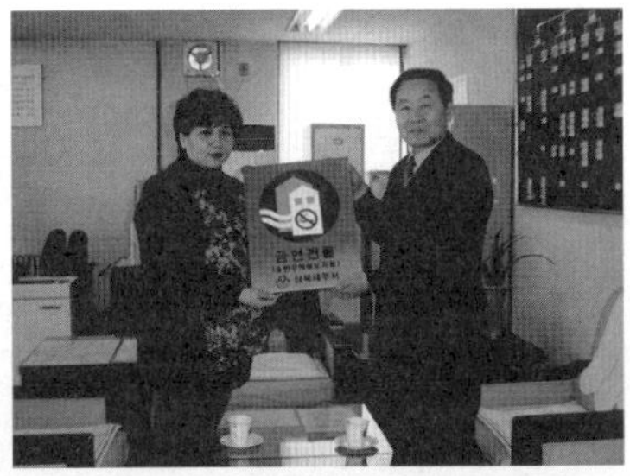
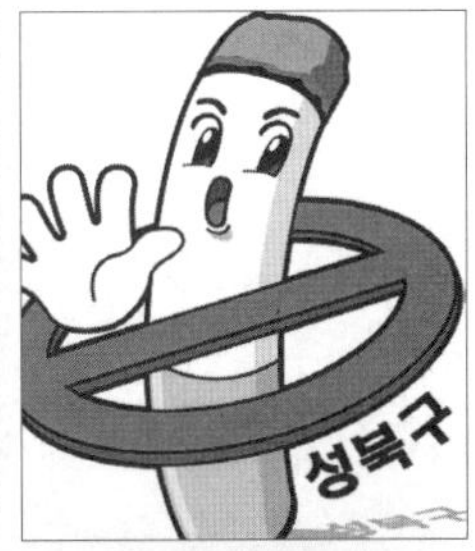
성북구
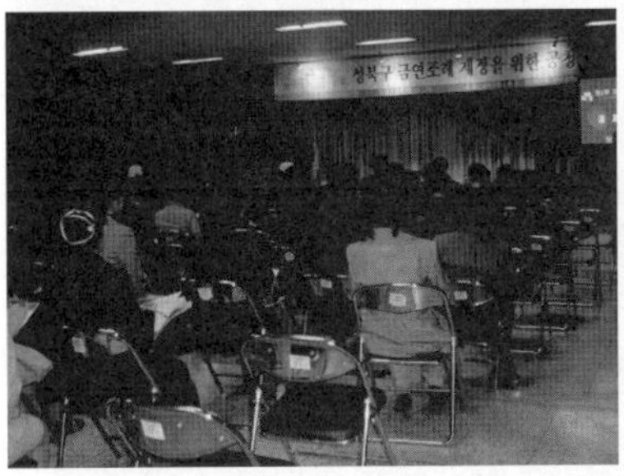
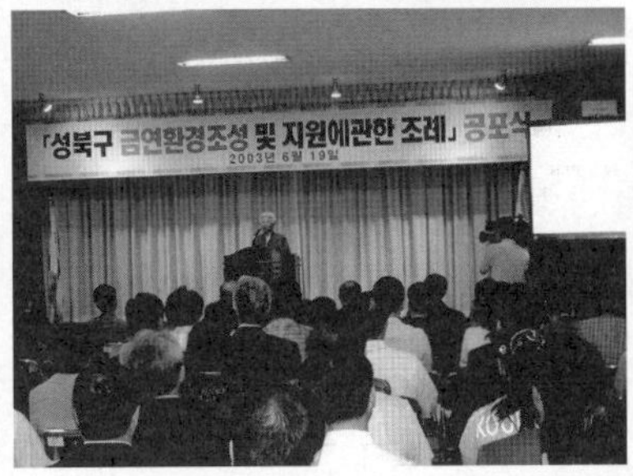
「성북구 금연환경조성 및 지원에관한 조례」 공포식
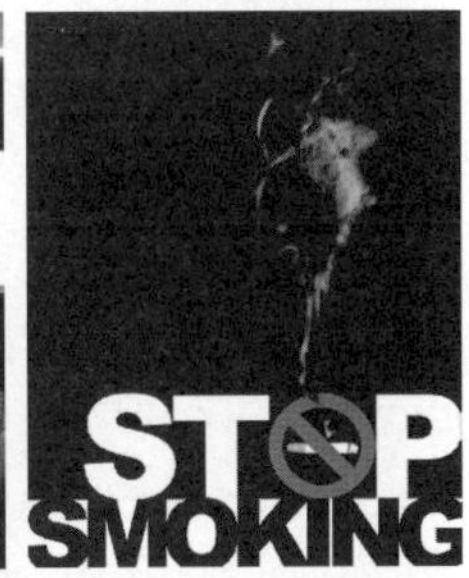
STOP
SMOKING

서울 성북구 '금연조례' 만든다(2003년 3월 26일 한겨레신문)

서울 성북구가 전국 자치단체로는 처음으로 '금연조례' 제정을 추진한다. 성북구는 26일 "금연조례를 오는 5월까지 제정해 '담배 없는 거리' 지정을 확대하고 금연교육을 지원하는 등 자치구가 금연활동에 적극 나설 계획"이라며 "금연조례는 금연운동 확산과 더불어 다른 자치단체로 널리 파급될 것으로 기대한다"고 말했다. 구는 금연조례에 ▲음식점의 금연구역 지정과 공공건물의 금연건물·시설 지정을 권장하고 ▲성신여대 앞 '금연거리' 와 같은 자율금연거리를 확대하며 ▲지역 잡지와 신문·방송 등의 담배광고를 감시하는 활동에 자치단체가 적극 나선다는 내용을 담을 계획이다. 주민들의 금연 활동과 금연교육도 지원한다. 금연홍보거리를 조성하여 지속적인 홍보활동과 금연을 하고자하는 이들에 대한 프로그램 제공 등을 시도하였으며 지역참여라는 차원에서 지역의 자원봉사자로 금연서포터를 구성하여 지역에서 금연 활동의 확대를 추구하였다. 또한 지역사회 단체와 금연사업의 동참을 유도하여 약사회 등 의약인들도 금연사업에 동참을 하였다. 질적관리를 위해 보건사업으로는 처음으로 ISO 9001 인증을 받은 시도도 하였다.

▪ 하나로 금연홍보거리

성신여자 대학교 앞의 주민이동이 많은 거리에 디자인 거리가 조성되는 과정에서 설계단계부터 금연을 홍보할 수 있는 거리를 계획하여 상시 금연에 대한 홍보를 할 수 있는 거리를 조성하였다.

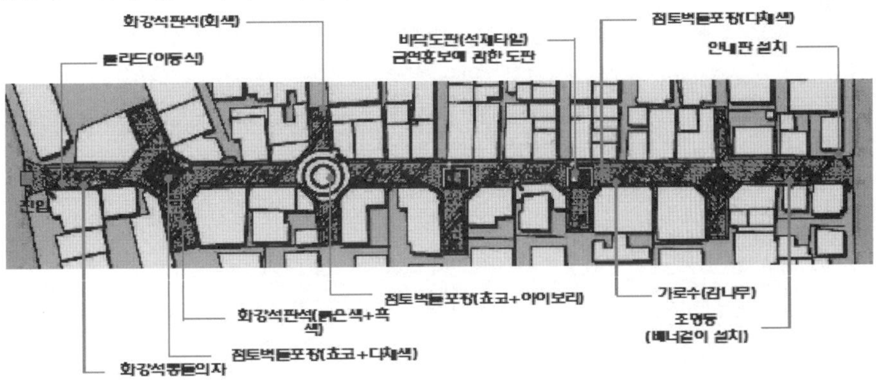

▪ 금연 홍보거리의 계획안

거리바닥, 의자 및 배너기를 이용하여 지속적으로 금연관련 홍보를 지속하고 행사 등을 진행하며 소위 건강축제 내지는 건강박람회 형태로 거리에서 건강관련 홍보사업을 시도하였다.

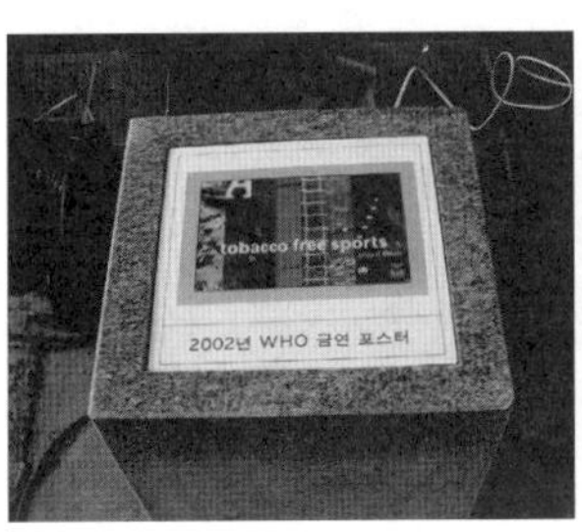
tobacco free sports
2002년 WHO 금연 포스터
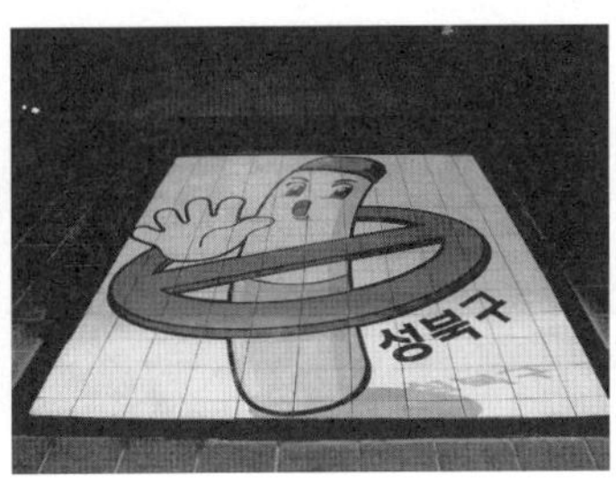
성북구
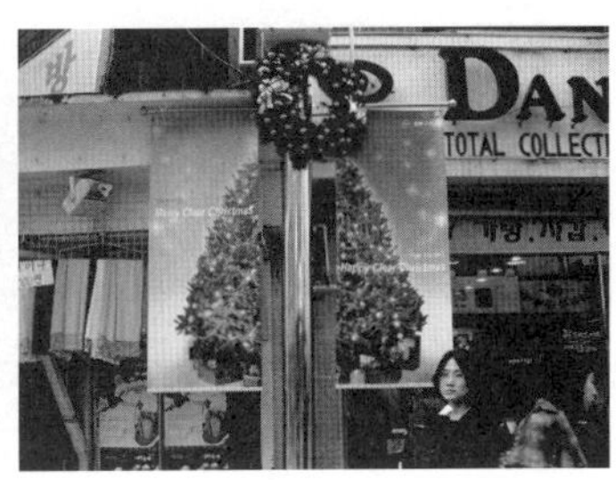

4)건강도시의 도입

금연사업은 국민건강증진법이 제정되고, 건강증진의 포괄적인 접근에 대한 개념이 부족한 상태에서 금연 단독 사업으로 접근을 하게 되었고, 금연사업과 비슷하게 운동실천이나 영양사업도 영역별로 사업이 전개되었다. 이것은 건강증진사업 추진 초기에 중앙정부에서 건강증진영역별로 건강증진사업을 접근하는 지침을 제시하면서, 시·군·구 대부분의 보건소에서도 영역별로 건강증진사업을 수행하게 되었다. 그런데 이러한 접근방식과 방법에 대한 논란이 제기되면서, 프로그램으로서의 건강증진이 아니라 건강환경을 조성하여야 한다는 개념이 대두되기 시작하였다. 이미 세계적으로 건강증진사업은 건강도시 개념에 따른 건강환경조성을 위한 사업으로 진행되고 있다고 알려지면서 건강도시로의 방향을 선회하기 위한 시도들이 나타나기 시작하였다. 창원시에서는 건강도시 개념을 일찍 받아들여 선도적인 역할을 시도하면서 전국의 여러 지역에서 건강도시의 개념을 받아들이는 매개가 되었다.

건강도시는 우리나라에서는 창원시에서 시작되어 현재는 전국적으로 확산되면서 많은 시도를 하고 있는데, 서울시의 경우는 건강도시에 대한 관심을 갖고 서태평양 건강도시 연맹에 2004년 가입하고 사업을 시작하였다.

서울시에서는 건강도시에 대한 관련 부서와의 소통을 위하여 건강도시의 개념을 알리는 작업부터 시작하였으며, 건강도시업무에 전문가를 계약직으로 채용하여 전문성을 가진 사업으로 시작하고자 하였다. 건강관련 건축, 교통 등 모든 분야에서 건강이라는 개념이 포함되도록 유도하는 역할을 하였다. 건강도시사업이 안정적으로 추진되도록 건강도시관련 조례를 제정하였다. 2004년 이후 유행같이 각 자치구에서 서태평양 건강도시 연맹에 가입하는 것을 시작으로 건강도시 사업을 시작하였고 현재는 한국이 가장 많이 가입되어 있다. 이러한 과정에서 가입자체가 목적이 되는 부작용도 있었다. 2008년도 제3회 WHO건강도시연맹 총회 참석을 계기로 가입활동이 가장 활발하였고 현재는 59개 지자체가 정회원으로 활동 중에 있다.

<표 2> WHO 건강도시연맹 가입 지자체 현황

가입 연도	지자체수	지자체명
2004	4	서울특별시, 부산 부산진구, 강원 원주시, 경남 창원시
2005	6	서울 강남구, 도봉구, 성동구, 충남 금산군, 경남 남해군, 제주특별자치도
2006	7	서울 광진구, 동작구, 성북구, 부산광역시, 충남 연기군, 서산시, 경남 진주시
2007	8	서울 서대문구, 구로구, 울산 북구, 광주 동구, 경기 화성시, 강원 춘천시, 전북 전주시, 전남 순천시
2008	21	서울 강동구, 서초구, 송파구, 영등포구, 중구, 광주 서구, 남구, 경기 광면시, 시흥시, 의왕시, 양평군, 강원 속초시, 양구군, 태백시, 충북 제천시, 진천군, 충남 부여군, 전북 무주군, 전남 완도군, 전남 장흥군, 경북 안동시
2009	6	서울 종로구, 용산구, 충남천안시, 전북 장수군, 경남 하동군, 강원 동해시
2010	7	서울 강서구, 중랑구, 관악구, 동대문구, 충남 아산시, 경북 구미시, 경남 양산시
총계	59	

서울시에서는 2005년도 "서울특별시건강도시위원회설치및운영에관한조례"를 제정하여 사업을 진행하다가 조직변화와 관리자가 바뀜에 따라 사업의 관심도가 떨어졌고, 2011년도에는 시대와 역행하여 조례까지 폐지하는 지경에 이르렀다. 보건사업에 대한 전문성이 없이 행정적으로만 접근되었을 때 어떠한 현상이 일어나는지 보여주는 사례이다. 때로 행정은 전문성이 없더라도 시스템이 돌아가는 것이라 누가 오더라도 행정의 공백이나 지속성이 떨어지는 일은 없다는 식으로 이야

기를 하지만, 보건전문가들이 보는 입장에서는 전혀 그렇게 이상적으로 돌아가지 않는다는 것이 오랜 세월 보건사업을 하면서 가장 어려운 부분이었고 일할 의욕을 없애는 일이었다. 전문성과 행정력을 같이 수반하는 관리자가 얼마나 중요한지 현장에서는 목말라하고 있다.

5)정신보건사업

1995년 정신보건법의 제정은 신체적인 건강을 뛰어넘어 정신건강문제에 대하여 보건사업이 적극적으로 개입할 수 있는 계기가 되었고, 어느 보건사업보다도 빠르게 사업이 정착되었다. 이것은 정신보건사업이 보건분야 뿐 아니라 복지분야에도 접목됨으로써 급격하게 양적 팽창을 가져온 결과이다. 서울시의 경우 1995년에 강남정신보건센터를 시작으로 인구 50만 이상의 자치구에서 정신보건사업이 시작되었다.

〈표 3〉 정신보건사업 추진경과

1994	ㅇ 정신질환자 관리계획 수립(시장 방침 194호) ㅇ 보건소 방문간호사업 중 7개구(강남구, 강서구, 구로구, 관악구, 노원구, 도봉구, 마포구) 선정 용인정신병원의 지원으로 재가 영세민 정신질환자 가정방문 사업 시작
1995	ㅇ 정신질환자 관리강화 계획 중 정신질환자 방문 사업을 지역정신보건사업으로 전개 결정 ㅇ 지역사회정신보건사업 실시(국내 최초의 지역정신보건센터 강남정신보건센터 신설) ㅇ 정신보건 가족협회 서울지부 창립
1996	ㅇ 알코올중독에 대한 시민강좌 개최, 연례행사로 정착 ㅇ '약물남용 청소년을 위한 지역사회 통합적 접근' 세미나
1997	ㅇ 정신보건센터 2곳 개소(서대문정신보건센터, 강서정신보건센터) ㅇ 서울시 정신보건정보관리시스템 MHIS(Mental Health Information System) 시범 운영 ㅇ 정신질환자 사회복귀시설 4개소에 대한 설치 허가 (서대문사회복귀시설, 송파정신장애인사회복귀시설, 태화샘솟는집, 한울지역정신건강센터)
1998	ㅇ 정신보건센터 3곳 개소(노원정신보건센터, 성북정신건강센터, 성동정신건강센터) ㅇ 서울시 정신보건정보관리시스템 MHIS 운영(서울시 5개 센터)
1999	ㅇ 정신보건센터 1곳 개소(강북정신보건센터) ㅇ 서울시 정신보건네트 개설(http://www.seoulmind.net) ㅇ 서울시 정신장애인 축제한마당-박람회 및 공연행사
2000	ㅇ 서울시정신보건전산망 시범운영(서울시 7개 센터) ㅇ 제1회 정신건강의 날 기념 서울시 정신건강기획행사 실시 (정신장애인 인터넷 서바이벌, 정신장애인 축구대회, 정신건강버스광고 캠페인) ㅇ 서울시 최초의 알코올상담센터 개소(까리따스 알코올상담센터) ㅇ 사회복귀시설 4개소 설치(다함, 사랑의집, 중랑한울정신건강센터, 평화사회복귀시설)
2001	ㅇ 2001년 서울시정신건강주간기획행사(세종문화회관 컨벤션센터) ㅇ 제2회 서울시 정신장애인 체육대회(잠실 보조경기장) ㅇ 서울시 7개구 연합캠프(가평 코스모피아) ㅇ 사회복귀시설 3곳, 주거시설 1곳, 알코올상담센터 1곳 개소 (보건복지센터, 성모사회복귀시설, 영등포사회복귀시설, 주거시설 새로돋는 집, 카프마포 알코올상담센터)
2002	ㅇ 4월 4일 정신건강의 날 알리기 인터넷 캠페인 ㅇ 제3회 서울시정신장애인 사이버 대회(경희대학교 실내체육관) ㅇ 제3회 서울시정신장애인 체육대회(잠실 보조경기장) ㅇ 제1회 서울시 정신장애인 연합캠프 실시(경북 경주) ㅇ 정신보건관계자 역량강화 : 해외연수(아일랜드 및 영국) ㅇ 사회복귀시설 5곳 , 주거시설 1곳 개소 (기쁜우리네, 서초정신건강센터, 에버그린, 정훈쉼터, 한마음너싱홈, 주거시설 한마음의 집)

2003	ㅇ 제4회 서울시 정신건강기획행사 ㅇ 정신보건관계자 역량 강화: 해외연수(일본) ㅇ 제2회 서울시 정신장애인 연합캠프 실시(강원도 속초) ㅇ 주거시설 3곳 개소(무지개 둥지, 좋은집, 충현)
2004	ㅇ 정신보건센터 1곳 개소(동작정신보건센터) ㅇ 서울정신건강 2020 사업 계획 수립 ㅇ 제5회 서울시 정신건강의 날 기념행사(희망콘서트, 거북이 마라톤대회) ㅇ 서울시정신보건 해외연수 프로그램(호주 멜버른) ㅇ 제3회 서울시 정신장애인 연합캠프 실시(안면도) ㅇ 사회복귀시설 1곳, 주거시설 2곳 개소(해뜨는 샘, 주거시설 사랑마을, 주거시설 하늘샘)
2005	ㅇ 서울정신건강 2020 제1차 4개년(2005~2008) 계획 수립 ㅇ 정신보건관계자 역량 강화: 해외연수(호주 멜버른) ㅇ 정신건강의 날 기념 Seoul Mind Concert(역도경기장) ㅇ 하이서울 뮤직페스티벌 '2005 다시 시작하는 이야기'(서울퍼포밍아트홀) ㅇ 주택공사 협력을 통한 서울시공공주거시설 신설(강서 그룹 홈 외 6곳) ㅇ 사업지원단 운영을 통한 기획, 평가체계 활성화 ㅇ 서울정신보건국제학술대회 주최 ㅇ 서울시와 호주 멜버른시의 정신보건협력체계 협약 ㅇ 서울시정신보건사업지원단, 서울광역정신보건센터, 소아청소년광역정신보건센터 개소 ㅇ 서울시립 정신요양원 개소(영보정신요양원) ㅇ 정신보건센터 3곳 개소(광진구정신보건센터, 중랑구정신보건센터, 송파구정신보건센터) ㅇ 사회복귀시설 1곳, 알코올 입소시설 1곳 개소(애린, 알코올입소시설 감나무집)
2006	ㅇ 2006 서울정신보건국제학술대회(세브란스 병원) ㅇ 정책 입안가를 위한 공무원해외연수(호주 멜버른) ㅇ 제4회 서울시 정신장애인 연합캠프 실시(설악대명) ㅇ 2006 정신보건관련기관 연합체육대회(장충체육관) ㅇ 정신보건관계자 역량 강화: 해외연수(호주 멜버른) ㅇ 2006 서울-멜버른 협력교육 프로그램(교통회관) ㅇ 국제협력교류 시작(서울-멜버른 연수프로그램) ㅇ 정신보건시설 평가(정신요양시설, 위탁시립병원, 서울시 공공주거시설) ㅇ 업무표준화를 위한 조사사업 실시(정신보건센터 직무분석, 소비자 만족도 조사) ㅇ 정신보건센터 3곳 개소(도봉구정신보건센터, 중구정신보건센터, 영등포구정신보건센터) ㅇ halfway house 3곳(누리봄, 늘푸른집, 새오름터), 아동청소년 사회복귀시설(아이존) 신설 ㅇ 사회복귀시설 2곳, 주거시설 3곳, 알코올 입소시설 1곳 개소 (디딤돌, 푸른초장, 주거시설 아름드리, 연우, 한가족, 알코올 입소시설 향나무)
2007	ㅇ 전산고도화 사업구축(MHIS) ㅇ 서울시 정신건강 브랜드 'blutouch' 론칭(www.blutouch.net) ㅇ 정신보건관계자 역량 강화: 해외연수(호주 멜버른) ㅇ 제1회 blutouch cup 탁구대회 개최(장충체육관) ㅇ 제1회 행복서울 블루터치 콘서트 ㅇ 서울정신보건서비스 프레임워크 개발연구 ㅇ 보건소 창의성과평가 정신보건사업 평가지표 개발 ㅇ 정신보건전문요원 교육프로그램 운영 및 지원(연 1회) ㅇ 서울시민 정신건강서비스 인식도 조사 ㅇ 지역사회 진단매뉴얼 개발 ㅇ 노인 우울증 및 자살 스크리닝 툴 개발 ㅇ 소아청소년 정신건강 선별검사 프로그램 효과성 분석 ㅇ 정신보건센터 4곳 개소 (강동구정신보건센터, 구로구정신보건센터, 마포구정신보건센터, 서초구정신보건센터) ㅇ halfway house 1곳(이음), 공공 주거시설 10곳 시설(화곡하늘샘 외 9곳) ㅇ 주거시설 3곳 개소, 알코올상담센터 1곳 개소 (주거시설 행복을 만드는 집, 새롬마을, 한빛하우스, 구로알코올상담센터)

2008	○ 제2회 blutouch cup 탁구대회 개최(장충체육관) ○ 제2회 행복서울 블루터치 콘서트 ○ 서울시 정신보건 표준화 작업(프로토콜, 프레임워크) ○ 서울시 정신건강 Action Plan ○ 정신보건사업 업무 표준화 (서울정신보건서비스 프레임 워크, 지역정신보건센터 중증정신질환관리 프로토콜) ○ 서울시정신보건정보시스템(SMHIS) 구축 ○ 정신보건센터 2곳 개소(은평구정신보건센터, 종로구정신건강증진센터) ○ 공공주거시설 6곳 시설(가람슬기 외 5곳) ○ 주거시설 2곳, 알코올 입소시설 1곳, 알코올 상담센터 1곳 개소 (주거시설 강서양지, 로뎀나무, 알코올 입소시설 내동화 세상, 도봉알코올상담센터)
2009	○ 서울정신건강 2020 제 2차 4개년(2009~2012) 계획수립 ○ 제3회 행복서울 블루터치 콘서트(부제: 우울증 예방) ○ blutouch 체육대회 개최(장충체육관) ○ 서울-동경 국제 심포지엄 주최 ○ 사회복귀시설 다원화를 위한 전략수립 TFT 운영 ○ 위탁시립정신병원 개선방안 연구 ○ 서울시거주시설 효과성 연구 ○ 서울시자살예방센터 개소 ○ 정신보건센터 4곳 개소 (관악구정신보건센터, 금천구정신보건센터, 동대문구정신보건센터, 양천구정신보건센터)
2010	○ 제4회 행복서울 블루터치 콘서트(부제: 우울증 예방) ○ blutouch 체육대회 및 인권옹호증진 선포(장충체육관) ○ 정신보건관계자 역량 강화: 해외연수(미국) ○ 서울시정신보건사회복귀시설 인증지표 개발 및 시범사업 ○ 서울시 정신장애인 직업활성화를 위한 TFT 구성 ○ 서울시 정신보건사업안내 발간 ○ 소아청소년 정신건강평가 척도집 ○ 지역사회 아동청소년 정신건강증진 지원사업 ○ 초발 정신질환자 및 중증정신질환자 관리. 지역사회 연계 프로그램 ○ 정신보건센터 1곳 개소(용산구정신보건센터)

정신보건사업은 필자가 보건소장을 처음 시작하면서 제일 먼저 시작한 사업으로 무척 애착이 가고 초창기 모든 어려움을 겪고 진행했던 것 같다. 그 동안 우리나라의 정신보건정책은 만성정신분열병 등의 환자를 병원과 시설에서 장기간 격리·수용하는 것이었다. 1997년 1월부터 시행된 정신보건법은 기존의 장기입원 중심에서 벗어나 지역사회 내에서 정신질환자를 조기발견·치료·재활시키는 지역사회 정신보건사업으로 정책의 전환을 이루는 계기가 되었다.

2000년부터는 정신질환자도 연차적으로 장애인에 포함되어 다양한 장애인복지서비스를 받을 수 있게 되었다. 서울시에서 1994년 정신보건사업을 7개 구에 처음 시작할 당시 성북구는 빠져 있었지만, 정신질환자수가 많고 지역사회 정신보건을 하고자 하는 지역으로 여덟 번째로 서울시의 추천을 받아 정신보건간호학회 차원의 지원을 받으면서, 정신전문요원 1명으로 보건소의 조그만 방에서 성북구 정신보건사업을 시작하였다. 보건소 내에는 1명이 상주하였지만 지역에는 우리나라의 정신전문간호를 하시는 모든 교수님들이 투입되어 실제 사업을 진행하셨고 데이케어로 '사랑의 집'을 열게 되었다. 그 당시 아주대학교 의과대학의 이호영 교수님, 이화여자대학 간호대학의 김수지 교수님 등 여러 정신보건관련 교수님과 인연을 맺고 배우는 기회가 되었다. 김수지 교수님께서는 UNDP에서 펀드를 유치하셔서 사업을 진행하고 홍콩에 가서 사례 발표를 하기도 하였다. 그러나 구 자체에서도 정신보건사업에 대한 이해가 적었고 보건소 내에서도 정신보건에 대한 편견이 심해 사업을 진행하는데 많은 어려움이 있었으며, 정신보건사업을 진행하는 공간도 많은 사람으로 부터 배척을 받아 5번 정도 장소를 옮겼으며, 성북구 보건분소의 공공건물에 들어갈 때까지 정착하기가 어려웠다. 또한 회원(정신보건환자)들이 직원식당을 이용하는 데도 직원들의 반발이 있었고, 모 구의원은 본인의 지역 동에 낮 병동시설을 설치하는 것에 반대하여 책정된 예산도 집행을 못하고 불용되는 경우도 있었다.

1997년부터 정신과 전문의이며 정신보건에 해박한 김진학 선생님이 사업에 참여하면서 정신보건사업의 방향을 제대로 바라보게 된 것은 정말 고마운 일이다. 지역사회 정신보건사업이 자치구 수준에서는 물론이고 우리나라 정신보건사업의 틀을 만드는 데 누구보다 공이 크다고 할 수 있다. 사업대상별 사업의 체계를 구축하는 등 사업의 접근방식이나 평가체계의 개발 등 많은 역할을 하셨다. '성북구 정신건강의 날'을 제정하고 구청 마당에 정신건강 헌장을 조형물에 넣어 만들어 설치도 하였다.

〈표 4〉 정신보건사업 대상별 사업체계

사업대상		사업명	내 용
표적인구	만성정신질환자 및 가족	만성정신질환자 관리사업	사례관리
			주간재활프로그램
			직업재활프로그램
			자조모임 지원 서비스
			가족지원서비스
			인접구 지원
위험인구	요보호 주민 정신보건 관련	건강증진사업 지역사회 정신건강	실직노숙자 정신건강프로그램
			수급권자 자활지원 재활프로그램
			청소년 정신건강프로그램
			어르신 정신건강프로그램
			중독성 정신질환 예방프로그램
일반인구	성북구 주민, 정신보건관련 기관	정신보건환경 개발사업	(지역주민) 홍보
			(지역주민) 정신건강교육, 캠페인
			(관계 전문가) 정신건강포럼, 세미나
			(관계 실무자) 교육 훈련프로그램

지역사회정신보건사업은 1995년 서울시에서 처음 예산이 반영되기 시작하였고 자치구 단위로는 1997년부터 지원을 하였다. 1998년에 중앙정부에서 정신보건사업을 시작하면서 국고보조예산이 반영되었으나, 점차 확대하는 과정에서 서울시에서 지원하는 예산에 미치지 못하였다. 일부 보건소가 국비로 사업을 하다가 수년 전부터 서울시 정신보건사업 전체가 시비와 구비로만 운영되고 있다. 초반에는 전체 년간 비용이 1억 5천만 원 수준이었으나 현재는 연간 약 6억 원 가까이 정신보건사업에 예산이 투입되고 있다.

6)보건소 방문보건사업

방문보건사업은 노인건강관리사업 및 취약계층의 건강관리사업의 일환으로 1990년 초반에 시작되었는데, 이는 이전에 가족계획사업을 하던 인력이 방문보건사업으로 전환되어 소규모로 진행되어왔다. 1997년 금융위기 이후 일자리 창출사업과 맞물려 전국에 2,000여명의 간호사가 채용되어 본격적으로 사업이 시작되었다. 이는 복지분야도 마찬가지로 전국에 사회복지사를 채용하여 복지사업이 진행되었다

방문보건사업의 대상자는 주로 의료 취약계층으로 소득이 낮은 계층을 대상으로 전개되었으나, 대부분의 대상이 노인으로 구성되어 실제 노인건강관리사업의 일익을 담당하였다. 그러나 공공근로사업의 형태로 진행되었던 방문보건사업은 이후 보건복지부에서 사업을 채택하여 지금까지 진행되고 있지만 복지분야와 달리 정규직화 되지 못하고 아직도 기간제 근로자로 되어 있어 연속성이 떨어져 사업이 제대로 정착되지 못하고 있는 실정이다.

"2000년도 보건복지백서"에 처음 방문보건사업에 대해 다음과 같이 기술되어 있다.

▣ 방문보건사업이란

[추진배경]

최근 질병양상의 변화로 만성퇴행성질환자가 증가하고 인구의 노령화, 사고 및 재해로 인한 장기 재가요양환자수가 증가하고 있다. 이에 따라 건강문제가 있는 가정을 직접 방문하여 지역주민이 처한 환경에 적합한 보건의료서비스를 제공함으로써 서비스 대상자의 편의 제고와 보건사업의 효율성을 극대화시키고 의료비 절감을 유도할 뿐 아니라, 보건교육을 통하여 주민 스스로 건강을 관리하고 유지·증진시키기 위한 사업추진이 긴요한 시점에 있다. 이러한 여건 변화에 부응하여 방문간호사업은 공공보건기관(보건소, 보건지소, 보건진료소)의 인력이 지역주민이 거주하는 가정을 직접 방문해서 대상자 발견 및 상태 파악, 보건교육, 예방, 치료, 추후관리, 간호, 의뢰활동 등의 보건의료서비스를 제공하는 것을 말한다.

[사업목표]

방문간호사업의 목적은 지역사회의 상황 및 특성에 맞추어 지역주민의 건강욕구를 해결하기 위하여 공공보건인력이 대상자의 가정을 방문하여 일차적으로 가족을 단위로 포괄적인 보건의료서비스를 제공하는 데 있다. 또한, 대상자를 조기 발견하여 질병예방은 물론 질병이환 감소, 조기사망 감소, 건강수준 향상을 도모하여 궁극적으로는 건강수명 연장, 삶의 질 향상을 이루어 건강한 지역사회를 조성하는 데 있다. 보건소 방문간호사업의 궁극적인 목표는 공급자 중심의 서비스에서 수요자 중심의 찾아가는 서비스체계를 구축하고, 기존의 질병치료 위주에서 예방 및 건강증진 위주의 서비스를 제공하며, 환자 개인대상 서비스에서 환자 및 가족대상의 포괄적인 서비스로 전환하여 지역사회자원 활용의 효율성을 제고하여 지역간 대상자간 보건서비스의 형평성을 제고하는 데 있다.

[추진실적 및 현황]

보건소 방문간호사업은 지방자치제도의 실시와 병행하여 1990년대 초부터 지방자치단체의 자체특수사업으로 실시되어 지역주민의 호응을 얻어서 추진되어오다가 1999년도에 이르러서 보건복지부에도 담당조직이 정해짐에 따라서 전국적인 차원의 사업추진이 도모되었다. 외환위기로 실업인구가 증가하게 됨에 따라서 1999년도에 여성 전문직 인력에게 고용기회를 부여하고 전문인력으로서 현장실무경험을 지속시켜서 인적자원의 손실을 방지함과 아울러 지역주민의 효율적인 건강관리를 위하여 공공근로사업의 일환으로 실직중인 간호사를 활용하여 보건소 방문간호사업을 한시적으로 지원하게 되었다.

[사업대상 및 주요서비스]

해당지역의 전 지역주민을 대상으로 포괄적인 보건의료서비스를 제공하는 것을 원칙으로 하고 방문간호요구가 높다고 판단되는 저소득 가족에 우선순위를 두되 보건소별로 중점관리 대상과 일반관리 대상으로 구분하여 관리한다.

① 독거노인, 와상노인, 노인부부, 장애인 및 거동불편자, 소년소녀가장 등 신체적, 사회적, 심리적 취약계층가족의 건강관리

② 재가 만성퇴행성질환자(뇌·심혈관질환, 당뇨, 고혈압, 암, 간질환, 정신질환, 결핵, 요통, 퇴행성 관절염환자, 욕창환자 등) 관리

③ 체계적이고 조직적으로 관리하지 않으면 회복이 불가능하거나, 예방 및 치료를 통해 그 효과를 피부로 느낄 수 있는 건강문제를 가진 지역주민 관리
④ 건강문제가 발생하거나 예측되는 고위험군의 지역주민 발견 및 관리
⑤ 방문간호서비스 대상가족의 건강한 가족을 대상으로 건강증진을 위한 보건교육 실시
⑥ 병원 등에서 의뢰된 의료비 부담능력이 없는 가정간호 환자 관리
⑦ 기타 보건소 의뢰망을 통해 의뢰받은 환자나 지역주민 관리

[보건소 방문간호사업 운영체계]

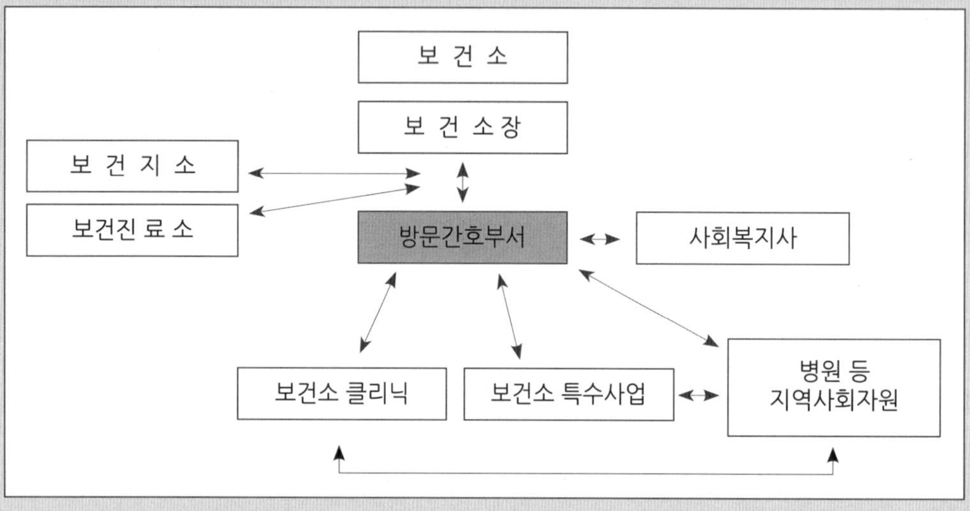

[1999년 공공근로 방문간호사업 추진실적]

① 사업목적 : 실직중인 간호사 및 사회복지사를 활용하여 노인, 장애인, 만성질환자 등 저소득 취약계층에 대한 방문간호서비스 및 재가복지서비스를 제공함으로써 지역주민의 건강증진에 기여함과 동시에 고용기회 확대를 도모한다.
② 사업기간 : 1999년 2월 4일~1999년 12월 21일(10개월간)
③ 사업장소 : 간호사는 주로 보건소에 배치하되 종합사회복지관 등에서 수요가 있는 경우 배치하였고, 사회복지사는 사회복지관, 재가복지서비스센터 등에 배치, 사업을 추진하였다.
④ 소요예산 : 12,802백만 원
⑤ 사업규모 및 사업실적 : 당초 목표인원이 간호사 및 사회복지사 3,000명이었으나 충원 곤란으로 사업 참여인원을 2,000명 수준으로 조정하여 실시하였다.
⑥ 사업추진성과 : 고학력 전문인력 중 실직 중인 간호사 및 사회복지사 일평균 1,986명에 대한 고용창출의 기회를 부여하여 기본생계비를 보장하였고 노인과 저소득 주민 등의 건강관리와 복지서비스를 위한 기초자료조사 및 가정간호사업으로 다양한 보건복지욕구를 충족시켰다. 방문간호서비스에 대한 주민들의 만족도는 매우 높게 나타나 긍정적인 평가를 받았으며, 참여한 공공근로 방문간호사의 근로의욕 고취와 봉사정신을 함양하는 계기가 되었으며 2000년 이후 보건소 방문간호사업의 단계적인 확산과 정착에 크게 기여하게 되었다.

공공근로 방문간호사업 추진실적(1999. 12 현재)

구 분	방문간호 횟수(회)	가족건강기록부 작성(가구)
간 호 사	762,628	329,019
사회복지사	78,200	28,306

이러한 공공근로사업에 이어 방문간호사업은 별 진전이 없다가 2003년도부터 도시형 방문보건사업이라는 이름으로 시범사업을 전개하여 4개의 자치구에서 진행되었고, 성북구에서 시범사업제안서를 내어 5명의 간호사를 채용하면서 사업이 시작되었다. 시범사업은 적은 인력으로 인해 서비스의 체감도가 떨어지므로, 당시 30개동 중 가장 취약한 지역에 1인 1동의 체제로 사업을 계획하였고 동단위의 건강관리자 역할을 시도하였다.

지금도 방문보건사업은 기간제 근로자 형태로 간호사들이 근무를 하고 있어 사업인력의 안정성 문제는 계속 남아 있다. 기간제 근로자는 근무 시작 이후 2년이 지나면 그만두게 해야 하는 시점이 오는데, 2년이라는 기간 동안에 간호사들은 담당동의 환자들과 라포가 형성되어 있어, 실제로 그만두어야 하는 시점에서 인력 교체에 대한 주민들의 반대가 심해 5명의 간호사를 상용직화하게 되었다.

여기서 시사하는 점은 주민이 원하는 경우 인력이나 예산이 확보될 수 있다는 것이다. 지금껏 보건소의 많은 사업은 인력의 불안정성으로 어려움이 많이 있다. 보건사업의 방향성을 정하는 부분에서는 전문가의 전문성이 반영되어야 하지만, 사업의 내용은 주민입장에서 만족스러운 사업이 된다면 이러한 문제의 해결점을 찾을 수도 있을 것이다. 이후 대도시 방문보건시범사업은 전국적으로 확대되어 맞춤형 방문보건사업으로 영양사, 물리치료사, 운동사 등 포괄적인 건강서비스를 할 수 있는 팀으로 구성되어 진행하게 되었다

현재의 맞춤형 방문보건사업은 보건기관의 전문인력이 가정 또는 시설을 방문하여 가족 및 가구원의 건강문제를 발견하고 건강증진, 질병예방 및 관리, 만성질환자 관리를 위하여 적합한 보건의료서비스를 직접 제공하거나 의뢰·연계함으로써 가족과 지역주민의 자가관리능력을 개선하고, 건강수준을 향상시키는 사업으로 진행하고 있다.

7)치매관리사업

서울시에서는 2006년도부터 4개년 계획으로 25개 보건소에 치매지원센터를 1개구에 1센터씩 설치하였다. 시작 당시 서울시에서 1개구에 설치비로 10억 원을 지원하여 200평 이상의 규모로 사업이 시작되었는데, 그동안의 어느 보건사업보다도 큰 예산이 투입되었다. 현재는 정신보건센터와 거의 비슷한 인력과 예산으로 사업이 진행되고 있으며, 한개의 구청당 년간 약 6억 원의 예산이 투입되어 사업이 진행되고 있다.

치매관리사업은 그 당시 서울시의 박민수 보건과장이 처음 제안하여 시작되었는데, 치매관리는 복지부분과 많이 중복될 수밖에 없어 치매관리에 있어서 복지부분과 역할 분담을 확실히 나누어 업무를 차별화하였다. 초반에는 이미 치매로 진단 받은 사람들에게 낮에 돌봄서비스를 주는 곳으로 오해하는 경우도 많았다.

사업의 기본 원칙은 치매예방에서부터 조기 발견 및 치료, 재활, 진행단계별 적정관리를 포괄하고, 보건과 복지가 조화된 다학제적 접근을 통한 통합적 접근과 지역사회에 기반하고, 지역사회에의 적용가능성과 시민참여 및 시민부담경감을 우선 고려하는 지역사회 중심의 접근, 그리고 투여 비용 대비 효과를 극대화하고, 기존 지역사회자원을 활용하고, 민간의 자발적 참여를 유도하는 비용효율적 접근이다.

치매관리사업은 서울특별시치매센터와 자치구치매지원센터에서 수행하였는데, 서울시의 센터가 치매사업의 총괄기획, 사업표준 개발, 인력교육, 정보화를 주도하였고, 자치구의 센터는 치매예방, 조기검진, 등록관리, 지역자원강화사업을 수행하였다.

8)영유아건강관리

(1)신생아 대사이상검사

영유아 건강관리에 있어 보건사업으로 실시한 대표적 사업은 예방접종이다. 국가 필수예방접종이 실시되면서 선천성질환의 예방과 조기발견에 대한 관심이 점차 높아지면서 가장 먼저 도입된 것은 신생아대사이상검사였다. 도입 당시 논란도 많이 있었다. 스크리닝 질환으로 적절하지 않다는 것이 가장 많았던 것 같은데, 이는 전 출생아를 스크리닝 하는 비용 대비 유병률이 낮다는 이유로 검사항목에서도 수차례 변화가 있었다. 1990년 경기도에서 시범사업을 실시한 후 1991년도 정부의 모자보건사업으로 전국의 보건소와 모자보건센터에서 등록관리 중인 임산부 중 저소득층 신생아와 구청장 또는 보건소장이 무료검사가 필요하다고 인정한 신생아 29,325명을 검사하였다. 검사항목은 페닐케톤뇨증, 시스틴뇨증, 단풍당뇨증, 히스티딘혈증, 갈락토스혈증, 선천성갑상선기능저하증 6개 항목이었다. 성북구에서는 1명의 페닐케톤뇨증과 7명의 선천성갑상선기능저하증을 조기발견하였다.

1992년부터 매년 검사인원수를 조금씩 증가시키다가 1995년부터는 보다 많은 신생아가 검사를 받게 하기 위하여 6개 검사항목에서 페닐케톤뇨증과 선천성갑상선기능저하증 2개 항목으로 축소되었고, 1997년 전국의 모든 신생아에게 국비 50%, 지방비 50%로 무료로 검사가 실행되었다. 1998년에는 573,000명의 신생아를 검사할 계획이었는데 IMF경제위기로 인하여 397,000명으로 감소되었고, 이후에도 계속 397,000명으로 감소되어 검사를 하였다. 다행히 2004년부터 전국의 모든 신생아로 다시 확대하여 실시하게 되었다. 2006년부터 단풍당뇨증, 호모시스틴뇨증, 갈락토스혈증, 선천성부신과형성증 4개 항목이 추가되어 6개 검사항목으로 확대실시하고 있다.

1991년에는 페닐케톤뇨증으로 진단된 16명에게 대한 가족보건복지협회를 통하여 제일약품에서 수입한 미국 Mead Johnson사의 pheyl-free 특수분유를 매달 무료로 지급해 주었다. 1992년부터는 새로 발견된 페닐케톤뇨증 환아 중에서 생활이 곤란한 환자에게 지원을 해주고 있으며, 1999년부터는 한국의 매일유업에서도 특수 분유를 제조하여 부모가 원하는 경우 매일유업의 특수분유도 공급하다가 2002년부터는 매일유업의 특수분유(PKU-1, 2), 영국 SHS사의 PK AID-4(14세 이상용)를 공급하여 왔다.

현재는 6개 검사항목이 전 출생아에 대하여 실시되고 이상아에 대하여 지원을 하고 있으나 체계적인 관리가 필요하고 산모들에 대하여도 선천성 이상아에 대한 교육이 좀 더 필요하다. 특히 요즘같이 저출산시대에는 조기 발견과 조기 개입으로 정상적인 생활을 할 수 있도록 체계적으로 관리해야 되는 시점이다. 이후 선천성이상아나 미숙아에 대한 의료비 지원이 시작되었으며 질환관리단계를 넘어 영양사업이 시작되었다.

(2)영유아 영양플러스 사업

사업의 진행경과를 보면 2004년 "취약계층을 위한 국가영양지원제도 도입연구"에서 사업이 개발되어 2005~2007년 3개년에 걸쳐 실시된 시범사업을 통해 사업 적용가능성과 지역에 따른 적용방안이 검토되었다. 성북구보건소에서 2005년 첫 해에 시범사업을 하면서 납품업체를 선정하기 위하여 우유회사를 다 불러 설명회도 하였고, 농산물 유통업체에서도 향후 확대될 것을 바라보고 적극적으로 사업에 대한 관심을 보였다. 시범보건소가 같이 모여 서로 식품을 납품하여 전달하는 과정이 얼마나 어려운 지 서로 의견을 모으는 시간도 많이 있었으나 사업에 대한 홍보가 안 된 상태에서 대상자를 모으는 것도 쉬운 일이 아니었다. 영양사 인력도 제대로 확보되지 않은 상태에서 사업을 시작할 당시 직원들의 고생이 무척 많았다.

<표 5> 영양플러스 사업 진행경과 및 계획

연 도	내 용	
2004	취약계층을 위한 국가영양지원제도 도입연구 - 사업안 마련	
2005	1차 시범사업 실시(3개 보건소) "임산부 및 영유아 보충영양관리사업" - 사업의 적용가능성 검토 - 사업안의 수정 및 보완	1,404명
2006	2차 시범사업 실시(11개 시·도 15개 보건소) - 지역에 따른 사업적용방안 검토 - 사업안의 수정 및 보완	6,908명
2007	3차 시범사업 실시(13개 시·도 20개 보건소) - 보다 확대된 지역에서, 효과적인 사업수행방안 검토 - 사업안의 수정 및 보완	11,162명
2008	전국 16개 시·도 153개 보건소에서 전국단위 본사업 실시 "영양플러스+사업"으로 명칭변경 - 상반기: 16개 시·도 108개 보건소 - 하반기: 16개 시·도 153개 보건소 (국정과제 선정으로 하반기에 45개소 추가 참여)	46,047명
2009	전국 16개 시·도 245개 보건소에서 사업 확대 실시 (92개 보건소 신규 참여)	74,406명
2010	전국 16개 시·도 250개 보건소에서 사업 실시 (5개 보건소 신규 참여)	78,923명
2011	전국 16개 시·도 251개 보건소에서 사업 실시 예정 (1개 보건소 신규 참여)	

사업을 통하여 ① 빈혈유병률 감소, ②영양섭취상태 향상, ③ 영양지식과 건강행태 개선, ④ 아동의 저체중 비율 감소의 개선효과가 증명되었으며, 영양플러스사업은 영양사업 중 비중이 가장 큰 사업으로 영유아 건강관리와 통합적으로 운영되어야 할 필요가 있다. 현재는 영양사업으로 진행되고 있는데 이 단계를 넘어 영유아 산모의 토탈 케어 프로그램으로 발전되어야 할 과제가 남아 있다.

(3)신생아 청력선별검사

신생아 청력선별검사는 2004년도에 성북구에서 처음 시작을 하였는데, 영유아에 대하여 필수 예방접종 외에 건강관리 프로그램이 어떠한 것이 있을지 알아보고 있던 중 이미 근거가 있는 사업으로 외국에서 실시되고 있는 신생아 청력선별검사가 우리나라에서는 이비인후과학회 차원에서만 논의가 되고 있었다. 한편에서는 분만을 주로 하고 있는 산부인과에서 비급여 진료로 수익 창출의 의미가 더 크게 출생아들에게 검사를 하고 있었고, 아마도 의료기기 수입업자들의 역할이 컸던 것 같다. 그러나 많은 출생아들에게 실제 검사가 시행되었지만 관리체계가 구축되지 않고 검사로서 끝나고 있었다. 사업을 실제 적용하기 위한 프로토콜과 교육프로그램을 개발하여 지역에 보급하는 등 사업 전반에 대한 계획을 세웠고, 이는 국가사업으로도 거의 그대로 받아들여져 사업지침으로 적용되었다. 자치단체에서 개발한 사업이 전국적으로 적용된 사례를 경험하였다.

이후 2005년도에 강동구로 근무지를 옮기면서 청각선별검사에 대한 사업을 다시 시작하였다, 성북구와는 여건이 달라 2개의 산부인과에서 출생아의 70% 정도가 출생하고 있고 두 병원 다 이미 검사기기를 갖고 있어 의료비 지원형태로 전 출생아에 대한 검사비용을 지원하는 형태로 사업을 진행하였다. 현재는 약 80% 정도의 출생아가 검사를 받고 있으며 이상자에 대한 관리방안을 좀 더 체계적으로 만들어 나가는 작업을 하고 있다.

그동안 전국사업으로 확대되게 하기 위해 노력을 하고 있으나, 아직도 국가에서는 취약계층에 대한 소수에 대해 검사비를 지원하고 있다. 조만간 신생아 대사이상검사와 같이 전출생아에 대한 검사가 의무적으로 시행되고 국가 관리시스템이 만들어질 것으로 생각한다.

9)만성질환 예방 및 관리

1998년 민관합동 고혈압사업을 중심으로 만성질환사업을 계획하였으나 자치구 단위로 사업을 진행하는 것은 한계가 있었다. 이후 질병관리본부에서 만성질환관리사업의 시범사업으로 대구에서 고당사업을 실시하였는데, 민간의료기관과 연계한 사업이 진행되어 정부단위에서 사업이 진행되는 상황에 맞추어 가는 것으로 전환되었다. 그러나 실제 만성질환 예방 및 관리에 대한 서울지역의 제대로 된 프로그램이나 시스템이 갖추어지지는 못하고 있다.

〈그림 9〉 대상증후군관리사업 추진체계

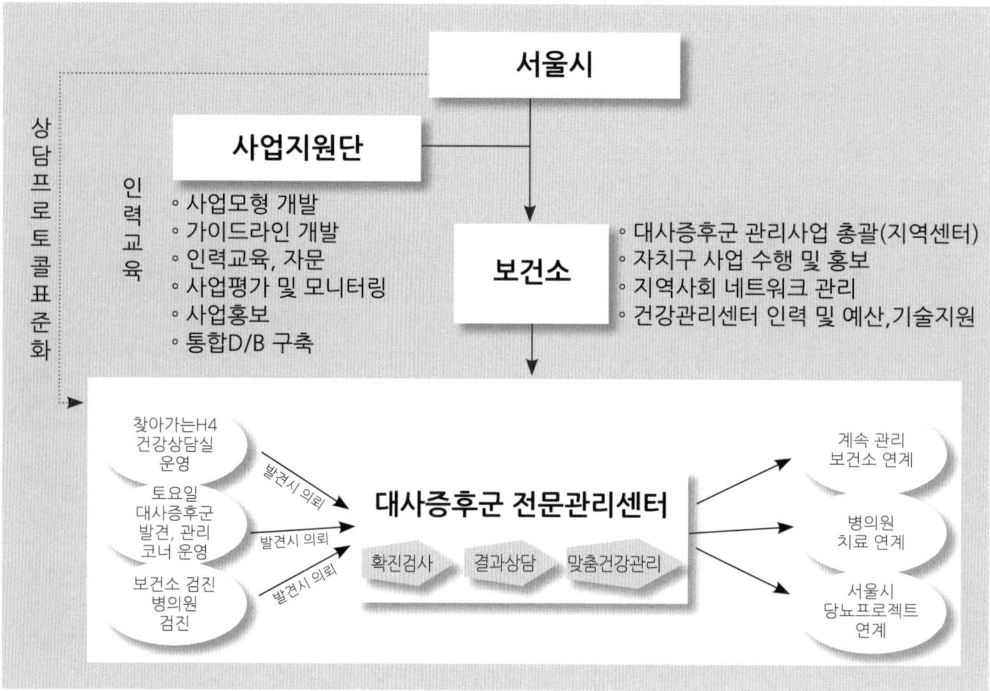

강동구 보건소에서 2007년도 보건소를 리모델링하면서 이미 실행하고 있던 건강생활실천사업을 소비자입장에서 원스톱 통합서비스 형태로 개선하는 방향으로 '건강 다모아센터'를 만들어 만성질환 위험요인이 있는 사람들을 대상으로 건강관리서비스를 시작하였다. 그와 비슷한 시기에 방문보건사업에 지역건강담당제의 개념을 도입하여 동사무소 단위의 '건강백세상담센터'를 시작하여 동단위에서도 건강관리서비스와 만성질환관리를 시작하게 되었다. 이러한 사업은 주민의 접근성과 자율성이 반영되도록 사업을 진행하는 것이었다.

주민중심 통합서비스는 서울시에서 2008년도부터 '대사증후군관리사업'이라는 사업으로 채택되어 대사증후군 관리사업단이 구성되었으며 이후 서울시의 25개 보건소가 대사증후군관리센터를 운영하게 되었다. 대사증후군 사업추진단은 사업 개발 및 자치구 기술지원과 교육을 진행하였다. 주민 중심으로 공간적으로나 프로그램상으로 원스톱으로 사업을 개선하였고, 무엇보다도 국가건강검진제도의 사후관리를 위한 방안으로 제도적 안정화를 위해서 노력하였으나, 아직까지 건강보험공단 검진자료의 연계가 원활히 이루어지고 있지 않다. 그러나 만성질환 예방사업의 근거를 마련하고 향후에 증가하고 있는 만성질환의 부담을 줄이는 방향으로 사업을 발전시킬 필요가 있다.

10)의료비 지원사업

의료비 지원을 사업이라고 표현하기는 어렵겠지만 보건사업을 풀어나가는 하나의 방법으로 볼 수 있다. 보건서비스를 현물로 지급하는 방법은 가족계획사업의 불임시술이 그 효시가 아닌가 싶다. 보건소에서 모든 직접 서비스를 제공하기는 어렵기 때문에 전문 서비스를 민간시장에서 구매하여 제공하는 것으로 볼 수 있는데 보건사업부분에서 점차적으로 이러한 서비스 관련 예산이 점차 비중이 커지고 있다.

의료비 지원사업은 제한된 재정범위에서 의료비 지원사업의 매칭비율은 지방자치단체에 적지 않은 부담이 되어가고 있다. 재정자립도가 낮은 지역은 지원해야 될 대상자가 상대적으로 더 많아 의료비지원 부담이 훨씬 크다. 따라서 지역간의 보건복지의 빈익빈 부익부 현상이 나타나는 요인이기도 하다.

<표 6> 의료비 및 현물지원현황

	사업명	사업 시작 연도	예산 비율 (국:시:구비)	지원대상자 기준	서비스 내용
1	국가 예방접종	1960. 7	30:35:35	만 12세 이하 아동	*보건소 접종: 국가필수 예방접종 무료 접종 *병·의원접종: 국가필수 예방접종접종비중 일부 (백신비) 지원
2	에이즈 및 성병관리	1989	50:50:0	* 에이즈 감염인 * 천호동 423번지 성매개업종 종사자 * 일반인(에이즈 익명검사)	*에이즈감염인 -등록관리 및 본인부담금 범위 내 지급 *423번지 성매개업 종사자 -월1회 성매개감염병 및 에이즈 검진 (성매개질환 진단시 치료약 지원) *일반인-에이즈 무료 익명검사
3	선천성 대사이상 검사	1991	30:35:35	검사는 모든 신생아, 환아 지원은 월평균소득 220% 이하로만 18세 미만	* 선천성대사이상 6종 검사비, 환아지원은 특수조제분유, 저단백식품
4	제1군 전염병 관리 격리치료	1995	50:50:0	* 제1군 감염병 진단 후 입원 치료자	* 입원치료부터 격리 해제한 날까지 지급 (본인부담금 범위내에서 지급)
5	국가암 조기검진	1999	30:35:35	*의료급여수급자, * 건강보험가입자 중 저소득층 - 직장가입자 : 월 73,000원 - 지역가입자 : 월 64,000원 이하	* 의료급여수급자: 위암, 유방암, 자궁경부암, 간암, 대장암의 5대암 검진비 지원 * 건강보험가입자 하위50% -위암, 유방암, 간암, 대장암의 4대 암 지원(자궁경부암은 공단부담)

6	미숙아 및 선천성 이상아 지원	2000	30:35:35	월평균소득 150% 이하의 미숙아 출산가정, 셋째아 이상은 소득수준 무관	* 미숙아 및 선천성이상아 의료비지원은 출생 직후 중환자실 입원기간 진료비 중 본인부담금 일부 지원 * 선천성이상아는 직장 항문폐쇄, 협착의 경우 출생 후 1년 이내 수술비 지원
7	65세이상 노인환자 약제비	2000	0:60:40	65세 이상 보건소 진료 원외 처방 조제비가 10,000원 이하의 처방	본인부담금 1,200원 지원
8	희귀 난치성 질환자 의료비 지원	2001	30:35:35	* 희귀난치 133종 질환자로 소득재산 기준 만족자 * 의료급여에서 지원되지 않는 36종 질환자 * 보장구 구입비, 호흡 보조기 대여료, 간병비 지원대상에 해당하는 8개 질환자 * 호흡보조기 대여료 지원자 중 기침유발기 대여료 지원자 * 혈우병환자 중 출혈 등으로 입원진료가 필요한 환자	* 요양급여본인부담금 * 근육병 등 8개 질환자 - 보장구 구입비 (본인부담금) - 호흡보조기 대여료 월 80만 원 이내 - 간병비 월 30만원 - 기침유발기 대여료 월 18만 원이내 * 만성신부전요양비 - 복막투석 소모성재료 구입비
9	노인 장애인 구강 건강관리	2002	50:25:25	만65세 이상 국민기초생활 수급노인 및 차상위 건강보험 전환자	* 전부의치 1악당: 750,000원 * 부분의치 1악당 최대: 1,190,000 (지대치보철 2개 포함) * 사후관리 1인당 최대:200,000원
10	가정간호 의료비 지원	2002	0:50:50	* 기초생활보장수급자 * 희귀난치성질환 의료비 지원대상자 * 맞춤형 방문건강관리사업 등록자 * 저소득 틈새계층 환자 - 보험료기준 : 직장 68,000원, 지역 78,000원 이하	* 연96회120원이내지원 * 의료비의 본인부담금 (기본방문료, 교통비, 처치료, 재료비)
11	심뇌혈관 질환 예방관리	2003	50:25:25	* 지역사회주민 * 보건소등록 관리 고혈압, 당뇨병환자	* 지역사회 예방교육 및 홍보 * 환자조기발견사업 * 고혈압,당뇨병, 이상 지질혈증환자 등록 관리 * 맞춤형 방문건강관리 사업 등 타사업과 연계 * 지역사회민간병·의원 연계

12	금연 클리닉 운영	2005	50:50	* 강동구 구민	* 금연클리닉 운영 - 주 1회 6주 내소상담, 6개월 추후관리 - 혈압, CO 측정 및 니코틴 의존도 평가 - 금연보조제 지원 (패치, 껌, 사탕 등) * 청소년흡연·음주예방교육 - 학교별 순회교육 및 교육 기자재 대여 * 금연환경조성을 위한 홍보
13	암환자 의료비 지원	2005	30:35:35	* 소아암환자: 만18세 미만 일정 소득, 재산 이하인 자 * 성인 암환자 : 의료급여수급자, 국가암 검진을 통하여 발견된 건강보험가입자 하위 50%이하의 암환자, 폐암환자	* 소아암환자 : 백혈병-최대 3천만 원, 기타 - 최대 2천만 원까지 * 성인암환자 - 의료급여 수급자 - 본인부담액 120만 원, 비급여 100만 원까지 - 건강보험 하위 50% : 본인부담액 200만 원까지 - 폐암환자-100만 원 정액지원
14	불소도포 사업	2005	70:30	만 5세 ~ 6세 미취학아동	* 미취학아동(만5~6세) 불소겔도포 - 관내 보육기관 출장 및 보건소(분소) 내소 아동
15	영양 플러스	2006	50:50	* 최저생계비 대비 200% 미만 * 임신부 및 출산수유부, 만6세 미만 영유아 * 영양위험요인 보유자	* 영양교육 및 상담 - 시기별 영양관리 방법 교육 (월1회) - 가정방문 영양지도 1~2회 * 보충식품지원 - 영양밀도가 높은 급원식품의 공급 * 정기적 영양평가 : 맞춤 교육 및 검사
16	신생아난청 조기진단	2007	50:50	최저생계비 200% 이하	대상자에게 쿠폰 지원
17	산모 건강관리	2007	30:35:35	* 체외수정(2007), 인공수정(2010) - 소득수준: 전국가구 월평균 소득 150% 이하인 가구(맞벌이 부부는 소득이 적은 배우자의 보험료를 50%만 합산) - 연령기준 : 신청일 현재 부인 연령 만 44세 이하 * 철분제(2007): 보건소 등록관내 임산부	* 지원액 - 체외수정시술비 : 1~3차 180만원 (단, 기초생활보장수급권자는 300만원), 4차 100만원 - 인공수정시술비 : 1~3차 50만원 * 지원횟수 - 체외수정시술비 : 최대 4회 - 인공수정시술비 : 최대 3회 * 철분제 제공 : 임신 20주 출산 후1달까지 철분제 지급

18	체외수정 시술비 지원	2007	30:35:35	* 소득수준 : 전국가구 월평균 소득 150% 이하인 가구 (맞벌이 부부는 소득이 적은 배우자 보험료를 50%만 합산) * 연령기준 : 신청일 현재 부인연령이 만 44세 이하	* 난임부부의 체외수정 시술비를 지원 - 지원액 : 1~3차 180만원 (기초생활보장 수급권자는 300만원), 4차 100만원 - 지원횟수 : 최대 4회
19	치매 조기검진	2007	50:0:50	60세 이상 노인	선별검진, 정밀검진 의료비 지원
20	맞춤형 방문 건강관리	2007	50:25:25	기초생활수급자 차상위계층 중 건강위험군	* 가정방문을 통한 건강관리 (건강상담) * 물품지원 * 보건및복지서비스연계
21	재가암 관리	2007	50:25:25	모든 재가암환자 (취약계층 우선 지원)	* 사회·심리적지지 * 정보 및 교육 제공 * 가정간호서비스 연계 * 물품지원(영양죽, 영양제, 장루주머니· 보호판 등) * 지역자원연계
22	치매 지원센터 운영 (서울시)	2007	0:50:50	60세 이상 노인	치매예방 및 인식개 선, 치매 조기검진, 등록관리사업, 치료비 지원사업, 지역사회자원 강화사업
23	정신 보건센터 운영	2007	0:50:50	* 정신장애인 및 가족 * 정신질환에 이환될 고위험구민 및 일반구민	* 중증정신질환관리사업 * 우울 및 자살예방사업 * 알코올중독 관리 * 아동·청소년정신보건 * 지역정신보건환경 조성 * 검진비, 투약비 지원 (취약계층)
24	영유아 건강검진	2008	50:25:25	만 6세 미만 아동	* 건강검진: 생후 4,9개월, 2~5세 * 구강검진: 2,4,5세 * 검진비 전액 (검진결과- 최저생계비 120% 이하 가구 중 발달장애 의심 경우 정밀진단 지원 - 최대 40만원)
25	아토피 사업	2008	0:50:50	* 소득기준 : 전국가구 월평균소득 200% 이하인 가구 * 연령기준 : 만 18세 이하 * 기타 : 아토피안심 학교장 추천아동, 다문화, 세자녀가정의 어린이 등	*1인 최대 25만원 진료 및 치료비 지원 *보습제 지원

4. 맺음말

보건사업을 하면서 보람있는 일도 많이 있었지만 항상 아쉬웠던 점은 보건소의 진정한 역할을 아직 찾고 있지 못하고 있는가 하는 생각을 한다. 그러면서도 한편 보건소의 가치를 너무 과소평가하고 있는 것은 아닌지 되물어본다,

요즘 어디서나 회자되고 있는 것이 '소통'이다. 보건사업에 있어 우리는 주민과 또는 다른 분야와 소통이 부족한 것은 아닐까 하는 생각을 해본다. 무엇보다도 주민과의 소통이 가장 절실한 때인 것 같다. 변화하는 건강환경 속에 주민과 함께하는 보건사업, 주민이 체감하는 보건사업이 빠른 시일 내에 정착하기를 바라면서 글을 마치고자 한다.

[참고문헌]

손명세, 보건소의 발전과정과 현황, 한국보건행정학회 정책토론회 자료집, 1998.
성북구 홈페이지 참조
희귀난치성질환 의료비지원 관리지침, 보건복지부, 2001.
보건복지백서, 1997.
이동환, 유전성 대사질환의 신생아 스크리닝, 대한소아과학회지, vol.49, no.11, 2006.
대한민국 건강도시현황, 건강증진재단, 2010.
서울시대사증후군 지침서, 2008.
강동구 건강백세상담센터 백서, 2010.
희귀난치성질환 관리사업지침서, 보건복지부, 2010.
기타 지역주민의 보건의료의 향상·증진 및 이를 위한 연구 등에 관한 사업

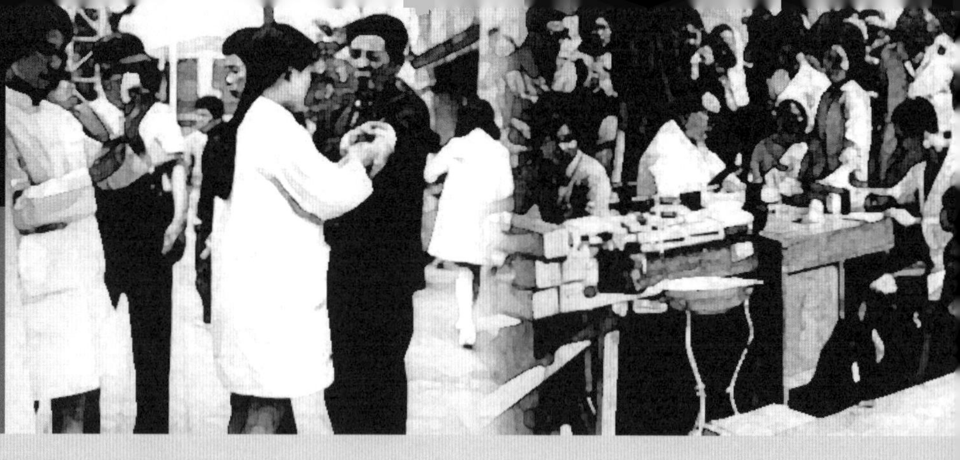

김 찬 호

30년간의 나의 보건사업 경험 - 경기도 수원과 안양에서의 보건사업

중앙의료재단 메디넷의원

프로필

1981. 2	중앙대학교 의과대학 졸업
1981. 4~1984. 7	경북 청송군 보건소장
1984. 7	청송군수 표창
1984. 7~1988. 9	경기도 송탄시 보건소장
1988. 9~1998. 3	수원시 권선구 보건소장
1993. 7. 31	내무부장관 표창
1998. 4~1999. 3	경기도 보건과장
1999. 4~2001. 8	수원시 권선구 보건소장
2002. 9~2003. 2	안양시 만안구 보건소장
2002. 11. 29	대한보건행정학회 보건행정인상
2003. 2~2009. 10	안양시 동안구 보건소장
2007. 8. 1	공무원정보화능력경진대회 안양시장상
2010. 3~2011. 5	경기도의료원 수원병원
2010. 6. 30	대통령표창
2011. 6~2011. 10	한일병원
2011. 11~2011. 12	미래의료재단 미래의원
2012. 1~현재	중앙의료재단 메디넷의원 재직 중
	아주대학교 의과대학 외래교수
	중앙대학교 의과대학 외래교수
	연세대학교 보건대학원 외래교수

1. 들어가기

퇴직한 지 어언 2년이 지났고, 보건소장을 시작한 지 30년이 되었다. 원고를 정리하면서 살펴보니 많은 사업들이 만들어졌고 현재까지 시행되는 것도 있으나 아쉽게도 사장되는 것들도 많았다. 이 글은 강의하거나 재직시 정리한 것들을 그 당시의 상황을 느끼도록 대부분 그대로 살리고 일부 살을 덧붙였다. 시대의 변화에 따라 1990년대에 다양한 보건사업의 개발을 시도하였으나 역설적으로 2000년도에 들어서면서 중앙에서 무차별적으로 내려오는 보건사업들을 위탁하거나 피하기 위한 노력을 하였고 보건소의 기능 개선으로 대응하여야 했던 자료를 정리하였다.

이렇게 모순된 것은 2000년도를 맞이하면서 주민의 요구에 의해 이루어진 것이 아니고, 기반시설이나 인력, 예산, 제도가 뒷받침도 없이 보건복지부의 생존전략으로 주먹구구식 사업들이 난무하였기 때문이다. 그때의 보건복지부의 사업부서의 국과장들과 담당들이 몇 번씩 바뀌었는지도 모르는 지금, 보건소는 어떤 사업들을 한다고 주민에게 말할 지 궁금하다. 지금 돌이켜 보니 필자가 해본 시책이나 사업은 시범적으로 시도하여 가능성을 타진하거나 내부적으로 내실을 기하고 시간을 두고 장기적으로 제도, 예산, 인력의 지원을 받아서 해야 하는 것들이었다.

1990년대 필자가 수원에서 실시했던 여러 사업들을 보면 사업의 현실성에 있어서 수원시민을 위하여 행해지는 것도 있었지만 수원시로부터의 지원이 어려워 대부분 타지역의 보건소에서 벤치마킹을 해 가져가 잘 시행했던 경우를 보게 돼 안타깝게 생각하곤 했다. 안양에서도 같은 현상을 겪으면서도 사업은 지속적이며 지역에서 사업이 시민에게 얼마나 다가가는지가 중요하다는 것을 깨달았다. 많은 사업들이 시행착오를 겪으며 시행되는 것도 있지만 일회성, 단타성, 무관심, 전시성으로 전락하여 없어지는 사업들을 보면서 잘 된 사업을 계속 유지·발전시킬 수 있도록 하는 방안을 강구하는 것이 진정한 주민을 위한 보건사업일 것이라 생각한다.

우리가 보건소에 왜 있어야 하는지, 왜 보건소가 필요한지, 그리고 꼭 필요한 보건소라면 어떻게 변화되어야 하는지 다시 한 번 생각해보자.

보건에 관심을 갖고 있는 모두가 바람직한 보건소를 만들기 위한 노력과 효율적인 조직과 제도가 점진적으로 이루어지도록 최선을 다하여야 한다. 주민의 보건 향상을 위하여 적극적인 자세로 보건소를 필요로 하는 주민들에게 관심을 갖고 만족할 수 있도록 너와 내가 아닌 우리의 자세로 변화하여야 한다. 주민보건수준의 향상과 주민이용에 편익을 도모하고 주민들이 참여하는 보건행정이 되고 나를 위한 보건소가 아닌 주민을 위한 보건소로 거듭 만들어야 한다. 1990년 중반에 회식자리에서 "보건소에 어떤 보건사업을 우선 순위를 두고 하십니까?"하는 질문에 "나는 아무거나 닥치는 대로 합니다."라고 대답했지만 그때는 그것이 틀린 대답이라 생각했다. 하지만 지금 생각해 보니 오히려 우문현답처럼 느껴진다.

2. 1990년대 개발한 보건사업(수원시 권선구보건소)

1990년대에는 보건소 활성화 방침에 따라 기존 특수사업을 확산 및 개선·보완·발전시키고, 보건소 주민 이용을 높이기 위한 홍보 강화, 친절보건소가 되기 위한 직원교육훈련 그리고 전산을 통한 보건서비스 개발에 치중했다.

<표 1> 1990년대 개발한 보건사업

◉ 1993년도 보건사업 개발(10종)	
정 보	- 보건소 전산화, 지역보건의료 정책 개발, 건강책자 발간 및 홍보, 의약관리 체계 개발
사 업	- 민원 건강진단 서비스
환 경	- 아기놀이마당, 보건소 환경 개선, 식당운영 및 창고 개량, 민원 통신장비 교체, 검사장비 현대화

◉ 1994년도 보건사업 개발(20종)	
정 보	- 보건소 전산화, 보건의료정책 개발, 보건교육 및 홍보물, 건강정보책자 발간, 의약 보건정보 제공, 보건자료실 운영
인 력	- 업무능력 개발, 보건의료인 간담회, 보건전문인력 확보, 검사장비 정도관리
사 업	- 전염병관리 및 소독, 시범 보건영양사업, 365일 건강돌보기, 주부 성인병사업, 저소득층 건강관리, 찾아가는 방문보건
환경	- 민원 통신시설 보강, 보건소 증축, 보건소 환경 개선, 직원 복지 개선

◉ 1995년도 보건사업 개발(32종)	
교육	- 영양상담실 설치, 질병별 책자 발간, 당뇨교실 운영, 모자교실 운영, 결핵교실 운영, 보건교육장 시설 보강
홍보	- 보건의약 지도, 대민영양행사, 영양모델 전시, 건강돌보기 발간, 보건캠페인 및 전시회
기획	- 보건기획반, 건강수준 조사, 노인건강조사, 만성질환자 조사, 의약업소 관리, 보건의료발전 세미나
환경	- 아기놀이마당 확장, 자동문 설치, 분수대 설치
인력	- 직원교육 캠프, 직원보건전문교육, 직원회의 활성화, 시.군시찰 및 보고회, 정도관리, 비상호출시스템
사업	- 365건강측정실, 건강관리코너, 방역소독 확대, 편식캠프, 비만캠프, 방문보건사업

◉ 1996년도 보건사업 개발(17종)	
기획	- 보건발전연구단, 건강수준조사, 보건소대학, 보건발전연찬회, 보건전문교육
전산	- 초고속정보통신망, 동화상진료상담, 화상보건교육, 광카드사업, 전산교육장, 전화자동응답시스템
사업	- 가정보건자원봉사단, 평동보건센타, 365건강돌보기, 구강보건, 보건영양, 노인건강관리

◉ 1997년도 보건사업 개발(29종)	
기획	- 수원건강 365 프로젝트, 만성성인병 실태조사, 노인고혈압관리체계 개발, 수원보건소대학, 보건발전연구단, 보건소백서 제작, 친절한 보건소 만들기와 알리기, 방문자 안내시스템 개발
전산	- 원격진료 및 교육시스템 개발, 소내 동화상 교육영상 연계, 원격진료 및 원격교육, 인터넷, 하이텔 정보서비스 - 홈페이지, 민원정보서비스와 통계 개발, 전산교육장 운영관리, 전자화상결재, 전산사진 발급
사업	- 수원시 정신보건센터, 전문의와 상담 및 진료, 고혈압관리 개발, 365건강돌보기, 건강등록 관리체계, 노인정시범운영, 방문보건잔치, 비만 스트레스관리
교육홍보	- 보건자료실 시민 대여, 책자개발 발간, 보건소사업자료 제작
환경개선	- 최고 화장실, 아기놀이마당

1)보건정보화 추진사업

(1)보건정보화의 개요

가)추진배경

보건업무를 표준화 된 보건정보시스템으로 개발하여 활용하기 위한 사업으로, 공공보건의료업무 수행을 위한 보건요원의 사무생산성을 향상시키고 더불어 보건사업의 체계적인 관리로 대 국민 보건의료 서비스의 향상시키는 것이 목적이다. 또한 지역보건의료분야에 대한 정보화 즉 보건복지정보화 추진을 위한 기반을 조성하고 정보화 마인드를 확산시키며, 정보인프라를 통한 국가경쟁력의 강화와 국민의 삶의 질 향상을 도모한다.

나)추진경위

- 1986년 강화군보건소 농촌형시스템 개발
- 1990년 권선구보건소 도시형시스템 개발
- 1990년 만성퇴행성 질환관리 개발
- 1992년 경기도 결핵관리시스템 개발
- 1992년 지역보건의료분야 정보시스템 개발
- 1994년 국민복지망 추진계획 중 지역보건의료망 우선실시(지역보건의료, 병·의원, 의료보험, 식품의약품, 국민연금, 보건복지행정)
- 1994년 공중보건의관리시스템 개발
- 1994년 경기도 방문보건시스템 개발
- 1994년 감염병 감시체계 개발
- 1995년 지역보건 정보시스템 개발(보건복지부)

(2)보건정보화의 효과와 문제점

가)보건정보화의 효과

(가)보건사업 활성화

- 장기적이고 종합적인 대상자 관리
  - ·개인 또는 가족의 건강관리 및 추구관리
  - ·신속 정확한 주민건강자료의 공유
  - ·평생 개인보건의료사항 관리(접종, 진료, 임산, 영유아, 가족계획)
- 양질의 고급 보건의료정보 제공
  - ·지침, 법규, 사업, 질병, 교육자료
  - ·보건의료지식, 상담방법, 홍보물, 최근 의료자료
- 사업분석 및 통계로 기획 가능
  - ·일월, 필요기간별 기본통계 (재고, 업무량)

(나)효율적 인력관리 및 업무능률 향상

- 잔 업무 감소
  - ·문서 작성, 월보, 재고, 행정업무 편리
  - ·장부를 통한 집계나 조사할 일이 없음 : 자동집계됨. 간편한 대장 자동 출력
  - ·자료복구용, 업무확인용, 전산장애시 활용
  - ·기록내용이 다양하여 충실함. 장소나 시간 제한 없이 누구나 검색. 사진 파악
- 업무처리시간 감소로 민원처리 증가
  - ·인원 조정, 업무 추가

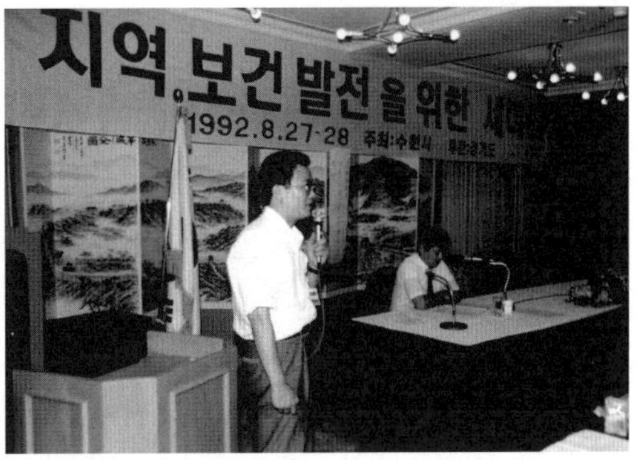

▲ 1992년 개최한 지역보건 발전을 위한 세미나

▪ 전산 정착 후 신규업무, 타업무에 쉽게 적용
 · 전자결재, 프로그램변화, 타 업무 등
▪ 예산 절감 및 서식 감소
 · 인쇄물 감소(처방전, 민원서식 등 자동 작성)
 · 민원서식통합(접수증, 영수증, 검사 의뢰 등)

(다)민원서비스 확대

▪ 친절하고 신속정확한 민원처리
 · 어디서든지 문의사항 즉시 해결
 · 분만일정, 예방접종예정일 안내
 · 모자보건수첩, 결핵등록카드 분실 또는 미지참시 해결
▪ 민원절차 및 서식 간소화
 · 검사, 발급 등 기간 단축, 진단서 자동 발급
▪ 다양한 서비스 제공
 · 경제적, 시간적, 이중검사 감소(사진, 정보)
 · 엽서 발송과 접종안내전화 서비스
 · 연중 24시간 서비스, 보건정보 제공(ARS)

나)문제점

(가)확산보급의 문제

▪ LAN 환경과 펜티엄 16M 이상의 PC에서만 가능
▪ 보험청구, 접종, 결핵 등의 선택적 사용 불가

(나)프로그램 및 개발의 문제

▪ 프로그램의 수정, 보완, 보안 등
 · 추가 개발요구시 시간 걸림
▪ 신규사업, 서비스 등 연구 개발과 표준화, 조직
▪ 행정망이나 의료보험망 등과의 연계

(다)운영관리의 문제

▪ 전산관리에 전문성 부족과 경험 부족
▪ 전산화 초기에 어려움 - 수작업에서 전산작업으로 전환시 업무과중 불안
▪ 전산에 대한 거부감 및 두려움 - 고 연령층의 참여 부족, 전산교육 부족
 · 전산처리 중 행정업무, 보건업무 등의 전반적 이해 부족 - 기존 업무흐름의 변화와 업무 조정 거부, 프로그램과 업무처리방법과의 불일치, 각 보건소의 특수업무 프로그램 미개발

(3)보건정보화의 성공전략

가)보건소장 등 관리자의 적극적인 관심

▪ 전산화 성공 및 빠른 정착을 좌우
▪ 전산을 통해 업무 파악하려는 노력
▪ 전산화 하고자하는 의지나 동기 부여

나)전산관리자 확보

▪ 전산직 채용 또는 전산관리자 지정하여 전담
 · 초기 정착시 인사 이동 억제하고 전산에만 집중, 전산 전문교육 실시

▪ 장비, 소모품, 교육, 운영, 행정 등 전산관리계획 수립

다)충분한 전산예산 확보 및 전산 계획 수립

▪ 종합적 지원과 A/S를 잘하는 1개 경험 있는 업체 선정
 · LAN, 서버, PC 등 장비, 보건정보프로그램의 설치
▪ 전산관련 예산 확보(1인 1PC)
 · 장비 설치, 추가비용, 통신비, 전산운영비
 · 설치비, 교육비, 보수유지비 - LAN유지, 서버, PC 등 장비유지, 보건정보프로그램 유지, 지속적인 교육

라)업무담당자 전원교육

▪ 문서 작성, WINDOWS(보건전산프로그램 교육 전에 실시)
▪ 보건전산 교육시 복수이상 차출
▪ 전산화된 보건소에서 담당끼리 1:1교육 실시

마)전산화를 위한 환경, 분위기 조성 및 기타 준비

▪ 전산업무회의 운영 및 지속적인 교육
▪ 초기에 적응노력과 전산능력자 우대
▪ 전산관련 자료준비 및 관리 - 접수서식, 프린터, 출력, 자료 보관 등

바)적극적인 보건정보시스템 활용

▪ 프로그램 우수성보다 활용이 더 중요
▪ 전산에 따른 업무분장 및 구조조정
▪ 수작업에서 전산화에 따른 업무과중 극복
▪ 사업추진이나 사업관리가 잘되어야 전산효과 극대

(4)발전방향

전산을 통한 서비스 개발로 주민전산망, 의료보험망 등과 연계하고, 방문보건서비스 개발 및 신규사업(보건의료정보 및 보건통계 등 EIS)을 개발하며 병·의원 연계(선천대사이상검사 처리, 예방접종신고, 사산신고)하는 방향으로 정보화사업이 추진되어야 한다.

2)보건홍보교육개발

가)보건교육 운영

주민을 위한 보건교육으로는 당뇨교실(1993), 결핵교실(1995), 모자교실(1995), 보건자료실(1996) 등이 개설·운영되었다.

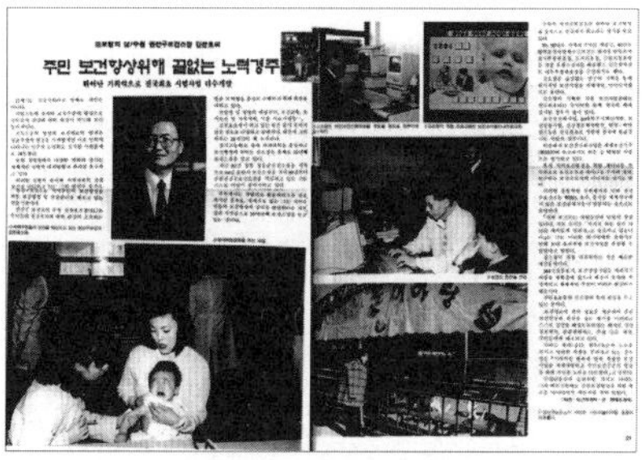

▲ 권선구보건소장 시절 잡지에 실린 기사

나)교육책자 발간

건강관련정보를 담은 교육용 책자로는「건강 궁금하세요(1994)」,「질병 궁금하세요(1995)」,「건강길잡이(5권)(1996)」등을 발간 배포하였다.

다)홍보물 제작

건강키재기(1995), 고혈압, 비만 팜플렛(1996), ARS 서비스 이용 안내(1996) 등 다양한 정보를 담은 홍보물을 제작 배포하였다.

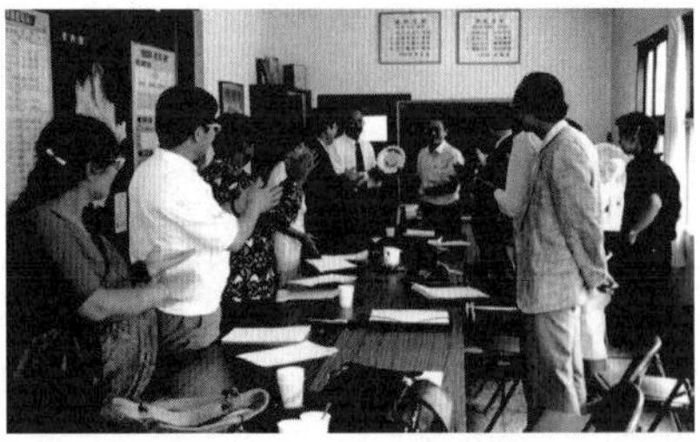

▲ 1992년 권선구보건소를 방문한 외국 손님들

라)방문자 안내시스템 개발

보건소 방문자 안내시스템을 개발하여 방문자가 있을 시 담당을 지정, 안내계획을 수립하며 방문일을 지정 운영하며 필요한 자료를 제공하는 등 효율적인 안내시스템 개발을 추진했다.

3) 보건인력 개발

보건소 직원의 능력개발은 고유업무에 대한 이해도를 높이고 업무 설명 및 정리 능력을 향상시키는 데 주안점을 두고 진행되었다. 특히 전산능력(H/D+ S/W활용, 개발)을 제고시키기 위해 강사를 초빙 교육을 실시하고 대민 친절도를 높이기 위해 예를 들면 외부방문자 안내를 위해 외국어 교육을 실시하기도 하였다. 이는 보건인력의 위상 향상 및 능동적인 참여와 의식개혁을 위한 것이었다. 또한 신규 업무 적응능력을 배양시켜 최고의 보건요원을 육성하는 데 목적을 두었다. 보건인력의 능력 향상은 새롭고 합리적인 업무 개발과 자기발전으로 이어지는 효과를 기대할 수 있게 해 보건인력의 능력 개발을 위한 체계적인 연구도 이루어졌다.

(1)직원회의(권보한마당)

매월 셋째 목요일에는 직원의 의견수렴과 성과 발표 및 교육을 위해 직원회의를 개최하여 보건발전연구단 운영사항을 발표하고 기타 교육 및 토의와 건의를 통해 업무 전달 및 보건업무 파악에 도움이 되도록 했다.

(2)보건인력 개발을 위한 행사

보건인력개발을 위해 보건행정활성화를 위한 연찬회(1994~1997, 3회)를 비롯하여 전 직원 시·군 보건소 시찰(2회:1993,1994), 전 직원 제주 연수회(1995), 전 직원 전국친절기관 시찰(1996), 친절기관 시찰 발표회(1996), 친절가평캠프(1996) 등의 행사가 기획 실시되었다.

(3)보건발전연구단 운영

- 목적 : 보건소의 업무개선 및 개발을 위하여 직원들의 적극적 참여의식 배양
- 구성 : 각 계·실의 전 인원을 골고루 분산 배치
- 운영 : 팀별 회의를 주1회 개최, 추진팀·홍보팀·관리팀 각 팀의 임원은 운영위에서 의견 조정
- 실 적 : 1995활동보고서 발간
- 능력개발 : 시찰, 영어·일어 교육, 각 실 업무알기, 운동
- 사업개발 : 경로잔치, 자료실, 이동보건소, 안내책자 개발
- 민원개선 : 분실물센터, 민원안내게시판, 비디오 상영
- 환경개선 : 화장실, 주차관리, 놀이기구 보수, 시설 보수

(4)수원보건소대학 운영

직원들의 전문성 향상과 보건행정 이해를 높이기 위해 수원보건소대학을 운영했다. 대상은 권선, 장안, 팔달보건소 직원이며 외부 보건전문가를 초빙하여 권선구보건소 대회의실(본관 3층)에서 강좌를 운영했다. 보건소대학 강좌는 제1기가 1995년 8월 31일부터 12월 14일까지 14회에 걸쳐 "1차보건의료와 지역보건" 외 13강좌로 진행되었으며, 제2기는 1996년 11월 1일부터 11월 28일까지 7회에 걸쳐 "21세기의 의료환경" 외 19강좌가 운영되었다.

(5)연간활동보고서 발간

보건인력 개발에 대한 활동업적을 정리하여 1995 연간 활동보고서를 발간하였다.

4)보건영양사업

정기적인 영양교육 및 상담기회 제공과 합리적인 식품소비로 질병예방 및 건강증진을 목적으로 다음과 같은 사업을 추진했다.

- 당뇨교실(1993)
- 비만캠프(1994)
- 이유식상담(1993)
- 임산부교육(1994)
- 편식교정캠프(1994)
- 노인영양(1994)
- 컴퓨터진단(1994)
- 영양사지도(1994)
- 영양모델전시(1995)
- 영양교육자료(1993)
- 사회복지시설 영양관리(1995~1996)
- 영양상태평가(1993)
- 유치원교육(1996)
- 당뇨걷기대회(1996)
- 국민영양조사(1996)
- 노인영양개선(1997)

(1)당뇨교실

당뇨병을 이해하고 환자가족과 병·의원을 연계하여 치료에 도움을 주기 위한 사업이다. 매주 금요일 오후 1시 30분(4회 코스), 병·의원 환자, 가족, 일반주민을 대상으로 당뇨병의 원인과 합병증, 식이요법을 강의했다.

(2)비만캠프

영양교육을 통한 비만문제 해결을 위해 여름 또는 겨울 방학 (2박3일)을 이용, 초등학교 비만아동을 대상으로 기초영양교육, 처방열량식사, 심리치료, 식습관교정을 추진했다.

(3)편식캠프

초등학교 편식아동을 대상으로 영양교육을 통한 편식습관을 교정하기 위해 영양교육, 식습관교정실습 등을 실시했다.

(4)노인영양 개선

영양교육을 통한 노인질환 해결이 목적. 방문보건과 연계하여 노인정을 대상기관으로 삼아 기초영양교육, 처방열량식사, 심리치료, 식습관교정 등을 추진했다.

(5)모자교실(임산부교실)

임산부들에 대한 영양관리를 위해 관내 임산부, 임산부 등록자를 대상으로 임산부식사, 모유수유, 수유부식, 이유식 강의 등을 실시했다.

(6)영양상담 및 전산영양 진단

보건소 내소자를 대상으로 이유수유식, 당뇨, 고혈압, 비만 등 식이상담, 전산상담을 실시했다.

(7)복지기관 영양관리

관내 복지시설(양로원 1, 어린이집 2)을 방문하여 급식관리, 영양관리, 영양평가 등을 실시했다.

5)365 건강 돌보기

평소에 건강관리의 기회와 보건서비스를 제공하고 건강에 대한 정보제공과 등록관리하기 위해 다음과 같은 내용으로 사업을 실시했다.

- 고혈압, 당뇨, 치매, 알코올중독 관리
- 자원봉사활용 - 사회, 유관조직 활용
- 등록, 검사, 상담, 교육
- 가족건강등록관리, 상담, 교육홍보, 평가, 기획
- 이동보건소, 전시회, 캠프, 홍보패널

(1)건강측정코너

평시 주민들의 건강에 관심을 유도하기 위해 성인 측정, 영유아 측정, 고혈압, 비만 팜플렛 제공, 건강 이상자 등록관리를 시행했다.

(2)노인보건(노인정 건강관리사업)

시범지역 노인정, 양로원 방문을 통한 노인보건사업을 개발했다. 건강조사, 교육 및 상담, 운동, 영양상담과 진료 (일반, 치과, 한방), 건강진단, 의료보조기구대여(맛사지기 외 8종) 등이 주요 내용이며 1997년에는 노인 건강 캠프(노인 건강놀이 마당), 자원자교육관리체계, 노노모임(NO老), 사회복지과와 연계-한방진료, 혈압계, 물리치료기 등이 새롭게 마련되었다.

6)보건소 환경개선

(1)교육

대회의실, 소회의실, 전산교육장, 영양상담실, 영양모델, 보건자료실 등

(2)민원

민원실, 방사선실, 가족보건계, 결핵실 등 개선, 아기놀이마당 개선, 음료수대, 관상어항, 접종실 자동문, 순번대기 시스템, 모유수유실, 계단 미끄럼방지턱 설치

(3)직원

탁아방, 식당, 집기시설 변경, 무인경비시스템

7)수원시정신보건센터

정신과적 재활치료와 교육으로 사회적 적응력을 높이기 위해 수원시정신보건센터를 개설 운영해오고 있다. 사업 내용은 정신과전문의와 개인면담, 임상심리검사 및 기능평가, 낮병원의 재활치료 및 훈련, 용인직업재활센터와 연계를 통한 직업훈련 그리고 환자가족을 위한 정신건강교육 등이다.

주요 프로그램은 ① 집단정신치료, 기초생활훈련, 사회기술훈련. ② 사회적응기술훈련, 약물증상 교육. ③ 인간관계훈련, 예술활동, 대화의 광장. ④ 치료자모임, 가족교육, 캠핑 등를 꼽을 수 있다. 이와 함께 주민정신보건강좌 2회, 정신보건요원교육, 운영위원회 2회, 자문위원회 1회, 정신보건 전문가회의(1996)를 개최하였고 우만, 무봉복지관과 연계하여 직업재활프로그램을 실시하였다. 1997년도에는 가정방문팀을 구성하여 가족질환자를 등록하고, 원격진료(아주대, 용인정신병원, 수원시정신보건센터)를 실시하는 한편, 정신보건사업체계 개발, 정신보건요원교육 프로그램 개발, 정신세미나(국제학술교류-중국) 등을 새롭게 추진했다.

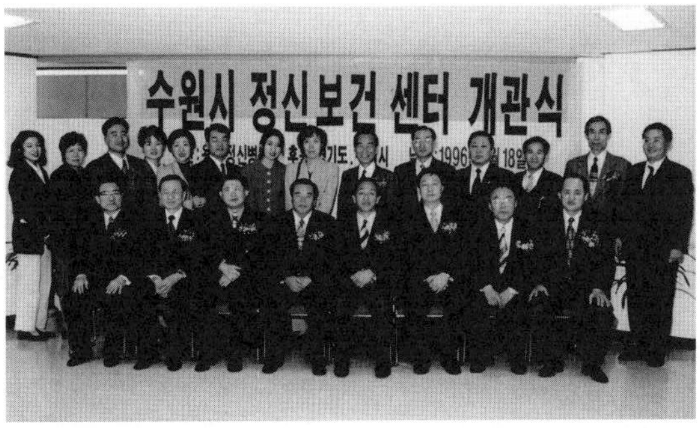

▲ 1996년 수원시정신보건센터 개관식

8)수원건강 365 프로젝트

(1)프로젝트 개요

- 시기 : 1997년 1~12월(1단계)
- 내용 : 보건의료정책 개발에 따른 추진방안 강구, 기존사업 연계, 자원봉사 활용, 사회복지 등 지역 관련자원과 연계
- 운영 : 운영위 구성(2회), 자문위 구성(1회), 지원단 구성 - 주1회 상주, 원격회의
- 실적 : 지역보건의료정책 개발(1994~1996)
- 목적 : 지방자치 실시에 따른 보건사업 능력 개발, 2000년대의 보건발전과 주민보건 향상
- 사업시기 : 1994~1996년(3년)
- 용역기관 : 서울대 의과대학 의료관리학교실 주관, 아주대 예방의학교실(1996년 참여)

(2)주요 내용

주요 내용은 조직의 진단, 사업 및 인력 개발, 보건의료자원 조사, 지역의료계획 및 장기발전계획 수립 등이다.

- 1차보고(1994년) : 보건의료계획 - 배경, 필요성, 방향, 목표
  수원시 현황 - 특성, 인구, 환경, 자원, 비용
  보건소 기능 강화, 응급의료체계, 보건의료관리
- 2차보고(1995년) : 사망수준 조사, 응급의료체계 운영평가
  방문보건사업 체계 개발, 보건행정조직진단
- 3차계획(1996년) : 지역보건의료계획의 수립 및 지침서 개발
  건강증진사업 프로그램 개발
  보건소 관리분석 및 관리지침서 개발

9)보건업무편람 발간

- 보건발전연구단 활용, 365 프로젝트팀 지원
- 연도별 추진계획 수립 및 결과(평가) 정리
- 편람관련 목록 작성, 계별업무 및 보건업무 분석, 지역의료 계획
- 도 및 보사부 계획 검토
- 보건소현황 제작(방문자용/민원용, 1997)

10)친절보건소 만들기와 알리기

보건소와 건강에 대한 홍보로 건강증진, 보건소 환경 개선과 직원에 대해 친절을 생활화하기 위해 주민과 내소자, 방문내빈, 외국인을 대상으로 추진했다. 추진계획은 보건발전연구단의 친절프로그램개발 및 운영, 친절프로그램의 위탁교육과 친절강사양성, 보건소 홍보물 개발 및 배포, 방문자 안내시스템 개발, 보건소 환경 개선 등이다.

11)기존사업 개선

예방접종(민간병원을 통한 집단 접종(특색94)=접종실명제), 검사사업(검사장비 보강, 민원교육자료, 당뇨측정기 교육), 방역관리(방역실명제) 등 기존사업을 개선하기도 했다.

3. 2000년대 개발한 보건사업 : 수원시 권선구보건소-안전도시, 안양시보건소-보건소기능 개선

1)수원시 권선구보건소; 안전도시사업(2001년 현재)

(1)사업의 필요성

OECD 회원국 중 가장 높은 사고 사망률을 기록하고 있는 우리나라는 인명 손상으로 인한 막대한 사회경제적 손실을 감내하고 있다. 그러나 시민들의 손상 예방에 대한 인식이 부족하고 예방 가능한 손상에 대한 지방자치단체의 정책이 부재한 실정이다.

(2)사업의 목적

안전 도시로서 유엔 산하의 세계보건기구(World Health Organization; WHO)의 공인을 받는 것이 목적이며, 이후 월드컵 개최에 따른 선진 응급의료를 제공하기 위함이다.

(3)안전 도시(Safe Community)의 개념

1989년 9월, 스웨덴의 스톡홀름에서 열린 제1차 사고와 손상 예방 세계 학술대회(World Conference on Accident and Injury prevention)에서 안전도시 개념이 공식적으로 대두되었다. '모든 사람은 건강하고 안전한 삶을 누릴 동등한 권리를 가진다'는 성명을 채택하였는데 이 개념은 세계보건기구(WHO)의 '모든 사람에게 건강을'이라는 전략의 기본 즉 첫째, 안전 도시를 지향함에 있어 어떤 새로운 기구나 조직의 구성보다는 사고나 손상 예방에 관심을 갖고 있는 기존의 조직이나 단체 더 나아가서는 지역사회 구성원들의 역량을 결집하는 것이 필수적이며 둘째, 안전 도시는 그 지역 공동체가 이미 완벽하게 안전하다는 의미가 아니라 그 공동체가 능동적인 의지를 가지고 사고나 손상을 예방하기 위한 조직적인 접근을 하고 있다는 것을 의미하며 셋째, 적법한 법적 규제와 창의적인 교육방법, 환경 변화의 결합은 지역사회 안전을 위한 중요한 출발점이라는 것이다.

안전 도시 사업에 있어 중요 성공 요인(Critical Success Factor)은 다음 네 가지이다.

- 시민들의 목소리를 듣는 것
- 지역 차원에서의 대등한 노력
- 손상 예방 중요성에 대한 대중의 인식 고취
- 지역사회의 모든 구성원의 자발적이고 창의적인 참여

(4)안전 도시 공인의 12가지 기준

세계보건기구(WHO)가 권장하고 있는 안전 도시가 갖추어야 할 12가지 기준은 다음과 같다.

1. 손상 예방에 책임을 지는 여러 분야의 사람들로 조직 구성
2. 지역 사회 구성원의 유기적 참여
3. 모든 연령, 환경, 상황에 대한 프로그램 개발
4. 고위험 집단과 고위험 환경에 대한 프로그램 개발
5. 손상의 빈도와 원인을 알 수 있도록 손상 감시 시스템 구축
6. 단기간에 그치는 것이 아니라 장기적으로 지속되는 프로그램
7. 프로그램 평가에는 효과를 보여줄 수 있는 지표 포함
8. 조직과 프로그램 참여에 대한 조직의 잠재력 분석
9. 손상 등록과 손상 예방 프로그램에 보건의료 조직의 참여
10. 손상 문제 해결에 있어 지역사회 시민의 능동적인 참여
11. 국내 또는 외국에 정보 제공
12. 안전 도시 네트워크에 국제적 기여

(5)사업 계획

가)사업기간

사업기간은 2000년부터 2002년까지 3개년이다.

나)사업내용

(가)1차 연도(2000년)

- 조직 구성
- 손상 감시 시스템 구축
- 손상 예방 프로그램 개발 및 시행
- 월드컵축구대회 대비 응급의료체계 구축
- 세계보건기구(WHO)에 안전 도시 공인 지원서 제출(2000년 10월 예정)
- 대륙간컵 축구대회 준비

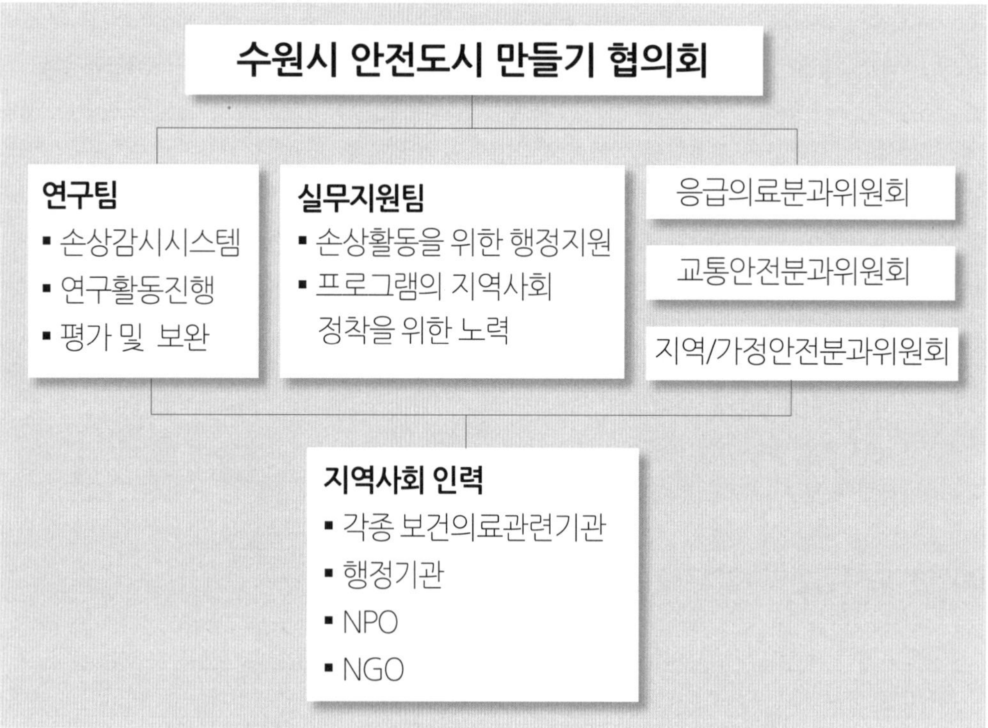

▲ 안전도시 사업 조직도

(나)2차 연도(2001년)

- 손상 감시 시스템 보완 및 유지
- 손상 예방 프로그램 개발 및 시행
- 심폐소생술 보급
- 안전 도시 공인
- 안전 도시 국제 세미나 개최
- 대륙간컵 축구대회 응급의료 지원

(다)3차 연도(2002년)

- 손상 감시 시스템 보완 및 유지

- 지속적 손상예방프로그램 개발, 시행
- 손상 예방 국제 학회 개최
- 월드컵 축구대회 응급의료 지원

(6)사업의 기대효과

- 세계보건기구(WHO)로부터 안전 도시 공인
- 수원 시민들에게 안전 문화 정착
- 수원시의 손상으로 인한 사회·경제적 손실 감소
- 국내 타 도시에 안전 도시 개념 보급의 교두보
- 국제적으로 수원을 안전 도시로 홍보
- 21세기의 선진 도시로서 동남아시아에서 주도적 역할 담당
- 2002년 월드컵 경기에서 선진국 수준의 응급의료 제공

(7)사업의 추진경과

- 1998년 : 심장병 없는 안전한 도시 사업 전개(심폐소생술)
- 1999년 11월 : 수원시 안전도시 사업(공인) 타당성 조사
- 2000년 3월 : 수원시 안전도시 만들기 협의회 설치 및 운영조례 공포
- 2000년 3월 : 인도 뉴델리 안전학회시 수원시장 서한문 전달
- 2001년 5월 : 미국 알래스카 안전학회시 아시아 최초 안전학회 수원 개최 결정
- 2001년 7월 : 안전도시 관련 로고 사용 허가
- 2001년 9월 : 안전도시 공인을 위한 보고서 제출
- 2001년 10월 : 덴마크 안전학회시 수원 아시아 학회 개최 홍보 및 세계안전전문가 및 학회 관계자 참석 요청
- 2001년 11월 : WHO 안전도시협력센터 실사단 수원 방문
- 2001년 12월 : 수원 안전도시 공인 확정 통보
- 2002년 2월 : 안전도시관련 전문가 수원 안전도시학회 개최

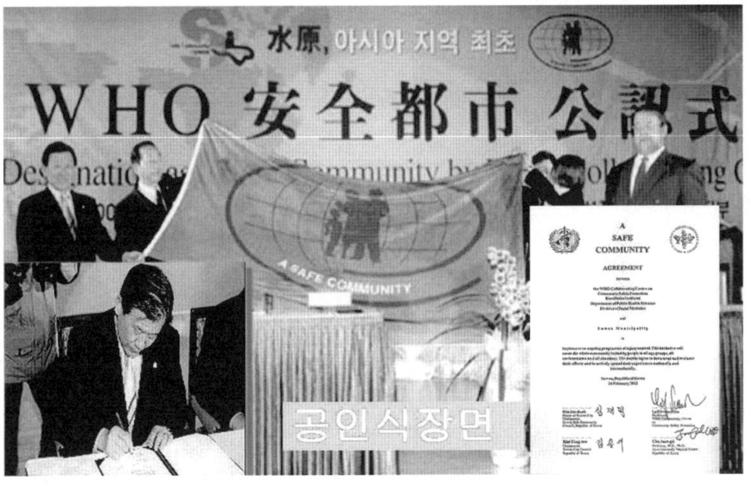

▲ 수원시 안전도시 공인식

2)안양시 보건소; 2000년대의 보건소기능개선(2008년 현재)

1990년 이후 중앙의 급격한 보건의료정책의 변화와 주민욕구 증대로 백화점식 보건의료사업이 적절한 수용대책 없이 임기응변식으로 실시하고 있는 실정이다. 이에 따라 질병예방과 건강증진, 소외계층에 대한 시책 등을 보건소 기본적 역할에 충실하도록 재정비하고 향후 장기적인 발전방안을 마련하여 체계적이고 전문적인 보건의료서비스를 주민에게 제공하고자 보건소 기능 개선사업을 실시한다.

(1)추진방침

- 지역보건사업 중·장기 발전을 위한 대책수립 및 개선방안 강구
- 진료위주사업에서 질병예방 및 취약계층, 건강증진 등 예방적 기능으로 전환
- 기존 보건사업의 활성화 및 신규사업의 정착
- 전문성을 필요로 하는 사업 및 보건지소, 노인보건센터 위탁
- 민간부문과 협력체계 구축 및 보건소 민간영역업무 정비
- 취합, 기획기능을 위한 조직 개편 및 조례 정비

(2)배경 및 필요성

1995년 이후 지역보건법이 개정되면서 중앙으로부터 건강증진, 방문보건, 성인병, 암, 정신보건 등 지속적으로 건강증진사업 및 신규 보건사업이 백화점식으로 계속 확대되고 있으나 보건소의 조직과 인력에는 큰 변화가 없이 보건소의 기능을 수행하는 데 질적, 양적으로 주민의 요구에 부응하지 못하고 있는 실정이다. 급변하는 보건의료 현실에 발맞추어 기존 시행되고 있는 보건사업과 조직에 있어 보건소 본연의 기능 및 역할을 재정립할 필요성이 있다.

그간 보건소에서 나타나는 문제들을 살펴보면 다음과 같다.

- 형식적으로 지역의료계획, 건강증진실천계획을 수립하고 있으나 안양시의 보건의료 문제를 해결하기에는 미비한 실정임.
- 신규사업의 증가로 인하여 모자보건, 전염병관리 등 기본사업 중 일부사업에서 업무 과중과 전문성에 문제가 생겨 사업내용이 질적, 양적으로 소홀히 되고 있으며 산만하고 비효율적인 업무수행을 하고 있는 실정임.
- 일반주민을 대상으로 하는 치과, 한방, 물리치료가 실시되면서 의사, 간호사 등 인력이 필요하게 되고, 이에 대체방안으로 비정규직 인력을 수시로 활용하게 되었음.
- 사업의 확대로 보건소 본연의 업무에 대한 주민 이해가 감소하고 지역 보건소가 아닌 주로 근거리 주민이 이용하는 동네보건소로 전락하여 사업 프로그램 혜택이 일부 주민만 이용하게 되고, 상부지시에 의한 형식적 사업실적에만 급급하고 있는 상황에 이름.
- 건강진단기관 지정, 적성검사 등 수익사업에 치중하면서 기존사업에 부담을 주게 되었고 전문적인 의사인력의 확보가 어려워 사업이 원활히 추진되지 않고 있음.
- 일반주민을 대상으로 진료사업을 하다 보니 오히려 취약계층에 대한 보건의료 혜택이 현저히 격감됨.
- 급격한 노인인구 증가에 따른 중장기 노인보건복지대책이 필요하나 이를 대비한 사업 준비가 부족함.
- 2개소 보건소가 동일업무에 대한 일관성이 결여되고 취합 기획 기능이 약함.

이러한 문제들을 해결하고 기존의 '동네보건소가 아닌 안양시 지역사회의 질병예방과 건강증진, 소외계층에 대한 서비스를 재정립'하기 위해서 대안 모색이 필요하게 되었다.

(3)추진현황

〈표 2〉 사업추진경위

2003년	2003년 보건소기능개선(안) 검토보고 동안구보건소 건강검진지정기관 취소(민간의료기관 전환) 만안구노인보건센터 개소 *안양5동소재
2004년	안양시정신보건센터설치및운영조례 제정 안양시노인보건센터설치및운영조례 제정 동안구노인보건센터설치 위탁운영(전국 최초) *호계지소 폐지 안양시노인주간재활센터설치 위탁운영(전국 최초) 안양시이동목욕사업 위탁운영(만안) 보건기획팀 신설(만안구보건소 內)
2005년	노인전문병원설치및운영조례 제정 "동안구금연클리닉"설치 위탁운영(전국 최초)
2006년	만안구노인보건센터 설치 모자보건사업 평가 우수기관 표창(만안) 전염병예방관리사업 우수기관 표창(만안) 2006년 행정혁신(출산) 우수사례 증진대회 표창(동안)
2007년	출산장려금지원에관한조례 제정 안양시알콜상담센터 설치(만안) 운동처방센터 설치(만안) 제3기 지역의료계획 2006년 시행결과 평가 우수기관 표창(만안) 2006년 건강증진사업 평가 우수기관 표창(만안) 2007년 행정혁신(출산) 우수사례 증진대회 표창(동안) 건강증진사업 2008년 계획서 평가 최우수기관 선정(동안)
2008년	2007년 건강증진사업 평가 우수기관 표창(만안, 동안) 2007년 모자보건사업 평가 우수기관 표창(동안)

신규 보건사업은 1990년대 13종→95년 23종→2000년 33종→2005년 이후 52종으로 증가했다.

〈표 3〉 보건사업 추진현황

1990년대 기존사업	1995년 신규사업	2000년 신규사업	2005년 이후
13 (☆7)	10 (☆5)	10 (☆5)	19
☆ 가족계획	· 방문보건	☆ 아동조기시력검진	≪2005년도 증가≫
☆ 모자보건	☆ 치매보건	☆ 건강증진	°노인주간재활
· 예방접종	☆ 노인보건	☆ 저소득 암검진	°안전사업
☆ 급성전염병	☆ 건강검진	·구강검진	°자살예방
☆ 에이즈관리	☆ 고혈압·당뇨관리	·영양관리	°알코올중독
☆ 성병관리	☆ 재활	·이동목욕	°아동정신
☆ 나병관리	· 정신보건	·미숙아 및 희귀난치지원	°금연클리닉
☆ 결핵관리	· 한방진료	☆ B형 수직감염	°암관리
· 일반진료	· 치과진료	☆ 응급의료	°성장발달
· 의약무관리	· 물리치료	·정보시스템	°야간진료
· 임상병리검사			°도시보건지소
· 각종진단서발급			°건강증진센터
· 행정업무			≪'06년도 증가≫
			°불임시술지원
			°산후도우미
			°비만 °운동
			°절주 °저출산
			°재가암 °호스피스

☆ 표시된 사업은 부진하게 추진되는 사업(2003년)

신규 사업에 따른 문제점은 기존 모자보건사업, 결핵업무 등 17개 사업이 부진한 실정이며, 노인보건복지사업에 대한 대책이 미흡하고 수요에 대한 시설 부족 및 담당전문인력이 없어 어려움(노인보건센터 위탁으로 해결)이 커지고 있으며 노인무료 진료, 예방접종, 방문보건, 저소득 암검진사업 등은 양적으로 확대되었으나 그에 따른 보건사업의 전문성 및 능력에 한계 초래(비정규 인력증가)하고 있다는 점이다.

(4)보건소 조직 및 인력

가)1995년 이후 조직 변화

- 2소 8계 → 2소, 8담당, 2지소, 2노인보건센터(2003)
  → 2소, 9담당, 1지소, 3노인보건센터(2006)
- 보건기획팀(신설), 호계지소 폐지(노인주간재활센터로 전환), 박달지소(기능전환예정)
- 법적절차 없이 시범적으로 운영해온 지소 및 센터(민간위탁)가 증가함
  - · 만안구 : 이동목욕사업(2004), 노인보건센터(2006), 알코올상담센터(2007), 운동처방센터(2007)
  - · 동안구 : 노인보건센터(2004), 노인주간재활센터(2004), 금연클리닉(2005)
- 2개소 보건소의 중복되는 업무 취합보고 및 지역보건기획 부재 → 만안구보건소에 보건기획팀 신설(2004.11.30)

나)인력 부족 및 전문성 결여

- 지소, 센터가 확장되어 정규인력이 배치됨에 따라 현재 인력부족으로 나타남
- 신규업무 증가하였으나 기존인력의 부족으로 적정배치가 원활하지 못함
- 전문인력이 부족하고 양적인 면에서 일반주민만 시혜적인 보건사업의 혜택을 받을 뿐 아니라 서비스의 질이 저하
- 업무에 따른 인력 적재적소 배치 부적정
  - · 신규사업에 따른 전문인력부족으로 정신보건센터 등 위탁으로 운영
  - · 보건정보시스템 관리를 위한 전산전문인력 부재
  - · 민원실, 검사실, 재활치료실 등에 인력 부족으로 보조인력(공익, 공공근로) 활용

<표 4> 전국 보건소 유형에 따른 관할인구 대비 공무원수 (단위 : 개소, 명)

보건소 유형	보건소수	평균인력(A)	관할규모(B)	직원1인당 관할인구(B/A)
특별시 구	25	85.7	409,000	4,773
광역시 구	44	48.2	246,000	5,104
인구 50만 이상 시의 구	17	36.0	273,000	7,583
인구 30만 이상 시	2	41.0	430,000	10,488
군	75	79.5	67,000	843
안양시 만안구(2008.2월)	1	30	265,243	8,841
안양시 동안구(2008.2월)	1	30	358,905	11,964

자료: 보건복지부, 『21세기를 대비한 보건소기능활성화 계획』(2003. 5월말 기준)

(5)보건사업 분야별 개선방안

가)보강개선사업

- **기존사업의 활성화(진행중)**

신규사업의 증가로 인하여 모자보건, 전염병관리 등 기본사업 중 일부 사업에서 업무 과중과 전문성에 문제가 생겨 사업내용이 부진하며, 산만하고 비효율적인 업무 수행을 하고 있는 실정임 → 부진사업에 대한 업무 분석과 대책 강구

▪ 보건소의 질병관리 대응 전문성 강화(진행중)

신종질환 발생 및 국제교류 증가에 따른 생물테러 대상 전염병 등 집단 환자 발생에 대비한 전문적이고 세부적인 관리시스템이 적극 요구됨 → 2003년 이후 전염병 감시업무 강화

· 표본감시의료기관 지정(봄빛병원 등 11개소)

· 생물테러감시 응급의료기관 지정(한림대병원)

▪ 취약계층 사각지대 해소(진행중)

현재 일반민원의 증가로 취약계층인 기초생활수급자, 지체부자유자, 거동불능자, 시설수용자 등에 대한 시혜 우선순위가 뒤처짐 → 일반 진료, 구강사업 등 취약계층을 중심으로 진료하고 체계적인 보건서비스를 정비하여 제공

· 운동처방센터 운영(만안), 노인보건센터 운영(만안, 동안), 노인주간재활센터 운영 (동안)

· 이동목욕사업(만안), 장애 및 기초수급자 중심진료(치과)

▪ 주민교육 체계화(진행중)

모유수유교실, 모자보건, 고혈압·당뇨교실 등 일부 주민만 참여하는 산발적인 보건교육 → 매주, 매월 정기적으로 상시 운영하여 보건교육에 내실화를 기하고 체계화 구축

· 당뇨교실(주1회), 주부체중교실(주3회), 슬림운동(주 3회)

· 보육시설 영양교육, 이유식 온라인 교육

· 이동금연 클리닉(사업장 순회교육)

· 운동, 비만 프로그램 운영(사업장 및 초·중교 순회교육) : 전문교육은 민간부문의 강사를 적극 초빙하고 지역의 각종 보건의료 강좌시 활용한다.

· 출산준비교실 운영(봄빛병원 등 8개 기관 전문가 출산 서포터단 구성)

· 영양자원봉사팀 발족(2007년)

▪ 보건정보서비스 개발(검토중)

· 현행 방문자에 한해서 검사결과 안내 및 민원전화로 응대하는 소극적 방식 → 내소자보다는 지역사회 주민전체를 대상으로 보건정보 및 검사결과를 적극적으로 민원인에게 먼저 알려주는 시스템으로 개선

· ARS 보건안내시스템 개발을 위한 기반 조성 → 민원상담 및 보건소 안내
→ 혈액검사 등 각종 검사결과 사전 통보
→ 예방접종 시기 등 사전 안내
→ 24시간 보건의료정보서비스 안내 등 개발

▪ 민간단체와 전문기관의 보건봉사 참여 유도(진행중)

취약계층 중 일부 주민들만이 보건의료시혜를 받고 있다. 그러나 이는 일시적이며 지역단체나 기관들에서는 사업과 대상자와의 연계가 잘 이루어지지 않고 있다. 보건소가 민간단체와 연계하고 있는 내용으로는 무료진료 협조, 홍보 캠페인, 보건교육, 안양시 의료자원봉사단 연계사업 등이다.

· 안양시 당뇨인걷기대회 → 안양시의사회 주관

· 청소년금연교육 및 교실운영 → 금연학교(대한절제협회) 연계

· 운동프로그램 운영 → 대림대학교 연계

· 저열량(비만교실) 요리교실 운영 → 안양대학교 연계

· 영양자원봉사팀 발족(2007년)

▪ 직원인력훈련 다원화 및 전문화(진행중)

다양한 신규사업을 소화할 수 있는 전문능력이 부족한 실정으로 건강증진사업 각종 심포지엄,

워크샵, 세미나 등 전문화교육에 참석하고 교육기관 다원화 및 전문화로 새로운 기능에 적합한 인력을 개발하고 있다.

· 보건사업 발전방안 직원 워크숍
· 방문건강관리, 전염병관리, 만성병관리, 건강증진반 등 전문가교육 이수

▪ 노인보건사업 활성화(진행중)

일반노인들이 본인부담금이 없으므로 과다한 진료 및 물리치료를 하고 있는데 노인보건복지사업에 대한 대책이 미흡하고 수요에 대한 시설 부족 및 담당 전문인력이 없어 감당하기 어려움이 크다.

· 노인전문병원, 노인시설, 주간보호시설을 중장기 계획에 반영
· 소외계층 노인을 위한 노인복지정보 및 보건복지 연계서비스 개발
· 건강노인을 위한 노인 보건서비스 개발
· 노인보건센터 운영(만안·동안), 노인주간재활센터 운영, 재활치료실 운영(동안)

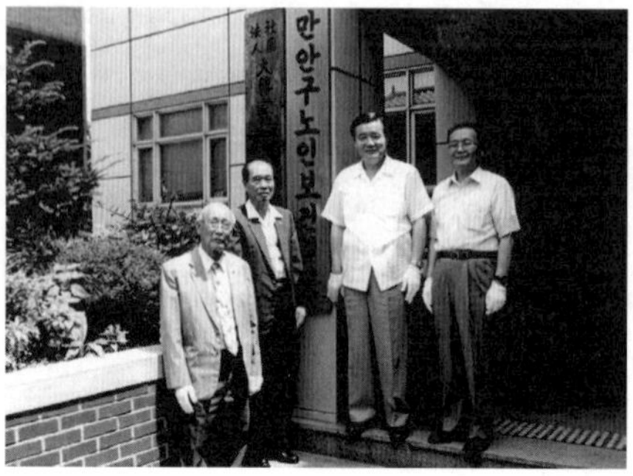

▲ 2001년 9월 만안구 노인보건센터 개소식

▪ 노인주간보호시설설치 운영(진행중)

치매, 중풍 등 질환을 갖고 있는 노인이나 그 가족들에 대해 관리가 필요하지만 마땅한 시설이 없어 많은 노인들이 방치되어 있는 실정이다. 이에 대해 보건소에서 접근하기에 프로그램과 인력이 빈약한 상태로 민간위탁을 통하여 서비스의 전문화를 추진하고 노인복지회관, 보건지소에 주간보호시설 시범 설치 및 운영할 필요가 있다. 노인주간재활센터는 2004년부터 설치 운영되고 있다.

▪ 주민영양개선사업 활성화(진행중)

현행 조사연구개발에 중점을 두고 산발적인 영양사업 추진 중

· 고혈압·당뇨사업, 모유수유 등 보건소 사업에 접목하여 연계 추진
· 정부의 국민건강증진 종합계획과 발맞추어 거점보건소의 역할 수행
· 사업대상을 선정하여 중점영양사업 개발

▪ 지역특화 건강행태개선사업 활성화(진행중)

전염병 및 진료중심의 개인에 대한 직접서비스를 제공하고 있어 지역사회 전체에 대한 포괄적 사업이 안 되고 있다. 금연, 운동, 절주, 비만, 영양 등 다양한 영역의 사업을 지역특성을 고려한 맞춤형 사업으로 실시할 필요가 있다. 또한 보건소 전체공간을 건강테마공간으로 조성하여 건강정보를 제공해야 한다.

· 오군이 영양체험교실 운영, 영양아람치 공연(2003년부터)
· 운동처방센터 설치 운영(2007년 9월)
· 사이버건강전시장 설치(2008년)

▪ 보건소 재활치료사업 활성화(진행중)

일반노인의 만성퇴행성 질환자들의 일시적 치료를 위한 물리치료를 하고 있는 실정이다. 장애인 및 취약계층을 중심으로 사회복귀를 위한 방문, 재활사업으로 치중해야 한다.

· 만안구 : 일반체력단련실
· 동안구 : 물리치료실(슬림, 관절염 예방교실 등)

▪ 구강보건사업 활성화(진행중)

일반인을 대상으로 치과진료 및 유료 실런트사업을 실시하였으나 취약계층이 소외돼 있다.

· 무료 실런트사업 활성화 및 유료 실런트사업을 민간치과로 전환
· 보육시설 및 학교구강보건교육 강화
· 소외취약계층을 대상으로 구강진료 실시(2003년 실시 중)

▪ **고혈압·당뇨관리사업 내실화(진행중)**

보건소 이용자 중 고혈압·당뇨환자관리를 치료 중심으로 하고 있다. 보건소 내부적 시스템을 조정하여 등록관리 및 서비스 개발 중이다.

▪ **안전 및 효율적 예방접종 실시(진행중)**

오후 접종하는 경우 야간에 예방접종의 부작용 발생시 응급처치가 어려운 상황이다.

· 안전접종을 위해 영유아 예방접종을 오전에 실시(2003년 실시 중)

· 계절별 업무과중시 일시적 인력 편입

예)독감 등 예방접종 업무 폭주시 임시접종간호사 → 일시 사역인부 활용

· 예방접종 시기 안내 및 접종관리

나)민간이관업무

보건소 고유의 업무가 아닌 수익사업(유료검사 등)을 보건소에서 저렴한 수가로 검사를 하기 때문에 관내 의료기관 의사와 갈등을 초래하고 있다. 보건소에서 시행하고 있던 민간영역부분을 이양하여 갈등관계를 해소해야 한다.

▪ 치과진료(완료) : 유료실런트사업 → 민간치과로 전환(2008년)

▪ 건강검진 등(진행중) : 동안구·만안구보건소

· 운전면허적성검사 지정기관 취소 → 일반 병·의원으로 유도(검토중)

<표 5> 적성검사 실적

구분	2006년	2007년	비고
만안구	586건	1,299건	222% 증가
동안구	2,260건	6,406건	283% 증가

적성검사는 민간 수익사업으로 도 관내에서는 접근성이 취약한 16개 시·군 보건소에서 실시하고 있다. 그러나, 수원·성남·고양·부천·안산 등 대도시 및 서울시, 인천시에서는 실시하지 않고 있다.

· 일반인 유료건강검진 → 취약계층 중심으로 실시

· 민원인 임의 선택 검사 → 의사 진료후 처방을 받아 검사 실시(동안구보건소)

· 건강검진지정기관 취소 → 민간수익사업으로 일반 병·의원 단계별 유도(2003년 지정기관 취소)

▪ 이동목욕(완료) : 만안구보건소 이동목욕사업 → 민간기관으로 위탁(2004년)

(가)현안사항

보건소 직제 확대 및 정규인력 확보에 있어 다음과 같은 문제점이 지적돼 왔다. 기존사업의 활성화 등 기능개선을 꾸준히 추진하여 왔으나 인력 및 전담부서가 없어 한계에 이르렀으며 2003년 이후 증가한 국가암관리사업, 저출산지원사업, 국가필수예방접종 확대, 모자보건사업 강화 및 신종질환 발생, 국제교류 증가에 따른 전염병예방 대책 등 신규 및 사업확대에 따른 전담부서가 요구되며 또한, 간호사, 물리치료사, 방역인부 등 정원 외 인력(300일 이상 근무자)을 매년 임시인력으로 채용함에 따라 업무의 연속성 결여 등 대민서비스 업무에 많은 지장이 있어 정규인력 확보가 절실히 요구된다는 점 등이다.

그 대책으로 직제 확대(2과 4팀 신설)이 고려되었다.

▪ 만안구보건소 : 5팀 → 1과 7팀(보건사업과/질병관리팀, 모자보건팀 신설)

▪ 동안구보건소 : 4팀 → 1과 6팀(보건사업과/질병관리팀, 모자보건팀 신설)

· 질병관리팀 : 희귀난치질환 및 신종질환 예방관리 전담

· 모자보건팀 : 저출산·고령사회 대비 출산장려 및 평생건강관리 전담

〈표 6〉 안양 인근시 보건소 직제현황

구분	인구수(천명)	직 제 현 황
안양시	630	2보건소 9팀(만안5팀/동안4팀)
수원시	1,080	3보건소 1과 19팀(선임보건소에 課설치)
성남시	978	3보건소 3과 15팀
부천시	870	3보건소 1과 18팀(선임보건소에 課설치)
고양시	919	3보건소 3과 15팀
안산시	723	2보건소 1과 13팀(선임보건소에 課설치)
용인시	778	3보건소 3과 19팀
군포시	278	1보건소 1과 8팀
의왕시	139	1보건소 1과 5팀
과천시	61	1보건소 3팀

(나)인력확보(안)

- 직제확대시 필요인원 : 14명(과장2, 팀장4, 팀원8)
- 임시인력을 정규직으로 확보 : 18명(만안10 동안8) : 임시인력중 10개월 이상 장기 채용자를 정규인력으로 확보

〈표 7〉 2007년 인력 현황

구분	총인원	정규직 (계약직 포함)	비정규직					비고
			계	일용직	업무대행	공중보건의	임시인력	
계	113	60	53	7	6	5	35	
만안구	58	30	28	5	4	3	16	공익 3, 공공근로 2
동안구	55	30	25	2	2	2	19	공익 4, 공공근로 7

(다)행정사항

- 보건소 직제확대 개편 건의 : 2008년 3월
- 2008년 조직진단 직무분석 반영 : 2008년 3월
- 보건소 혁신선도 모임 안건 채택 토의 : 연중

4. 맺음말

1980년대 이후 보건소는 늘어나는 신규 보건시범사업으로 인해 기존 사업이 위축되었으며, 신규로 하는 시범보건사업이 많은 곳은 지치고 혼란 또는 포기현상도 나타났다. 신규 보건사업을 함에 있어 현장 파악이 미흡하여 중앙지시가 늦거나 보건복지부의 신규 보건사업들은 정규인력 증원 없이 추진하여 지속적인 사업수행이 곤란을 겪고 있다. 타 행정부서는 시책에 따라 정규인력 증원이 있었다. 예를 들면 환경관련, 과거사진상규명, 혁신관련 등등. 그러나 보건소의 경우는 달랐다. 당시 보건소 인력에 있어서의 문제들로는 ① 일용직 등 비정규인력으로 사업 수행, ② 업무의 증가와 편리성 때문에 일용직을 원하는 정규직, ③ 교육(FMTP)의 대상자 중복, ④ 진료 증가로 물리치료, 한방, 치과(공보의)에 따른 기존 인력 분산배치, ⑤ 사업종류가 급속히 증가하여 기존 인력들에게

업무량과 사업들을 과다 지정, ⑥ 전문직종 업무가 주로 증가(간호, 의무) 등을 꼽을 수 있다.

보건소의 주요 사업은 사업대상자 관리에 있어 전통적인 가족계획, 결핵, 모자보건, 성병 등 유한관리사업에서 고혈압, 당뇨, 건강증진 등 무한관리사업(평생)으로 전환되고 있었다. 당시 보건소 사업의 또 다른 문제는 일방적 즉시 사업 시달로 시·군에서 금연클리닉, 암관리, 불임, 희귀난치지원, 치매상담, 산전도우미, 성장발달 등 사업 수행에 있어 혼란을 초래했다는 것이다. 사업 수행에 있어 허실이 드러나기도 했는데 고혈압, 당뇨, 치매 등 환자를 등록관리하는 경우 평생등록이 되므로 업무가 과중되는 점은 감사 지적을 받기도 했다. 손쉽게 대학에 용역을 하고 포장만 잘하면 우수보건소로 인정받는 등 보건사업이 안정적, 계획적, 장기적이지 못했고 신뢰성도 저하되었다. 저출산 · 고령화, 응급대책, 지하수설계, 야간진료 등 보건소가 감당 못하는 어려움에 더해, 상부의 무조건 사업 시달로 전국 보건소 관계자들은 보건의료 흐름에 대처보다 무계획적 사업실시로 피로현상이 계속되는 상황이었다.

〈표 8〉 1980년대 이후 보건소의 변화

일반	- 조직은 일부 팀이 증가하고 과단위 조직이 생김 - 예산은 시혜성사업과 건강증진 등 사업 증가로 증가 - 시설은 보건소의 시설이 대형화하고 서비스 공간이 증가
인력	- 진료와 접종의 증가로 의사의 업무가 전문화 · 세분화되었음 양방(진료, 예방접종예진, 판독, 고혈압, 당뇨사업, 노인정 순회진료, 상담, 교육) 한방진료 확대, 치과예방사업 치중 - 간호조무사인력이 간호사와 보건직으로 대체 - 사업 증가에 따른 정규인력은 증원이 거의 없고 비정규인력 상당히 증가됨 - 사업내용에 따른 직종이 생김(물리치료사, 영양사, 운동처방사, 각종상담사) - 업무능력을 향상시키는 교육이 간호사 등 일부 직종을 중심으로 과중하게 진행
업무	- 사업은 1980년도에 3배 이상 사업종류가 증가 - 사업대상은 인구증가와 다양한 시혜로 확대되었고 취약계층 중심으로 사업이 전개됨 - 값싼 건강보험수가로 진료 증가 - 사업의 양·질의 증가와 사업성과 불확실 - 사업의 전문성과 인력 부족으로 위탁사업 증가 - 단기등록 및 치료에서 평생등록관리하는 업무 증가

보건복지부의 경우도 크게 다르지 않아 사업정비, 예산지원, 조직 인력지원 등 보건소에 대한 필요한 지원은 뒤로 하고 사업지침서를 남발하여 보건소 감사지적자료를 제공하였을 뿐 보건인력 보호에 소홀하였다. 그리고 방문보건사업을 만능해결책으로 오해하는 경우도 있었는데, 모든 사업을 방문보건을 통하여 하도록 한 용역결과가 그 예이다. 그에 따라 시·군 보건소의 경우 업무 과중으로 인하여 감사, 평가, 회의 소집이 어려워졌으며 사업의 집중과 선택, 전국 균등 배분 등의 원칙이 수시로 변경되어 혼란을 가져왔다.

2000년대에는 보건소기능이 전문점이나 백화점수준에서 역전식당이나 잡화점 수준으로 떨어지고 말았다. 보건소의 현실적인 문제를 잘 파악하지 못하고 있는 보건복지부에서 무차별적으로 쏟아지는 보건사업과 시책들이 대해 보건소들이 처음에는 어리둥절하여 정신없이 사업을 진행하다가 실적을 적당히 포장하고, 홍보만 요란하게 하는 경우도 있었다. 사업 성과의 평가도 형식적으로 이루어지는 경우도 많았다. 그 때문에 일부 보건소는 복지부사업 신청을 기피하거나 사업의 지속성과 효과에 대해 회의를 느끼는 경우도 많다.

앞으로는 보건복지부의 책임 있는 정책 추진을 기대한다. 지속적이고 전문성을 가진 부서책임자와 실무자도 있어야 한다. 더불어 보건소는 보건조직에 대한 제대로 된 인력과 예산의 효율적 집행 등 주민보건서비스의 확충에 노력해야 하겠다.

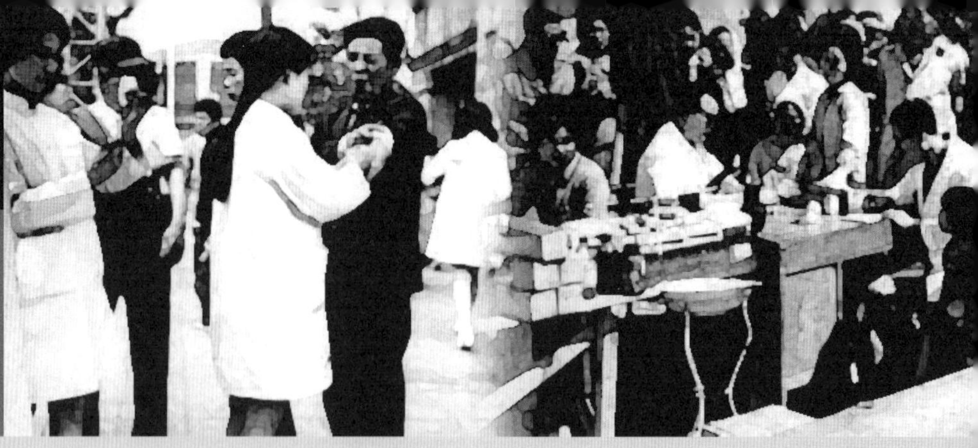

김 영 락

지역특성에 맞춤한 지역보건사업을 꿈꾸며

전남 완도군보건의료원장

프로필

1983. 2	전남대학교 의과대학 졸업
1983. 3~1986. 4	공중보건의사 근무
1986. 4~1987. 2	전주 예수병원 인턴 수료
1987. 3~1992. 2	경상북도 고령군 보건소 소장
1992. 3~1994. 6	대한산업보건협회 광주전남지부 관리의사
1994. 9~1997. 10	전라남도 여천군 보건소장
1996. 3~현재	전남대학교 의과대학 외래교수 및 임상조교수
1997. 10~2003. 5	전라남도 곡성군 보건의료원장
2002. 2	전남대학교 의과대학원 의학과 석사과정 수료
2003. 5~2010. 8	전라남도 구례군보건의료원장
2006	지역보건의료발전을 위한 모임 회장
2007	한국농촌의학지역보건학회 부회장
2010. 8~현재	전라남도 완도군보건의료원장
	전문산악단체 광주우암산악회 13대 대표
	곡성·구례 마라톤 클럽 고문

1. 들어가는 글

우리나라에 보건소가 생긴 지 벌써 60년이 지나 그 동안의 발자취를 더듬어 책을 발간한다는 소식을 듣고 참 좋은 일이라고 생각했다. 그러고 보니 필자가 공공보건기관에 몸을 담은 지가 30년이 다 되어간다. 하지만 정작 그 동안에 했던 일과 경험을 정리해 써보라는 말을 들으니 한참을 망설이지 않을 수 없었다. 그 동안 글을 써본 일도 별로 없고 정년이 되더라도 자서전을 쓸 생각은 추호도 없었던 까닭에 모아 놓은 자료도 전혀 없었다.

또한 필자는 지방자치단체의 보건소라는 직속기관의 관료로 평생을 근무했고, 보건소의 업무는 대부분 중앙부처인 보건복지부에서 결정된다. 지방자치가 활성화된 지금은 지역의 특성을 살린 지역보건사업을 많이 하고 있기는 하지만, 과거에는 거의 대부분의 일들이 보건복지부의 지시에 따른 획일적인 일들이었다. 그래도 필자 나름대로 지역 특성에 맞는 지역보건사업을 하려고 노력하기는 했지만 역부족인 경우가 많았고 내세울만한 정도는 아니라고 생각한다. 그러니 글을 쓴다면 필자의 개인적인 회고록이 될 수밖에 없는 실정이고, 아직도 오십대 중반의 현직에 종사하고 있는 공직자로서 그동안 겪은 일들에 대해 글을 쓰는 것이 정당한 것인지 깊이 고민할 수밖에 없었다.

그래서 여러 가지로 숙고해 본 결과 필자가 해온 일들이 보건소에서 일하는 다른 분들에게 좋은 경험 내지는 반면교사로서 도움이 될 수도 있겠다는 생각에 서툰 글 솜씨로나마 경험담을 쓰게 되었다. 혹시 필자와 의견이 일치하지 않는다거나 같은 일을 하였던 동료로서 동의하지 못하실 분들도 있으실 거라고 생각되지만 좋은 뜻으로 이해해 주시기 바란다. 또한 이 글을 읽는 공공보건에서 일하시는 분들도 보건소 역사에서 그 시기에는 이런 일들도 있었구나 하고 생각해 주셨으면 고맙겠다.

2. 1980년대 보건소의 지역보건

필자가 지역보건의 현장에 처음 발을 들어놓게 된 시기는 의과대학에서 공부할 때 방학을 이용해서 도서지역에 의료봉사활동을 하던 때이다. 1970년대 후반에서 80년대 초반까지 의과대학을 다녔는데 이 시기는 농어촌지역에 의사가 매우 부족했다. 그래서 매년 대학서클에서 선배님들과 같이 도서지역에 봉사활동을 갔는데 짧은 기간의 봉사활동이었지만 보람도 많이 있었다. 섬에서는 의사 얼굴 보기가 아주 어렵던 시절이었으니까 말이다.

그 후 의과대학을 졸업하고 의사라는 자격을 가지고 지역보건현장에 간 때는 1983년이었다. 정부에서는는 농어촌지역의 무의촌을 없애기 위해 1980년에 '농어촌보건의료에관한특별법'을 시행, 면단위 보건지소에는 공중보건의사를 배치하고 리단위 의료취약지에는 보건진료소를 설치해서 보건진료원을 배치했다. 필자는 군의관이 되기 위해 석 달 간의 군사훈련을 마쳤지만 공중보건의사로 선발되어 육군중위로 전역을 하고 3년 동안을 공중보건의사로 근무하게 되었다. 2년 동안을 도서지역에서 일하고 마지막 1년을 육지에서 근무하였는데 아무래도 도서지역 보건지소 근무가 지금도 기억에 많이 남는다. 그만큼 열악하고 어려운 환경에서 환자 진료를 했고 아는 것도 부족한 상황에서 나름대로 열심히 일했지만 시행착오도 많았기 때문이다. 하지만 보람도 제일 많았던 시절이기도 했다.

1)도서지역 보건지소 근무

그 당시에는 도서지역에 위치한 보건지소의 시설은 아주 낙후된 상황이었다. 진료실과 숙소가 있었는데 아주 협소했다. 밤중에 부엌에서 손에 물이 묻은 채로 전등을 켜다가 전기에 감전을 당해 크게 놀랐던 기억이 난다. 그 당시에는 난방도 연탄으로 하던 때라 연탄가스 중독으로 사망한 공중보건의사도 있었다. 그런데 공무원이 아니라고 보상이 안 되어 소송을 해야만 하는 경우도 있었다. 그래서 공중에 붕 뜬 의사라는 자조적인 말도 했었다. 공중보건의사가 계약직 공무원으로 바뀐 것은 필자가 복무만료하고도 한참 후의 일이다. 게다가 진료를 보조하는 간호 인력도 전혀 없었다. 보건사업을 담당하는 가족계획요원과 결핵요원은 있었지만 보건지소와는 전혀 관계가 없이 면사무소에서 근무했다.

매일 아침에 일어나면 보건지소 청소부터 시작했고, 저녁에는 사용한 의료 기구를 소독하고 가제나 탈지면을 자르고 진료에 필요한 물품을 준비했다. 환자를 진료할 때도 혼자서 진찰하고 주사놓고 약도 싸야 했다.

환자도 아주 다양했다. 간단한 감기환자부터 설사환자, 위장관 질환, 작은 상처가 있는 외상환자도 많았지만 큰 사고로 중상을 당한 환자, 농약을 먹고 자살을 시도한 환자에 임산부 분만까지 응급상황의 환자도 자주 있었다. 육지와의 선박교통에 시간이 많이 걸리던 시절이었기 때문에 가급적이면 보건지소에서 처치하려고 노력하고 어쩔 수 없는 경우에는 응급처치 후에 어선이나 연락선으로 후송을 했다. 중환자를 어선으로 후송하는데 도중에 배가 고장 나서 밤새도록 조난당했다가 다음날 아침에 구조를 받았던 적도 있었다. 해군이나 해경의 배 같으면 든든한데 조그만 어선으로 후송할 때는 참 불안했지만, 그래도 어쩔 수 없이 목숨 걸고 나가야 할 때도 있었다.

처음 섬에 발령 받고 들어가서 삼일도 지나지 않아 분만을 위한 왕진을 요청받고 의료기구도 약품도 제대로 없이 환자의 집에서 아이를 받았던 일도 있었다. 얼마나 당황하고 기가 막혔는지 모른다. 다행히 아기는 순산했지만 태반 배출이 늦어져 걱정을 태산같이 했었다. 운이 좋아 잘 처리가 되었지만 의과대학시절에 열심히 공부하고 경험을 많이 쌓았어야 했는데 그렇지 못한 것을 후회도 많이 했다. 지금은 공중보건의사 수련제도가 없어졌지만 그 당시에는 경험이 부족한 공중보건의사를 종합병원에 위탁해서 임상교육을 했었다. 필자의 경우에는 석 달을 우선 섬에 근무하고 목포에 있는 종합병원에서 석 달 동안 임상실습교육을 받았다. 인턴들과 함께 정말 열심히 일하고 공부했었다. 수술실에도 매일 들어가 충수돌기절제술, 제왕절개술, 위절제술까지 어시스트를 하면서 외과수술에 대해 경험을 많이 쌓았다. 평생에 이때만큼 진지하게 열심히 일하고 공부했던 적이 다시는 없었던 것 같다. 당장 발등에 불이 떨어진 상황이었으니까 말이다.

진료 외의 보건사업은 면사무소에서 전적으로 담당하고 있어 거의 한 것이 없었다. 기억나는 것은 봄이면 이 곳 저 곳의 섬을 연락선을 타고 다니면서 학생들의 체질검사를 했던 일이다. 배가 없으면 산으로 난 오솔길을 혼자 걸어서 넘어가기도 했고 숙소가 없어 이장님 댁에서 자기도 했다. 여름에는 예비군중대의 방위를 데리고 보건지소 주변을 방역소독한다고 돌아다니기도 했다. 대학 다닐 때 예방의학시간에 들어본 풍월은 있었던 모양이다. 아마 이 때부터 필자가 보건소에 평생 근무할 성향이 있었는지도 모르겠다. 하지만 이 때만 해도 보건소장을 할 생각은 꿈에도 없었다.

어쩌다 변사체가 생기면 검안과 부검도 해야 했다. 지금 생각해보면 당시 우리나라가 법의학에 대한 기본이 제대로 안 된 시절이었기 때문에 잘 알지도 못하면서 어쩔 수없이 해야 했던 일이었다. 육지에서도 민간개원의들이 경찰서의 부탁으로 바쁜 시간에 출장을 나가 부검을 하였다. 조그만 어선을 타고 바위가 많은 험한 바닷가로 가서 검안을 했던 기억은 아직도 생생하다. 험난한 보건지소 생활을 3년 동안 마칠 수 있었던 것은 다 여러 사람들의 도움 덕분이라고 생각한다. 그리고 지금처럼 의료분쟁도 적은 시절이었고 농어촌에서는 의사를 보기가 어려운 때라 의사에 대한 신뢰도도 더 높았다. 좋은 것이 있으면 나쁜 점도 있고 나쁜 것이 있어도 반면에 좋은 점도 있는 것이 세상인 것 같다.

2)연습도 없이 시작한 보건소장

공중보건의사 기간을 마치고 전주에 있는 종합병원에서 인턴생활을 시작했다. 이 곳에서 필자는 평생에 걸쳐 가장 큰 영향을 준 두 가지 경험을 했다. 인턴생활은 어느 병원이나 비슷하겠지만 이 병원의 특징은 외과가 강한 병원이었고 그 당시에는 보기 드문 재활의학과가 있었다. 또한 병원부설 의학연구소가 있었고 면단위에서 고혈압관리사업을 하는 고산의원을 따로 운영하고 있었다. 굉장히 특이한 병원이었는데 임상에만 관심이 있었던 필자는 그런 점을 전혀 알지 못하고 지원했다. 인턴과정 중에 재활의학과를 경험할 수 있었던 것은 정말 대단한 행운이었다. 그 당시 재활의학과는 전국에 두 곳 밖에 없었으니까 말이다.

대학병원 실습 때는 보지 못했던 장애인들을 많이 만날 수 있었고 그들의 삶에 대해서 생각해볼 수 있는 계기가 되었다. 그리고 대부분의 인간의 삶은 필연적으로 결정되지 않고 우연적으로도 결정된다는 것을 알게 되었다. 전신마비와 식물인간이 된 환자들의 사연을 듣다보면 필자에게도 언제 이런 일이 일어날지 모르겠다는 생각이 들게 된다. 대부분의 비장애인은 미래의 장애인이다. 젊어서일지 수명을 다한 늙은 나이일지의 차이뿐이다. 좋은 대학을 나와 장래가 창창한 젊은이가 교통사고로 식물인간이 되고 계단에서 굴러 떨어져 경추를 다쳐 전신마비가 된 환자를 보면 정말 마음이 아팠다. 하지만 그 와중에도 시를 쓰고 자신이 할 수 있는 일을 해서 인생의 의미를 찾는 모습에 감동하기도 했다.

특히 기억이 나는 것은 장애인들의 집을 가정방문했던 경험이다. 이곳에서 진료나 보건사업을 방문을 통해서도 할 수 있다는 것을 알게 되었다. 한 번은 전신마비 환자의 집을 방문했는데 환자가 매우 기분이 좋아 우리에게 자랑을 했다. 경추부상으로 전신마비가 되었는데 팔은 위아래로 움직이지만 손가락이 움직이지 않아 불편한 점이 많았다고 한다. 그런데 어느 날 갑자기 둘째손가락이 구부러졌다는 것이다. 손가락 하나가 움직이니까 할 수 있는 일이 매우 많아졌다. 라디오의 다이얼을 돌려 방송을 선택해 들을 수도 있고 귀나 콧구멍이 가려우면 시원하게 긁을 수도 있어 너무 좋다고 한다. 인간은 고통 속에서도 행복을 발견할 수 있다는 것을 느낄 수 있었다. 너무 풍족한 사람들은 행복이 있어도 잘 알지 못한다.

또 하나의 중요한 경험은 정영원 선생님과의 만남이다. 병원부설 의학연구소에서 조촐한 세미나가 있다고 해서 호기심에 참석했다. 그게 필자의인생을 공공보건으로 인도할 줄은 정말 생각지도 못했다. 의대를 졸업하고 바로 농촌보건소 현장에 뛰어들어 열심히 일하는 보건소장이 찾아와서 세미나를 했는데 관심 있는 의사들 십여 명이 참석했었다. 보건소에 오는 환자들을 통계분석해서 발표하고 의사들이 농촌의 보건현장에서 일해야 한다는 것을 열정적으로 강조했던 것이 기억이 난다. 그 당시에는 대학생들이 공장이나 농촌으로 들어가 일하는 경우가 많았던 시절이라 정 선생님의 선구자적인 모습이 무척 좋아 보였다. 그리고 집안사정으로 공중보건장학금을 받았던 필자로서는 어차피 농촌지역에서 4년간 의무근무를 해야 하는 처지인지라 보건소에서 이 기간을 보내는 것도 좋은 경험일 수도 있겠다는 생각을 자주 하게 되었다. 그 결과 인턴을 마치고 보건사회부의 담당 과장님을 찾아가 상담한 결과 경상북도에 보건소장으로 가게 되었다.

아무 준비도 경험도 없이 보건소장이라는 관리자를 맡게 되니 모든 것이 새로운 것들이었다. 실제 무엇을 준비해야 할 지를 몰랐고 안내해주는 사람도 전혀 없었기 때문이다. 병원 근무 때도 행정서류를 본 적이 없었기 때문에 기안문서나 회계서류를 처음 보았다. 보건소 진료실에서 환자 진료도 했지만 행정은 모르는 것 하나하나를 직원들에게 물어가면서 일할 수밖에 없었다. 할 수없이 행정에 대한 공부도 하면서 배워가며 일했지만 시행착오가 많았다. 행정의 기본이 안 된 관리자와 일하는 직원들은 또 얼마나 힘들었을까?

일 년을 넘게 근무를 하고서야 1988년도에 신규보건소장반 교육을 서울의 국립보건원에서 3주일 동안 받아 큰 도움이 되었지만 무언가 많이 부족한 것만은 확실했다. 이래서는 안 되겠다는 생각에 행정고시를 볼 각오로 공부를 시작했다. 행정학, 행정법, 헌법, 민법, 경제학 등을 열심히 공부했다. 자연과학 공부와 다른 인문사회과학계열의 단어와 개념들이 이해가 되지 않아 고생했지만 어디 가서 공부할 학원도 없는 군 단위 농촌지역에서는 독학밖에는 방법이 없었기 때문에 열심히 읽고 또 읽었다. 그러다보니 공부가 시간이 오래 걸리고 성과는 미흡했지만 그래도 이 때 한 공부가 평생 공무원생활에 큰 자양분이 되었다. 그리고 공직의 관리자는 준비된 사람이 필요하다는 생각이 절실해졌다.

의학과 관련해서도 임상의학만으로는 보건관리자를 하기에는 역부족이다. 예방의학과 역학, 보건통계, 지역보건학, 보건사회학, 보건경제학 등 많은 공부가 바탕이 되어야 한다. 이 분야도 전부 독학으로 공부할 수밖에 없었는데 당연히 공부하는 시간이 많이 걸리고 성과도 아주 미흡했다. 나중에 전남에서 대학원을 다니면서 체계적으로 공부를 했는데 역시 독학은 시간낭비가 많을 수밖에 없다는 것을 뼈저리게 느꼈다.

그래서 기회만 있으면 보건소장 교육과정을 보건대학원 또는 국방대학원 수준을 벤치마킹해서 만들어보자고 주장했지만 우리나라 공직구조상 아직도 실현되지 못해 안타까운 마음이다. 지금도 보건직렬은 사무관 승진 시에 일반 행정직과 같이 교육을 받고 있지만 보건직렬에 걸맞는 교육과정으로는 부족한 점이 많다고 생각한다. 의사들이 특별채용 될 때는 이와 같은 교육마저도 없으니 이에 대한 대책이 필요하다. 특별한 교육과정을 만들기 힘들다면 의과대학 교육과정에서 공직에 진출하려는 의대생들을 대상으로 필요한 교과과정을 안내한다든지 의사협회에서 의사회원들을 대상으로 미리 준비할 수 있도록 필요한 공부를 안내하는 것이 좋을 것 같다.

현장경험의 부족은 같은 경북지역에서 일하시는 보건소장 선배님들과의 모임에서 많이 전수 받을 수 있었다. 저녁식사나 술자리에서 궁금한 점에 대해 묻고 듣다보면 시간 가는 줄 몰랐다. 초보자들의 궁금증을 풀어주기 위해 고생하신 조성억 소장님을 위시한 선배님들에게 정말 고맙게 생각한다. 그리고 이제 필자가 선배가 된 입장에서 후배들에게 공을 갚아야 할 것인데 여러모로 부족한 점이 많아 미안한 마음을 많이 가지고 있다. 관리자를 위해 거꾸로 현장경험을 가르쳐준 동료직원들에게도 마찬가지로 아주 고맙고 미안한 마음이 지금도 많다. 그래도 모르는 것은 누구를 가리지 않고 물어볼 줄 아는 지식에 대한 뻔뻔스러움이 필자의 가장 큰 장점이기도 하다. 그리고 평생을 이런 마음자세로 공직생활을 해왔다.

3)1980년대 보건소의 지역보건사업

필자가 1987년도에 보건소장 근무를 시작했을 때 보건조직의 상황은 1980년도부터 보건지소와 진료소가 설치되었으며, 보건지소에 일반의사가 배치된 이후 1980년대 후반에 치과의사도 배치되었고 진료보조원과 치과위생사도 배치되어 1차진료의 틀은 기본적으로 어느 정도 해결된 상황이었다. 하지만 보건사업은 육칠십 년대의 보건사업의 연장이었다. 가족계획, 전염병예방사업, 기생충사업, 결핵사업 등이 주된 보건사업이었다. 그래서 어떤 분은 1980년대를 보건소의 암흑기라고 부르기도 했다. 인구변동과 함께 주요 질환이 급성질환에서 만성질환으로 전환되고, 보건의료에 대한 욕구도 다양해지고 있었는데 보건사업은 과거를 답습하고 있었으니까 말이다.

1989년에는 농촌지역에도 전국민의료보험이 시작되어 의료욕구와 공급에도 큰 변화가 있었지만 보건소의 지역보건사업은 큰 변화가 없었다. 물론 1970년대부터 각 의과대학 예방의학교실에서 지역보건사업을 화천, 연천, 곡성 등지에서 시범적으로 추진하고 있었지만 그 성과가 전국적으로 보급되지는 못했던 상황이었다.

4)가족계획사업

가족계획사업은 1980년대 후반에도 정관수술과 난관수술의 목표량이 많았다. 도서지역 보건지소에 근무할 때는 수술팀이 육지에서 섬까지 출장을 와서 수술을 하는데 지원하기도 했다. 보건요원들이 면장님 휘하에서 일하던 시절이라 면사무소의 전 직원이 동원되어서 시술 대상자를 찾고 오토바이로 실어 나르고 집까지 데려다 주었다. 대상자가 난관수술을 하고 난 후 밭에 나가 고추를 따야 하는데 배가 아파 일을 못 하겠다고 연락이 오면 보건요원이 어쩔 수 없이 집으로 가서 고추를 따주고 집안일까지 도와주기도 했다.

그래도 가족계획사업은 우리나라에서 시행된 보건사업 중 가장 성공한 보건사업으로 꼽힌다. 그만큼 철저하게 모든 행정력을 동원해서 사업을 추진했다. 요즘은 그런 보건사업은 거의 보기 어렵다. 필자가 군 보건소에 근무를 시작했을 때도 가족계획협회에서 파견 나온 간사가 한 사람 근무하고 있었고 그 사람 체면을 봐서라도 실적을 채우기 위해 노력하지 않을 수가 없었다.

가족계획사업은 그 후에도 상당기간 명맥을 유지하였다. 그러다가 인구감소가 사회문제로 떠오른 다음에서야 출산장려정책으로 그 방향을 바꾸게 된다. 광역자치단체로는 전라남도가 최초로 2001년부터 신생아양육지원금을 30만 원씩 지원하는 정책을 도입하였고, 이후 인구감소가 심각하게 일어나고 있는 농어촌의 자치단체에서 출산장려금을 지급하는 정책이 실시된다. 이러한 출산장려금이 실제 인구 증가에 얼마나 기여할 것인지 의문을 제기하는 시각도 있지만 평생 농어촌지역에서 일하고 있는 필자로서는 농어촌지역을 지키는 젊은 부부들에게 출산양육비를 지급하는 것은 복지 측면에서도 얼마든지 타당하다는 생각을 가지고 있다. 다만 지방자치단체 차원이 아닌 국가차원에서 정책이 수립되어 다양한 지원책이 마련되어야 여러 가지 왜곡된 문제점들이 줄어들 수 있을 것이다.

5)모자보건센터

필자가 처음 근무한 군 지역의 보건소에는 모자보건센터가 설치되어 있었던 것이 다른 보건소와는 특히 다른 점이라고 볼 수 있다. 모자보건센터는 1978년도부터 설치되기 시작하여 1980년대 중반까지 세계은행의 차관을 받아 군지역의 보건소에 설치되어 임산부 관리와 분만을 했다. 처음에는 제법 분만건수가 많았지만 차츰 분만이 줄어들었고 1989년도에 전 국민 의료보험이 실시된 후에는 거의 역할을 못하게 되었다. 왜냐하면 민간병원에서 의료보험으로 산부인과전문의의 진찰을 받고 분만을 할 수 있었기 때문이었다.

모자보건센터에는 공중보건의사 일반의 한 명과 조산사 두 명, 그리고 간호사들이 배치되어 있었는데 일반의사도 단기간 훈련을 받아 배치되었기 때문에 근무에 적응하기가 쉽지 않았다. 조산사들의 건의로 의사인력이 부족한 어려운 상황을 타개해 보려고 필자와 담당의사가 교대로 야간당직을 한 적도 있었다. 하루는 상부에서 야간복무점검을 나왔는데 보건소장이 야간당직을 한다니까 이해가 안 된다는 얼굴로 돌아간 적도 있었다. 모자보건센터는 의료보험이 시작된 후에 얼마 가지 않아 분만기능을 중지할 수밖에 없었다. 그 후에 센터가 공식적으로 폐쇄되었다. 이 사업에서 얻은 교훈은 아무리 좋은 뜻의 보건사업도 시기적으로 상황에 맞지 않으면 제 역할을 하지 못하고 조기에 종료될 수도 있다는 점이다.

6)결핵사업

결핵사업은 많은 환자 수에 비해 사업체계를 제대로 못 잡고 있었던 상태였다. 보건소에 배치된 공중보건의사가 결핵관리를 하기에는 한계가 있었고 치료제로 주사제를 써야 하는 불편함과 의료사고에 대한 두려움에 투약도 제대로 되지 않은 경우가 많았다. 이런 상황에 대해 문제점은 인식하고 있었으나 개선방안이 잘 나오지 않아 불만이 많았다. 지금도 우리나라는 결핵환자가 매우 많이 발생하고 있는 나라이다. 최근 들어 국가가 결핵관리에 관심을 갖고 민간병원의 환자관리에 개입하는 등 다양한 정책이 시행되고 있지만 더 강력한 정책이 지속적으로 추진되어야 결핵을 조기에 퇴치할 수 있을 것이라는 생각이 든다.

7)기생충사업

기생충사업도 계속되는 사업이었지만 질적인 면에서 부족한 점이 많았다. 회충이나 십이지장충 등의 일반 기생충은 많이 줄어들고 있었으나 간흡충은 그렇지가 않았다.

필자가 근무하던 군 지역은 낙동강이 흐르고 있어 민물고기 생식이 많았다. 주민들의 기생충검사는 채변을 해서 타 기관으로 의뢰하여 셀로판후층도말법으로 검사를 했다. 그런데 수천 건의 기생충검사를 해도 감염자는 몇 명 발견되지 않아 이상하다는 생각을 가지고 있었다. 그러던 중에 지역에 봉사활동과 연구를 위해 나온 의과대학팀에서 강변지역 일부 주민을 대상으로 검사한 결과 상당한 간흡충 감염자가 있다는 보고를 받았다. 그래서 직원들과 의논한 결과 건강관리협회에 포르말린 에테르 검사법으로 강변지역 주민 천 명을 검사의뢰하기로 했다. 그 당시만 해도 이런 검사방법으로 대규모 검사를 한 적이 없었는데 검사를 해주셨으니 정말 고마운 일이다. 보건소 직원 중 한 분이 한국건강관리협회에서 일하다 온 분이 있어 연결이 가능했다.

이 협회의 전신이 한국기생충박멸협회였다. 직원들을 동원해서 강변지역 주민들에게 채변을 했고 협회에서는 고생을 많이 해서 검사를 해주었다. 검사 결과 무려 30%에 이르는 감염률이 나와 지역에서 충격이 아주 컸다. 그 지역 근무가 더 이상 지속되지 않아 후속사업을 못하고 말았지만 이 때의 경험은 다른 지역에서 다시 간흡충사업을 시작할 때 정말 큰 도움이 되었다.

3. 1990년대 보건소의 지역보건

1)경상북도 주민건강가꾸기사업

1990년대에 접어들어 보건소의 역할이 더 이상 이대로 가면 안 되겠다는 공감이 많아졌다. 시범사업으로 추진하였던 고혈압이나 당뇨병 같은 만성질환을 보건소에서 본격적으로 관리해야 한다는 생각들이 많이 있었다. 하지만 중앙부처에서는 아직도 지역보건사업에 적극성이 부족했다.

이때 경북도청 보건과의 이도영 과장님으로부터 만성질환관리사업을 광역자치단체 차원에서 실행하려고 하니 참여해달라는 요청을 받았다. 고혈압과 당뇨병환자를 발견하고 관리하자는 프로그램이었다. 사업명을 주민건강가꾸기사업으로 정하고 일주일간의 기간 동안 선진지 출장을 다니며 사업계획을 구상해주라는 부탁이었다. 박찬병 보건소장과 의논을 한 결과 전주예수병원 부설로 면단위에서 지역사회 고혈압사업을 하고 있는 고산의원의 김기순 선생님과 임상의사들을 만나보고 사업계획서를 만들기로 했다.

전북으로 가서 선생님을 만나 경험담을 듣고 사업현장을 본 것은 우리들에게 정말 큰 도움이 되었다. 후배들에게 자세하게 사업경험을 들려주신 선생님께 지금도 정말 고마운 마음을 가지고 있다. 덕분에 사업계획서를 잘 만들어서 도청 보건과에 제출할 수 있었다. 김기순 선생님은 그 후 광주에 있는 조선의대 예방의학교실로 옮기셔서 필자가 전남지역에서 보건소장을 할 때도 많은 도움을 주셨다. 이후 주민건강가꾸기사업이 본격적으로 시작되어 농촌의 마을을 보건요원들과 함께 방문해서 마을회관에서 주민들을 대상으로 혈압과 혈당 측정을 했는데 평생 한번도 혈압과 혈당 측정을 해보지 않은 주민들도 많았다. 이 사업은 시기적으로 보았을 때 만성질환의 발견사업만 가지고도 매우 의미 있는 사업이었다고 생각한다.

1992년도에 필자는 잠시 보건소를 떠나 바깥바람을 쏘이는 기회를 갖게 되었다. 연고지인 전남에서 2년 반 동안 잠시 산업보건에 몸을 담았다. 이 기간 동안 공장에서 일하는 노동자들을 검진하면서 그 실상을 생생하게 접할 수 있었고 이 경험은 그 후에 계속된 보건소 근무에 큰 도움이 되었다. 다양한 삶의 경험이 필자의 인생과 가치관에 많은 변화를 줄 수 있었던 것이다.

2)지역보건의료 발전을 위한 모임

1994년 9월에 전라남도의 보건소장으로 복귀를 하고 보니 잠깐인 것 같은데 중요한 사건들이 그 사이에 발생한 것을 알게 되었다.

그것은 첫째 '지역보건의료 발전을 위한 모임'(이하 지보의)이 1994년 5월 14일 탄생되었다는 것이다. 이 모임은 1980년대 후반부터 젊은 의사 보건소장들이 중앙교육을 받을 때 이런 모임이 있었으면 좋겠다는 이야기들을 하였었는데 1992년에 경기도 지역의 보건소장들이 구체화하여 추진을 하게 된 것이다. 보건행정을 담당하고 있는 보건의료인들의 친선을 도모하고 보건행정분야의 발전을 꾀하기 위하여, 보건관리자로서 현지에서 겪고 있는 애로사항과 보건에 관한 정보를 교환하고 연구실적을 발표 토론하는 학문의 장으로서 지보의가 탄생하였으며 장차 각 지역에서 보건관리자로서 보건발전의 중요한 역할을 할 보건의료인들을 조직화하고 계속적으로 발전시켜 보건행정의 중추적인 활동을 할 수 있도록 하는 것을 목표로 하였다.

지보의 결성 이후 각 지역의 회원들은 지역보건사업을 선도적으로 추진하였으며, 회지를 발간하여 사업의 성과에 대한 공감대를 넓혔고 중앙부처가 추진하는 지역보건법 등 법령개정작업과 시범사업에도 적극적으로 참여하고 자문을 했다. 총회를 개최하면 전국에서 모여들어 밤이 새는지 모르고 토론을 하던 정열이 있었고 보건행정발전을 위한 과감한 건의를 하는 용기도 있었다. 그 결과 중 하나가 바로 1994년 4월에 발생한 '지방보건행정 발전을 위한 결의문' 사건이다.

그 사건을 12년 후에 돌아본 보건의 날 특집 경기일보 신문기사를 인용해 보겠다.

> *"지방보건행정의 개혁은 아직 끝나지 않았다. 보건소가 의료소외계층을 비롯 시민들의 평생진료체계를 갖출 때까지 계속되어야 한다. 경기도 내 보건소장을 주축으로'지역보건의료 발전을 위한 모임'이 결성된 지 12년이 지났다. 지보의가 정부의 지방보건행정 개혁을 요구한 뒤 각종 지방보건정책의 개혁이 추진되는 등 성과를 거뒀다. 그러나 전국의 일선 보건소는 보건수요가 갈수록 급증하는 반면 보건인력과 예산은 턱없이 부족, 지역보건사업이 겉돌고 있다. 이에 본보는 제33회 보건의 날을 맞아 지보의의 활동 성과와 앞으로의 과제 등을 긴급 진단해 본다."*

이어서 결의문사건에 대한 설명이 있다.

> "지방보건행정의 쿠데타. 지금으로부터 12년 전 4월 19일 저녁 분당보건소에서 열린 '지역의료발전을 위한 세미나'에 참석한 경기도 내 보건소장 및 보건소관리의사 등 50여 명. 이날 보건소장 등은 지방보건행정이 직면한 현실과 문제점, 그리고 이를 타개하기 위한 의료정책 개혁의 필요성 등에 대해 새벽까지 설전을 벌였다. 이날 모임을 토대로 결성된 지보의는 열띤 지역 의료정책 논쟁을 벌인 후 지방보건행정관계자들의 보건행정개혁에 대한 적극적인 동참과 정부의 지방보건행정에 대한 적극적인 관심을 제고하고, 국민을 위한 공공보건의료 발전방안을 요구하는 '지방보건행정의 개혁을 요구하는 결의문'을 채택했다. 1994년 당시의 공무원사회에선 상상하기도 어려웠던 보건공무원들의 집단 항명이었으며, 지방보건행정계의 새로운 시작을 알리는 신호탄이었다. 보건공무원들의 집단행동으로 비화된 이날 보건행정 개혁요구는 정부의 지방보건정책을 획기적으로 발전시켰으며, 보건소장들의 의견을 수렴한 보건소사업 개선방안은 지역의료정책의 기틀이 됐다."

다음은 지보의 결성 이후의 활동에 대한 기사이다.

> " 지역의료계를 바꾼 지보의,
> 경기도에서 '지역보건의료발전을 위한 모임' 소속 보건소장들이 주축이 된 지역보건 발전을 위한 움직임들은 서울을 비롯, 전국으로 확산되면서 1990년대 중반 이후 보건소사업 활성화의 견인차 역할을 했다.
> 지보의는 정부의 보건의료정책에 적극 참여하면서 각종 보건 관련법의 제·개정에 큰 기여를 해왔다. 지보의는 공중보건의료의 근간을 형성하고 있는 지역보건법 개정(1995), 국민건강증진법(1995)과 보건의료기본법(2000)을 각각 제정했고, 공공보건의료에 관한 법률(2000) 제정을 이끌어내는 데 큰 역할을 해 왔다. 이에 따라 경기도를 비롯 전국의 일선 보건소가 정신보건사업, 방문보건사업, 노인보건사업, 건강증진사업, 지역사회중심재활사업 등의 보건사업을 새롭게 신설 추진하고 있으며, 모자보건사업의 경우 그 내용이 대폭 확충되었다.
> 이밖에 지보의는 대한예방의학회(1994년 이후)와 한국보건행정학회 학술대회(1997년 이후)에서 지역보건의료에 관한 학술활동을 벌이고 있으며 지역보건관리자 지침서(1994)를 발간하는 등 다양한 사업을 추진하고 있다. "

'지역보건의료 발전을 위한 모임'의 초대 회장은 모임을 주도한 경기도지역의 김찬호 소장님이 맡았으며 2년마다 각 지역이 돌아가면서 회장단을 구성하기로 하였다. 필자는 전남지역의 보건소장으로 복귀한 후 지보의 활동에 적극적으로 참여했으며 한참 후인 7대에 이르러 호남지역이 회장단을 맡게 되었을 때 지역의 고참 보건소장이라는 이유로 회장직을 수행하였다.

3)의료서비스 개선사업 및 지역보건의료계획

전라남도의 여천군보건소에서는 3년 동안을 근무했는데 특히 기억이 나는 일은 의료서비스 개선사업계획과 도서지역 보건의료문제, 그리고 방문보건사업이다.

1995년이 되자 농어촌특별세가 농업분야뿐만 아니라 농촌지역의 공공보건의료기관의 시설과 장비를 개선하는 데 사용하기로 결정이 되었다. 그런데 노후된 보건소와 보건지소, 진료소를 신축하도록 지원하는 기준을 노후도에 따라 또는 지역별 안배로 결정하는 것이 아니라 1995년에 제정된 지역보건법의 정신에 맞게 지역보건의료계획서와 의료서비스개선사업계획서를 제출 받아 평가결과에 따라 차등지원하는 방식으로 결정되었다.

첫 해의 사업계획서를 제출하기 위해 보건소 내에 각 분야의 직원 열명으로 구성된 팀을 조직해서 보름동안 밤 12시까지 작업을 했다. 아래한글로 계획서를 제출해야 했는데 그 당시는 공무원들이 하나워드를 사용하던 때라 한글을 쓸 수 있는 사람이 필자와 직원 한 사람밖에 없어서 둘이서 워드작업을 하느라고 밤을 새웠다. 사용방법에 익숙하지 못해서 작업해 놓은 것이 저장되지 않고 날아가 버린 경우도 많았고, 특히 도표가 많았는데 작업하기가 너무 어려웠다. 다행히 제출기간 내에 계획서를 완성해서 제출하였고 전남에서는 여천군과 완도군이 첫 해의 지원대상자로 결정되어 고생한 보람을 느낄 수 있었다. 다른 시도에서는 계획서를 대학에 위탁해 작성해서 많은 지원을 받은 곳도 있었다. 우리는 순수하게 우리 직원들의 힘으로 계획서를 만들었으니 그 보람이 더 클 수밖에 없었다. 첫 해에는 지원사업에 대해 심각하게 생각하지 않고 계획서를 대충 만들어 제출한 곳도 있었지만 다음해부터는 지방자치단체에서 지원을 받기 위한 경쟁이 치열해졌다. 보건복지부의 계획대로 지원을 받기 위해 보건소의 기획능력이 획기적으로 좋아진 것도 부수적인 효과라고 볼 수 있겠다.

4)도서지역 보건의료문제

도서지역 보건의료문제는 필자 자신이 공중보건의사로 도서낙도에서 2년간이나 근무를 했기 때문에 누구보다도 몸으로 잘 느끼고 있던 문제였다. 그 때로부터 10년이 더 지난 시기에 보건소장으로 와보니 도서지역의 보건의료문제는 여전히 어려운 상황이었다.

1980년대에 보건지소 진료소가 신축되었는데 아직도 부실한 건물들이 많았다. 우선 노후된 보건지소와 보건진료소를 신축하기 위해 의료서비스 개선사업으로 지원을 받아 거리가 먼 도서지역의 건물부터 신축에 들어갔다. 신축비는 지원 받았으나 신축 부지를 구하지 못해 애를 먹은 경우도 있었다. 공공부지를 활용하기 위해 관련기관을 수없이 방문하여 해결하고 지역민들의 의견도 많이 듣기 위해 노력했다. 하지만 건축비가 도서지역의 특성이 반영되지 못해 공사가 부실하게 진행이 되어 안타까운 적도 많았다. 다행히 지금은 도서지역은 건축비를 할증해서 지원 받고 있다.

또 하나의 문제는 진료보조원이나 보건요원들이 대부분 여성이었는데 직원 숙소가 지원이 잘 안되고 있었다. 어쩔 수 없이 개별적으로 방을 세 얻어 살았는데 연탄과 재래식 화장실을 쓰는 등 어찌나 열악한 환경이었는지 모른다. 아주 어린 아이를 데리고 들어와 사는 여직원도 있었고, 한 여직원은 발령 받은 지 사흘 만에 부모가 와서 현장을 보고는 바로 데리고 나가 사표를 낸 경우도 있었다. 그래서 여직원들에게 연차적으로 숙소를 신축해서 제공하는 것을 최우선 목표로 삼아 추진했다. 이런 부분은 의료서비스개선사업으로는 지원도 안 되기 때문에 전액 군비로 건축할 수밖에 없었다.

5)방문보건사업

방문보건사업은 우리나라 일부 지역에서 1980년대부터 시범사업을 실시해서 1990년대 중반에 전국적으로 확산하게 되었지만 추가로 인력이나 차량 지원을 하지 않아 기본인력으로 시행을 하게 되었다. 당연히 어려움이 많았다. 그래서 군청이 소재한 읍지역은 필자가 담당직원과 같이 다니면서 방문을 했다. 독거노인이나 장애인들의 어려운 삶의 환경을 보니 인턴시절 재활의학과에서 장애인들을 방문하던 안타까운 경험이 떠올랐다. 나름대로 열심히 어려운 지역민들을 방문하다 보니 보람 있는 일들도 많이 있었다. 체계적이지는 못했지만 마음만은 열정으로 가득 차 있었다. 그 당시 전남대 의대 예방의학교실에서 운영하던 실버넷이라는 인터넷홈페이지에 그 당시의 경험을 기고했던 글의 일부를 참고로 실어 본다.

돌산 우두리에서

오늘도 안씨 할머니는 천장만 쳐다보고 누워 계십니다. 힘이 좀 나야 마당에 한번 나가 볼텐데 하는 생각은 하지만 오늘도 마음뿐입니다. 정신도 항상 맑지 않고 오락가락하고요. 요즘은 날이 추워서 밖에 못 나간 지가 한 달은 된 것 같은데 방바닥에는 전기장판밖에 없어 방 공기가 매우 찹니다. 두 평 남짓한 방에는 옷가지가 들어 있는 구식 농짝하고 전기밥통, 밥그릇 몇 개, 반찬그릇, 그리고 옛날부터 써 오던 각종 잡동사니들이 널려 있습니다. 이 세상을 살아온 지 100년째이나 돌보아주는 자식이나 친척은 없고, 그저 이웃이 챙겨주는 밥과 반찬으로 살아는 갑니다. 말로는 빨리 죽어야지 하면서도 목숨은 모질기만 한 것 같습니다. 혈압도 200에 120이나 되어 약이 목에 넘어가지도 않아 가루로 만들어서 겨우 먹었는데, 숨이 차서 먹기 어려워져 이젠 더 이상 먹지 않습니다. 오늘도 보건소에서 나온 선생님들한테 신세타령을 조금 하고 나니 마음이 약간 풀립니다.

서두에 쓴 소설 같은 이야기는 저번 겨울에 방문했던 100살 되신 할머니의 홀로 사시는 모습을 회상해서 써 본 이야기입니다.
우리 여천군 지역은 전국이 2020년에야 달성된다는 65세 이상 노인 인구를 일찍 달성한(?) 곳입니다. 평균 12.2%이고 도서지역은 14%에 달합니다. 하지만 아직까지 정부의 노인 대상 정책은 미온적 이고 소극적입니다. …… 오늘도 하루 일을 끝내고 돌산대교의 장엄한 낙조를 바라보며 퇴근을 합니다. 우리 인간의 황혼도 저 낙조처럼 근사하고 품위 있게 맞을 수는 없는 것일까요? 좋은 세상이 곧 오겠지, 그런 세상을 위해 보건 의료의 일선에 있는 우리들이 더욱 열심히 일해야지 하는 생각을 하면서도 별로 하는 게 없어 부끄럽기만 할 따름입니다.

방문보건사업은 그 후에도 지역담당제로 인구 5천 명당 한 명씩의 간호사가 배치되어야 한다는 주장이 많이 있었지만 상당기간 실현되지 못하고 보건소 담당자, 보건지소와 진료소의 기존인력으로 추진하여야 했다. 농촌지역은 보건조직이 튼튼했기 때문에 어느 정도 역할을 할 수 있었지만 도시지역의 보건소는 업무를 맡은 담당자가 갈등에 시달려야 했다. 대상자는 너무 많고 인력은 너무 적으니 과연 어떻게 업무를 추진하는 것이 좋을지 고민을 안 할 수가 없었기 때문이다.

2007년이 되서야 보건복지부에서 의료취약계층의 건강수준 향상을 위해 '찾아가는 보건소' 개념의 맞춤형 방문건강관리사업을 추진하게 된다. 간호사, 물리치료사 등 2,000명의 전문인력을 충원해서 전국 보건소에서 취약계층 약 80만~100만 가구를 대상으로 보건의료서비스를 제공하게 되었다. 늦게나마 전문적인 방문보건사업을 대규모로 추진하게 되어 다행으로 생각하고 있지만 2008년에 노인장기요양보험이 도입되어 대상자 중의 큰 부분을 차지하던 중증노인들이 대상에서 제외되었다. 그래서 필자는 좀더 일찍 이런 제도가 도입되었으면 얼마나 좋았을까 하는 생각을 많이 하게 된다.

6)보건의료원

필자는 도서지역인 여천군보건소에서 3년간을 보내고 여수시와 여천군, 여천시가 통합을 하게 되어 어쩔 수 없이 곡성군보건의료원으로 자리를 옮기게 되었다. 1989년에 전국으로 의료보험이 확대되면서 병원이 없던 농촌지역에 민간병원이 설치되도록 지원하였으나 병원이 설치되지 않은 지역 15개소의 보건소를 보건의료원으로 확대 개편하였다. 군립병원을 설치하는 방안도 검토되기는 하였으나 보건의료원이 보건사업과 진료를 병행한다는 장점이 더 크게 작용했던 것 같다. 보건의료원에는 원장과 보건사업과장, 진료부장이 있었고 약사를 채용했으며 내과, 외과, 소아과, 산부인과의 기본 4과와 응급실, 20병상 규모의 병실이 운영되었다.

필자가 1997년도에 마주치게 된 보건의료원은 그동안 누적된 문제점이 아주 많은 상황이었다. 환자를 진료하기에는 시설이 노후하고 장비와 의료 인력의 수가 부족하고 진료수준이 낮은 상태였다. 진료부장은 처음에는 공중보건장학의사가 배치되었지만 이 자원마저 없어지고 나니 채용을 못해서 장기간 공석이었고, 모든 의사가 공중보건의사로 구성되다 보니 진료에 한계가 있었다. 방사선사와 임상병리사 등의 보조 인력도 부족해서 제대로 응급실 운영을 할 수가 없었고, 간호 인력은 보건사업 인력과 순환을 하다 보니 전문성이 많이 떨어질 수밖에 없는 상황이었다. 그러다보니 야간에 응급실에 온 단순 외상환자도 해결하지 못하고 간단한 응급처치 후에 가까운 도시의 병원으로 후송하는 경우가 대부분이었다. 기본진료도 제대로 제공하지 못하고 있으니 당연히 환자나 보호자와 갈등도 많았다. 어디서부터 개선을 해야 할 지 정말 난감한 상황이었다.

필자는 주어진 상황을 하나하나 점검해서 우선 가능한 것부터 개선해 나가기로 했다. 마침 건물의 증개축 사업이 예정되어 있어서 노후된 건물을 어느 정도 면적을 늘리고 깨끗하게 개보수를 하였다. 공중보건의사도 증원배치를 받았고 근무분위기를 혁신하고 친절한 의료서비스를 제공하기 위하여 직원대표로 친절서비스기획단을 구성하여 불편한 점들을 하나하나 개선시켜 나가기도 했다. 전남의대 예방의학교실 협력을 받아 인터넷을 이용한 보건소대학을 운영하기도 하는 등 직원교육에도 노력했다.

문제는 진료 인력의 증원이었는데 노력을 하던 중에 IMF사태가 터져 문제가 더 심각해졌다. 증원커녕 인력을 감소해야 할 판이었으니까 말이다. 전국의 지방자치단체가 정부의 지시에 따라 인력을 줄이느라 고심을 했는데 필자는 최대한 인력 감소를 줄이기 위해 노력을 했지만 기본적인 지침에 따른 인력 감소는 어쩔 수 없이 받아들여야만 했다. 그러니 방사선사나 임상병리사의 증원은 꿈도 못 꾸게 된 것이다. 이런 상황에서 제대로 응급실 운영을 할 수가 없었기 때문에 주민들에게 이해를 시키기 위해서 어쩔 수 없이 이장단 회의에 참석해 보건의료원의 현황과 문제점에 대해 설명을 해야만 했다. 이런 상황에서 일하다 보니 병원의 전문성을 유지하기 위해서는 차라리 군립병원이나 지방의료원으로 독립해서 설치하는 방안이 더 나았을 것이라는 생각이 많이 들었다.

지금도 전국에 16개소의 보건의료원이 있는데 이런 인력문제는 해결되지 않고 있다. 인력문제는 보건소도 힘들기는 마찬가지이다. 게다가 현재는 총액인건비제가 시행되고 있기 때문에 정규인력의 부족과 비정규직의 증가라는 인력문제의 해결은 요원한 상태이다. 오죽하면 보건복지부 주관 세미나에서 내가 보건청을 설치하는 것이 좋겠다고 주장을 했겠는가?

7)곡성군의 지역보건사업

곡성군에서 진료분야를 개선하면서 지역보건사업도 열심히 추진했다. 곡성군은 전남대 의대 예방의학교실과 오랜 기간동안 협력하여 지역보건사업을 추진하던 지역이다. 1980년대에 벌써 동계진료소 지역 R&D사업을 추진하였던 역사가 있다. 지역의 실정에 맞는 보건사업을 발굴해서 우선순위를 정해 주민들에게 적절한 보건의료서비스를 제공하는 지역보건사업은 정말 보람 있는 일이다. 곡성군에서 6년 여 동안 추진했던 사업 중 기억에 남는 사업은 간흡충사업과 학교구강보건사업, 노인보건사업 및 주간보호사업, 건강증진 시범사업으로 추진했던 고혈압관리사업, 면단위 목욕장 설치 등이다. 또한 통합보건지소 설치와 의약분업사태, 대량환자 발생 처리는 대처에 많은 어려움이 있어서 기억에 많이 남는다.

8)간흡충관리사업

곡성군은 섬진강이 흐르고 있어 옛날부터 간흡충의 감염률이 높은 지역이었다. 1990년대 후반은 국가에서 추진하던 기생충관리사업이 성과를 내서 1971년 제1차 정부 조사에서 84.3%에 달하던 기생충 감염률이 1997년 제6차 조사에서 2.4%까지 떨어진 후 기생충감염실태조사에 대한 무용론까지 나오고 있던 시기였다. 기생충 감염률이 이렇게 많이 줄어든 이유는 기생충 감염의 대부분을 차지하는 회충, 십이지장충, 편충 등 토양을 매개로 감염이 이뤄지는 기생충이 인분을 사용하는 농법에 따라 크게 줄어든 데다, 이들 기생충이 약국에서 흔히 살 수 있는 일반 구충제에 잘 죽었기 때문이다.

간흡충 충란 양성률은 1971년 4.6%에서 1997년 1.4%로 하락했지만 곡성지역은 1995년에 일부 강변마을 주민을 대상으로 조사한 결과 46.6%의 주민이 양성률을 보인 보고도 있었다. 아직도 강변에서는 많은 환자가 발생하고 있었지만 국가사업으로 추진하던 기생충구제사업이 이 시기에는 주춤하고 있었기 때문에 지역의 큰 보건문제인 간흡충에 대해 조사 연구하여 체계적인 보건사업을 추진할 필요가 있었다.

그래서 1998년에 조선대학교 의과대학의 기생충학교실 김석일 교수와 예방의학교실 박종 교수의 도움을 받아 아주 적은 예산으로 표본조사를 수행할 수 있었다. 표본추출은 박종 교수가 맡아 강변과 육지의 마을을 집락추출법으로 대상자수와 대상지역을 결정했으며 김석일 교수가 포르마린 에테르 집란법으로 검사를 했다. 조사결과 전체 19.8%라는 양성률을 나타냈으며 강변마을은 30~40%의 주민이 감염된 것으로 나타나 지역사회에 큰 충격을 주었다. 이 결과는 학술지에 발표되어 관련학계와 정부의 관심을 환기시키는 데 큰 기여를 했다.

이후로도 교수님들과 연계하여 꾸준히 주민들을 대상으로 간흡충사업을 수행했으며 차후에 국가차원의 강유역 주민을 대상으로 한 간흡충 관리사업이 시작되었다. 곡성군의 간흡충 감염률은 사업을 진행함에 따라 계속 줄어들었지만 최근 8%선에서 감소추세가 정체상태를 보이고 있어 사업방향에 대한 새로운 모색이 필요할 것으로 생각된다.

9)건강증진사업

1995년도에 국민건강증진법이 제정됨에 따라 건강증진사업이 시작되었다. 처음에는 시범보건소 지정 등 미약한 수준이었지만 자원이 확보됨에 따라 시범사업을 공모하여 추진하게 되었다. 곡성군보건의료원은 보건복지부로부터 건강증진거점보건소로 지정 받아 건강증진기금의 지원으로 1999년도부터 3개년 동안 뇌졸중 예방사업을 실시하였다. 전남대 의대 예방의학교실과 협력하여 지역의 고혈압 유병률 조사를 위해 조사대상으로 선정된 마을을 직원들과 조사원들이 새벽에 방문해서 조사를 했다. 다들 의욕을 가지고 힘든 일들을 수행해 나갔다.

곡성군 사망원인 1위인 뇌졸중을 예방하기 위해 고혈압·당뇨병 등의 원인질환을 관리하고, 성인병을 예방하기 위하여 운동, 금연, 절주, 영양 등의 생활습관을 개선하기 위한 보건교육을 활발히 추진하였다. 특히 매년 4,000명 이상의 지역주민의 건강검진을 위해 마을마다 현지에 출장검진을 실시하였으며 발견된 환자들은 전산프로그램을 통해 등록관리하며 개개인에 적합한 건강정보 홍보물을 송부하였다. 또한 노인체조교실, 뇌졸중 예방 강연회, 성인병 검진 유질환자 강연회, 이장단 세미나 등 다양한 프로그램을 운영하였다.

그런데 사업을 추진하는 과정에 중앙부처에서 나온 평가단이 만성질환관리사업은 건강증진사업의 취지에 맞지 않는다는 의견이 있었다. 건강증진법에 있는 금연, 절주, 운동, 영양과 보건교육에 집중해야 한다는 것이었다. 그래서 건강증진이란 과연 무엇인가 하는 정의부터 논란이 다시 시작되었다. 국민의 건강을 위한 모든 사업이 건강증진사업 아니겠는가? 실제 외국의 건강증진사업을 보아도 지역의 중요한 보건문제가 다 포함되어 있다. 하지만 우리나라의 건강증진사업은 이후로 건강증진법에 따라 건강행태개선사업에 집중을 하게 된다.

또한 건강증진사업 초창기에는 생활체육과 차별성 있는 사업을 추진하기 위해서 전문적인 운동처방과 영양상담, 금연상담이 필요하다고 전문인력까지 채용했지만 사업방향이 이렇게 바뀌게 되니 대부분의 농촌지역은 사업대상을 쉽게 접할 수 있는 경로당이나 마을회관의 노인들을 대상으로 건강체조나 걷기운동을 보급하는 사업을 추진하게 된다. 물론 학생이나 성인, 비만인들을 대상으로 한 건강증진사업도 수행했지만 일부분일 수밖에 없었다. 건강증진사업은 이렇게 사업방향이 돌고 돌아 이제는 만성질환자와 대사증후군에 대한 통합서비스 제공으로 다시 바뀌게 되었다.

결국 처음에 생각했던 전문적인 운동처방과 영양상담, 금연상담을 제공하는 사업이 된 것이다. 국가의 보건사업이 이렇게 추진방향이 자주 바뀌게 되면 현장에서 일하는 보건요원들이 아주 힘들어진다. 지역보건의료계획을 작성하고 계획에 맞게 일하려고 하지만 전혀 새로운 방향의 사업계획이 시달되면 지금까지 만들어놓은 지역보건의료계획은 물거품이 되고 만다. 그것이 우리나라 지역보건의료계획의 가장 큰 문제점이다.

필자에게는 개인적으로 건강증진사업이 큰 도움이 되기도 했다. 필자는 어려서부터 운동을 좋아하여 축구, 등산, 테니스, 탁구 등 다양한 운동을 했었다. 보건소에 근무하면서부터는 직원들과 산악회를 조직해서 정기적으로 산행을 하고 직장의 축구팀에도 가입해서 운동을 했다. 이런 운동 활동이 조직의 화합에도 당연히 큰 도움이 된다. 곡성군에서는 직원들과 축구팀을 만들어 대회에 정기적으로 출전을 했다.

2000년대 초에는 때마침 불어온 마라톤 열풍에 지방에서도 달리기 붐이 일기 시작했다. 필자는 곡성군에서 주최한 마라톤 대회에서 우연히 하프마라톤을 달리고 난 후부터 달리기에 푹 빠지게 되었고 지역주민들과 같이 마라톤동호회를 조직하여 전국의 마라톤대회를 참가하며 즐겁게 운동을 했다. 본격적으로 마라톤을 하면서 과학적인 훈련과 부상 예방에 대해서 운동생리학이나 스포츠의학 등의 공부를 많이 하게 되었다. 당연히 주민들을 위한 건강증진사업을 기획하고 실천하는 데 큰 도움이 되었다.

또한 운동을 통한 활동이 지역주민들에게 보건관리자로서 좋은 인상을 줄 수 있었고 지역의 운동 을 통한 건강증짖 분위기를 조성하는 데 일조를 할 수 있어 더욱 보람이 있었다. 이후 구례군에서도 계속 마라톤동호회를 조직하여 주민들과 같이 운동을 했고 완도군으로 옮긴 지금도 열심히 달리기를 하고 있다. 소원이라면 나이 들어서 노인이 되어서도 계속 달릴 수 있기를 바라는 것이다. 필자가 해본 운동 중에서 가장 마음에 든 운동은 등산과 마라톤이다. 운동과 명상을 같이 할 수 있고 혼자서도 할 수 있으며 항상 자기 절제와 꾸준한 훈련이 있어야만 즐겁게 달릴 수 있는 정직한 운동이기 때문이다.

10)노인보건사업 및 주간보호사업

곡성군에서는 1990년대 중반부터 농촌지역 노인인구의 급증에 따라 노인만을 주 대상으로 하는 보건사업을 추진하였다. 고혈압, 당뇨병 등 만성퇴행성질환 관리, 거동불편 및 장애노인 관리, 치매노인관리 등을 주로 방문보건사업을 통해 제공하는 형태로 발전하여 왔다. 1998년도에는 사회복지과에서 실시하던 노인건강진단을 보건의료원에서 전담하게 되었고 점차 보건의료와 사회복지 생활서비스가 병행되는 형태로 발전했다.

곡성군은 전형적인 고령화된 농촌지역으로 1997년도에 벌써 노인인구가 전체인구 중 16.1%를 차지하여 고령사회에 진입하였고 2000년대에는 20%를 넘어 초고령사회에 진입하였다. 또한 만성질환이나 일상생활 수행능력의 약화로 타인의 도움이 없이는 자립적으로 살아갈 수 없는 노인들이 빠른 속도로 증가하고 있으나, 보호가 필요한 노인들을 위한 노인복지시설이 대도시에 편중되어 농촌지역은 경로당을 제외하고는 노인복지시설이 전무한 상태였다. 이러한 노인문제가 곡성군의 가장 큰 사회문제로 대두되어 보호가 필요한 노인들을 위한 적극적인 보건의료 및 복지 대책이 요구되고 있었다.

이러한 문제점을 해결하기 위해서는 보건과 복지를 통합한 새로운 개념의 사업이 필요하였다. 그래서 노인복지시설을 두루 방문하여 현황을 둘러보고 농촌지역의 노인보건을 책임지고 일해 왔던 공공보건의료기관에서 1998년도에 전국 최초로 재가노인복지사업을 도입하기로 결정하였다. 건강문제와 사회복지서비스의 요구가 많은 방문보건사업 대상자들을 입소시켜 양·한방 의료서비스 뿐만 아니라 건강검진, 목욕, 이·미용, 말벗, 놀이프로그램, 재활, 야외나들이 등의 서비스를 제공하였다.

기존시설과 인력을 적절히 활용하고 공공근로자 및 자원봉사자를 조직화하여 주간보호와 단기보호사업, 밑반찬 공급사업을 방문보건사업과 연계하여 운영함으로써 적은 예산으로 아주 효율적이고 질 높은 서비스를 제공하기 위해 노력하였다. 사업의 홍보와 발전을 위한 전국적인 세미나도 개최하고 소식지도 발간하여 전남 및 전국의 자치단체에서 벤치마킹이 쇄도하여 빠른 속도로 타 시·군으로 파급되는 효과를 얻었다. 이 사업은 전라남도의 시책사업으로 채택되었는데 10년 후 노인장기요양보험의 도입으로 노인복지시설이 획기적으로 확대됨으로써 그 역할을 다 마치고 종료를 하게 되었다.

11)통합보건지소

곡성군에서 추진했던 지역보건사업 중 가장 힘들었던 사업은 보건복지부가 당시에 권장하던 통합보건지소 설치 운영이었다. 부지를 선정하는 단계에서부터 일단 선정된 부지의 위치가 좋지 않아 변경을 하게 되었다. 이 과정에서 주민들의 항의가 있어서 수습하는 데 많은 어려움을 겪었다. 하지만 이런 어려움은 이후 벌어진 일에 비하면 아무 것도 아니었다. 당초 계획이 무리하게 많은 면을 통합하기로 되어있어서 보건지소의 통합과정에서 군청 내부, 의회, 주민들과 의견을 조정하는 작업이 정말 힘들었고 갈등이 많았다. 통합 후의 운영계획을 만들어 주민설명회를 했으나 그 시기도 늦어 논란이 많았다.

신축을 완료한 통합보건지소에는 내과, 외과, 치과, 한방과, 물리치료실, 방사선실, 임상병리실을 설치하고 통합보건실에서 보건사업을 관장했다. 통합 후 폐쇄된 보건지소를 대신해서 몇 년 후 보건진료소를 설치하게 되었는데 일차보건의료는 생활권 내에서 제공되는 것이 좋다는 것을 보여준다. 중앙부처에서도 통합보건지소는 성공적이지 못하다고 생각했는지 이후 추진이 활발하지 않게 되었다.

그래서 나는 그 후부터 거점보건지소라는 용어를 사용했다. 구례군에서 근무할 때는 읍을 중심으로 남북으로 지역의 중심에 위치한 두 곳의 보건지소를 거점보건지소로 지정하고 다른 보건지소와 차별화해서 신축을 했다. 공중보건의사가 줄어들 것에 대비해서 거점 보건지소는 다른 면지역보다 크게 건물을 지었고 일반과, 치과, 한방과와 건강증진실을 설치했다.

12)대량 환자 발생

필자가 보건소와 보건의료원에 근무하는 중에 마주친 대량환자 발생 사례는 식중독과 화재, 교통사고 등이다. 이런 사고가 도시에서 발생했다면 공공보건조직에서 해야 할 일이 그렇게까지 크지는 않았을 것이다. 대학병원부터 민간병원과 소방조직 등이 잘 갖추어져 있으니까 말이다. 하지만 농촌지역에서 유일하게 병원 역할을 하는 보건의료원 설치지역에서는 정말 큰일이 된다.

곡성군에서 근무할 때 장애인시설에서 식중독사고가 발생했다. 가을철이라 체육행사를 가졌는데 급한 기온 상승으로 아주 더운 여름날씨가 되었다. 김밥을 미리 만들어서 점심에 먹었는데 더운 날씨에 상해 살모넬라 식중독이 발생한 것이다. 저녁 늦게부터 설사환자가 응급실로 오기 시작해서 밤새도록 수십 명으로 환자가 늘어났다. 응급실을 지키는 공중보건의사가 밤새 고생을 했다. 말도 잘 안 통하는 정신지체장애인들이 많았으니까 말이다. 하물며 장애인들을 돌보는 선생님들도 전부 식중독 증세를 보이고 있으니 환자 관리가 제대로 되었겠는가? 그러다보니 할 수 없이 성인용 기저귀를 채워놓았는데도 불구하고 보건의료원의 응급실과 입원실, 복도가 이들이 흘려놓은 누런 설사 똥으로 난리가 났다. 날이 밝아지면서 환자는 계속 늘어나 총 150명 정도의 환자를 인근의 종합병원으로 후송하였다. 종합병원에서는 도시의 자원봉사단체와 연락해 자원봉사자들을 총동원해서 환자들을 보살펴야 했다. 환자 후송을 다 마치고 나서 한 숨을 돌리고 보건의료원 구내식당에서 점심을 먹는데 때맞추어 누런 된장국을 끓여 놓았다. 그래도 직원들 모두 식사를 맛있게 잘 했다. 비위가 대단한 사람들이었다.

화재사고도 바로 똑같은 장애인시설에서 발생하였다. 게다가 보건의료원이 개축 공사 중이라 응급실도 간이응급실을 설치해서 운영하던 때였다. 새벽 3시에 직원이 전화로 황급히 불러서 응급실에 가보니 복도에 시커먼 사람들이 줄지어 누워있는 게 아닌가. 소방서에서 불을 끄러가서 잠자던 장애인들을 구출해서 후송했던 것인데 이십여 명이나 되는 환자를 내려놓고 갔다. 연기에 끄실러 시커멓게 된 사람들이 즐비하게 누워있는데 응급실 당직을 맡은 공중보건의사 한 명과 마침 친구에게 놀러온 공중보건의사가 같이 열심히 응급처치를 하고 있었다. 정말 고맙고 다행스런 일이었다. 바로 관내에 거주하는 전 직원을 비상호출하고 증상이 심한 사람부터 응급처치한 후 인근의 종합병원으로 후송했다. 전부 후송을 마치고 나니 날이 새었다. 운이 좋았는지 사망자는 없어서 큰 다행이었다. 이런 사고들을 당하다 보니 대량 환자 발생 시 대처를 위한 매뉴얼이 절실히 필요했다. 그래서 자체적으로 대응계획을 만들었다.

대형교통사고는 구례군에서 근무할 때 두 번을 경험했다. 구례군에는 지리산이 있는데 노고단으로 가는 해발 1,000미터에 이르는 성삼재 휴게소까지 도로가 나 있다. 경사도 급하고 구불구불한데다가 거리도 길어서 내리막길에서 브레이크 과열로 인한 사고가 많이 난다. 두 번 다 버스가 내려오다가 길에서 계곡으로 떨어진 사고였다. 첫 번째 사고는 그래도 사망자는 없었는데, 두 번째 사고는 중학생들이 5명이나 사망하는 대형사고였다. 두 번 다 사고발생 초기에 연락을 받고 현장에 가서 응급처치를 했는데 경사가 가파른 계곡까지 사람이 내려가서 구조를 해야 하기 때문에 어려움이 많았다.

이런 사고의 경우 대개 소방서와 경찰서에서 먼저 신고를 받고 구조대가 현장으로 출동을 해서 구조를 하면서 보건소나 군청에 연락이 온다. 그래서 현장에 구급차로 갔을 때는 벌써 구조가 어느 정도 진행이 되고 있는 상황이다. 현장에서 같이 구조를 하면서 부상자와 사망자에 대한 상황 파악을 하고 후송할 병원을 정해서 후송을 했다. 후송환자가 많은 관내의 민간병원 응급실에는 공중보건의사들을 총동원해서 응급치료를 하고 종합병원으로 후송을 하도록 했다. 행정을 맡은 직원들은 연락을 담당했다.

사고를 겪은 적도 있고 매뉴얼을 만들어 대응하다보니 직원들이 상당히 체계적으로 움직이는 모습을 볼 수 있었다. 안전에 관해서는 평소에 훈련이 잘 되어야만 체계적으로 일사분란하게 대응할 수 있다.

4. 2000년대 보건소의 지역보건

1)구강보건사업

구강보건사업은 예방사업으로는 주로 치아우식증과 치주질환 예방이라는 두 가지의 사업을 수행한다. 치아우식증은 일단 발생하면 완치가 되지 않아 반드시 후유증이 발생하는 인류에게 가장 빈발하는 후진국형 만성질환이다. 2000년대에 12세 아동의 우식경험영구치지수는 선진국은 1개에서 2개 정도인데 우리나라는 국민건강실태조사 결과 3.3개였다.

치아우식증 예방사업은 그 효과가 빨리 나타나고 비용효과도 아주 좋은 사업이다. 대상이 주로 어린이라 학교를 대상으로 사업을 진행해야 하는데 가장 좋은 방법은 초등학교에 구강보건실을 설치하여 체계적으로 관리하는 것이다. 그래서 학생수가 많은 초등학교에는 구강보건실을 설치하는 것으로 계획을 결정했다. 2000년도에 중앙부처에서 지원하는 학교구강보건실을 한 개소에 설치하고 나머지 4개소는 군 자체적으로 예산을 확보하여 설치했다. 보건의료원과 보건지소에서 각 학교의 구강보건실을 담당해서 사업 시행 전에 학부모와 교직원을 대상으로 간담회를 개최하여 구강보건사업 설명을 하였고, 구강검진, 치아홈메우기, 불소양치, 보건교육 등의 사업을 체계적으로 수행하였다.

사업 수행 후 그 결과를 평가하여 보니 우식경험영구치지수가 1개 내외로 대폭 감소한 것을 확인할 수 있었다. 학교구강보건실이 전국의 초등학교에 확산되어 어린이들의 치아우식증 예방에 큰 기여를 하기를 기대해본다.

2)석곡면 목욕장 설치사업

의료서비스 개선사업을 추진하던 중에 석곡면에 보건지소의 신축사업이 결정되었다. 석곡면은 4개 면의 중심이 되는 지역으로 오일장이 열리고 있으나 목욕시설이 전혀 없어 주민들이 멀리 다른 지역의 목욕탕을 이용하고 있어 목욕탕 설치가 숙원사업으로 대두된 지역이다.

보건위생은 근대에 들어서 함께 발전해 왔으나 최근 들어서는 따로 사업이 수행되고 있는 경우가 많다. 목욕은 개인의 위생과 건강유지에 가장 기본적인 건강실천행위이다. 그래서 보건지소와 연계해서 목욕탕과 노인건강시설을 겸비한 건강증진센터 건립을 추진하기로 결정하였다. 사업비가 많이 들었지만 보건지소는 국비보조로 목욕장은 도비보조 및 군비 부담으로 추진했으며 주민들의 이용이 편리한 장소의 부지를 매입하였다. 목욕장은 도시의 좋은 목욕탕 수준으로 남녀 목욕탕을 구분하여 이층으로 설계하였고 운영은 민간에 위탁하였다. 운영비는 군의 지원금과 주민들의 일부 이용료 부담으로 운영하기로 하였다.

이후 군의 다른 면지역에서도 복지회관에 있던 노후된 목욕장을 노인어르신들이 이용할 수 있도록 줄지어 개보수를 하였다. 목욕장 설치사업은 지역주민들의 욕구에 맞추어 지역의 특성에 맞는 지역보건사업을 추진한 좋은 사례라고 생각한다.

3)의약분업 파동

2000년도에 들어서서 정부는 전국적인 의약분업을 추진하게 되었다. 사업추진과정에서 의약계에 큰 갈등이 있었고 의사들이 흰 가운을 벗고 투쟁을 위해 거리로 나섰으며 총파업사태까지 벌어졌다. 민간병·의원들이 군 지역까지도 파업에 동참했지만 농촌지역은 보건의료원과 보건지소, 진료소가 잘 조직되어 있어서 진료에 큰 문제는 없었다. 문제는 의약분업이 시행되던 날 약국에서 발생하였다. 읍지역에 약국의 수가 적은데다가 마침 한 곳이 문을 닫아 병·의원에서 나오는 처방전에 맞추어 조제할 능력이 되지 않았던 것이다. 새로 개업하기로 한 약국은 보름은 있어야 문을 열게 되어 있고, 그래서 대책회의를 한 결과 현재 있는 약국에 보건의료원의 직원을 파견하고 장비도 빌려주기로 했다. 물론 논란의 여지는 있겠지만 주민들이 약을 못 지어 줄을 서서 밤새 기다리게 할 수는 없었다. 그렇다고 의약분업에 동참하지 않고 원내조제를 강행할 수도 없었으니까 말이다.

보건행정을 하다보면 최선의 좋은 방책을 찾을 수가 없으면 어쩔 수없이 문제가 있는 차선책 중에서 선택을 할 수밖에 없는 경우도 있다. 이럴 때는 가장 문제점이 적으면서 주민에게 도움이 되는 방법을 택할 수밖에 없다. 약 2주일 동안을 약국에 지원을 한 후 약사가 세 명이나 되는 새 약국이 개설되어 지원을 종료할 수 있었다.

4)사스(중증급성호흡기증후군)

사스(SARS)는 2002년 겨울 중국에서 발생이 시작된 이래 수개월 만에 홍콩, 싱가포르, 캐나다 등 전 세계적으로 확산되었던 신종전염병으로, 사스의 원인 병원체는 사스 코로나바이러스이며 동물 숙주 변종에 의해 동물로부터 사람으로 종간의 벽을 넘어 감염이 일어난 것으로 추정하고 있다. 사스는 바이러스가 인간의 호흡기를 침범하여 발생하는 질병으로 갑작스런 발열과 기침, 호흡곤란이 주 증상이며 폐렴으로 진행돼 죽음에 이를 수도 있다. 사스는 초기에 원인을 찾아내지 못해 괴질로 불렸고 치료하는 의료진이 많이 감염되어 사망하여 큰 충격을 주었다. 우리나라는 중국과 근접하기 때문에 차단을 위한 방역에 더욱 노력했고 일선 보건소도 비상방역근무를 철저히 했다.

필자가 일하던 지역에서도 사스가 의심되는 환자의 신고가 있었다. 중국에서 공부하던 유학생이 귀국 후 열이 나니까 보건의료원을 찾아온 것이었다. 그런데 찾아오는 과정에서 보건지소를 거쳤고 버스를 이용해 혼자서 찾아왔다. 집에서 전화로 신고를 했으면 잘 처리해 주었을 것인데 이렇게 돌아다니면 접촉자도 많이 발생하고 누가 접촉했는지 알아내기도 어려운 일 아니겠는가? 그래서 간단한 처치 후 일단 집으로 후송해놓고 다음 조치방향을 의논한 결과 대학병원에 격리하는 것으로 결정이 되었다. 환자 본인도 가족에게 전염이 될까 두려워서 격리를 원하기도 했다.

그래서 환자 후송을 하는데 그 당시에는 구급차와 방호복 등이 전혀 준비가 안 되어 있는 상태였다. 구급차는 운전석과 환자석 간에 칸막이도 없었고 방호복이랍시고 세균 침투에 전혀 방어가 되지 않는 모양만 갖춘 흰색 옷이었다. 마스크만 단단히 쓰고 환자를 후송해야 했으니 직원들의 심정이 어떻겠는가? 게다가 후송하고 난 후에 소독이나 샤워도 할 수 없고 옷을 갈아입을 수도 없었으며 그대로 집으로 가기도 어려워 직원들과 같이 숙직실에서 잠을 자야 했다. 다행히 사스환자가 아닌 것으로 판명되어 한숨을 놓았지만 바이러스에 노출되었을 경우에 방역요원이 감염을 예방하기 어려운 정말 후진적인 상황이었다. 일선에서 목숨 걸고 용기 있게 대응해주신 방역요원들에게 정말 고마움을 느낀다.

이런 상황은 이후 많이 개선되기는 했지만 신종플루와 조류독감을 대응해보니까 아직도 부족함이 많다. 사스 이후 질병관리본부는 기능과 인력이 대폭 확대 정비되었지만 일선 보건소는 전문교육을 받은 것 외에는 거의 변함이 없다. 현장에서 직접 일하는 보건소의 방역대응능력을 강화하는데 관심을 가져야 하겠다.

5)정신보건사업

1995년은 지역보건법과 국민건강증진법, 정신보건법 등 지역보건에 획기적인 법률이 여러 개가 제정되었다.

정신보건법은 보건소에 정신보건센터를 설치하여 정신질환의 예방, 조기발견, 상담, 치료, 재활 및 사회복귀를 위한 시책을 추진한다. 여기에 필요한 전문인력을 확충하기 위해 정신보건 전문간호사를 보건소의 간호사 중에 선발하여 교육을 시켰다. 교육과정도 길고 업무도 어렵지만 많은 간호사들이 지원하였다. 공무원으로서 다른 편한 일을 해도 사는데 아무 지장이 없는 분들인데 열심히 공부하고 일하는 모습에 큰 감명을 받았다. 필자가 일하던 곡성군과 구례군은 인구가 적은 지역이기 때문에 표준형 정신보건센터가 설립되지 못하고 간호사 한 사람이 업무를 담당해서 추진해야 했기 때문에 더 어려움이 많았다.

현재 근무하고 있는 완도군은 다행히 정신보건센터가 설치되어 있어 더 나은 상태이지만 도서지역으로 이루어져있어 대상자의 접근성이 떨어져 원활한 사업추진에 장애가 많다. 도시는 도시대로 보건소수가 적고 인력 부족과 대상자가 많아서 사업이 어렵고, 농촌은 접근성과 인력문제로 어려움이 많은 상태이다.

6)농촌지역 응급실 문제

필자는 곡성군에서 6년을 지내고 인근의 구례군보건의료원으로 자리를 옮겼다. 구례군은 현재의 곡성군과 마찬가지로 1989년에 민간병원이 없어 보건의료원을 설치했으나 후에 민간병원이 설치된 지역이다. 다만 민간병원이 영세하여 수술과 입원 위주로 진료를 하기 때문에 소아과와 산부인과 전문의를 확보하고 주민들에게 계속 제공하던 의료서비스의 수준을 지속하기 위하여 응급실과 입원실만 운영을 중지하고 외래진료는 그대로 운영하는 준 보건소의 상태이다. 현재로서는 이 방법이 최선이라고 판단하고 농촌지역 민간병원의 운영이 안정적이지 못하기 때문에 만약을 대비하는 의미도 있다.

구례군에 근무하던 중에 민간병원의 응급실 문제로 큰 어려움을 겪게 되었다. 농촌지역 민간병원의 응급실 문제는 응급실 운영으로 인해 적자를 면치 못하는 문제도 있지만 간호 인력을 구하지 못하는 것도 큰 문제이다.

어느 날 민간병원이 간호 인력의 부족으로 응급실 운영을 중단하겠다는 통보를 해왔다. 협의를 해보니 취할 수 있는 방법은 세 가지였다. 첫째, 응급실 없는 지역으로 놔두는 방법, 둘째, 민간병원에 간호 인력을 지원하는 방법, 세 번째 방법은 보건의료원에서 다시 응급실을 운영하는 것이다. 농촌지역이지만 지리산과 섬진강이 있는 관광지라 인구유동성도 많은 지역에 응급실조차 없다는 것은 아예 검토의 대상이 아니었다. 그래서 보건의료원에서 다시 응급실을 운영하려고 검토해보니 감축해버린 의료 인력을 다시 증원해야 하고 운영비 부담도 매우 많았다. 그보다 더 중요한 것은 CT 같은 고가장비도 없고 민간병원보다 의료 인력의 수준도 떨어져 응급환자에게 해줄 처치의 수준이 민간병원을 지속시키는 것보다 훨씬 더 못하다는 것이 큰 문제였다. 그래서 새로운 간호 인력이 배출되는 봄까지 3개월 동안만 간호 인력을 파견시키는 방법으로 결정을 해서 위기를 잘 넘길 수 있었다.

현재 전국의 군 지역 중 많은 지역이 응급실이 아예 없거나 병원의 응급실이 운영을 중단하여 어려움을 겪고 있다. 필자가 현재 근무하고 있는 완도군도 수년 전부터 민간병원에 간호사를 지원해주고 있지만 아직도 부족한 점이 많아 국가의 대폭적인 지원이 절실한 실정이다.

향후 공공보건기관이든 민간병원이든 간에 응급환자의 진단과 응급처치, 그리고 신속한 후송이 가능한 적절한 규모의 응급의료기관 설치를 국가가 지원해서 농어촌지역의 주민들의 생명을 지킬 수 있는 대책이 마련되어야 하겠다. 다만 현실적으로 현재는 농촌지역에 공공의료기관이 부족하고 새로 설치하려고 해도 많은 시간과 자원이 필요한 상황이기 때문에 민간의료기관을 지원해서 해결하는 방안이 급선무라고 생각한다. 호미로 막을 수 있는 일을 가래로 막는 우를 범하지 말아야 하겠다.

7)신종플루

2003년에 사스 예방으로 힘든 경험이 있었지만 환자가 발생하지는 않았기 때문에 그런대로 충격은 덜한 사건이었다. 그러나 2009년에 새로이 발생한 신종 인플루엔자는 멕시코에서 처음 유행하면서 원인균을 알지 못한 상황에서 사망자가 속출해 큰 공포감을 주었다. 감염병의 원인이 변형된 독감바이러스로 알려진 이후에도 전염력이나 치명률이 높을 것으로 예상되어 전 세계가 긴장할 수밖에 없었다. 백신 개발에 시간이 걸릴 수밖에 없었으니까 말이다. 치료제인 타미플루도 적정한 양이 비축되었는 지에 대한 논란이 많았다.

처음에는 외국에서 들어오는 사람들을 대상으로 신종플루 환자의 유입을 막기 위해 방역팀을 운영했으나 국내에서도 환자가 발생한 이후로는 지역에서 감염된 환자를 조기에 발견해서 격리하는 것에 역점을 두었다. 수개월 동안 평일과 주말에도 밤낮없이 비상근무를 하며 방역팀을 운영하니 피로가 쌓이기도 했지만 다들 사명감을 가지고 열심히 근무했다. 감염병이 유행하니 비로소 보건소의 존재 이유가 뚜렷해지는 것을 인식하게 되었다.

구례에서도 여름에 두 건의 환자발생 사례가 있었다. 외부 행사에 참가했던 학생들이었는데 증상이 발생한 초기에 철저히 격리를 해서 전파를 막을 수 있었다. 또한 증상이 경미한 경우도 있어서 판단하기가 참 어려운 사례도 있었다. 삼형제가 다 외부행사에 참가한 후에 가벼운 감기증상이 있어 대상은 아니지만 의심이 생겨 일단 격리를 해놓고 검사로 확진을 해서 확산되는 것을 방지했다. 이렇게 유행을 잘 차단하다가 가을이 되어 전국적으로 유행을 하게 되니 도시보다는 늦었지만 농촌지역도 환자가 대량으로 발생하기 시작했다. 여러 곳의 의료기관에서 환자 진료를 하는 것보다 한 군데에서 하는 것이 좋겠다는 생각에 지역에서 발생한 모든 환자를 보건의료원의 내과와 소아과에서 진료를 하고 입원은 민간병원에 병실을 지정하여 관리를 했다. 보건의료원에 배치된 공중보건의사들이 수없이 몰려드는 환자들을 헌신적으로 진료를 해주어서 정말 고맙게 생각한다.

이후 백신이 공급되어 유행을 차단하기 위해 학생부터 우선적으로 예방접종을 하기로 정책이 결정되었다. 농촌지역이라 대상자가 그리 많지 않아 나와 공중보건의사 둘이서 전 학교를 돌면서 빠른 기간 내에 예방접종을 마칠 수 있었고 신종플루의 유행은 곧 종식이 되었다. 구례군은 방역요원과 의사들의 적절한 대처로 환자 발생을 늦추어 짧은 기간 동안 감염병이 유행했고, 또 환자의 진료와 예방접종도 원활하게 이루어져 신종플루라는 신종감염병에 적절하게 잘 대응하였다고 생각하고 있다.

8)지역사회재활

구례군의 보건의료원 건물은 2001년도에 신축하였으나 건물면적이 좁아 원활한 보건사업의 수행이 어려웠다. 증축을 하려고 중앙부처를 방문해보니 의료서비스개선사업 지침에 보건소와 보건의료원이 분리되어 있지 않아 현 상태에서는 증축이 어려운 상태였다. 그래서 두 기관의 차이점을 설명하고 지침을 수정하여 보건의료원의 신축면적기준을 새로 설정해주도록 건의해서 증축자금을 지원 받을 수 있었다. 2008년도에 건강증진센터를 새로 증축하면서 건강증진센터, 재활물리치료실, 정신보건센터, 회의실 등을 배치했다.

구례군보건의료원은 같은 부지 내에 장애인복지관이 있었기 때문에 지역사회재활에 좋은 여건이다. 장애인복지관은 장애인들의 직업재활 및 취미활동 등 다양한 서비스를 제공하고 있지만 전문적인 의료재활은 제공하지 못하고 있었다. 그래서 물리치료실을 이전하면서 재활서비스가 가능하도록 면적을 충분히 확보해서 재활장비를 설치하였다. 전문 인력은 관내 민간 재활의학과 전문의사의 협력을 얻어 진료하다가 공중보건의사로 재활의학과전문의를 배치 받았다. 문제는 지역사회재활사업이 2000년도에 시작되었으나 계속 시범사업으로 운영되고 있으며 더 이상 확산되지 못하는 상태라 사업비로 국비지원을 받을 수가 없었던 것이다. 어쩔 수 없이 자체인력으로 장애인들을 이송하며 사업을 진행했는데 어려움이 많았다. 의료재활은 장애인들의 접근성이 해결되어야만 가능한 사업이다. 여기에는 상당한 자원이 필요하다. 우리나라는 장애인에 대한 재활이 아주 미흡한 상황인데 재활병원의 부족은 말할 것도 없지만 가까운 지역사회에서 기본적인 재활서비스도 제공하지 못하고 있으니 안타까운 실정이라고 하지 않을 수 없다.

지역사회중심재활사업은 지금도 45개 거점보건소에서 운영되고 있는 상황이다. 대부분의 시범사업은 이년 남짓 운영하여 평가를 하고 전국적으로 확산시키는 것이 보통인데 10년이 넘도록 시범사업 내지 거점보건소 운영을 하고 있으니 체계적인 재활사업이 하루속히 확산되어 추진되기를 기원해본다.

9)암관리사업

인구 및 질병구조의 변화로 암환자가 매년 증가하여 국민건강을 위협하는 주요 요인으로 대두되고 있고 암으로 인한 사망자 비율이 전체 사망원인 1위를 나타내고 있다. 이러한 추세는 앞으로도 인구구조의 노령화, 식생활 습관 및 환경의 변화, 흡연율, 육체적 활동의 감소 등으로 더욱 심화될 것으로 전망된다. 이에 정부는 1996년부터 암정복 10개년 계획을 수립하여 국가차원의 암관리사업을 추진하였으며, 2000년에 보건복지부 내 암관리과를 신설하고 2003년에 종합적이고 체계적인 암관리사업 수행을 위한 근거법으로 「암관리법」을 제정하였다. 암관리사업은 중앙부서가 주관하는 암등록통계사업, 암예방홍보사업, 암치료사업이 있고 보건소에서는 암예방홍보, 국가암조기검진, 암환자의료비지원, 재가암환자관리사업을 주로 하고 있다.

우리나라의 국가암조기검진사업은 1999년부터 의료급여수급자를 대상으로 시행되었다. 초기에는 위암, 유방암과 자궁경부암에 대해서만 실시하다가 2003년부터 간암조기검진이 도입되었고 2006년 8월부터 전 국민을 대상으로 위암, 유방암, 자궁경부암, 간암, 대장암 등 발생 빈도가 높은 암을 중심으로 암 조기검진사업을 실시하고 있다. 대상자도 점차 확대되어 2006년도부터는 의료급여수급자와 건강보험 가입자 가운데 소득수준이 하위 50% 이하인 환자로 확대되었다. 농촌지역의 암조기검진사업의 문제점은 검진병원이 부족하여 출장검진에 많이 의존할 수밖에 없으나 검진항목이 편중되고 검진의 질적 수준이 저하된다는 것이다.

암의료비지원사업은 국민 사망원인 1위인 암의 조기발견을 통해 저소득층의 경제적 부담을 완화하고 암 치료율을 높이기 위해 실시하고 있다. 의료비 지원을 받기 위해서는 직접 신청해야 하기 때문에 농촌지역 주민들의 불편함이 많다. 초기에는 홍보가 잘 되지 않아 지원을 받지 못한 경우도 많이 있었다. 이 사업은 건강보험에서 통합적으로 처리되면 좋을 것이라고 생각된다.

재가 암환자 관리사업은 지역사회의 암 환자의 삶의 질을 증대시키고, 가족 구성원의 환자 보호 및 간호 등에 따른 부담경감을 위하여 재가 암환자를 대상으로 지역사회에서 제공 가능한 보건의료서비스를 통합적, 지속적으로 제공하는 보건서비스이다. 재가 암환자 관리사업 중 가장 어려웠던 문제는 말기환자의 통증관리였다. 환자의 담당병원과 약물처방이 원활하게 연계되지 않아 보건소의 관리의사나 방문간호사가 마약을 직접 처방 투약하는 경우가 상당히 있었는데 체계적으로 수행이 되지 않은 보건소들이 많았다. 필자는 방문간호사와 같이 말기암환자를 방문했었는데 통증관리가 잘 되지 않아 고통 받던 환자를 방문했던 기억이 지금도 생생하다. 현재는 병원과 연계문제가 개선되어 이런 문제가 많이 줄어들었다.

10)2000년대의 각종 지원사업

2000년대에 들어와서 보건소는 특정 주민들에게 각종의 지원사업을 하게 된다. 현재 완도군에서 하고 있는 지원사업을 보면 암환자 의료비 지원사업, 희귀난치성질환자 의료비 지원사업, 영양플러스사업, 출산지원금 지급, 난임부부 시술비 지원사업, 치매환자 의료비 지원, 예방접종비 지원 등 다양한 지원사업들이 있다.

이러한 사업들에는 상당한 인력이 투입되는데, 대상자가 많은 도시지역은 더 큰 부담이 될 수밖에 없다. 앞에서도 말씀드렸지만 보건소의 인력난이 심각한 상태인데 특히 중소도시의 보건소나 광역시의 구 보건소가 가장 심각한 상황이다. 그래서 새로운 지원사업이 내려오면 관리자들은 걱정부터 하게 된다. 이런 의료비 지원사업 중 대부분은 보건소에서 할 것이 아니라 건강보험에서 수행해도 아무 문제가 없는 사업들이다. 예방접종비 지원사업이 더 확대되는데 예방접종을 건강보험에서 담당하면 훨씬 더 간편하지 않을까? 주민들도 더 편할 거라고 생각한다. 보건소의 업무부담을 덜어줄 수 있는 방향으로 업무가 개선되었으면 좋겠다.

11)다시 도서지역으로

필자는 농촌지역인 구례군에서 7년 동안의 근무를 하고 도서지역인 완도군으로 자리를 옮겼다. 그러고 보니 대략 강산이 세 번 바뀌는 세월 동안 도서지역을 세 번 근무하게 되었다. 맨 처음은 공중보건의사로서 보건지소 근무, 다음은 여천군보건소, 그리고 현재의 완도군보건의료원이다. 이곳에 와서 보니 도서지역의 문제는 여전하다. 아니 오히려 더 심각해지고 있다.

우리나라는 도시지역은 각종 첨단기술을 가진 병원들이 우후죽순 들어서고 있지만 도서지역은 지난 30년 동안 보건지소와 진료소에 의존하고 있을 뿐 더 취약해지고 있는 상황이다. 군 소재지의 병원은 군에서 응급실에 간호인력을 지원하여 겨우 운영하고 있으며 도서지역에 하나 있던 대우병원은 몇 년 전에 문을 닫았다. 그래서 지역특성에 맞는 공공보건기관 강화방안, 병원 설치 방안이 필요하고 민간의료기관이 유입될 수 있는 지원대책이 절실하다. 응급의료에서 기본의료, 건강검진까지 이르는 다양한 대책을 지방자치단체에서도 노력해야 하겠지만 국가적인 종합적인 플랜이 만들어져야 하겠다.

완도군은 다른 지역보다 더 특색 있는 도서지역 문제를 가지고 있다. 전체가 도서로 구성되어 있는 군이었지만 지금은 본 섬과 신지면은 교량으로 육지와 연결된 상태라 육지로 보아야 한다. 고금면과 약산면은 교량이 강진으로 육지와 연결되어 있지만 완도읍에는 배를 타야 올 수 있다. 그 밖의 섬들은 전부 고립되어 있는 섬인데 그중 노화지역은 노화읍과 보길면이 다리로 연결되어 있고 인근의 소안면과 수년 내에 다리로 연결될 예정이다. 세 섬을 합치면 인구가 11,500명에 달하여 군집도서로는 국내 최대 규모이다. 이 지역은 노화대우병원이 운영되다가 몇 년 전 폐쇄되어 할 수 없이 보건지소에서 야간진료실을 운영하여 야간 및 주말에 주민들을 진료하고 있지만 건물이 노후하고 협소해서 주민들에게 만족스런 진료를 제공하기가 힘든 상황이다. 그래서 노후된 보건지소를 주간 및 야간진료가 가능한 규모로 신축하고 있다.

최근에는 보건복지부와 전라남도가 추진해 온 은퇴의사 유치작업이 처음으로 성공하여 미국에서 오랫동안 진료하시던 소아청소년과 의사가 귀국해서 노화보건지소에 배치되어 진료를 하고 있다. 노화지역은 요즘 전복양식이 성공하여 젊은 인구와 아이들이 늘어나고 있어서 소아과 전문의사의 배치를 요구하고 있던 터라 수요와 공급이 잘 맞아떨어진 경우라고 할 수 있겠다. 앞으로 노화지역은 적당한 규모의 병원이 설치되어야 지역주민들의 의료욕구에 적절히 대응할 수 있을 것이라고 생각한다.

금일읍 지역은 금일읍과 생일면, 금당면으로 이루어져 있고 각 섬이 독립되어 있다. 금일읍에만 민간의료기관이 있으며 나머지 두 섬은 보건지소가 지역주민의 건강을 책임지고 있다. 금일읍 권역의 응급의료문제를 해결하기 위하여 민간의원을 당직의료기관으로 지정하고 응급의료기금을 지원하였다. 이를 기반으로 시설을 개선하고 응급장비를 구비하였으며 매년 인건비가 지원된다. 아직 해결하지 못한 문제는 의사인력이다. 원장 혼자서 야간과 주말까지 책임지고 진료하기에는 너무 힘드니까 말이다. 보건복지부에 한 명의 공중보건의사를 배치해 주도록 건의한 상태이다.

도서지역의 보건의료 문제의 해결을 위해서는 자치단체 차원의 노력도 중요하지만 의료취약지역에 대한 국가적인 지원이 선행되어야 한다. 최근 보건복지부에서 선진국처럼 의료취약지역을 세분화하여 지정하고 등급에 따라 지원을 달리 하는 방향으로 연구를 하는 자문회의에 참여를 했다. 인구, 의료자원의 분포에 따라 보건의료기관의 기능을 개선하고 도서벽지의 공공보건기관의 기능을 강화할 뿐 아니라 민간기관의 유치를 위한 지원대책까지 다양한 지원정책이 추진되어 도서민들도 적절한 보건의료서비스를 받을 수 있기를 기대한다.

5. 나가는 글

글을 쓰다보니 인생의 거의 대부분을 보낸 보건소 생활의 회고담이 되고만 것 같다. 개인적이고 주관적인 경험을 쓴 글이라서 필자의 의견에 동의하지 않으실 분들도 있을 것이고 자기 자랑이 많았다는 생각도 든다. 실제로 오랜 세월만큼이나 시행착오나 문제점도 많이 있었는데 이런 사례는 필자와 같이 일했던 분들이 언급될 수밖에 없고 의도하지 않게 피해를 줄 수도 있기 때문에 상세히 글로 쓰기가 어려웠다. 또한 평생을 농어촌지역에서만 근무하다보니 지역보건을 바라보는 시각도 편중될 수밖에 없다. 잘 이해해주시길 부탁드린다.

지역보건사업이 향후 잘 추진되기 위해서는 지역의 특성에 맞도록 지역 스스로 자신의 문제를 해결하는 지방자치의 정신으로 연구하고 추진해 나가야 하고, 중앙부처에서는 지역보건사업에 상세한 기술적인 지침을 만들어 지원하고 예산지원은 지방자치단체가 지역특성에 맞게 집행할 수 있도록 포괄적으로 지원하면 좋을 것이라고 생각한다.

우리나라는 서구에서 수백 년 간에 걸쳐 발전해 온 경제나 정치제도가 수십 년 만에 압축해서 성장하고 있다. 그래서 전근대와 근대, 탈근대가 비빔밥처럼 혼합되어 정신을 차리기가 어렵다. 지역보건사업도 마찬가지여서 예전에 시행하던 사업이 정리도 되기 전에 정신을 차리기 힘들 정도로 많은 사업들이 중앙에서 내려오고 지역주민들의 욕구에 맞는 정책도 만들어야 한다.

하지만 보건소의 시스템이나 구조는 수십 년 동안 변한 것이 별로 없다. 최근에 보건복지부에서 보건소의 기능을 개편하는 정책을 추진한다는 설명을 들었다. 보건소를 변화한 시대 상황에 맞게 도시는 건강증진사업 등 지역보건사업을 강화하고 취약지는 진료기능을 더욱 강화하겠다는 내용이다. 일단 보건소의 기능개편 방향은 바람직하다고 생각한다. 벌써 10여 년 전부터 그 필요성을 인식하여 논의가 되었던 사안인데 이제라도 잘 추진이 되었으면 좋겠다는 바람을 가져본다.

다만 국가에서 목표하는 진료와 보건사업을 적절한 수준으로 제공하기 위해서는 조직과 인력이 제대로 갖추어져야 한다. 보건소의 조직도 적절한 형태로 개편되어야 하겠지만 가장 중요한 것은 인력문제이다. 보건의료사업은 진료이건 지역보건사업이든 사람이 사람에게 직접 서비스를 하는 사업이다. 전문적인 인력이 안정된 상황에서 의욕을 가지고 근무할 수 있어야 질적인 사업이 가능하다. 비정규직과 한시적인 인력으로는 중요한 업무를 지속적으로 추진할 수 없다. 전문직 의사와 간호사, 상담사들이 정규직으로 배치되어 적절한 교육훈련을 받고 장기간 경험을 쌓으며 근무할 수 있어야 국민에게 신뢰를 받을 수 있다.

공공보건의료에 참여하는 우리 모두의 노력이 필요한 시점이라고 생각한다. 이런 시기에 지역

보건 60년의 발자취를 뒤돌아보고 경험을 공유하는 책을 출간하는 사업은 큰 의미가 있다고 하겠다. 이 책을 편찬하기 위해 노력하신 모든 분들과 지역보건관계자들에게 고맙다는 말씀을 드리면서 글을 마친다.

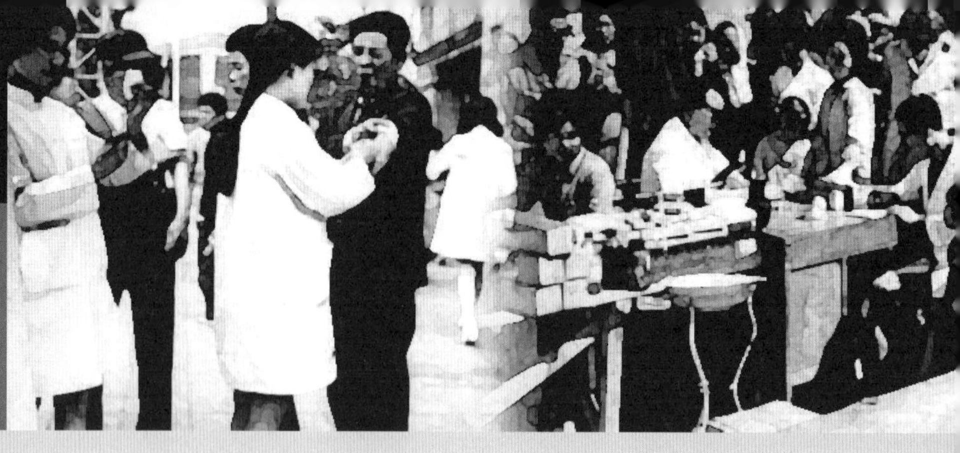

김 진 삼

김해시에서의 보건사업

경남 김해시보건소장

프로필

1979. 2	부산브니엘고 졸업
1985. 2	인제대학교 의학과 졸업
1990. 11~현재	경남 김해시보건소장
1993. 8	인제대학교 보건대학원 보건학 석사
2005. 2	인제대학교 대학원 보건학박사
	예방의학회, 보건행정학회, 농촌의학 및 지역보건학회, 공공의학회 등 이사 역임

1. 들어가는 말

이 글을 의뢰 받고, 많은 고민을 하였다. 나름 20여년을 열심히 하긴 한 것 같은데 막상 정리를 하려니 생각보다 정리된 것이 적었다. 공문 종류는 5년이 지나면 거의 폐기되어 남아 있지 않았고, 계획서나 최종보고서도 거의 마찬가지 상황이었다. 그래서 직원들과 여러 차례 회의를 거친 후 내린 결론은, 그동안 엄청나게 변화된 공공보건기관의 변화상을 먼저 소개하고(혹 편집의 의도와 거리가 좀 있더라도 매우 중요한 사항이기 때문에), 타 자치단체와 차별화할 수 있는 보건사업을 소개하되 과거(건강증진 이전)사업과 비교적 최근의 사업을 가감없이 소개하기로 하였다(조금씩 혹은 질적으로 큰 차이가 있을 수도 있지만, 대부분의 보건소 사업이 비슷한 상황일 것이라 보기에). 조금 틀리고 부족한 면이 많아도 일단 당시의 계획서를 고치지 않고 그대로 올리는 것도 본 글의 목적에 맞는 것 같아, 내용상 불필요한 부분만 빼고 그대로 올리기로 하였다. 오래된 자료의 부실 못지않게 또 하나 아쉬운 것은 많은 일을 자의든 타의든 하였음에도, 각 사업의 마무리 특히 보고서 형식의 정리가 미흡했던 것이 많은 아쉬움을 남겼다.

먼저 김해시 보건소의 변화를 살펴보겠다. 1996년 작성된 당시의 계획서를 살펴보겠는데, 먼저 김해시의 당시 상황을 보면 과거 김해군에서 1980년 김해읍이 시로 승격되며, 시·군이 분리되어 있다가 당시 불어 닥친 시·군 통합바람에 힘입어 1995년 5월 통합한 상태에서 여러 분야에서 장기 계획을 마련하던 시기였다. 1990년대까지의 김해시의 전략은 이웃 경남의 수부 도시이고 그간 보건사업에 여러 면에서 모범을 보였던 창원시와 이웃의 대도시인 부산시를 따라가며, 우수 사례 및 시행착오를 개선하는 방식으로 기초 능력을 발전시켰으며, 김해의 장점 중 하나인 가까운 공항을 최대한 활용해서 지금처럼 인터넷으로 정보의 교류가 활발하기 전에도, 중앙 및 수도권과의 정보 교류 및 벤치마킹에도 최선을 다했다. 또한 지역의 대학 등 유관기관 간의 지도 및 협력체계를 꾸준히 다진 결과, 2000년대 들어서며 정부의 시범사업 참여도 가능하게 되었고, 자체사업의 발굴 역량도 갖게 되었다.

2. 보건(지)소 활성화 방안

먼저 1996년 초 작성된 당시 보건소 현대화 장기계획 보고서를 그대로 인용한다(보건소 부분은 1995년도 농특자금 신청서에 들어 있어 제외되어 있음).

▣ 1996년 보건소 현대화 장기계획보고서 ▣

1. 목적

공공보건의료기관 중 보건지(진료)소의 현 실태를 정확히 분석하여 지역실정에 맞게 정비함으로써 주민이 원하는 양질의 의료서비스를 제공하고 보건지소를 규제 및 보건행정, 실험·검사업무를 제외한 서비스공급기관으로 육성함이 목적이다.

2. 현황

공공의료기관 현황 및 진료실적을 보면 다음과 같다.

〈공공의료기관 현황 및 진료실적〉

(단위: 명)

구분	관할인구수	진료실적(1995)			근무인원
		계	일반진료	치과진료	
계	85,628	77,453	71,449	5,954	39(9)
진영보건지소	24,090	4,375	4,375		5(1)
장유 〃	12,581				
진례 〃	9,285	6,640	5,112	1,528	6(2)
한림 〃	12,880	9,551	7,666	1,885	6(2)
생림 〃	5,849	13,720	12,662	1,058	4(1)
상동 〃	4,349	5,202	4,362	840	6(2)
대동 〃	11,339	8,160	7,517	643	4(1)
내삼진료소	969	5,279	5,279		
금곡 〃	897	4,618	4,618		
도요 〃	263	4,913	4,913		
마사 〃	1,152	5,791	5,791		
여차 〃	962	4,329	4,329		
덕산 〃	1,012	4,875	4,875		

※단, ( )내 수는 공중보건의사수, 각종접종·검사실적은 미포함

〈지역별 민간의료기관 분포 현황〉

구 분	계	병 원	의 원	한의원	치 과	약 국
	46	1	16	7	6	16
진영읍	25	1	8	4	4	8
장유면	11		3	2	2	4
진례면	2		1			1
한림면	6		4			2
생림면						
상동면						
대동면	2			1		1

3. 향후 추진방향

1)해당 지역의 의료환경을 분석하여 지역별 공공의료기관 기능 재검토

- 통합 보건지소 설치
- 도시형 보건지소 설치

2)보건지소의 기능 및 인력보강으로 다양한 의료서비스 확대

- 물리치료실 설치 등

4. 세부 추진계획

1)공공보건의료기관 향후 추계

<공공보건의료기관 추계>

구 분	1996 현재	1997	1998	1999	2000
보 건 소	1	1	1	1	1
보건지소	7	7	7	5	3
보건진료소	6	6	6	6	6
통합보건지소	0	0	0	1	1
도시형보건지소	0	0	0	1	1

2)공공의료기관 기능 조정

① 진영, 장유보건지소 기능 조정(진료실 폐쇄, 통합보건사업 주력)

- 진영, 장유 지역은 주변에 민간의료기관(병·의원, 약국 등)이 고르게 분포하고 있으며, 보건지소 이용률이 현저히 감소하고 있는 추세
- 따라서, 기존 지소에서 수행하고 있는 진료업무는 민간의료기관이 담당하고 현 인력은 방문간호사업, 예방접종 등의 업무 수행에 주력
- 향후 지역경제 활성화, 인구 증가 등으로 도시가 팽창하면 도시형 보건지소 설치 검토 필요

<1995년 지소별 진료실적>

지 소 명	일반진료	치과진료	예방접종	통합보건사업
계	4,375		7,931	1,667
진영보건지소	4,375		5,405	865
장유보건지소			2,526	802

② 통합보건지소 설치(한림 생림, 상동 대동)

- 거리, 생활근거지역이 비교적 근접하고 있는 2개 면 보건지소를 1개의 통합보건지소로 운영
- 물리치료실, 임상병리실, X-선실 등을 설치 지역의 의료수요 충족
- 향후계획 : 설치시기 : 1999년 이후
  지소수 : 2개 통합보건지소

③ 도시형 보건지소 설치 (삼방지역)

- 삼방동 지역은 인구증가 등으로 급격한 도시화가 이루어지고 있어 지역주민의 의료수요를 충족시켜 줄 도시형 보건지소의 설치(사회복지관과 연계)함으로써,
- 지역주민에게 더 많은 의료혜택 제공은 물론, 신규 병·의원의 지역 편중 해소에 기여 예상 (민간의료기관의 타 지역 설치 유도 가능)
- 향후계획 : 설치시기 : 1999년 이후
  설치지역 : 삼방동 지역

※ 통합, 도시형보건지소 설치에 따른 문제점 및 대책

- 문제점 : 추가인력 확보(의사, 병리, 물리치료, 방사선사 등의 전문직 직원 채용)
  건물 및 장비 등의 확보에 따른 재정 부담 가중
- 대책 : 의료기술공무원 채용 및 관리의사의 확보
  최대한의 국비확보로 지방재정 부담 경감

3) 보건지소의 기능 및 인력 보강으로 다양한 의료서비스 확대

① 보건지소 물리치료실 설치 운영

- 설치시기 : 1997년
- 설치장소 : 2개소(진례, 생림)
- 주요장비 : 온열치료기 외 5종
- 소요예산 : 31,000천 원 정도
  인건비 : 15,000천 원 × 1명 = 15,000천원
  장 비 : 13,000천 원 × 2개소 = 26,000천원
- 문제점 : 물리치료사 확보 애로
- 대책 : 의료기술직 공무원(물리치료사) 채용
- 기대효과 : 농촌지역 주민이 필요로 하는 의료서비스 제공 가능
  연차적으로 확대 실시하여 전반적인 의료서비스 수준 제고

여기까지 당시의 계획서를 그대로 인용하였다.

계획서의 내용과 16년이 지난 지금의 현실은 어떤 차이가 있을까? 많은 계획서가 계획으로만 끝나는 경우가 많았다는 걸 고려하면, 적어도 김해에선 비교적 충실히 계획을 수행한 것 같다. 다만 통합보건지소의 경우는 제외다. 300여 평의 구 보건소는 1996년도 농특자금 지원이 확정되어 1999년 2000평 규모의 현 보건소로 신축 이전하였다. 처음에는 당시 거의 보기 힘들었던 보건소와 복지관이 한 건물에 있는 '보건복지센터'라는 이름을 붙여, 지금도 유지하고 있다.

필자가 보건소 건물에 각별히 신경을 쓰는 이유가 있다. 어릴 때 처음 서울 덕수궁에 갔었는데, 화장실에 가보니 외국인 전용칸이 표시되어 있어, 뭐가 다른지 살짝 열어보니 집에 있는 수세식 화장실이 아닌가. 재래식은 우리국민, 이미 보편화되고 있는 수세식은 외국인 전용이라는 관의 의식에 상당히 실망했던 기억을 가지고 있었다. 그리고 1986년 공중보건의로 경남 고성군 구만면 보건지소에 근무를 할 때 화장실은 무서운(?) 재래식에 다 쓰러져가는 집에 문이 부실해 어떨 때는 소가 방 앞 공간까지 들어오곤 하였다. 주말에 들른 집에서 에피소드 삼아 이야기 하니, 아버님이 놀라셔서 면장님께 이야기 하여 일부 보수를 했던 적이 있었다. 어떤 선배님은 하늘의 별이 보이는 숙소에서 지낸 적도 있다고 하였다. 물론 대도시는 좀 달랐겠지만 공공시설의 열악함에 평소 관심을 많이 갖고 있었다.

그런데 1990년 첫 출근을 하고 화장실을 가니, 여직원이 들어오려다 필자가 일을 보고 있어서 밖에서 기다리다 필자가 나가고 나서야 일을 보러 들어간다. 살펴보니 화장실이 하나밖에 없으니 당연히 남녀 공용! 올림픽을 치른 나라의 공공청사의 수준이 이러하니 한탄 밖에 나오지 않았다.

또한 1995년 시·군이 통합이 되어 군에 소속되어 있던 보건지소를 가보니 10년 전에 필자가 있던 고성의 상황보다 못했으면 못했지 좋은 건 하나도 없어 보였다. 이러니 어찌 집부터 신경을 안쓸 수가 있겠는가! 그래서 비교적 비슷한 아니 필자보다 더 앞선 시각을 가지신 시장님의 지원 아래 구조조정 및 현대화 사업을 적극 추진하게 되었다. 추진하는 과정에서 필자가 가진 기본 생각은 획일적인 관공서의 형태를 탈피하는 것이었다.

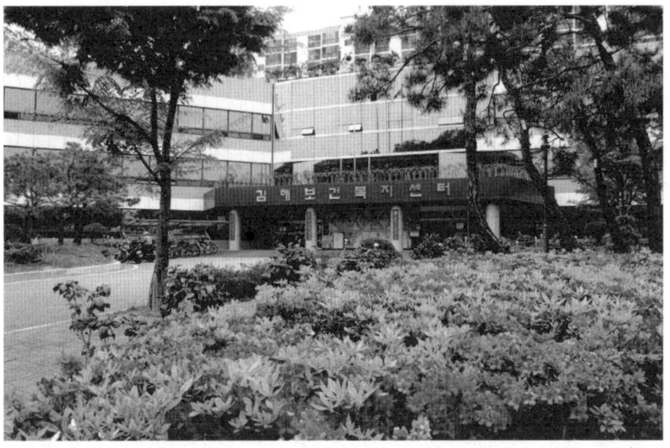

▲ 김해시보건소 전경

어르신이나 장애인 등이 사용하기 불편한 계단을 없애고, 외부 색을 흰색이나 돌을 사용하지 않고 컬러를 사용하고, 외부는 폼 나는데 들어 가보면 어둡거나 구조가 불편한 것을 과감히 개선하여 외부보다 내부가 직원이나 시민들에게 더 감동을 줄 수 있게 노력하였다. 스피커 사운드까지 호텔같은 느낌을 줄 수 있도록 하고, 지소까지 화장실에 종이타월 비치는 당시에는 상당히 앞서 갔었다고 평가되었다.

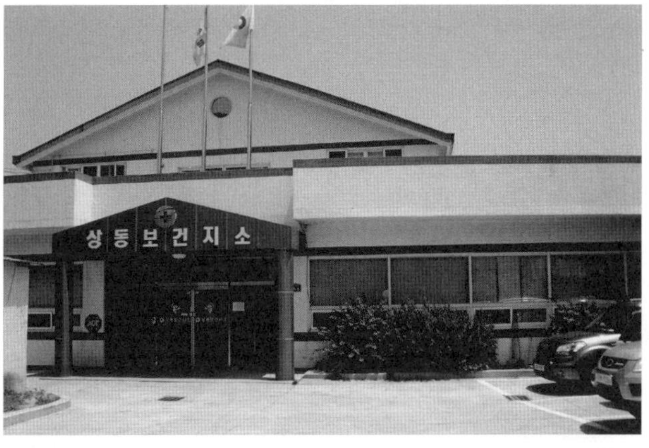

▲ 성동보건지소

당시 기능이 거의 퇴화된 진영과 장유의 보건지소는 1998년 정부의 구조조정에서 역시 존재의 이유가 거의 사라진 보건진료소 5군데와 같이 퇴출되었다.

그러면서 나머지 5개 농촌형 보건지소에는 전국에서 최초(?)로 물리치료실이 운영되었으며, 한방공보의가 배출되면서 한방진료도 어느 지역 못지않게 빨리 자리 잡았다.

또한 복지부의 지원으로 연차적으로 신축하여 2005년경에는 모두 완료하여 현재 비교적 양호한 시설에서 쾌적한 서비스를 제공하고 있다.

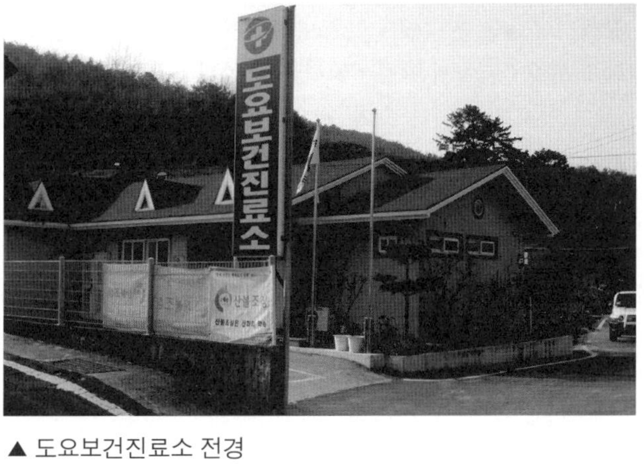

▲ 도요보건진료소 전경

도시화의 초기 과정에서 퇴출 당한 진영보건지소는 도시의 틀을 갖추기 시작한 2007년에 통합보건지소 규모의 건강증진센터로 재출발하였다. 진영과 비슷한 이유로 퇴출된 장유는 2010년 말 기준 인구 12만이 넘는 신도시이면서 이름은 아직 면인 기형적인 도시가 되었다. 당연히 2010년 2월 보건소급인 건강지원센터를 개소하여 운영 중이다.

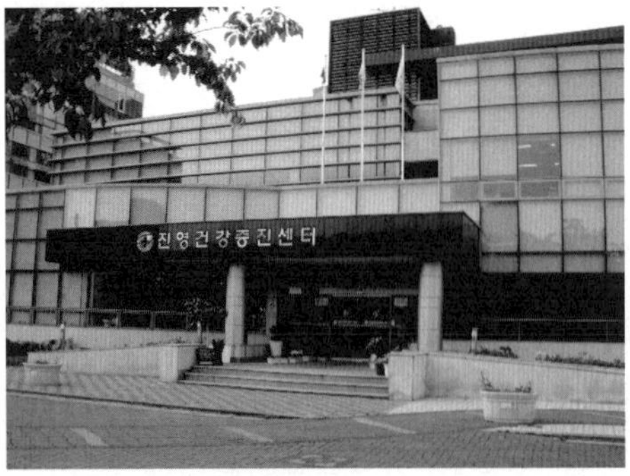

▲ 진영건강증진센터 전경

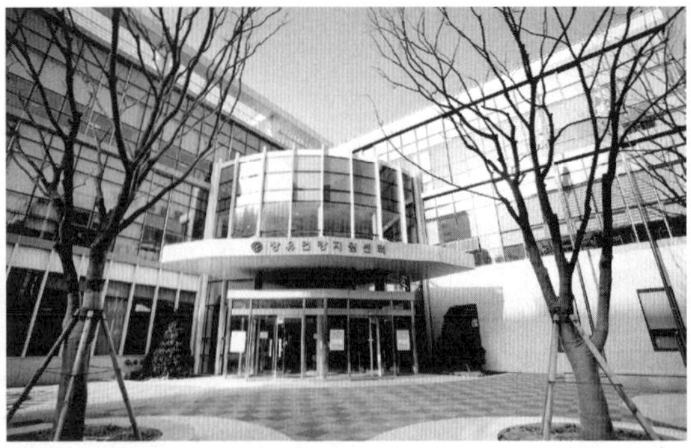

▲ 장유건강지원센터 전경

김해시의 발전 초기, 시의 발전을 주도하던 동부지역은 불과 10여년 정도만에 다른 지역의 눈부신 발전에 힘입어(?) 상대적으로 서민지역으로 정착되고 약 10만의 인구에도 불구하고 별다른 공공의료기관의 혜택을 받기 힘든 지역으로 변모되어, 2011년 11월 역시 복지부의 지원을 받아 동부도시보건지소를 개소, 보다 근접하여 공공보건 서비스를 제공하게 되었다.

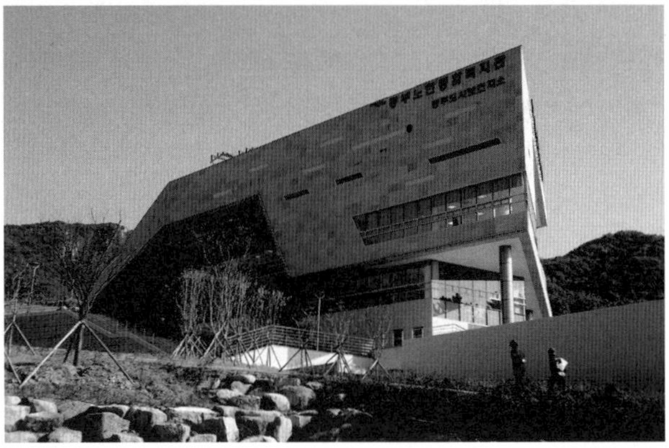

▲ 동부 도시형보건지소 -노인복지관 한 층 사용

3. 김해시의 과거 공공보건사업

이 부분의 자료를 찾기가 가장 어려웠다. 거의 20년 다되어 가니 자료가 하나도 남아있지 않았고, 컴퓨터를 상용하던 시절이 아니어 개인적으로도 흔적을 찾기 어려웠다. 그러나 한 자리를 줄곧 지킨 까닭에 내 개인자료에서 일부 흔적을 찾을 수 있었다.

경남지역 등 주로 강을 끼고 있는 지역에서 많이 시행했던 사업은 디스토마 검사 및 치료사업이다. 특히 부산 경남지역의 높은 간암 발병률의 주범으로 간주되어 많은 강가 지역주민을 대상으로 이루어지고 있던 사업이었다.

관선시절 새로 부임하신 시장님께서 김해시의 농촌 지역에 디스토마사업의 확대 시행을 검토하라는 지시가 있어, 보건소에서는 이 기회에 우리지역에서는 농촌지역을 탈피해서 (당시 대부분의 농촌지역은 정기적 혹은 부정기적으로 하고 있었고, 또 민물고기 섭취가 점차 일반화하고 있었으므로) 도시 지역을 중심으로 실시하자는 의견을 올려, 시장님의 승낙과 적극적인 지원으로, 1992년부터 1994년까지 3개년 계획으로 도시지역까지 포함하는 계획을 수립하였다. 시의 적극적인 지원으로 이통장 등의 협조 아래, 보건소 전직원이 저녁에 아파트 등을 돌며 피부반응검사 및 채변 수거 등을 실시하고, 최종 양성자에 대해서는 치료를 위한 투약까지 완료하였다.

<표 1> 간디스토마 1차 검사자

연령	1차 검사자수		계
	남	여	
19세 이하	33	54	87
20-29	729	1,104	1,833
30-39	2,108	2,682	4,790
40-49	1,236	980	2,216
50-59	675	553	1,228
60세 이상	337	481	818
계	5,118	5,854	10,972
기 타	467	269	736
합 계	5,585	6,123	11,708

합계 : 1차검사자수 + 기타=10,972 + 736=11,708(명)

남 : 5,118 + 467 = 5,585(명) 여 : 5,854 + 269 = 6,123(명)

<표 2> 1차 피부검사 유소견자

연령	피부검사 유소견자		계
	남	여	
19세 이하	8	0	8
20-29	141	124	265
30-39	1,080	599	1,679
40-49	723	338	1,061
50-59	357	224	581
60세 이상	149	149	298
계	2,458	1,434	3,892
기 타	135	56	191
합 계	2,593	1,490	4,083

합계 : 피부검사유소견자수 + 기타=3,892 + 191=4,083(명)

남 : 2,458 + 135 = 2,593 여 : 1,434 + 56 = 1,490

<표 3> 2차 대변검사자

연령	대변검사자수		계
	남	여	
19세 이하	3	0	3
20-29	50	57	107
30-39	485	389	874
40-49	356	172	528
50-59	170	111	281
60세 이상	93	91	184
계	1,157	820	1,977
기 타	266	161	427
합 계	1,423	981	2,404

합계 : 2차대변검사자 + 기타=1,977 + 427=2,404(명)

남 : 1,157 + 266 = 1,423 여 : 820 + 161 = 981

<표 4> 2차검사 양성자(환자)

연령	양성자수		계
	남	여	
19세 이하	1	0	1
20-29	21	12	33
30-39	212	88	300
40-49	190	61	251
50-59	83	58	141
60세 이상	48	30	78
계	555	249	804
기 타	82	21	103
합 계	637	270	907

합계 : 2차검사양성자수 + 기타= 804 + 103=907(명)

남 : 555 + 82 = 637 여 : 249 + 21 = 270

<표 5> 간디스토마 2차검사결과(내소자)

연령	2차검사자수		계
	남	여	
19세 이하	2	3	5
20-29	68	44	112
30-39	270	113	383
40-49	170	94	264
50-59	102	58	160
60세 이상	27	11	38
계	639	323	962
기 타	52	31	83
합 계	691	354	1,045

합계 : 2차검사자수(내소자) + 기타=962 + 83=1045

남 : 639 + 52 = 691 여 : 323 + 31 = 354

<표 6> 2차검사 양성자(내소자)

연령	양성자수(환자)		계
	남	여	
19세 이하	1	0	1
20-29	36	15	51
30-39	147	36	183
40-49	115	35	150
50-59	72	26	98
60세 이상	15	8	23
계	386	120	506
기 타	19	3	22
합 계	405	123	528

합계 : 2차검사양성자수(내소자) + 기타=506 + 22=528

남 : 386 + 19 = 405 여 : 120 + 3 = 123

〈표 7〉 총괄내용

구분	1차 간디스토마 검사결과				2차간디스토마검사 결과		
	피부검사자	피부검사 유소견자	대변검사 양성자		대변검사자	대변검사 양성자	
			남	여		남	여
이동	11,708	4,083	637 (15.6%)	270 (6.6%)	2,404	637 (26.4%)	270 (11.2%)
내소	-	-	-	-	1,045	405 (38.7%)	123 (11.7%)
합계 (이동+내소)	11,708	4,083			3,449	1,042 (30.0%)	393 (11.4%)

이 사업은 첫해 많은 호응(?)을 받으며 완료되었고, 아래와 같은 결과를 얻었다. 1993년 한 번 더 실시 후, 삼차년도는 실시하지 않았다. 중단한 이유는 직접적으로는 시장님이 바뀌면서 주위 상황의 변화도 있었지만, 2년간 실시하면서 같이 실시한 여러 교육과 홍보의 효과 및 부작용이었다고 생각된다.

우리가 어릴 때 가을인가(?) 주기적으로 회충약을 복용했듯, 주로 겨울에 민물고기를 많이 섭취하니 일 년에 한 번씩 오월쯤 되어 약만 먹으면 된다는 그릇된 인식이 만연되기 시작하여 보건소 자체에서도 사업의 지속 여부를 재검토하기로 결정하였다. 꽤 오랜 세월이 지나, 복지부 사업 전체가 업그레이드되면서 전국적으로 강변지역을 중심으로 사업을 계속할 수 있었으며, 위의 표는 1992년 사업 첫해의 결과를 정리한 것이다. 한 가지 아쉬운 것은 당시 양성자에 대한 역학조사 및 추구관리를 했었더라면 하는 후회가 남는다는 점이다.

4. 김해시 공공보건사업의 변화

2006년 6월 선거에서 새 시장이 당선되었다(앞에는 한 분이 3선 연임을 하셨고, 보건소에 대한 지원을 파격적으로 많이 하신 고마운 분이셨다. 그 분이 본인의 꿈대로 도지사가 되셨더라면?). 2대 및 3대 선거에 큰 관심이 없었던 관계로(너무 뻔한 상태였으니), 새 시장이 당선되고 나서야 그 분의 공약을 검토하게 되었다.

그런데 '큰 일 났구나' 싶은 공약이 들어 있었다. '아토피 제로 운동'을 공약으로 내세웠던 것이다. 우리 직원들과 또 다른 지역의 소장들과 많은 의견 교환을 하였다. 대부분 아무리 시장님 공약이라도 안 되는 건 안 된다고 해야 되지 않느냐는 의견이었다. 그러나 서울의 한 미녀(?) 소장이 내게 힘을 주었다. "그 시장님 정말 멋진 분이다, 나 같으면 열심히 한번 해 보겠다"고 격려를 해주었다. 게다가 우리 내부에서도 다들 엄두도 못내고, 나의 과감한 결단(거부?)의 눈치만 보고 있는데, 퇴직을 얼마 안 남겨둔 매우 우수하셨던 간호직 계장이 "어차피 앞으로 해야 할 것 같은데, 시장이 밀어줄 때 먼저 해보자" 고 분위기를 잡았다. 그래서 계획을 세워 보고에 들어갔다.

막상 보고를 하려는데, 시장님께서 아 그 공약은 좋아 보여서 베낀(?) 것인데, 말도 안되는 사업이라고 주위에서 말을 많이 하더라면서 포기할 것을 시사하셨다. 직원들은 속으로 좋아했을 것 같았지만, 힘을 내어 결코 쉬운 사업이 아니고 또한 성과를 얻기는 더욱 쉽지 않지만, 기본적인 것부터 해볼 필요가 있는 사업이라고 말씀드렸다. 혹 공약을 접으시더라도 한번 열심히 해보고 이해를 구하는 것이 시장님께 좋으실 것 같다고 말씀 드린 후, 준비한 것을 보고 하였다. 덕분에 다른 미비한 것까지 시장님은 흡족해 하셨고 오히려 매우 고마워 하시는 것 같았다. 그래서 자칫 사라질 뻔 했던 기회를 시장님의 적극적인 지원 속에 가질 수 있었다.

그리고 몇 년 뒤, 서울에서 '아토피 프리사업'을 하더니, 이젠 복지부의 정식 사업이 되었다.

▣ 아토피 프리사업(아토피 · 천식 ZERO 운동) 운용 계획서 ▣

1. 추진배경

▪ 환경오염 및 식습관의 변화로 매년 아토피 유병률이 증가하고 있으며, 10세 미만 아동의 아토피 발생률은 25% 정도이다. 대부분 5세 이전의 아동에서 발생하는 것으로 파악되어 어린이 아토피 관리의 필요성이 요구되며, 의학적으로 검증되지 않은 아토피 치료 관련 정보로부터 환자를 보호하며, 환자 스스로의 관리능력 향상을 위한 체계적인 아토피 예방 교육프로그램이 요구된다.

2. 세부목표

▪ 난치성질환자 관리지원센터 운영으로 대상자 등록관리 체계를 구축한다.
  - 대상자 등록관리 : 18세 이하 아동 137,828명 중 추정환자 34,457명의 0.3%-100명

▪ 교육·홍보를 통해 아토피질환의 예방법과 관리방법을 알며 실천가능한 대상자수를 증가시킨다.
  - 아토피·천식 건강교실 : 10회/ 300명 이상
  - 영양·성장 상담교실 : 10회/ 100명 이상
  - 아토피 예방 생활용품 만들기 교실(한방HUB사업과 연계) : 10회/200명 이상

▪ 김해시 자체 지역진단을 통하여 관리실태 및 유병률을 파악하며 2008년 사업계획의 기초 자료 확보한다.
  - 유병률 및 관리실태 조사 실시 : 유치원, 초등학생 800 ~ 1,000명 실시

▪ 아토피·천식 질환의 심각성과 지역사회 관련단체의 역할에 대한 사회적 관심을 유도하며 행사를 통한 시민의 참여를 활성화시킨다.
  - 아토피 캠프 실시 : 1회/ 40명
  - 전문가 심포지움 개최 : 아토피질환 관련 보건의료 정책 방향 제시

3. 사업관련 지역현황

▪ 연령별 인구구성

(2006년 12월 현재)

계	0~9세	10~19세	20~29세	30~39세	40~49세	50세 이상
452,155	68,281	69,547	57,379	96,574	80,217	80,157

▪ 아토피 관련 유관기관 현황

구분		현황
공공기관	읍면동사무소	17
학교·교육기관	초등학교	51
	중학교	25
	고등학교	19
	어린이집	76
	유치원	78
병·의원	종합병원	4
	병원	18
	소아과의원	25
	이비인후과의원	18
	피부과의원	4
	한의원	83
학술단체	인제대학교	1
	생명과학연구소	1

▪ 사업 운영 인력 및 역할

구분		주요 역할
질병관리담당		- 사업의 기획 및 총괄
아토피·천식 담당자		- 아토피·천식 사업 행정관리, 업무 전반
아토피·천식 상담원		- 난치성질환자 관리 지원센터 운영, 상담
업무 관련 담당자	평생학습지원단	- 학교급식 관련 업무지원
	여성아동과	- 보육시설 관련 업무지원
	환경보호과	- 공기질 관련 업무지원
	건축과	- 건축 관련 업무지원
	기술지원과	- 친환경 농산물 생산관련 업무지원

▪ 자문위원회 구성 현황

소속	성명	운영횟수
장유면 시의원	최동석	2회/년 (6월, 11월)
김해아동병원장	김종신	
코끼리한의원장	박인규	
서울피부과의원장	서치우	
이비인후과의원장	김남주	
부산대학교 유아교육과 교수	임재택	
인제대학교 환경공학과 교수	박홍재	
김해시 교육청 보건급식계장	김원자	
임호초등학교 영양사	김명희	
친환경농산물 생산협의회장	서성원	
아토피 학부모회	김춘수	

4. 2006년 추진내용

- 업무관련 협의회 개최
  - 관련부서 간담회 실시(6개 관련부서 10명)
  - 소아과협회 임원진 간담회 실시(임원진 등 8명)
  - 관내 아토피 진료병원 방문(소아과의원 3, 한방의원 2)
  - 아토피·천식 사업 선진지 방문(대구 달성피부과의원)
  - 자문위원회 개최(자문위원 등 19명)

- 올바른 보건의료 정보 제공을 위한 교육·홍보 실시
  - 월 1회 아토피·천식 건강교실 운영 : 5회 150명
  - 홍보용 전단지 및 리플렛 제작 배부 : 2회 2,000부
  - 홍보용 현수막 제작 설치 홍보 : 1회 11개
  - 아토피·천식 사업관련 민간의료기관 협조 공문 발송 : 138개소
  - 홈페이지 구축 : http://atopy.gimhae.go.kr

5. 2006년 사업 평가

- 2007년 사업추진 위한 준비기간으로 보건 교육·홍보 위주의 사업을 시행하며 사업관련 기초자료 확보에 주력하였음
- 관련 부서 및 유관기관과의 협의를 통하여 사업의 기본방향이 제시되었으며 세부 추진사항에 관한 자문과 협의를 통하여 2007년 실천과제 추진하고자 함
- 아토피사업 관련 대 시민 홍보 미흡하였으며 홈페이지 구축 등을 통한 홍보 강화코자 함

6. 추진계획

1) 난치성질환자 관리지원센터 운영

<table>
<tr><th>사업명
(프로그램)</th><th colspan="2">추진내용</th><th>목표량</th></tr>
<tr><td rowspan="5">대상자
등록
관리</td><td colspan="2">- 대상자 : 만 18세 미만 아토피피부염, 천식환자
- 기 간 : 연중
- 내 용 : 아토피피부염, 천식환자 등록관리 프로그램 운영</td><td rowspan="5">100명</td></tr>
<tr><td rowspan="4">4단계
상담프로그램
(4주)</td><td>① 대상자 등록, 설문지 작성, 의료비 지원 및 프로그램 전반에 관한 안내</td></tr>
<tr><td>② 영양·성장 상담교실 연계/ 교육 참석</td></tr>
<tr><td>③ 건강교실 연계/ 교육 참석</td></tr>
<tr><td>④ 증상 개선 추구관리/ 보건소 방문
- 프로그램 수료 기념품 증정
- 자조 모임 연계</td></tr>
</table>

의료비 지원	- 대상자 : 저소득층 만 18세 미만 아토피피부염, 기관지 천식환자 · 의료급여 수급자 1, 2종 · 건강보험가입자 중 도시근로자 평균소득 60%이하 · 셋째자녀 이상 - 지원액 : 진료비 중 본인부담금 300,000원/ 년 - 저소득층 기준 근거 확보 위한 계획서 수립(별첨)	40명
심포지움 개최	- 대상자 : 아토피 관련 전문의, 학술단체 전문가 등 - 일 정 : 10월 중 실시 - 내 용: · 아토피·천식질환 관련 전문가 발표 · 패널 토의	1회
자조모임 지원	- 대상자 : 등록관리 중인 환아 및 보호자 동호회 - 내 용 : · 자율 프로그램 운영비 지원 · 자조 모임방 제공	4회

2) 올바른 보건의료 정보 제공 및 시민참여 활성화

사업명(프로그램)	추진내용	목표량
아토피 캠프	- 대상자 : 초등학교 1~6년생 중 아토피·천식 질환아(40명) - 일 정 : 여름방학 중 1박2일 과정 (8월20~21일) - 내 용 · 아토피·천식 관리법 교육 · 체험활동, 레크리에이션 활동 등	1회/ 40명
건강교실 운 영	- 대상자 : 아토피질환 환아 및 보호자, 일반시민 - 일 정 : 매월 넷째 목요일 오전 10~12시 (2월~11월) - 강 사 : 의료진, 식품영양·환경관련 교수 등 - 내 용 : 아토피·천식의 개요, 관리법, 식이요법 등	10회/ 300명
영양·성장 상담교실 운영	- 대상자 : 아토피질환 환아 및 보호자 - 일 정 : 매월 셋째 목요일 오후 2~4시(3월~12월) - 강 사 : 강민정 인제대학교 영양학 강사 (식품영양학 박사/소아과 아토피클리닉 상담) - 내 용 : 환아의 성장 발달 위한 개별 영양상담	10회/ 100명
아토피예방 생활용품 만들기 교실	- 대상자 : 아토피질환이 있는 영유아·초등학생 및 부모 - 일 정 : 한방 HUB사업과 연계 - 내 용 : 천연재료를 활용한 아토피 예방 생활용품 만들기	10회/ 200명
양육자 스트레스 관리 교실	- 대상자 : 아토피질환 환아의 보호자(자조모임) - 일 정 : 매주 첫째 목요일 10:00~12:00 - 내 용 : 양육자 스트레스 관리 위한 스트레칭, 웃음치료 등	12회/ 20명
홍보의 다양화	- 홈페이지 통한 지속적인 정보 제공 - 홍보물 제작 배부 · 리플렛 및 전단지, 패널, 소책자, 관리수첩 등 · 현수막 제작 게첨 - 정보신문, TV, 김해시 관내 전광판 통한 홍보 - 학교, 유치원, 어린이집, 민간의료기관, 아파트 등 홍보	4종/ 4,000부
전문가 검증단 구성	- 구성원 : 자문위원 중 전문 의료인 4인으로 구성 - 내 용 : 올바른 정보제공을 위한 사업전반 검증	필요시 마다

3) 업무활성화를 위한 협의회 개최

- 일 정 : 3월, 9월(2회 운영)
- 내 용 : 부서별 업무 협조 요청, 업무 추진시 문제점 및 애로사항 토의

▪ 업무 관련부서 현황

부 서	실천내용	담당자
평생학습지원단	·학교급식비지원시 친환경 우수 농축산물 구매권장 ·올바른 식습관형성 교육 및 학부모 건강교육실시	조은희
여성아동과	·보육시설 영양개선 및 식이지도 ·아동 유해제품 사용제한 지도	이영호
환경보호과	·다중이용시설 실내 공기 질 관리 ·신축 공동주택의 실내 공기 질 관리	최병관
건축과	·새집 증후군 사전예방을 위한 친환경 건축자재 사용 및 환기설비 설치 유도	조용민
기술지원과	·친환경농산물 소비촉진 및 우수성 홍보	동승욱

4) 아토피·천식 관리실태 조사

- 대상자 : 유치원, 학교 등 표본집단 800~1,000명 정도(연 1회)
- 일 정 : 10~11월 실시
- 주 관 : 김해시/ 인제대학교 의과대학 연계
- 내 용 : - 설문조사를 통한 아토피·천식 관리실태 조사
  - 소아·아동의 유병률 조사
  - 아토피피부염·천식 환아의 간호요구도 조사
  - 2008년 사업계획 기초자료 확보

5) 식생활 개선을 위한 학교 단체급식 예방교육

- 학교급식 담당자 연수교육
  - 대상자 : 학교 단체급식 담당자(영양사)
  - 일 정 : 3~4월 중 학교급식 관계자 연수 교육시 교육청과 연계
  - 내 용 : 친환경 농산물 사용 권장, 바른 먹거리 교육
- 학교급식 담당자 친환경농산물 생산지 현장체험
  - 대상자 : 학교 급식 담당자 간부진(4~5명), 평생학습지원단, 교육청 연계
  - 일 정 : 8월 중 실시
  - 내 용 : 친환경 농산물 생산자협의회와 연계 생산지 현장 체험

7. 예상 문제점 및 개선방안

예상 문제점	개선방안
- 제로화 운동에 대한 단기간 해결 기대 부담	- 관련분야 전문가들의 지원과 개인의 노력으로 점진적인 효과를 기대할 수 있음을 홍보
- 의료비 지원 대상자 소요량 파악 어려워 의료비 지원시 혼선 우려	- 반기별 사업 평가 후 소요량에 대한 방안 마련 - 추가예산 확보 및 지원대상자 기준 조절 통하여 해결
- 개인정보 유출 우려 대상자 등록관리 어려움 예상됨	- 다양한 서비스, 프로그램의 개발을 통해 스스로 참여할 수 있도록 유도 - 병의원과의 연계를 통한 상호협조 체계 유지
- 아토피·천식 관리실태조사 예산 삭감으로 인한 지역진단 어려움	- 추가예산 확보 및 예산 전환을 통하여 지역 기초자료 확보 강구

8. 기대효과

- 난치성 질환자에 대한 체계적인 관리를 통하여 난치성 환자 및 가족의 부담을 줄이고, 통합 서비스를 제공함으로서 시민의 건강증진에 기여함
- 올바른 보건의료 정보를 제공하며 건강생활 실천 유도로 자가 대처능력을 배양하여 예방관리를 위한 건강한 환경 조성

9. 예산

- 59,041천 원

▣ 아토피 프리사업(김해시 아토피·천식 ZERO운동) 1차년도 사업 성과 ▣

1. 주요 내용

- 2006년 6월　김해시 민선4기 시민 공약사항 선정
- 2006년 6월　아토피·천식 ZERO운동 추진위원회구성
- 2006년 7월　업무 관련 6개부서 간담회 실시 - 건강증진과, 평생학습지원단, 여성아동과, 환경보호과, 기술지원과, 김해시교육청
- 2006년 8월　김해시소아과협회 임원진 간담회 실시
- 2006년 8~10월　아토피·천식 건강교실 운영
- 2006년 10월　아토피·천식 ZERO운동 발대식
- 2006년 11월　아토피·천식 ZERO운동 자문위원회 개최 - 자문위원 위촉장 수여
- 2006년 12월　아토피·천식 ZERO운동 홈페이지구축
- 2007년 1월　난치성질환자 관리지원센터 운영

2. 김해시 아토피·천식 ZERO운동 성과

1) 보건복지가족부 아토피 예방관리사업 기초자료 제공

2) 지방자치단체 아토피사업 방향 제시

3) 전국보건소 아토피예방관리사업 표준안 제시

3. 사업후기

다음은 1차년도 시행 후 우리 담당자들의 후기를 정리해 보았다.

1)고생했던 점

- 시민이 요구하는 생활요법들과 의료적인 처치를 적절하게 병행하기 어려웠고 업무추진시 다양한 집단과의 이해와 소통의 어려움(의료진 이해와 협조, 아토피산업 영업사원들의 방문 및 제품 등의 강권도 있음)
- 아토피에 대한 정확한 진단과 치료법이 없어 대증요법으로 일관했다는 미진함(길을 모르고 길을 가야 하는 두려움과 불안…)
- 즉각적인 치료효과와 완치되지 않는 속성으로 지속적인 대상자 관리가 어려웠음
- 프로그램 진행 전·후 평가를 위한 유병률 조사 등의 어려움(학교 등의 협조가 어렵고 유병률 평가가 좋지 않을 시 매체 등을 통한 파장이 큼)
- 정확한 지침과 평가가 없기에 프로그램 구성을 위한 자료 및 정보수집 등의 고충
- 새로운 아이디어 돌출을 위한 안되는 머리 짜내기?
- 여름캠프사전준비를 위한 현장 방문, 답사, 체험등 휴일을 반납한 강행군!
- 중증 아토피자녀를 어렵게 대학병원연계치료 및 한방치료를 하였으나 표면적인 효과가 적어 속상함!

2)보람을 느낀 점

- 한 번도 경험해보지 못한 공공의료서비스를 몸으로 느껴 보았다고 감사해하심
- 너무 심한 아토피로 생로병사의 비밀에 방송되었던 친구(효빈이)가 3년 뒤 많이 좋아진 모습으로 엄마랑 장유보건소 왔을 때 작은 감동!
- 1년 이상 꾸준한 피부관리(천연비누, 로션, 입욕제)를 통해 아토피증상이 많이 좋아졌다고 하는 환아 어머니들

* 꽁짜로 뭘 많이 줘서 그런지는 알 수 없음?

*아로마테라피요법을 적용한 지속적이고 상시적인 관리가 그간 부족했던 빈 곳을 채워줬던 것 같다.

5. 마무리

글을 마무리 하며, 실제 많은 일을 우리 직원들과 시장님 이하 시의 지원으로 열심히 하였으며, 내용적으로는 복지부와 관련대학 및 학회 등의 지원과 자문이 있어 미흡하나마 일부 성과도 거둘 수 있었다고 본다. 또 하나 필자와 지역보건사업의 힘이 되었던 것은 소장을 중심으로 하는 보건소직원 간의 정보 교류 및 지원이 실질적으로 더 큰 힘이 되었던 것 같다.

초보 소장 시절 소위 이름난 보건소나 소장님을 많이 찾아다녔다. 다들 반겨주시고 많은 말씀을 해주셨는데, 내가 올해 사업계획서 좀 가져갔으면 좋겠다고 말씀드리면 분위기가 약간 묘해지더니 행정계장을 부르셨다. 김해에서 오신 소장님이 우리 계획서를 보자고 한다고 말씀하시면, 대개의

행정계장들은 마치 산업스파이 보듯이 경계를 하였다. 소장님들도 그 뭐 별거 아닌데 보여 주어도 될 것 같다고 생각은 하시면서도 직원들의 눈치를 봐야만 하는 것 같았다. 그래서 다음부터는 결코 잘된 것도 아닌 우리시 보고서를 먼저 주고 하나 달라고 하니 얻을 수 있었다. 이제는 뭐!!!

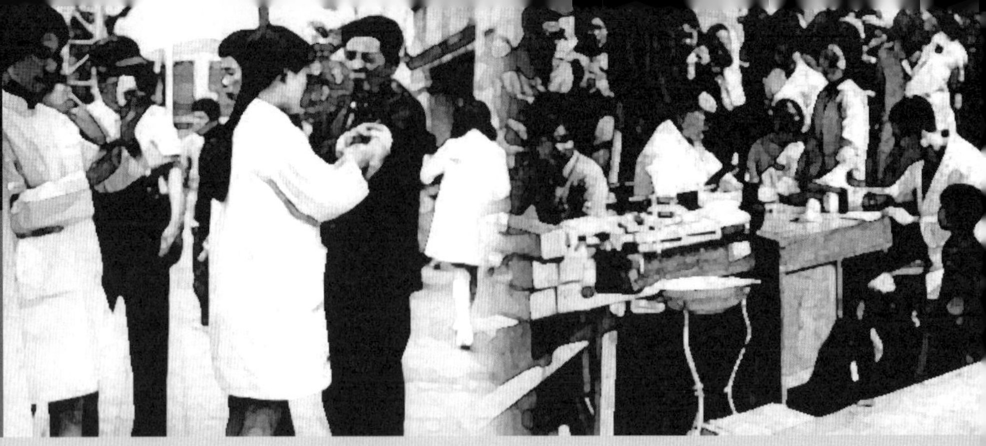

손계순

보건진료소 사업 30년의 회고

경남 거창군 진목보건진료소

프로필

1985. 2	지산간호보건전문대학(카톨릭대학교 전신) 졸업
1985~1987	경북 영양군 당동보건진료소
1987~1991	경남 거창군 모동보건진료소
1991~2003	경남 거창군 지산보건진료소
2000. 4	보건복지부장관 표창
2001. 8	경북대학교 보건대학원 보건학 석사
2003~2011	경남 거창군 아주보건진료소
2006~2008	한국농촌간호학회 부회장
2006~현재	한국농촌간호학회 심사위원, 편집위원
2006. 2	경북대학교 대학원 보건학 박사
2006. 11	대한적십자사 경남지사 표창장(지역보건사업 유공)
2008. 11	효석농촌보건의료봉사상
2009. 8	중부대학교 원격대학원 사회복지학 석사
2011	「보건진료원의 일차보건의료」 출판(한국보건복지인력개발원)
2011	보건진료원 30년 편찬위원장, 보건진료원회장
2011~현재	경남 거창군 진목보건진료소

등불을 밝히며....

보건진료원!

그 이름이 내게는 미지의 세계였고, 대학 3년 동안 간호학이란 단어가 적성에 맞지 않아 의학용어들과 이론, 임상실습에서 얼마나 갈등하며 힘들었던지, 그러던 중 돌파구가 된 보건진료원은 아직 이론과 제도가 정착되지 않은 상태였지만 그래도 간호사로서 도전해 볼만한 일이라고 생각하였다.

간호사라는 직업이 천직(Calling)임을 차치하고라도 보건진료원은 지역주민에게 무한히 베풀 수 있다는 메리트가 있었다. 그렇게 사명감 하나로 1985년 가을 공중보건 장학생 1기로 경북 영양군의 일월산 밑의 당동보건진료소로 발령을 받았다.

초임지인 그곳의 2년간의 근무경력은 내 생의 깊은 에너지원이 되고 있다. 초임지인 영양은 고추가 주된 농사로 고향인 부산에서 버스를 여섯 번 갈아타고 7시간을 가야만 했다. 인구가 2,500여 명, 면사무소 출장소, 지서, 중대본부, 초등학교 2개, 초등학교 분교 1개교가 있고 5일마다 장이 서는 지역이었다. 유달리 활동량이 많고 활발하게 움직이는 성격인지라 산골에 들어오니 일찍 찾아오는 저녁은 어둠 속의 적막강산이었다. 어두움, 무서움, 외로움 속에 흘린 눈물들, 친한 친구와 가족과의 이별, 마음을 터놓고 이야기를 나눌 상대가 없다는 것 등이 나를 더욱 힘들게 하였다. 그러나 이런 감상은 밤 뿐이었다. 날이 밝으면 현실 속의 나는 지역사회 진단을 위한 기초자료조사와 환자진료 등으로 늘 뛰어다녀야 했다. 차츰 주민들의 언어와 생활 속에 동화되어 갔다. 아침 일찍 "소장님 계시니껴?"로 문을 열고 들어오는 주민, "소장님!"하고 불러서 문을 열고 나가보면 동네 꼬맹이들이 손아귀에 가을 들꽃을 꺾어들고 와서는 내 손에 쥐어주고 부끄러워 건물 뒤편으로 숨어버리는 정이 있는 지역이었다.

보건소 가족보건계 담당자와 가족계획 대상자 유배우 가임여성 중 난관·정관 시술을 권하며 쿠폰을 작성하거나 보건교육차 이 마을 저 마을 다니면서 교육을 하고 돌아올 때의 그 흐뭇함과 성취감이란….

보건진료소에서 걸어서 50여 분 거리의 물가리라는 마을에 폐암에 걸린 할아버지가 한 분 계셨다. 교회 전도사님의 오토바이를 같이 타고 가서 호스피스간호를 했다. 폐암으로 1년 넘게 병상에 계시면서 죽음을 거부, 수용하는 교차된 반응을 보이다가 끝내 주님을 영접하신 할아버지의 임종을 지켜보아야 했다.

푸르름을 머금은 채
그리듯 앉아서 무얼 태우노
마주 앉은 한가닥 호롱불

자신의 등을 메우지 못한 채
앞만 밝히다
어느새 세월의 저편으로 밀리어
골동품에 적을 올리다
모서리 닳아 없어진 누각 속에 앉았누

꺼이 꺼이 몰아쉬는 팔랑임에
한 오라기 연기에 휩싸여 사라진다

-1985년 진보양반의 임종을 지켜보다. 손계순-

죽음 앞에 숙연해지는 모습에 인생무상을 느끼기도 했다. 얼음 밑으로 시냇물 소리가 들리고 진료소 책상 위에 버들강아지가 꽂히니 영양의 첫 봄은 그렇게 다가왔다.

신학기가 되자 초등학교 5학년 담임인 백 선생님이 나를 찾아왔다. 학생 중 한 명이 병원에서 가망이 없다고 하여 집에 와 있는데 같이 가주길 요청하였다. 3~4시간 간격으로 다니는 버스를 타고 비포장도로를 30분 정도 타고 가서 내린 그 동네는 행화동이었다. 정구라는 그 학생은 복수로 배가 남산만 했고 호흡 곤란과 배뇨 곤란으로 팔, 얼굴, 다리에 부종이 심했다. 영남대학교 부속병원에서 만성 신부전증으로 진단받고 가망이 없다고 해서 어제 퇴원해 왔다고 하였다. 정구네는 의료보호 2종으로 정구 어머니는 언어장애로 말을 못하시고 정구 아버지 청각장애로 말을 듣지 못하였다. 단칸방에 다섯 식구가 기거하는 흙벽의 방에서는 쿰쿰한 냄새가 났다. 아직은 싸늘한 날씨였지만 방안의 공기를 환기시키고 이불을 내 널어 일광욕을 시키고 다른 이불을 깔고 정구를 눕혔다. 정구 부모와 동네 이장님의 통역(?)으로 겨우 정구의 병력을 듣고 보건진료소로 돌아와서 보건소의 공중보건의사이신 함 선생님께 의뢰를 하였다. 정구가 움직이는 것이 힘든 관계로 다음날 함 선생님께서 보건진료소를 방문해주셔서 정구에게 같이 가보았다.

정구의 혈압을 재고 식이요법과 체위 변경을 2시간마다 해 줄 것을 손짓을 동원하여 교육을 시키고 약물요법에 대해 함 선생님과 의견을 나누었다. 우선 보건진료소에 있는 steroid와 이뇨제로 투약(첫 일주일에 steroid 4mg/day, 그 다음 2주일은 2mg/day, 그 다음 2주일은 1mg/day, 경과보고 약물 중단)하기로 하고, 매일 가정방문을 통해 정구의 상태를 함 선생님께 보고하라고 하였다. 첫 3~4일까지는 계속 호흡곤란과 배뇨곤란을 호소하였다. 5일째 되는 날 소변을 조금씩 보기 시작해서 7일째 되는 날은 부종과 복수가 소변으로 다 배출되어 아프리카 난민의 기아상태의 아이를 방불케 하였다. 함 선생님과 의논 끝에 수액치료를 하면서 내복약의 양을 서서히 줄여 나갔다. 와중에서 식이요법(저염식이)이 가장 지키기 어려웠다. 두어 달 지나자 어느 정도 정상적으로 회복된 듯이 보였다. 하루는 정구 아버지가 보건진료소를 찾아 오셨다. 정구를 살려줘서 고맙다면서 사이다 1병과 돈 천원을 내 놓으셨다. 음료수만 받고 돈을 들고 가라 했더니, "그러면 섭섭하니더 돈이 적어서 그러니꺼?" 했다. 무안한 마음에 고맙게 잘 쓰겠다면서 돌려 보냈다. 지금쯤 정구는 아이 아빠가 되어 있겠다. 공중보건장학생으로 의무기한을 2년 채우고 경남으로 옮길 때 주민들이 군수를 통해 당동보건진료소에 계속 근무를 원하는 탄원서를 냈다는 말을 듣고 영양에서 지냈던 나의 들꽃생활은 참으로 보람있고 열심히 살았다는 생각이 들었다.

앞으로도 언제 어디서든지 그 지역에서 꼭 필요한 등불이 되고자 나 자신에게 굳게 맹세한다. 지난 초임지에서 보내준 주민들의 관심과 사랑을 회상하며 다시 한 번 등불의 심지를 돋운다.

1. 보건진료원제도의 도입배경

1)보건진료원제도 도입 배경

최근의 보건의료는 국민의 기본 권리로 인식되고 있고, 치료 위주에서 예방 및 건강증진 위주로 점진적으로 변화하고 있으며, 이에 모든 나라가 많은 노력과 투자를 하고 있다. 그럼에도 불구하고 아직도 보건의료 서비스는 모든 국민에게 균등하게 충분히 제공되고 있지 못한 실정이며, 한정된 자원을 어떻게 효율적으로 활용하여 국민건강 수준을 향상시킬 것인가 하는 것이 선진국이나 후진국 모두가 해결해야 할 주요 과제이다.

일차보건의료의 개념이 대두하게 된 데는 두 가지의 배경이 있다. 하나는 현대의학의 발전과정에서 노정(露呈)되었던 문제점들, 즉 의료의 불균형으로 소득 간 계층 간 차이, 의사나 병원 중심의 의료, 의료의 전문화·고급화 및 고가장비 설치 등에 의한 의료비 상승과 비인간화된 의료 등에 대한 문제의식이고, 다른 하나는 극히 제한된 자원의 조건 하에서 국민들의 건강 문제를 해결할 수 있는 보건의료체계의 대안을 발견해야 한다는 것이다.

WHO와 UNICEF는 "1차 보건의료란 지역사회에 있는 개인이나 가족들 모두가 다같이 혜택을 받을 수 있는 가장 기초적인 보건의료"라고 하였다. 이는 주민들이 받아들일 수 있고 그들이 적극적으로 참여할 수 있으며 또한 지역사회나 국가가 그 비용을 감당할 수 있는 방법이어야 한다. 1차 보건의료는 이것이 핵심을 이루고 있는 전체 국가 보건제도는 물론, 그 지역사회의 전반적인 사회경제 개발의 일환으로써 발전되어야 한다고 하였다.

이에 1977년 세계보건기구(WHO)에서 새로운 의료질서(new medical order)를 위한 기본적인 전략의 핵심으로 "일차보건의료(Primary Health Care : PHC)"라는 접근 방법을 모색하게 되었고, 1978년 9월 6일부터 12일간에 걸쳐 소련 알마아타(Alma-Ata)에서 WHO와 UNICEF 공동 주최로 세계 134개국의 정부대표 및 관계자들이 참석하여 "서기 2000년까지 모든 인류에게 건강을(Health for all by the Year 2000)"이라는 목표를 설정하였으며, 개최된 국제회의에서 이를 선언함과 동시에, 각 회원국에 일차보건의사를 배치하도록 하였고, 일차보건의료사업을 위한 조직으로서 보건소, 보건지소 및 보건진료소를 운영하기에 이르렀다.

〈표 1〉 한국의 연도별 보건사업의 중점과제

연 도	중점 사업 및 문제
1962~1965년	무의면 해소, 의료인 도시집중방지, 예방약품 대량생산, 가족계획 도입
1966~1971년	· 보건사업의 중점을 질병의 예방과 관리에 두었으나 가족계획사업의 확충으로 보건예산 중 가족계획의 비중이 가장 큼. · 병상의 도시 집중으로 농어촌에 위치한 보건시설이 취약해져 의료망의 정비에 힘씀 · 모자보건의 불충분이 문제됨
1972~1976년	· 농어촌에 식수공급을 위해 투자함 · 전국 1,339개 읍,면을 1,102개 의료지역으로 구분하고 공의를 무의면에 파견함 · 새마을 진료권제도를 시행함

1969~1974년까지 기독교 의료 선교단(C.M.C)에 의하여 경남 거제군의 3개 면을 대상으로 실시한 거제건강원사업과 1975년부터 1979년까지 경남 거제군 전체를 대상으로 실시한 거제 지역사회 보건의료사업의 CHNP(Community Health Nurse Practitioner) 활용으로 1975년 이경식 박사가 거제도에 소재한 거제보건원의 원장으로 재직하던 당시 지역사회 간호진료원(CHNP)의 교육에서 시작되어 일차건강관리 사업을 위한 8개의 초진소를 설치하여 이들에게 일차건강관리 업무를 담당하도록 한 것이 그 시초라 할 것이다. 현재의 보건진료원 제도를 개발시킨 계기가 된 것은 1976년~1980년까지 실시된 전 한국보건개발연구원(KHDI)의 종합보건의료 시범사업에서 활동한 보건진료원(Community Health Practitioner)이다.[1)]

<표 2> 의대, 간호대, 약대별 PHC 수행을 위해 요청되는 주요 교육과정 비교

보건진료원 기능 영역	PHC수행을 위해 요청되는 주요 교육과정	의 대	간호대	약 대
치 료	① 인체의 생리 및 해부병리 ② 임상치료과목 (내과, 소아과, 산부인과 등) ③ 약리와 약학 ④ 진단 및 사정 ⑤ 병리학	필 이상 -임상과목 151학점 -해부생리 10학점 -약학	다소 미흡 -임상과목 55학점 -해부생리 8학점 -약학 3학점	전혀 미흡 -임상과목 강의 없음 -해부생리 3학점 -약학 102학점
예 방	① 미생물, 면역학 ② 모자보건 ③ 영양학 ④ 인구 및 가족계획 ⑤ 보건교육 ⑥ 전염병학 ⑦ 환경위생 ⑧ 지역사회의학 or 간호학 ⑨ 통계학 ⑩ 역 학	거의 미흡 10.5학점 -사회의학 1학점 -예방의학 9학점 (환경위생학 포함)	다소 미흡 12.3학점 -모자보건 3학점 -인구 및 가족계획 2학점 -보건교육 3학점 -지역사회간호 3학점 -통계학 2학점 -전염병역학 3학점	아주 미흡 5학점 -공중보건학 4학점 -환경위생학 1학점
행 정	① 보건행정 및 법규 ② 행정 및 관리원론 ③ 조직 행위론	없음	-보건법규 3학점 -행정 및 관리론 3학점	없음
훈 련 및 교 육	① 교육학 (원리 심리 평가) ② 의사소통 ③ 행위 변화론	없음	-교육학(6~14학점) -의사소통 2학점	없음
지 역 사 회 개 발	① 지역사회론 ② 연구방법 ③ Counseling and guidance	없음	-지역사회론 2학점 -간호연구 3학점 -상담 2학점	없음
인간·가족 사회·이해	① 종교학 개론 ② 인류학 ③ 철 학 ④ 사회학	-철학 1학점	-철학 2~3학점 -사회학 2~3학점	-사회학 3학점

자료 : 김모임(1983), 일차보건의료와 간호교육, 대한간호 제22권 제4호.

1) 김진순(1984), 일차보건의료사업에 있어서 보건진료원의 업무수행에 관한 분석적 연구, 한국인구보건연구원.

제도 시행 전 일차보건의료를 제공하기 위한 인력으로 많은 논란이 있었다. 의사회에서는 의사의 영역으로만 인식되고 있는 일차 진료까지 포함된 PHC (Primary Health Care)를 어떻게 간호원이 담당할 수 있는가? 마땅히 의사가 해야 한다고 하고, 약사회에서는 국민의 일차 진료의 60~70%는 그동안 우리가 담당했는데 마땅히 약사로 하여금 약국에서 진단하고 처방하고 약을 팔 수 있게 해야 한다고 주장했다.

또한 일차보건의료 제공자를 중학교 졸업자 인력으로 단기과정을 거쳐 활용하여 예산절약을 도모하자는 사람도 있었다. 문제는 이런 인력에 의한 교육과 권고가 과연 주민들이 잘 받아들여 행위 변화를 가져올 수 있을지 극히 의심스러웠다.

그 당시 보건의료인력 중 일차보건의료 제공자로서의 기능을 수행하기 위해 무엇을 공부해야 하는지 과제를 검토하였다. 일차보건의료 제공자의 기능영역에 따라 요청되는 교과 내용과 의대, 간호대, 약대가 이 내용을 어느 정도 교육하고 있는지 간략하게 요약하면 앞에 나온 (표2)와 같다.

기존 인력 중 간호원이 일차보건의료 제공자로서 이수해야 할 내용 과정을 가장 많이 이수했으며 따라서 단기 보수교육 과정을 통해 인력개발 투자를 고려하면서 수급할 수 있는 기존인력은 간호원임을 알 수 있다. 특조법이 규정한 활동을 위해 기존인력활용과 새로운 인력양상의 비교는 (표3)과 같다.

〈표 3〉 일차 보건 의료를 위한 인력 대안

특 성 \ 인력별	의 사	간호원	새로운 인력
교육 성격 및 기간	단기 보수 교육 6년+단기	단기 보수 교육 3(4)년+단기	4년제 학사과정
주요 보수교육 내용	Expressive Function 건강유지, 증진보호를 위한 Underemployment (치료기능을 배운만큼 발휘할 수 있는 기회가 없음)	Instrumental Function 질병치료를 위한 Employment	Expressive+ Instrumental + General Education Employment
직업만족 및 성취도	기대하기 어려움	기 대 함	기 대 함
긴급투자액	적 음	아 주 적 음	아주 큼 (시설투자고려)
인력사용 가능시기	단 기 간 후	단 기 간 후	3~4년 후
가용 유휴 인력원	없 음	다 수 있 음	

자료 : 김모임(1983), 일차보건의료와 간호교육, 대한간호 제22권 제4호

일차보건의료를 위해 기존 간호원을 활용할 경우에는 교육기간이 짧고 단기간 내 활용이 가능하나 새로운 인력은 4년 후에나 활용 가능하며 의사를 활용할 때는 간호원의 경우보다 긴 기간의 훈련이 필요하고 의학 교육과정 중의 익숙한 질병 및 개인 중심 치료 경향을 쉽게 탈피할 수 있겠는가가 문제이며 간호원에 비해 기저투자가 많이 된 인력으로 일차보건의료사업의 성격이나 내용으로 보아 비싼 인력이다. 의사의 경우 일차보건의료를 통해 6년간 수련해 온 치료기술을 배운 만큼 발휘할 수 없으므로 직업적 불만을 야기시킬 수 있으며 이런 불만은 직업에 대한 열정을 경감시킬 수도 있다.

새로운 인력양성을 위해서는 막대한 예산이 긴급히 요청되는 동시에 이 인력을 양성할 시설 및 인력수요가 문제가 된다. 의사의 경우 일차 보건의료를 하고자 지망할 수 있는 가용 의사 인력원이 현재 없으므로 일차건강관리가 그들에게 특별히 매력적일 수 있는 조건의 형성이 필요하다.

간호원은 기존 건강 인력으로 건강사업을 위한 인력 구조 질서에 큰 개혁이 요청되지 않는다. 일차건강 관리를 위한 새로운 인력을 양성했을 때 의사와 간호원의 역할, 기능 활동이 새로운 인력, 새로운 건강사업 전달체제에 도입되기 전에 분명히 정의되어 새로운 인력구조의 질서를 마련하여야 한다.

그러나 새로운 인력의 직업적 성장과 발전을 도모할 시에는 건강인력의 질서구조는 계속 기대할 수 없다. 간호원은 오랫동안 의사의 치료행위를 도와 왔으며, 치료의 상당부문에 참여해 온 것은 사회적 현실이었으나 합법적, 공식화하지 않았을 뿐이다. 따라서 간호원에 의한 일차건강관리 의료사업이 치료행위에 대한 지역사회 주민의 저항은 감소할 것이다. 따라서 새로운 형태의 인력 도입보다 쉽게 건강사업 전달체제에 흡수할 수 있는 장점이 있다.

이상의 제 특성과 현실성을 고려할 때 일차보건의료는 기존인력을 재훈련하여 기용하는 것이 시간 또는 재정적으로 경제적이며 기존 인력 중 간호원의 재훈련 기용이 교육적 배경이나 시간 또 재정적, 경제성이나 행정 관리적 가능성으로 보아 가장 타당하므로 간호원이 일차보건의료 인력으로 결정되었다.

2)보건진료원제도 시범사업

정부는 농·어촌 보건의료문제를 해결하기 위하여 1976년 4월 한국보건개발연구원 (Korea Health Development Institute : KHDI)을 설립하여, "저렴의 보건의료 전달체계"개발을 위한 미국 국제 개발처(United States Agency for International Development : USAID)에서 500만 달러의 재정지원을 받아 총괄적 보건사업의 하나로 산간지역 표본형으로 강원도 홍천군, 평야지역 표본형으로 전라북도 옥구군, 산간·평야지역 겸존형으로 경상북도 군위군의 3개 군을 시범지역으로 지정하고 1977년부터 1980년까지 3년간 한국보건개발원(Korea Health Development Institute : KHDI)에서 실시한 보건의료 시범사업(일명 마을건강사업)을 시작하였다.

이 시범사업에서 보건진료원 개발 및 활용에 대한 것으로 보건진료원을 3단계를 거쳐 선발하였는데, 1단계는 3년제 간호학교 또는 간호대학을 졸업한 간호원으로 1년 이상 의료기관에서 근무한 경력자를 지역별로 모집하였고, 2단계는 군 보건운영위원회에서 추천하였으며, 마지막으로 한국보건개발연구원이 선발하였다. 3단계 선발과정을 거쳐 1977년 7월1일 보건진료원 25명을 교육하였다. 교육은 이론 12주, 병원 실습 12주, 현지실습 24주 등 총 48주이며, 이론교육은 한국보건개발연구원에서, 임상교육은 지역병원에서 하였다.

실습 기준은 아래와 같다.

- **건강평가 및 진료부 작성**
  - 내과 20회, 외과 10회, 응급실 10회, 이비인후과 5회, 안과 5회, 피부과 10회, 소아과 10회, 부인과 10회(부인과질환 5회, 임신합병증 5회) 총 80회 이상
- **영유아 건강상담 기준**
  - 등록 및 평가서 작성 10회(신생아 3회, 영유아 7회)
  - 결핵 포함 예방접종 3회 이상(평가서에 기록)
- **가족계획**
  - 자궁 내 장치시술 20회 : 쿠폰 및 실적표에 기록(보고는 사례보고서로 대체)
  - 질 분비물 검사 5회 : 쿠폰에 기록

- **모자보건센터**
  - 분만관찰 10회, 직접 분만개조 20회 : 조산기록부(30장), 분만실적표에 기록
  - 산후관리 30회(분만관찰, 개조와 동반) : 조산기록부(30장), 분만실적표에 기록
  - 신생아관리 3회 이상 : 조산기록부에 기록
  - 회음 봉합술 3회, 호르몬 임신검사(HCG test) 1회
  - 헤모글로빈검사 1회, Urine stick test 1회 : 이상 전부 조산기록부에 보충기록
- **외과보충기준**
  - 절개 및 드레싱 3회 이상 : 진료부에 기록 후 특수 표시
  - 봉합 및 배농 3회 이상 : 진료부에 기록 후 특수 표시

교육 후 강원도 홍천군에 11명, 경북 군위군에 9명, 전북 옥구군에 5명을 "보건진료원(Community Health Practitioner : CHP)"이라는 명칭으로 보건진료지소에 배치하였다(표 4). 시범사업(마을 건강사업)의 보건진료원 직무교육 교재는 (표 5)와 같다.

〈표 4〉 보건진료원 시범사업 대상자

지역 유형	보건진료원	보건진료지소명
강원도 홍천군	우만수	장평 보건진료지소
(산간지역 유형)	방영희	서면 모곡보건진료지소
	윤임순	내촌면 도관보건진료지소
	최정남	서석면 검산보건진료지소
	현덕순	내촌면 물걸보건진료지소
	박인순	남면 시동보건진료지소
	김현영	북방면 상화계보건진료지소
	하정나	동면 좌운보건진료지소
	정유순	내면 방내보건진료지소
	박순희	북방면 역전평보건진료지소
전북 옥구군	김영애	옥구면 우포보건진료지소
(평야지역 유형)	박명자	서수면 보건진료지소
	홍성님	대야면 대광보건진료분소
	이윤숙	오식도 보건진료분소
	손수순	임피면 하전보건진료분소
	박순자	옥산면 여로보건진료분소
경북 군위군	강경란	효령보건진료지소
(산간 · 평야 겸존유형)	김점순	산성면 보건진료지소
	장유호	고로 보건진료지소
	이옥자	우보면 보건진료지소

〈표 5〉 1977년 보건진료원 시범사업(마을 건강사업) 직무교육 교재

내과(소화기, 순환기계, 호흡기계, 신경계), 소아과, 정신과	
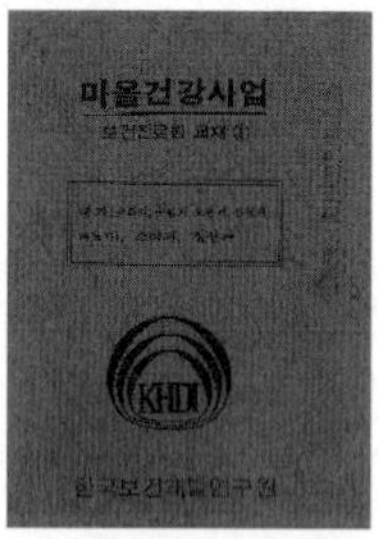	* 소화기계-급성췌장염, 급성 담낭염, 위염, 소화성궤양, 급성충수염 * 순환기계-울혈성심부전증, 신증후군, 간경변증, 울혈성 심부전증 * 신경계-두통, 고혈압증, 의식장애 * 비뇨기계-급성 신우신염, 신뇨관 결석, 야뇨증 * 소아과-백일해, 유행성 이하선염, 기관지염, 감기, 홍역, 풍진, 수두 * 정신과-정신분열증, 조울정신병, 우울신경증, 알콜중독, 간질, 두통

외과, 산부인과, 안과, 이비인후과, 피부과, 응급처치, 치과	
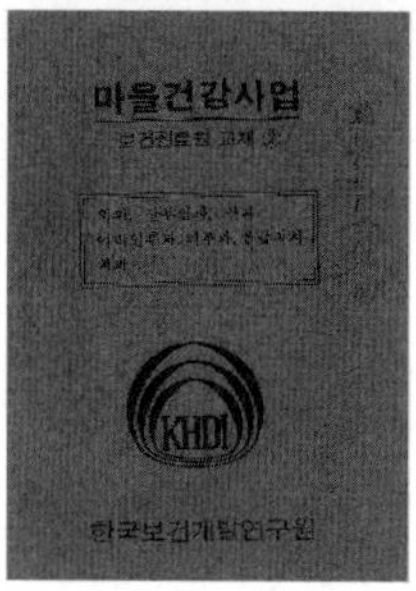	* 외과-창상, 열에 의한 손상, 골절 및 염좌, 두부손상 * 정형외과-관절통 유발질환, 골 종양, 견갑부질환, 신경근육질환 * 산부인과-임신, 산전진찰, 분만, 가족계획 * 안과-결막염, 이물질, 녹내장, 백내장, 각막궤양 * 이비인후과-중이염, 외상성 고막천공, 부비동염, 귀속 이물질 * 피부과-피부의 해부, 피부염, 습진, 기생충증, 진균 감염증 *응급처치-Anaphylaxis, 수면제중독, 일산화탄소중독, 출혈, shock

약물 사용과 관리	
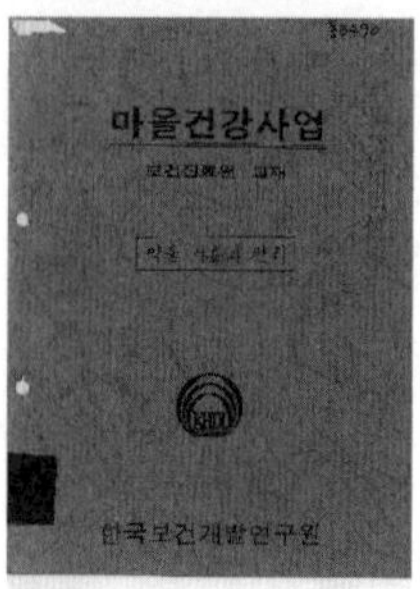	* 겐치안 바이오렛, 그리세린, 다이크로짓, 덱스트란, 드라마민, 디곡신, 레셀핀, 류머피린, 리도카인, 아빌, 바랄긴, 바리움, 박트림, 붕산연고, 비타민씨, 비사코딜, 소화산제, 설파미론, 해열좌제, 아드레나린, 아스피린, 아트로핀, 아티반, 알루펜트, 암포젤, 에페드린, 엠피실린, 염산지아민, 옥도, 유산제1철, 엘고트, 치메로살, 칼라민로숀, 캄비손연고, 코프시럽, 콤반트린, 크롤람페니콜, 페니라민, 부스코반, 키모타부, 테트라싸이크린, 판피린주사, 팜, 페노바비탈, 페니실린, 펜브락스시럽, 포도당주사, 프레드니솔론, 피페라진, 항사독혈청, 후라질, 후라즈리돈

내과진단학, 산과학, 병리검사, 약리학, 보건교육, 농촌위생	
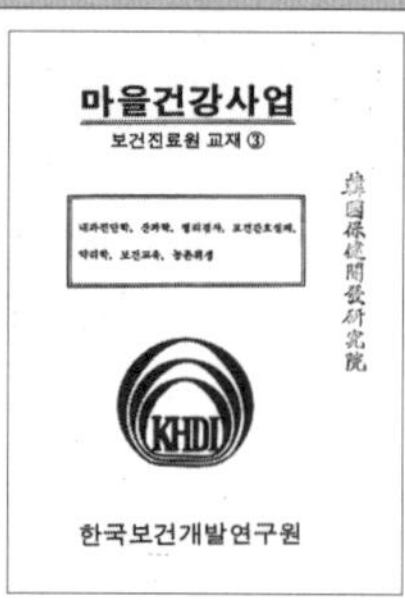	* 내과진단학-진찰, 증상 및 증후 * 산과학-임신, 임신의 생리, 태아의 발육, 임부의 진찰 등 * 병리검사-혈액검사, 소변검사 * 보건간호실제-기록과 보고, 가정방문활동, 가족건강간호 등 * 약리학-조제 및 처방, 각 기관에 작용하는 약물 등 * 보건교육-보건교육의 범위, 보건교육방법, 보건교육 계획과 평가 * 농촌위생-급수와 소독, 오물처리, 구충구서, 식품위생(식중독 등)

(1)보건진료원 시범사업 평가

보건진료원 시범사업에 대한 비교 평가를 위해 3개군의 대상자들은 (표 6)과 같다.

〈표 6〉 보건진료원 시범사업의 대상자

지역 유형	보건진료원(CHP)*	보건진료보조원(CHA)**	보건요원
강원도 홍천군	5	9	7
전라북도 옥구군	5	8	
경상북도 군위군	5	8	

* CHP : Community Health Practitioner

** CHA : Community Health Aide

시범사업의 대상자들은 1년간(48주) 일차 보건의료에 관한 교육을 이수한 보건진료원과 가족계획, 결핵관리 및 모자보건사업을 다목적으로 수행하고 있는 보건진료보조원을 대상으로 업무활동을 분석하였다.

가)강원도 홍천 지역 보건진료원 및 보건진료 보조원과 보건요원의 업무활동 분석

3종류의 보건간호요원 즉 보건진료원, 보건진료 보조원과 보건요원 21명이 수행한 1주일간의 총 활동시간이 각각 13,959분, 24,714분, 18,556분으로 총 활동량 57,229분을 관찰하여 얻은 자료를 분석한 결과는 다음과 같다.

(1) 보건진료원은 활동영역별 시간배분상태에서 기술업무제공 및 기술업무가 총 활동시간 중 50% 이상을 차지함으로써 보건진료원의 역할 중 지역주민에게 직접 서비스를 제공하는 기술업무 이외에 지소관리, 행정처리 업무가 있음을 감안할 때 기술업무 제공은 높다고 보겠으며, 일차 보건의료사업에서 핵심적인 요원으로 포괄적인 보건진료사업 제공의 가능성을 보여 주었다.

(2) 보건진료 보조요원은 대조지역에서 단일목적활동을 하고 있는 보건요원보다 기술업무를 2배 이상 제공하였으며, 비활동 시간도 대조지역의 보건요원이 소비한 3.4시간보다 훨씬 낮은 1.8시간에 불과하였다. 따라서 다목적 보건요원이 단일목적 보건요원보다 생산성 있게 시간을 활용함으로써 보다 효과적인 보건사업을 제공한다고 하겠다.

(3) 보건진료원은 기술업무를 제공하는 데 있어서 진료, 가족단위를 위한 다목적활동, 영유아관리, 가족계획, 모성보건, 결핵관리의 순으로 시간이 소비되었으며 진료활동이 전체 기술업무 중 수위를 차지하는데 이는 지역주민에게 충족되지 않았던 의료요구를 충족시킬 수 있는 가능성을 보여 주었다.

(4) 보건진료보조원이 기술업무를 제공하는 데 있어서 소비한 시간의 분포는 영유아보건, 다목적 서비스 제공, 가족계획, 결핵관리, 모성보건, 진료보조의 순으로 영유아보건이 수위를 차지하였다. 또한 학교보건, 환경위생 및 전염병관리 등과 같은 포괄적인 예방 보건활동을 제공함으로써 단일목적의 보건요원보다 지역주민의 건강유지를 위한 활동에 크게 기여한다고 보겠다.

(5) 보건진료원과 함께 한 팀이 되어 보건진료소에서 근무하는 보건진료보조원이 동일 사업지역 내라도 면사무소에서 활동하는 보건진료보조원 및 대조지역의 보건요원보다 훨씬 효율적인 시간을 할애하였다. 따라서 다목적 보건요원을 개발하기 위하여 직접 지도할 수 있는 지도감독기능과 보건지소가 근무 장소로 되는 방안이 고려되어야 하겠다.

(6) 보건진료보조원 및 대조지역의 보건요원의 근무시간활동을 요원의 군과 경력 1~3년 이상의 요원이 가장 효율적인 시간 활용을 하였고 대조지역에서는 25세 이상군의 연령과 4년 이상의 경력군이 가장 효율적으로 시간을 소비하였다. 따라서 보건요원의 업무활동이 요원의 일반적 특성 이외에 개인의 능력 및 활동환경 등과 같은 기타 요인에 영향을 받음을 알 수 있었다.

나)전북 옥구군 지역 보건진료원 및 보건진료보조원과 보건요원의 업무활동 분석

한국보건개발연구원의 시범사업지역인 옥구군 내에 훈련 배치된 새로운 요원인 보건진료원 5명과 보건진료보조원 8명을 대상으로 하여 1979년 12월 3일부터 8일까지 1주간에 걸쳐, 준비된 기록양식을 이용하여 활동양상과 활동시간을 조사 분석한 바, 다음과 같이 요약되었다.

(1) 조사대상인 보건진료원의 평균연령은 34.4±4.8세였으며, 보건진료보조원의 평균연령은 26.9±3.1세였다.

(2) 보건진료원은 전원 간호전문학교 졸업자였고, 보건진료보조원은 중졸자가 2명, 고졸자가 6명이었다.

(3) 보건진료원은 전원 기혼자였고, 보건진료보조원은 4명이 미혼, 4명은 기혼자였다.

(4) 보건진료원의 근무기간은 전원 3년 미만이며, 보건진료보조원은 5~9년 근무자가 5명이며, 10년 이상 근무자도 1명이 있었다.

(5) 거주지는 보건진료원의 경우 1명만이 동일면내 거주자이며, 4명은 면외 거주자였다. 보건진료보조원은 3명이 면내거주자였고, 5명이 면외 거주자였다.

(6) 보건진료원은 1일 평균 3.6시간 기술적 업무에 종사하고, 2.7시간을 보조기술 및 행정업무에, 1.8시간을 기타업무에 종사했다.

(7) 보건진료보조원은 1일 평균 기술적 업무에 2.9시간, 보조기술 및 행정업무에 4.2시간, 기타업무에 1.6시간을 활용했다.

(8) 보건진료원의 기능별 소요시간은 1일 평균 진료업무에 2.2시간, 모성보건업무에 13.7분, 영유아 보건업무에 1.1시간, 행정업무에 1.7시간을 활용했다.

(9) 보건진료보조원의 기능별 소요시간을 살펴보면 행정업무가 1일 평균 4.1시간이었으며, 보조기술업무가 2.6시간이었고, 모성보건, 영유아보건, 가족계획 등의 기술적 업무는 2.9시간에 불과했다.

(10) 보건진료원의 진료내용별 소요시간은 등록 및 병력조사가 건당 평균 1.0분, 진단이 2.6분, 측정 1.1분, 투약치료 3.8분, 상담 교육이 1.5분, 기타 0.9분이었다.

(11) 보건진료원은 지소 내에서 총 근무시간의 92.8%를 보건진료보조원은 70.4%를 각각 소비하였다.

(12) 보건진료보조원의 출장소요 시간 대 교통시간의 비율은 17.8%였다.

(13) 보건진료원의 진료건당 소요시간은 평균 10.9분, 모성보건업무는 18.1분, 영유아 보건업무는 14.8분, 가족계획업무는 20.5분 및 결핵관리 업무는 29.9분이었다.

(14) 보건진료보조원의 서비스 건당 소요시간은 진료행위에서 19.4분, 모성보건업무 19.9분, 영유아보건업무 20.1분, 가족계획업무 17.2분, 결핵관리업무 22.2분이었다.

다) 경북 군위군 지역 보건진료원 및 보건진료보조원과 보건요원의 업무활동 분석

경북 군위군에 근무하는 보건진료원 5명과 보건진료보조원 8명을 대상으로 1979년 12월 3일부터 8일까지 6일간 직접관찰법으로 조사한 근무시간 활용실태의 성격을 요약하면 다음과 같다.

(1) 기능별 시간배분실태에서 직접 보건봉사를 제공하는 기술업무에 소요된 시간은 보건진료원 및 보건진료보조원이 각각 45.1% 및 30.5%로 나타났고, 행정업무는 9.8%와 7.3%, 보조 및 지수업무는 19.2%와 22.0%, 교통시간이 2.6% 및 13.8% 그리고 기타 활동에 소요된 시간이 23.3% 및 26.4%로 각각 배분되었다. 행정 및 보조 지수업무에 소비된 시간 중 기록업무를 위하여 소비된 시간은 보건진료원이 21%, 보건진료보조원이 42.6%였으며 전체적으로 34.4%로 비교적 높게 나타났다.

(2) 서비스 내용별 시간배분상태에서 보건진료원은 86.3%에 해당되는 많은 시간을 환자 진료에 소비했고, 보건진료보조원은 가족계획사업에 40.3%의 많은 시간이 배분되었고, 환자진료 보조업무에 26.3%의 시간을 소비하였다.

환자진료의 경우 보건진료원은 투약 및 처치에 진료업무활동시간의 77.2%를 소비하였고, 진찰이나 체온 및 혈압 등에는 비교적 적은 시간을 소비하였다. 모자보건사업에 있어서는 산전관리나 영유아를 위한 영유아등록 및 신체계측에 배분된 시간이 극히 적고, 주로 건강 상담에 대부분의 시간이 소비되었다.

(3) 서비스 1건당 소요시간은 보건진료원은 12분이 소요되었고, 보건진료보조원은 15.3분, 보건진료원의 환자 1인당 진료 소요시간은 11분으로 나타났다.

(4) 활동장소에 따른 근무시간 배분실태는 지소 내 근무가 보건진료원은 89.4%, 보건진료보조원은 61.1%로 나타났다. 지소 외에서 소비한 시간 중 보건진료보조원은 활동시간이 64.6%, 가정방문 및 출장활동을 위한 시간이 30.4%, 교통대기시간이 5.0%로 나타났다. 교통수단의 빈도는 도보, 버스, 택시의 순으로 나타났다.

(5) 보건진료보조원의 특성과 근무실태와의 관계에서 기능별 업무는 연령, 경력 및 학력에 따른 활동시간과의 사이에는 유의한 차이가 없다. 서비스 내용에 있어서는 연령 24세 이하군의 진료업무가 32.6%로 25세 이상군의 18.0%보다 많은 시간이 배분되었고, 고 연령군에서 모자보건사업에 많은 시간이 배분되었다. 경력 4년 이상군에서 3년 이상군보다 진료업무 및 모자보건사업에 더 많은 시간이 배분되었고, 경력이 적은 군에서는 가족계획사업에 더 많은 시간을 소비하였다. 중졸군에서 가족계획사업에 소비된 시간이 70.4%로써 고졸군 30.1%에 비하여 현저히 많은 시간이 배분되었다. 요원의 특성과 활동장소에 따른 근무시간 배분상태와의 사이에는 유의한 차이가 없었다.

이상과 같이 3개 지역의 시범사업 결과로 1980년 12월 31일 농어촌보건의료를 위한 특별조치법이 발효되면서 보건진료원 직무교육이 시작되었다. 일차보건의료사업을 실시하기 위한 정부의 법적·행정적 조치로는 농어촌 보건의료를 위한 특별조치법이 공포되었고(1980.12.31) 이에 근거하여 면단위 보건지소에 공중보건의사를 배치하기 시작하였으며(1981.04), 리 단위 보건진료소에 보건진료원을 배치하기 위한 직무교육을 실시하였다(1981.3). 직무교육이수 후 보건진료원이 배치되어질 보건진료소의 설치(1981.1)와 보건진료소 운영을 지원하기 위한 보건진료소 운영협의회가 조직되기 시작하였고(1981.8) 보건진료소용 의료기구 및 의약품의 공급(1981.10)과 보건진료소 건물을 신축하기 시작하였다(1983.1).

2. 보건진료원 직무교육 및 배출

보건진료원제도 개발 4개년 시범사업으로 일차 보건 의료사업의 핵심요원이라 할 수 있는 보건진료원을 매년 보건진료소 설치 수에 비례하여 500명씩 양성, 배치할 계획으로 1981년부터 500명씩 배출하여 1984년까지 전국에 2,000명의 보건진료원을 양성할 계획이었다. 그러나 계획대로 되질 않아 1986년까지 보건진료원 배치를 위한 직무교육은 계속되었고, 이때 2,284명의 보건진료원이 배출되었다. 1987년 이후부터 2011년 현재까지는 보건진료원 보충을 위한 직무교육이 이루어지고 있다.

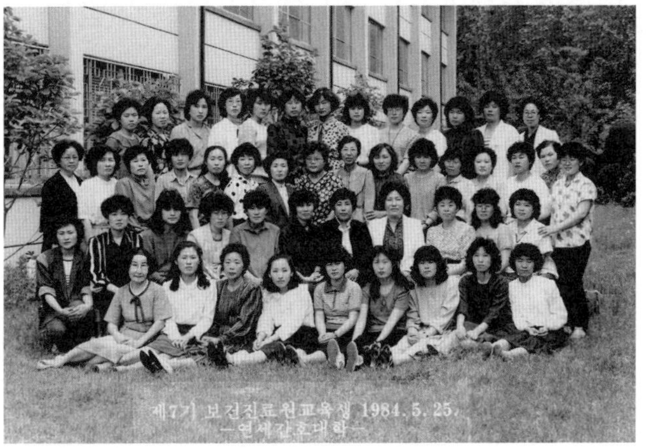
제7기 보건진료원교육생 1984. 5. 25.
— 연세간호대학 —
▲ 1984년 연세대학교 보건진료원 직무교육

연도별 교육기관별 보건진료원 직무교육의 인원은 (표 7) (표 8)과 같다.

〈표 7〉 연도별 교육기관별 보건진료원 배치를 위한 직무교육 인원

교 육 기 관	보건진료원 배치를 위한 직무교육					
	1981	1982	1983	1984	1985	1986
서울대 보건대학원	64	67	61	35	44	38
연세대 간호대학	36	36	54	81	63	55
충남대 의과대학	23	21	23	20	26	66
전북대 의과대학	58	59	42	26	48	61
예수간호 전문대학	22	-	21	24	52	49
전남대 의과대학	50	47	66	49	65	55
경북대 보건대학원	64	67	66	70	66	45
부산대 의과대학	48	63	58	58	26	46
가톨릭대 간호학과	-	-	-	-	-	-
계	365	360	391	363	390	415
연도별 누계	365	725	1,116	1,479	1,869	2,284

〈표 8〉 연도별 교육기관별 보건진료원 보충을 위한 직무교육 인원

교 육 기 관	보건진료원 보충을 위한 직무교육										
	1987	1988	1989	1990	1991	1997	1998	2002	2005	2009	2010
연세대 간호대학	55	44	39	49	48	50	29	26	24	-	-
예수간호 전문대학	65	55	49	51	52	-	-	-	-	-	-
경북대 보건대학원	59	45	37	37	33	-	-	-	-	-	-
가톨릭대 간호학과	-	-	-	-	-	-	-	-	-	65	32
계	179	144	125	137	133	50	29	26	24	65	32
연도별 누계	2,463	2,607	2,732	2,869	3,002	3,052	3,081	3,107	3,131	3,196	3,228

3. 보건진료소 시설 및 보건진료원의 업무

1)보건진료소 시설

(1)보건진료소의 시설 기준

1981년 보건진료소의 시설 기준은 옆의 그림과 같다.

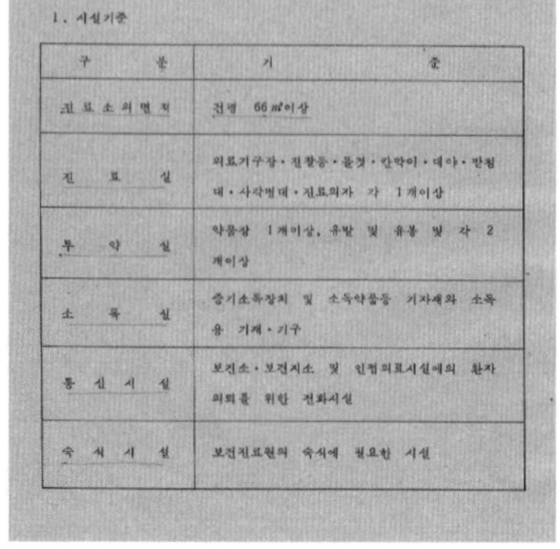

〔별표〕

보건진료소의 시설 및 의료장비기준

1. 시설기준

구 분	기 준
진료소의면적	건평 66㎡이상
진 료 실	의료기구장·진찰등·물컵·칸막이·대야·판철대·사각면대·진료의자 각 1개이상
투 약 실	약품장 1개이상, 유발 및 유봉 및 각 2개이상
소 독 실	증기소독장치 및 소독약품등 기자재와 소독용 기계·기구
통 신 시 설	보건소·보건지소 및 인접의료시설에의 환자의뢰를 위한 전화시설
숙 식 시 설	보건진료원의 숙식에 필요한 시설

▲ 보건진료소의 시설 기준

(2) 보건진료소 시설의 변화

초창기 보건진료소는 건물 신축이 되지 않아 마을의 일반

민가 아래채를 빌리거나 마을회관에서 보건진료소의 업무를 보기 시작하였다.

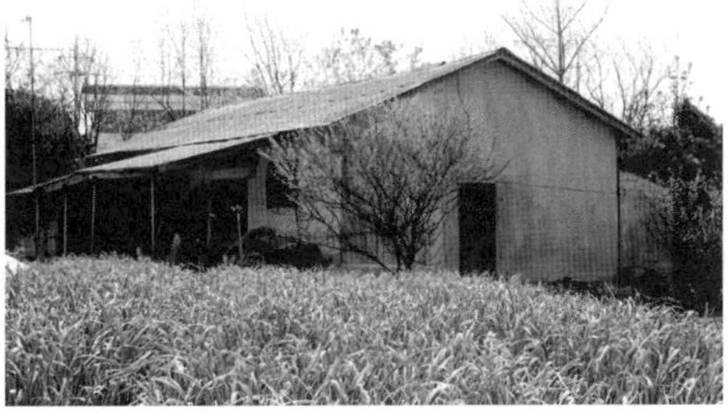
▲일반 민가에서 보건진료소업무

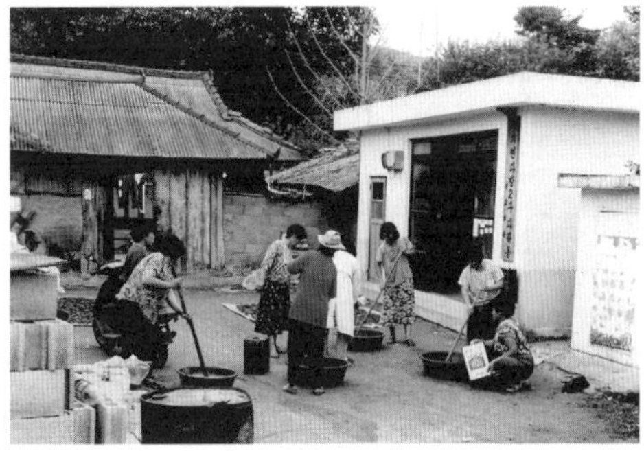
▲마을회관에서 보건진료소 업무

보건진료소 건물은 1983년부터 신축되기 시작하였다. 초창기의 보건진료소는 주민들의 자발적인 참여로 건축 부지를 주민들로부터 희사 받아 짓기 시작하였다.

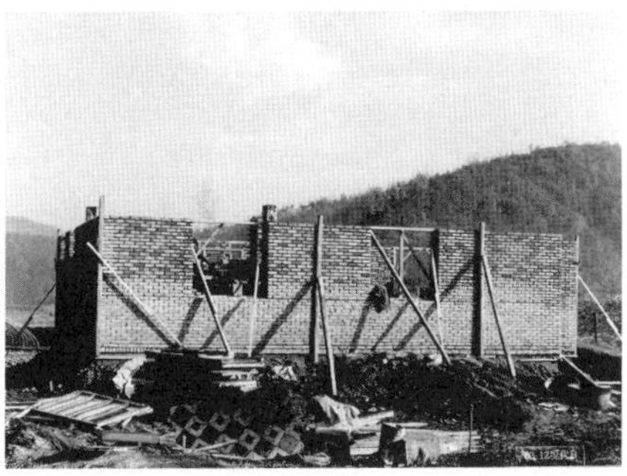
▲ 1983년 보건진료소 기초공사

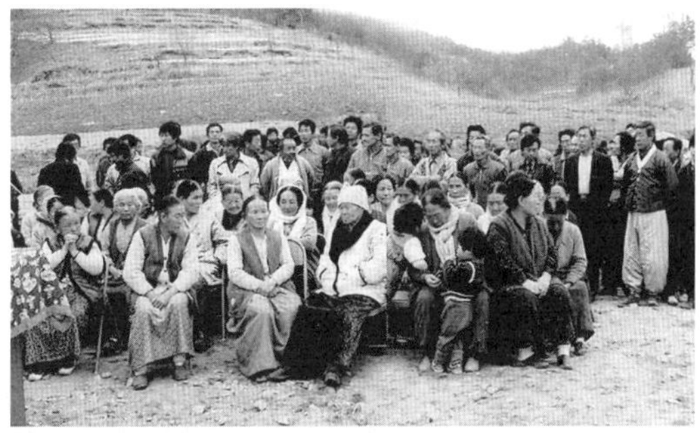
▲ 1983년 보건진료소 개소식

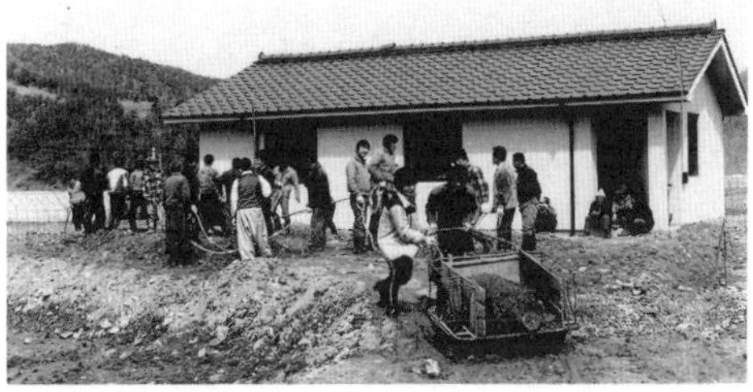
▲ 1983년 주민참여로 마당 공사

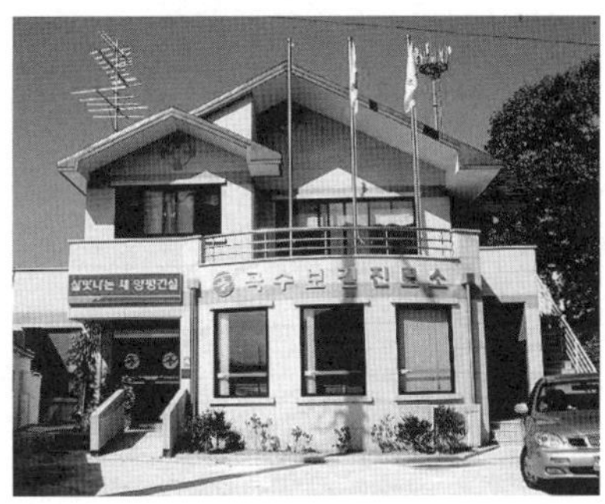
▲ 2007년 신축 보건진료소

UR 타결 이후 농어촌 생활환경 개선과 농어민 후생복지를 위해 1994년부터 농어촌 특별세를 신설하였다. 2004년에 종료되는 한시적 사업이었으나 사업기간 연장으로 2014년까지 추진하게 되었다. 의료기관의 도시집중과 농어촌 보건기관의 시설 낙후 등으로 농어촌 보건의료서비스 환경이 열악함에 따라 보건기관의 시설 및 장비개선을 통하여 양질의 보건의료서비스를 제공하기 위하여 농어촌 보건기관의 시설과 장비를 현대화하고 있다.

보건진료소의 표준 대지면적은 495㎡ 국고지원 기본 시설 면적 116㎡, 선택시설 면적 33㎡이며 지방 재정 자립도에 따른 지원율을 차등하여 지원하고 있다. 1994년부터 2011년 현재까지 1,008개소가 신축되어 현재 54%의 신축률을 보이고 있다.

〈표 9〉 1994년~ 2011년 농어촌 의료서비스 개선사업

지원년도 / 지원분야	대상기관수 (10년말 기준)	1994	1995	1996	1997	1998	1999	2000	2001	2002	2003	2004	2005	2006	2007	2008	2009	2010	2011
보건 진료소	1,871	2	1	21	1	1	7	8	18	33	35	53	100	100	133	112	113	127	143

2)보건진료원의 업무

보건진료원은 농어촌 등 보건의료를 위한 특별조치법(이하 농특법)에 의하여 의사가 배치되어 있지 아니하고 계속하여 의사의 배치가 곤란할 것으로 예상되는 의료취약지역 안에서 시장·군수가 설치·운영하는 보건의료시설인 보건진료소에 근무하고 있다.

농촌인구의 감소, 교통의 발달, 민간 의료기관의 확충, 생산연령층의 유출로 인한 인구의 고령화 등의 변화된 보건의료 환경과 더불어 국제통화기금(IMF) 구제금융 이후의 사회적 변화 속에서 보건진료소 존재의 당위성 및 효율성 제고 그리고 앞으로의 기능과 역할에 대한 논란 속에서 보건진료원은 30년 동안 농어촌 오·벽지에서 지역주민과 함께 건강문제 해결을 위해 노력해왔으며, 그동안 보건진료원의 업무, 역할과 기능은 많은 변화를 겪어왔다.

(1)보건진료원의 업무

보건진료원의 역할과 기능은 초기에는 농어촌 보건의료를 위한 특별조치법에 따라 일차 진료, 모자보건과 가족계획, 기타 보건사업(환경관리, 질병예방, 보건증진교육 및 지도, 기록 유지)이 명시되었으나, 1982년 직무조정을 거치면서 지역사회개발 및 조직, 사업계획 수립, 지역사회 보건관리, 모자보건, 가족계획, 통상질환관리, 사업운영관리, 보건정보체계의 개발 등으로 개선되었으며 보건정보체계의 확립, 일차건강관리 제공자로서의 기능 확립, 지역사회보건사업 계획수립 및 평가, 보건교육 및 연구 사업이 보건진료원의 업무로 추가되기도 하였다.

보건진료원의 업무규정은 농어촌 등 보건의료를 위한 특별조치법(1992.12.31 발효) 시행령(1992.6.11) 제14조 1항에 의한 보건진료원의 의료행위와 2항에 보건사업 범위를 각호에 명시하고 있다.

제14조 (보건진료원의 업무)

① 법 제19조의 규정에 의한 보건진료원의 의료행위의 범위는 다음 각 호와 같다(개정 1992.6.1)

1. 상병상태를 판별하기 위한 진찰·검사행위
2. 환자의 이송
3. 외상 등 흔히 볼 수 있는 환자의 치료 및 응급을 요하는 환자에 대한 응급처치
4. 상병의 악화 방지를 위한 처치
5. 만성병환자의 요양지도 및 관리
6. 정상 분만 시의 개조 및 가족계획을 위한 피임기구의 삽입
7. 예방접종
8. 제1호 내지 제7호의 의료행위에 따르는 의약품의 투여

② 보건진료원은 제1항 각호의 의료행위 외에 다음 각 호의 업무를 수행한다(개정 1992.6.1).

1. 환경위생 및 영양개선에 관한 업무
2. 질병예방에 관한 업무
3. 가족계획을 포함한 모자보건에 관한 업무
4. 주민의 건강에 관한 업무를 담당하는 자에 대한 교육 및 지도에 관한 업무
5. 기타 주민의 건강증진에 관한 업무

③ 보건진료원은 제1항의 규정에 의한 의료행위를 할 때에는 보건복지부장관이 정하는 환자진료지침에 의하여야 한다(개정 1994.12.23).

1)보건진료원의 의료행위

보건진료원의 진료방침은 합병증이 없는 복통, 기침, 발열, 피로, 설사 등을 동반한 증상 및 질환으로, 규정된 약품 범위 내에서의 치료 및 투약을 실시하며 7일간에 호전되지 않거나 악화되는 환자는 의사에게 의뢰하여야 한다. 투약기간은 1회에 3일간으로 한다. 다만, 만성질환 투약기간은 30일 이내로 한다.(2002년 환자진료 지침 개정)

[진찰 및 검사기준]

(1)건강상태 평가에 필요한 기술수준

① 문진 : 주소, 현 질병상태, 과거병력, 가족력, 일반신체상태
② 신체검사 : 시진, 촉진, 청진, 기타
③ 신체사정 : 피부색, 머리, 임파선, 눈, 귀, 코, 입, 목, 가슴과 등, 복부, 사지, 생식기와 항문부위, 신경계의 사정

(2)검사범위

① 혈액검사 : 헤모글로빈, CBC, 혈액형, 혈당, 콜레스테롤
② 소변검사 : 일반 소변검사
③ 대변검사 : 잠혈, 일반 대변검사를 위한 채취 및 의뢰

[환자이송의 범위]

다음과 같은 환자는 보건지소, 보건소 또는 병·의원으로 의뢰한다.

① 즉각적인 외과적 수술을 요하는 환자
② 골절, 내부 장기의 손상, 두뇌손상 등의 가능성이 있는 환자
③ 복막염의 의심이 있는 환자
④ 다량의 출혈로 수혈을 요하는 환자
⑤ 무의식 상태나 호흡장애가 있는 환자
⑥ 각혈, 토혈, 흑색변, 혈뇨가 있는 환자

⑦ 합병증이 병발된 만성 질환자
⑧ 상태가 위급하다고 생각되는 환자
⑨ 고열과 오한이 심한 환자
⑩ 경한 증상을 치료하였으나 3일이 지나도록 증상이 호전되지 않거나 악화되는 환자
⑪ 기타 진단 및 치료가 불가능한 자

[통상 질병의 종류 및 처치방법]

(1)치료 가능한 증상 및 질환

보건진료원이 치료 가능한 증상 및 질환은 내과영역의 증상 및 질환이 대부분이며, 이외 전문영역별 증상 및 질환은 (표10)과 같다.

<진료영역별 증상 및 질환>

영 역	증 상 및 질 환
내과	① 단순 복통, 속 쓰림 : 제산제/진정제로 호전될 수 있는 증상 - 위염, 급성 위염 등 ② 기침/발열 : 진해거담제/해열제로 3일 내 호전될 수 있는 증상 - 기관지염, 감기 등 ③ 설사/변비 : 지사제로는 완화제로 3일 내에 호전될 수 있는 질환- 급성 장염, 알러지성 위장염, 변비 등 ④ 기생충증 : 확진 후 투약가능 - 회충증, 십이지장충증, 요충 ⑤ 두통증 : 진통제, 신경안정제 등으로 증상의 호전을 기대할 수 있는 질환 ⑥ 단순 근육통, 관절통, 요통, 긴장성 두통, 단순빈혈, 편두통
외과	경미한 사지열상(진피), 내출혈을 동반하지 않은 자상, 찰과상, 1도 화상, 9% 미만의 체표면적의 2도 화상, 신경증을 동반하지 않는 염좌
부인과	단순대하증, 월경 전 증후군, 폐경기 증후군
소아과	단순 복통, 기침, 발열, 단순구토, 설사, 단순열성경련
피부과	단순피부질환 : 백선증, 두드러기, 머릿니, 접촉성 피부염, 땀띠, 교충증, 옴, 기저귀피부염, 단순포진, 주부습진
이비인후과	급성 국한성 외이도염, 비염, 구내염, 인후염, 편도선염,
안과	단순결막염, 신생아 농루안, 눈 다락지, 안 이물

(2)의사의 진단 후 치료지침에 의한 진료 가능 질환

의사의 진단 후 치료지침에 의한 진료가 가능한 질환은 계통 및 전문영역별로 다음 (표 11)과 같다. 지침에 의한 치료에도 2주 이내에 증상이 호전되지 않으면 의사에게 재의뢰하도록 하였다.

2002년 환자진료지침이 개정되어 고혈압 및 당뇨약이 추가되어 만성질환 투약관리를 할 수 있게 되었다.

〈진료 가능한 질환〉

구 분	진료 가능한 질환
소화기계	소화성궤양(위, 식도, 십이지장궤양), 아메바성 장염, 세균성장염, 간경화증, 담낭질환
호흡·순환기계	유행성독감, 기관지천식, 폐렴, 늑막염, 기관지 확장증, 임파선질환(임파선염), 폐결핵, 울혈성 심부전, 철 결핍성 빈혈, 고혈압, 악성빈혈
신경계	현기증, 간질, 뇌졸중, 후유증
비뇨기계	방광염(결핵성, 신경성 등), 요도염, 신우염, 매독, 임질
내분비계	당뇨병
안과, 이비인후과	유행성 각·결막염, 임균성 결막염, 만성녹내장, 고막염, 재발성 중이염
피부과질환	습진, 대상포진
부인과질환	당뇨성소양증
외과 영역	관절염, 디스크, 근 긴장증, 선천성 기형, 소아마비, 말초신경증
소아과영역	전염성 질환
고혈압 · 당뇨관리	① 혈압 및 혈당 검사 등을 통하여 약물치료가 필요하다고 판단되는 환자를 처음 발견 할 경우에는 의사에게 진단을 의뢰하여 확진을 받은 후 치료지침에 의하여 투약관리를 한다. ② 이미 투약 중에 있는 환자 중 보건진료원이 직접 투약 관리하여야 할 필요가 있다고 판단되는 환자에 대해서는 의사의 치료지침에 의하여 투약 관리하되, 동 지침 관련 자료를 구비하여야 한다. ③ 보건진료원이 투약 관리 중에 있는 환자 중 치료효율이 떨어지거나 합병증세가 나타나는 등 이상증세를 발견할 경우에는 의사에게 의뢰한다. ④ 보건소장은 보건진료원이 요청할 경우 담당 의사를 지정하여 고혈압· 당뇨환자에 대한 진단 및 치료지침을 마련하여 줌으로써 효율적 환자관리가 될 수 있도록 하여야 한다. ⑤ 고혈압·당뇨관리에 관한 기타사항에 대하여는 보건진료소 일차 보건의료사업 지침 및 질병관리 사업지침을 준용한다.

(2)응급관리

응급관리가 필요한 약품은 별도의 약장에 보관하여 사용하고 관리하도록 하고 있다. 일반적인 응급 처치 후 바로 이송함을 원칙으로 한다. 응급환자평가는 즉시 또는 12시간 이내에 적절한 치료를 받지 않으면 생명의 위협이나 심한 신체장애를 초래할 경우에 한다. 응급상태는 호흡장애, 외출혈, 내출혈, 쇼크, 혼수, 화상, 동상, 교상, 중독, 물에 빠졌을 때, 두부손상, 골절, 급성 전염병 등이다. 주된 응급처치내용은 아래와 같다.

① 출혈환자의 지혈을 위한 수단 ② 열상환자의 봉합, 결찰, 압박
③ 호흡곤란 환자의 호흡을 도울 수 있는 수단 ④ 골절환자의 동통을 덜어주는 수단
⑤ 의식불명환자의 증상에 따른 도움이 되는 수단
⑥ 이송환자에게 도움이 되는 기술적 수단으로 주사 및 도뇨를 실시하는 수단

2) 보건진료원의 의료행위 외의 업무

보건진료원은 의료행위 외에 다음의 업무를 수행하도록 규정하고 있다.

가. 환경위생 및 영양개선에 관한 업무
나. 질병예방에 관한 업무
다. 가족계획을 포함한 모자보건에 관한 업무
라. 주민의 건강에 관한 업무를 담당하는 자에 대한 교육 및 지도에 관한 업무
마. 기타 주민의 건강증진에 관한 업무

(2) 보건진료원 업무의 변천

1979년부터 현재까지 보건진료소, 보건진료원을 중심으로 하여 보건진료원(소)의 업무, 직무, 활동 분석연구는 전체 147편 중 학위논문은 45.5%, 보고서 4.7%, 학술지 49.6%였다. 보건진료원 제도가 정착되기까지 보건진료원(소)의 업무, 직무, 활동에 관한 연구가 1980년대에 51.7%로 가장 많았고, 1990년대에는 29.9%, 2000년대는 18.4%로 나타났다.

〈표 10〉 보건진료원(소)의 업무, 직무, 활동 분석 관련 연구 동향

구 분	1979~1989	1990~1999	2000~2009	계
학위논문	27(35.5%)	27(61.3%)	13(48.1%)	67(45.5%)
보고서	7(9.2%)	—	—	7(4.7%)
학술지	42(52.3%)	17(38.6%)	14(51.8%)	73(49.6%)
계	76(51.7%)	44(29.9%)	27(18.4%)	147(100%)

보건진료원의 업무에 관련한 규정은 1980년대에는 모자건강관리 및 가족계획 사업과 통상질환관리에서 급성질환, 결핵과 같은 전염성 질환이 많았고, 1990년대에는 가정간호 및 재활관리의 예방사업위주로 업무가 변화되었고 2000년대 들어서는 영유아대상자와 유배우 가임여성 대상자가 극소수에 이르자 모자건강관리 및 가족계획사업은 약화되고, 만성질환관리, 주민환원사업의 일환으로 건강걷기대회, 세라밴드를 이용한 근골격강화훈련, 골다공증 무료검진사업 및 칼슘제 보급 등 건강증진사업과 주민의 삶의 질 향상을 위하여 자아찾기 사업과 한글교실 등을 운영하였다. 지방자치단체에서 컴퓨터 보급과 전자문서, 행정전화, KT EDI 보험청구등의 행정업무의 전산화 등으로 업무의 효율성을 높일 수 있었다. 보건진료원 업무규정의 변천과정을 정리해보면 (표 13)과 같다.

〈표 11〉 보건진료원의 업무규정 변천[2)]

1982년	1994년	2002년
1. 지역사회조직 및 활동	1. 지역사회조직 및 활동	1. 지역사회조직 및 활동
2. 사업계획 수립	2. 사업계획 수립	2. 사업계획 수립
3. 보건정보체계개발	3. 보건정보체계개발	3. 보건정보체계개발
4. 지역사회보건	4. 지역사회보건	4. 지역사회보건
5. 모자건강관리 및 가족계획	5. 모자건강관리 및 가족계획	5. 모자건강관리 및 가족계획
6. 통상질환관리	6. 통상질환관리	6. 통상질환관리
7. 사업운영관리 및 기술지도	7. 가정간호관리	7. 가정간호관리
	8. 재활관리	8. 재활관리
	9. 사업운영관리 및 기술지도	9. 사업운영관리 및 기술지도
		10. 보건정보체계

가)1980년대 보건진료원의 주요 활동 및 업무

1980년대 보건진료원 활동내용을 김진순(1982년)의 연구를 바탕으로 살펴보면 진료활동, 모성보건사업, 가족계획사업, 영·유아보건사업, 학교보건사업, 가정방문사업을 구분하여 활동률을 파악하였다. 보건진료소의 기능별 활동시간은 진료기능과 예방 및 기타 지역사회 보건기능이 주를 이루었으며, 이후 추가기능으로 건강관리 기능이 필요하다는 제안이 있었다.[3)]

2) 오영호 외(2002). 보건진료소 기능 및 재무 회계제도 개선방향, 한국보건사회연구원.

3) 김진순(1987). 보건진료소 운영분석 연구, 한국인구보건연구원.

<표 12> 진료내역별 활동 실태

내 용	활동률	평균활동건수(SD)
감 기	75.7	36.8(23.1)
기타호흡기	78.3	18.4(17.1)
소화 불량	81.2	22.8(19.7)
기타소화기	74.3	19.8(16.0)
신 경 통	77.5	19.5(16.9)
기생충증	65.6	7.8(11.7)
피부질환	79.7	16.0(14.0)
외 상	79.7	11.0(11.3)
농약중독	34.8	4.1(5.3)
응급처치	55.1	5.0(6.5)
의 뢰	60.9	10.7(11.1)
기 타	46.0	9.6(11.0)
계		181.5

1985년부터 1987년까지 경북 영양군 당동보건진료소에 근무하였는데 당시 한국의 가정분만율은 1986년 52.2%였다. 농어촌지역에 건강보험이 되지 않은 시기라 도시보다 상대적으로 경제력이 떨어지는 것과 그당시 영양군에는 산부인과가 없었다. 보건소에 모자보건센터가 그 기능을 대신하고 있었는데, 시설이나 인력이 열악하였다.

보건진료소에서는 둘째아부터 분만지도를 할 수 있는데, 1986년 당시에는 3~4달에 한 번꼴로 가정분만을 개조하였다. 한 번은 분만을 돕고 있는데, 출산이 순조롭게 진행되었다. 신생아도 건강하고 산모도 상태가 좋아서 먼저 신생아의 제대를 끊고 케리로 산모의 탯줄을 잡아 둔 상태에서 신생아의 태지를 닦고 아기포로 싼 후 태반을 잡아당기는데 나오질 않았다. 자궁저부를 마사지를 하고 다시 당겨보아도 태반이 나오질 않았다. 그러기를 30여 분을 반복하였으나 태반은 자궁벽에 붙어서 박리가 되질 않았다. 할 수 없이 택시를 부르고, 산모의 하혈에 대비하여 5% 포도당을 혈관주사로 꽂은 채로 한손에는 포도당 링거병을 한 손에는 케리를 잡고 2시간거리의 안동종합병원으로 후송하였다. 병원에 도착하자마자 응급실을 통해 수술실에서 태반을 강제박리를 시켰다. 다행히 하혈도 없었고, 상태가 좋아 그 다음날 퇴원하였다. 지금 생각해도 아찔한 상황이었다. 한 가지 특이한 사항은 경북 영양군에서는 태반을 지붕위에 던져 버리는 풍습이 있었고, 산파역할을 한 보건진료원에게도 산모와 똑같이 고생하였다고, 쇠고기와 미역꾸러미를 주면서 끓여 먹으라고 주던 풍습이 있었다.

1992년 경남 거창의 지산보건진료소에 근무하면서 딸만 둘인 가임여성이 아들을 낳아 보려고 셋째아를 임신하여 필자에게 분만개조를 요청한 것이 마지막으로 분만개조를 한 사례가 되었다. 1989년도부터 한국은 전국민의료보험시대를 맞이하게 되었는데 그당시 산아제한을 위한 가족계획사업이 진행되고 있던 때라서 병원 분만시 둘째아까지만 보험처리가 되고 셋째아 이상은 본인부담금 100%였다. 가정형편이 어려운 이 임산부는 병원분만보다는 가정분만을 원하였다.

1992년 12월 24일 추운 겨울 오후 6시경에 통증이 온다는 연락을 받고 분만세트를 챙겨 달려 가보니, 오전에 양수가 터졌다고 한다. 양수가 터지고도 진통도 오지 않고 내진을 해보니 경관도 열리지 않았다. 시간이 자꾸 지나니 상행감염이 우려되어 내진도 어렵고, 감염도 걱정이 되어 병원으로 가자고 하니 돈이 없다고 한사코 가정분만을 고집하였다. 그러다 새벽 4시쯤 진통이 오기 시작하면서 경관이 조금씩 열리기 시작하였는데, 양수가 너무 일찍 터져서 산모의 진통은 참으로 길고 힘들었다. 12월 25일 아침 7시경에 신생아의 울음이 세상 밖으로 터져나오고, 딸이라는 소식을 접한 아기 아빠는 "에이 씨"하면서 방문을 걷어차고 나가버렸다. 산모도 힘들고 서운한 감정에 울음을 터뜨렸다. 하지만 셋째 은별이는 자라면서 부모님의 사랑을 독차지하면서 예쁘게 잘자라 이제 어엿한 대학생이 되었다. 경남 거창에서는 태반처리를 아궁이에 넣어 태우는 방법을 사용하였다. 오늘날의 적출물 처리법에 위배되는 행위들이 그 당시에는 지역별 풍습에 따라 처리되었다. 회고해보면, 참으로 무모하면서도 용감한 행동을 했던 것 같다. 의료기관도 멀고, 도로는 비포장도로에 통신도 우체국 교환을 통해서 겨우 연결되던 1980년대, 보건진료소라는 보건기관에 주민들은 목숨과 건강을 온전히 믿고 맡겼던 것 같다.

〈표 13〉 모성보건사업 내용별 활동실태

내 용	활동률	평균활동건수(SD)
산전관리	71.4	5.5(7.5)
직접분만	31.2	1.7(1.0)
분만지도	44.9	3.5(4.9)
산후관리	60.9	3.6(5.0)
의 뢰	33.3	2.2(2.5)
계		16.5

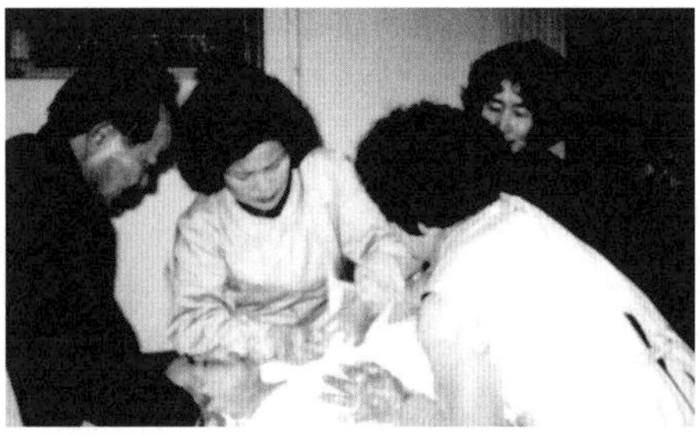

▲ 분만 과정

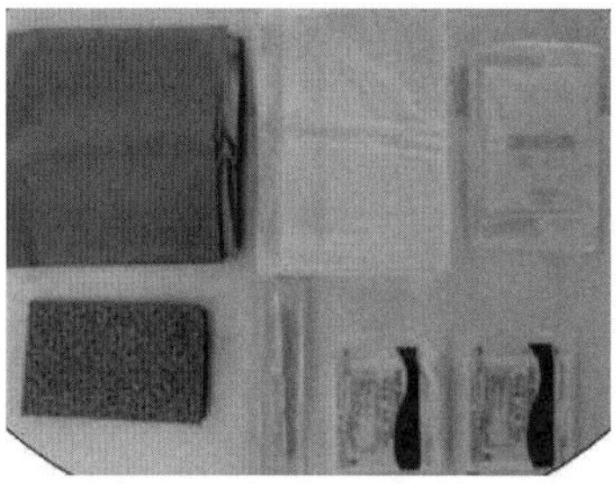

▲ 분만 세트

1980년대 당시 보건진료소에서 가족계획사업은 19세에서 49세 가임부부를 대상자로 등록하고 마을건강원과 가정방문을 다니면서 모자보건의 필요성과 산아제한을 위한 가족계획방법을 홍보하며 상담을 하였다. 점심시간에 논밭으로 찾아 가기도 하고, 농한기 때에는 마을건강원 집이나 노인정에 모아놓고 집단으로 홍보를 하였다. 대상자의 요구에 맞게 불임시술을 원할 경우 쿠폰을 작성하여 보건소로 의뢰하고 보건소에서는 불임시술이 가능한 안동시의 병원으로 의뢰하였다.

영양군 당동보건진료소에서 근무할 때, IUD시술은 교통, 통신이 열악하여 보건소에서 가지고 온 IUD기구로 시술하거나 병원에 가서 하길 원할 경우 보건소로 의뢰하고 보건소에서 쿠폰을 작성하여 병원으로 의뢰를 하였다. 일시적 피임방법으로 경구용 피임약과 콘돔을 무료로 제공하였다. 이때 주민들은 "IUD를 삽입하면 요통이 생긴다.", "정관결찰술을 하면 정력이 감퇴된다.", "콘돔을 사용하면 성감을 제대로 못 느낀다." 등의 낭설로 가족계획을 홍보하러 다니면, 아예 우리들 이야기는 듣지도 않고 손사래를 치며 문전박대를 하였다. 가족계획 홍보를 위해 가정방문을 하면 할아버지가 집에 계실 경우에는 "남의 집 대 끊으러 다닌다."면서 바가지에 물을 담아 퍼부어 물바가지를 뒤집어쓰고 쫓겨나는 일도 있었다. 보건진료소에서 가족계획사업을 연대별로 살펴보면, 1980년대에는 영구불임시술 대상자를 발견하고 홍보하고 병원으로 의뢰하는 홍보요원으로 활동하였고, IUD 시술을 직접하거나 병원시술을 원할 경우 안동병원이나 영양군보건소 모자보건센터로 의뢰하여 시술 받도록 하였고, 경구용 피임약이나 콘돔은 무료로 제공하였다.

1990년대에는 1980년대에 정부 주관의 주도면밀한 홍보로 인해 주민들이 자발적으로 자신들의 형편에 알맞은 가족계획을 스스로 실천하는 단계로 대상자들이 원하는 가족계획방법으로 접근하는 시기였다. 1989년 전국민 의료보험 실시와 병의원의 증가로 각종 시술 등을 안전하게 병원에서 받는 등 병의원 선호로 인해 보건진료소의 시술은 급격히 줄어들었다. 2000년대에는 인구가 급격히 감소하자 영구불임시술을 저소득층에만 실시하다가 이제는 영구불임시술이 유료화되고 불임시술 복원술이 보험적용이 되는 반전이 시작되었고, 국가의 시책도 산아제한에서 출산장려정책으로 돌아서면서, 셋째아에 대한 지원이 확대되고 있다.

<표 14> 가족계획사업 내용별 활동실태

내 용	활동률	평균활동건수(SD)
등 록 및 관 리	49.6	9.2(14.3)
IUD삽입 및 관리	28.3	5.3(8.9)
의 뢰	35.5	3.1(4.4)
계		17.6

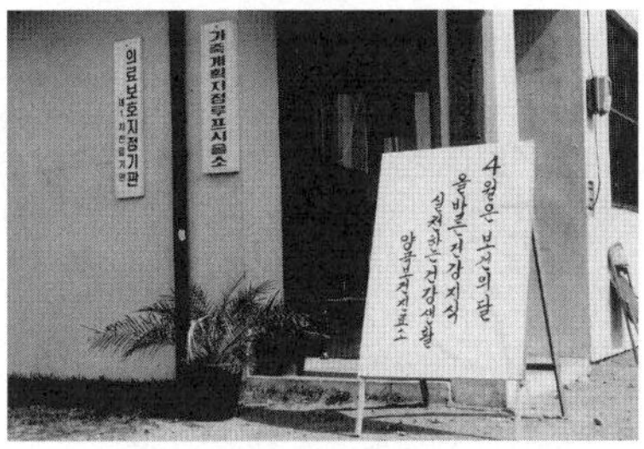

▲ 가족계획지정 루프시술기관

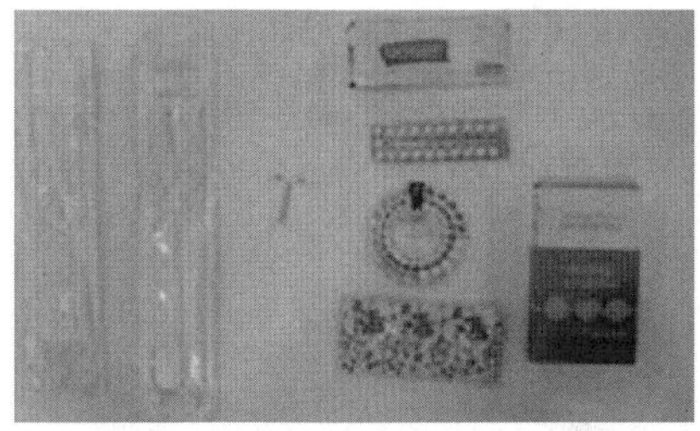
▲ 1980년대 피임기구

영유아관리는 가정분만이나 병원 분만 후 신생아가 있는 가정을 방문하여 체중, 키, 두위, 흉위를 재고 목욕도 시켜주고, 제대관리를 해주면서 영유아 예방접종 수첩에 예방접종 스케줄을 적어주면서 등록 관리를 하였다. 영유아의 예방접종은 시대적 변화에 따라 접종 종류도 조금씩 달랐다. 1980년대에는 BCG, DPT, 경구용 Polio, MMR, Measles을 기본접종으로 실시하였다. 1990년대에는 기본접종에 B형 간염예방접종이 추가가 되었고, 2000년대에는 영유아 대상아가 적거나 없어서 백신 운반, 보관과정의 적정온도 유지의 어려움, 대상아가 적어 백신 폐기량이 많은 점 등으로 보건진료소에서는 예방접종을 직접 하지는 않고 병의원, 보건소로 안내를 하면서 관리만 하고 있다.

<표 15> 영유아보건사업 내용별 활동실태

내 용	활동률	평균활동건수(SD)
건강상담	72.8	19.4(19.4)
예방접종	57.6	28.8(25.3)
의 뢰	32.6	6.0(11.7)
계		54.2

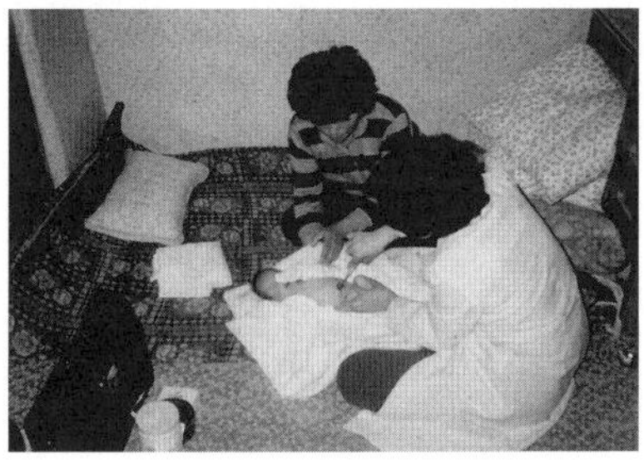
▲ 가정방문을 통한 제대 관리

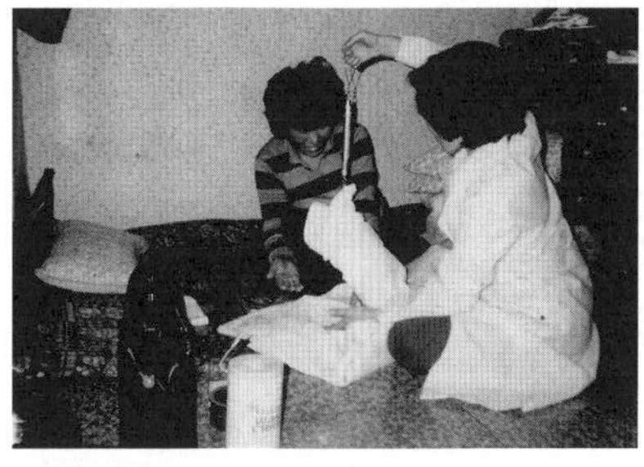
▲ 영유아 관리 – 체중측정

보건진료소 관내 초등학교를 대상으로 학교보건사업은 예방접종과 건강교육으로 제공되었다. 1980년대 초등학생을 대상으로 장티푸스, 콜레라, BCG 접종을 실시하였다. 아래 사진(왼쪽)은 1989년 7월 거창군 모동초등학교에서 장티푸스 예방접종을 하던 모습이다. 1990년대에는 일본뇌염, B형 간염, BCG 접종을 하였다. 2000년대 초반에는 B형간염, 유행성 출혈열, 인플루엔자접종을 하였으나 그 이후 면단위 이하의 초등학교가 폐교되면서 학교보건사업은 없어졌다. 건강교육은 1980년대에는 궤도를 주로 이용하여 학교 집단 건강교육을 실시하였다. 아래 사진(오른쪽)은 1988년 10월 모동초등학교에서 구강보건교육을 실시한 모습이다. 1990년대에는 간호과 실습생과 함께 역할극과 비디오 테이프를 이용하여 건강교육을 실시하였다. 2000년대에는 관내 초등학교가 폐교되면서 건강교육 또한 할 기회가 없어졌다.

<표 16> 학교보건사업 내용별 활동실태

내 용	활동률	평균활동건수(SD)
예방접종	34.8	73.5(34.8)
건강교육	22.1	50.2(41.7)
계		123.7

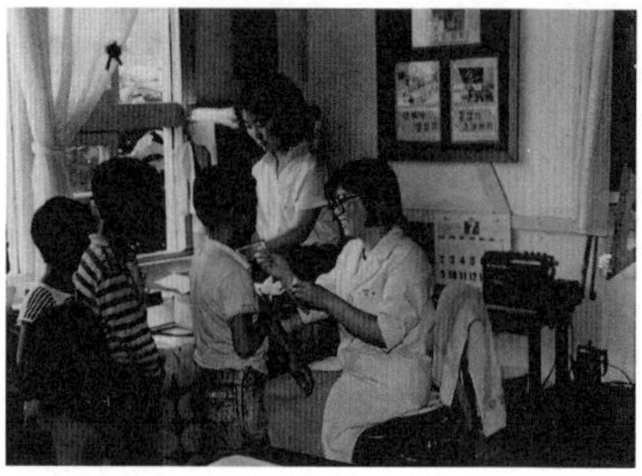

▲ 학교 예방접종

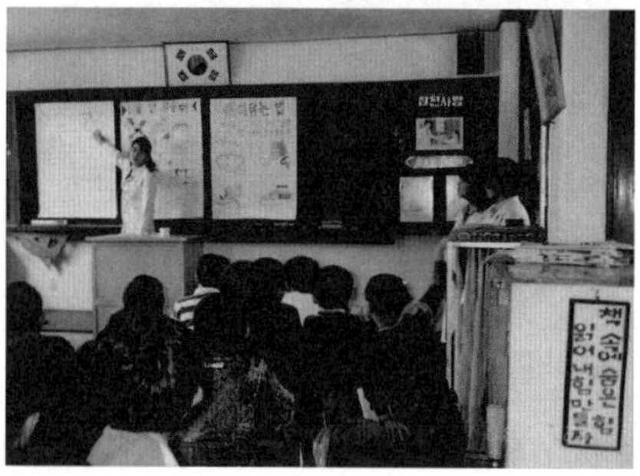

▲ 학교 건강교육

3)의료보험 행정업무의 변화

(1)1981~1987년 의료보험 미실시

보건진료소제도가 시행되면서 보건진료소에서 진료 받는 자에 대한 진료비의 징수에 관하여 보건진료소 관리운영 지침에 수가기준을 제시하고 있다. 진료비는 보건진료소 수가기준의 기준이 정하는 바와 같이 첫1일은 600원, 2일째부터는 1일 500원씩 가산하여 징수하며 보건진료소의 운영을 보건진료소 운영협의회에 위탁하여 행하게 하는 경우에는 (그림 17)의 기준이 정하는 범위 안에서 협의회 총회의 의결로써 진료비 기준을 별도로 정할 수 있도록 하였다.

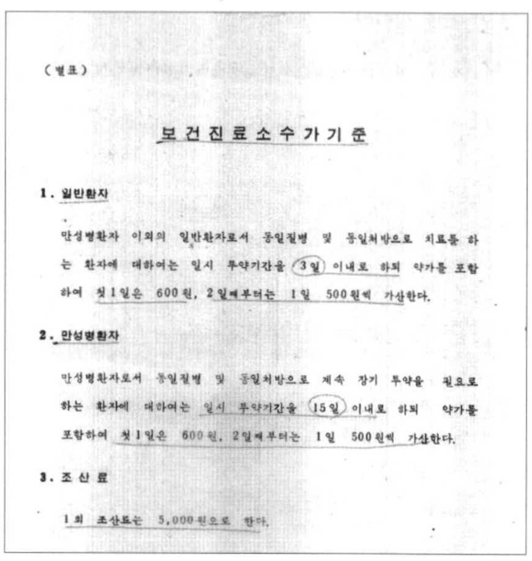

(별표)

보건진료소수가기준

1. 일반환자

만성병환자 이외의 일반환자로서 동일질병 및 동일처방으로 치료를 하는 환자에 대하여는 일시 투약기간을 3일 이내로 하되 약가를 포함하여 첫1일은 600원, 2일째부터는 1일 500원씩 가산한다.

2. 만성병환자

만성병환자로서 동일질병 및 동일처방으로 계속 장기 투약을 필요로 하는 환자에 대하여는 일시 투약기간을 15일 이내로 하되 약가를 포함하여 첫1일은 600원, 2일째부터는 1일 500원씩 가산한다.

3. 조산료

1회 조산료는 5,000원으로 한다.

▲ 보건진료소 수가 기준

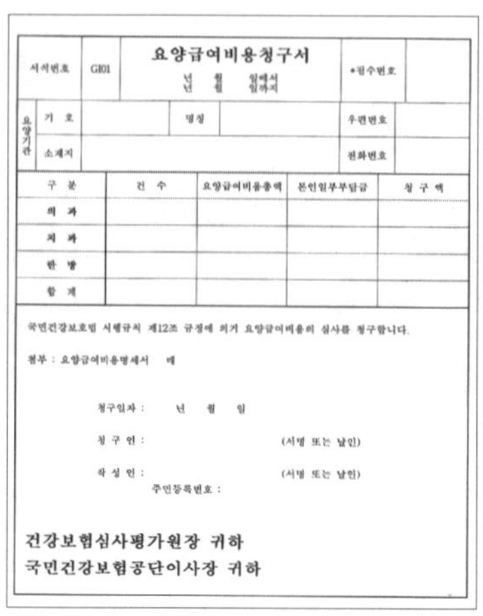

서식번호	GI01	요양급여비용청구서 년 월 일에서 년 월 일까지	*접수번호	
요양기관 기호		명칭	우편번호	
요양기관 소재지			전화번호	

구 분	건 수	요양급여비용총액	본인일부부담금	청 구 액
의 과				
치 과				
한 방				
합 계				

국민건강보호법 시행규칙 제12조 규정에 의거 요양급여비용의 심사를 청구합니다.

첨부 : 요양급여비용명세서 매

청구일자 : 년 월 일

청 구 인 : (서명 또는 날인)

작 성 인 : (서명 또는 날인)

주민등록번호 :

건강보험심사평가원장 귀하

국민건강보험공단이사장 귀하

▲ 요양급여 비용 청구서 양식

(2)1988~1993년 농어촌 지역의료보험 실시

우리나라의 의료보험은 1977년에 시작하여 1988년 농어촌 의료보험이 시작되고 1989년에 전국민의료보험시대를 맞이하게 되었다. 의료보험의 재정이 열악하여 동일 상병은 연간 180일로 급여기간을 제한하면서 시작되었다.

보건진료소에서는 본인부담금을 제외한 진료비를 수기로 작성하여 국민의료보험공단으로 우편청구하였다. 1988년 10월 1일 보건진료소의 본인부담금은 초진료 400원, 재진료 400원으로 시작하였고, 1989년 7월 1일부터는 초·재진료가 500원이었다.

(3)1994~2005년 의료보험 청구 전산화

보건진료소 자체구입이나 지방자치단체에서 지원되는 컴퓨터로 인해 의료보험 청구를 전산으로 하게 되었다. 전산프로그램은 ITN, 두영, 다다, 노아 등 도(道)별로 지역마다 조금씩 다른 프로그램을 사용하였으며, 프로그램 개발자에게 연납식으로 사용료를 지불하면서 사용하였고, 도트 프린터기로 출력하여 우편으로 청구하는 방식을 사용하였다.

급여기간 제한이 매년 30일씩 연장되어 2000년 7월에는 급여기간 제한이 폐지되기도 하였다. 또한 2000년 7월 1일 의약분업이 실시되었다.

<표 17> 연도별 급여기간 일수

연도	상 세 내 용
1994	연간 180일 65세 이상 210일
1995	일반국민 : 연간 180일 ➡ 210일
1996	65세 이상, 등록 장애인, 국가유공자 중 상이자 : 급여기간 제한 폐지 일반국민 : 연간 210일 ➡ 240일
1997	일반국민 : 연간 240일 ➡ 270일
1998	일반국민 : 연간 270일 ➡ 300일
1999	일반국민 : 연간 300일 ➡ 330일
2000	일반국민 : 연간 330일 ➡ 365일
2000	급여기간 제한 폐지
2002	연간 요양급여일 365일 상한제도 실시 - 불필요한 진료 및 지나친 약물투여 방지 - 불가피한 사유 시 공단에 연장승인 신청 예외 : 고혈압, 당뇨 등 11개 만성질환

1995년 12월 10일 본인부담금은 800원이었고 1998년 7월 1일 본인부담금은 900원으로 현재까지 유지되고 있다. 1998년 11월 20일 외래 진료 및 특수 의료장비를 이용한 진료의 경우 진료비 총액에 관한 조건 및 본인부담액(제21조 제1항과 관련) 12,000원 초과 시 진료비 총액× 30/100을 적용하기 시작하였다.

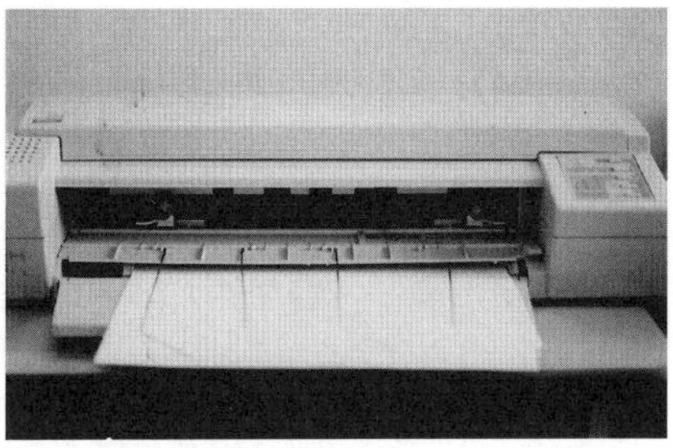

▲ 도트 프린터기

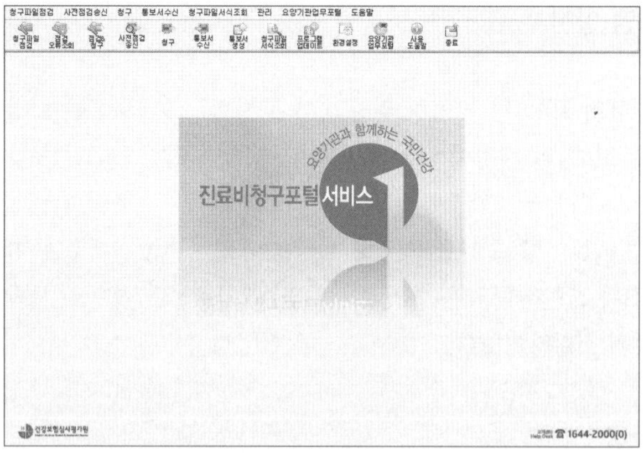

▲ 심사평가원의 진료비 청구 포털 서비스 청구

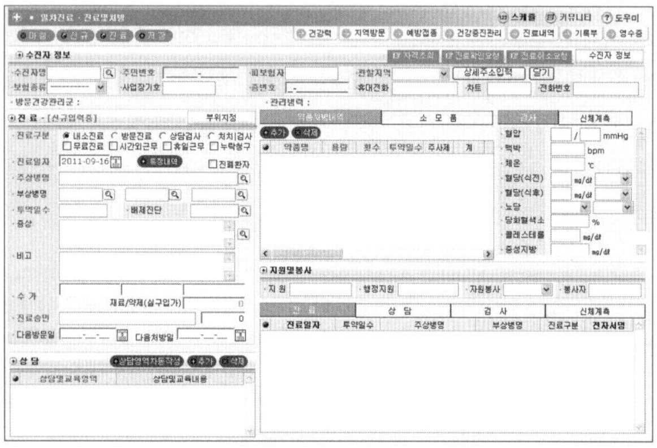

▲ 표준정보시스템의 일차진료 및 처방

(4)2005~2011년 현재 웹기반 보건진료소 정보시스템 사용

2006년부터 보건복지부에서 통합된 프로그램 사용으로 업무의 능률을 향상시키고자 표준정보시스템 프로그램(무료)을 개발하여 웹으로 전산처리하며 보험청구 또한 KT EDI(월 1만원 사용료 지불)를 사용하다가 2011년 7월 1일부터 건강보험심사평가원으로 진료비청구포탈 서비스를 통해 무료로 EDI청구를 하게 되었다.

[참고문헌]

www.cho.mw.go.kr
www.hira.or.kr
www.kihasa.re.kr
강복수(1987). 농촌지역 보건진료원의 업무활동 분석, 영남의대학술지 제4권 제2호.
김모임(1983). 일차보건의료와 간호교육, 대한간호 제22권 제4호.
김진순, 조유향(1979). 홍천지역 보건진료원 및 보건진료보조원과 횡성지역 보건요원의 업무활동분석 보고, 한국보건개발연구원.
김진순(1982). 보건진료원제도 시행에 따른 문제점, 대한간호 제21권 제3호 7,8월호 통권 116호.
김진순(1984). 일차보건의료사업에 있어서 보건진료원의 업무수행에 관한 분석적 연구, 한국 인구보건연구원.
김혜연(2001). 영유아 예방접종사업의 관리현황과 정책과제, 보건복지포럼.
김진순(1987). 보건진료소 운영분석 연구, 한국인구보건연구원.
보건진료소 관리운영지침(1982). 보건사회부.
보건진료소운영 관계법규(1995). 보건복지부.

보건진료원 관리요원을 위한 훈련평가 세미나 결과보고(1981). 한국인구보건연구원.
보건진료원 현지활동사례 - 일차보건의료사업을 중심으로- 1979. 한국보건개발연구원.
신용애, 강희경, 김진순, 김춘미, 박도순, 소애영, 손계순, 이꽃메, 전경자, 정인숙(2011). 보건진료원의 일차보건의료, 한국보건복지인력개발원.
오영호 외(2002). 보건진료소 기능 및 재무 회계제도 개선방향, 한국보건사회연구원.
이성국, 예민해, 강복수(1979). 군위지역 보건진료원 및 보건진료보조원의 업무활동분석, 한국보건개발연구원.
임홍달(1981). 보건진료원 배치의 제도적 배경과 그 의의 및 관계법령해석, 대한간호 제20권 제1호 통권 109호
황금복(1982). 농어촌 1차 보건의료사업 시행 1년, 대한간호 제21권 제3호 7,8월호 통권 116호.
황인담, 박영수(1979). 옥구지역 보건진료원 및 보건진료보조원의 업무활동분석. 한국보건개발연구원.

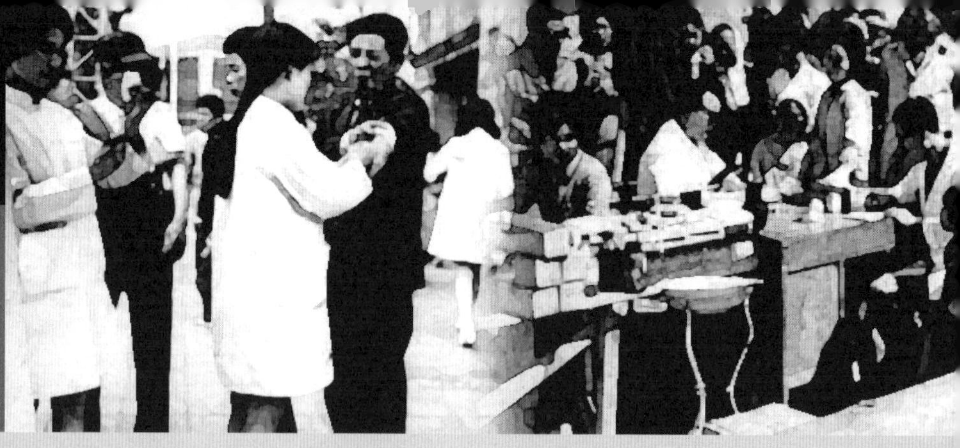

김 옥

보건진료원과 함께 한 인생

전남 장성군 동화면 월산진료소장

프로필

1983. 10~1989. 5	전남 곡성군 석곡면 연반진료소장
1989. 5~현재	전남 장성군 동화면 월산진료소장
1989. 3~1990. 2	서울대학교 보건대학원 CPHN과정 졸업
2000. 3~2002. 2	초당대학교 사회복지학과 졸업
2002. 3~2005. 2	전남대학교 행정대학원 행정관리학 석사
2006. 3~2009. 2	이화여자대학교 간호학박사 수료
2007. 3~2008. 2	조선간호대학 겸임교 수역임
2008. 3~2011. 2	순천 청암대학 겸임교수 역임
2009. 3~현재	전남 보건진료원회장
2010. 1~현재	대한산악연맹 광주지부 부회장

우리나라 보건의료의 총체적 역사를 기록하고자 「지역보건 60년의 발자취」를 발행한다니 매우 뜻 깊은 일이다. 게다가 필자가 보건진료소에 대해 알리게 되어 기쁘기 그지 없다. 그러나 현장에서 실무위주로 28년을 넘게 살다보니 사실적 기록들이 학습과 동떨어진 내용이 나오지나 않을까, 현장에서 부적절하게 대처하지는 않았나, 혹 동료들이나 관계자분들께 곡해를 야기하지는 않을까 하여 심적 부담이 적지 않다. 하지만 편찬위원들과 동료들, 선배님들 그리고 일차보건의료계의 전문가들과 독자들의 넓으신 아량을 믿고 즐거운 마음으로 과거로의 시간여행을 떠나 보려 한다.

서술순서는 첫 번째 머리말부분에 일차보건의료의 보건진료소와 관련된 문헌을 참고하여 보았고 두 번째로 보건진료소제도를 만들어낸 정부 및 연구기관의 관련자들의 인터뷰를 통하여 회고한 구술을 서술해 보았다. 또 세 번째로 제1기 보건진료원 4명의 실무 30년 경험과 네 번째 보건진료소의 설치부터 현재까지 지역에서 봉사하고 계시는 5명의 보건진료소 운영협의회장님의 경험, 다섯 번째 맺음말 그리고 필자가 겪은 28년의 보건진료원 경험의 순서로 이어나갔다.

1. 머리말

일차보건의료는 지역사회의 개인이나 가족이 쉽게 이용할 수 있으며 지역사회 주민들이 받아들일 수 있는 사업방법으로 주민들의 적극적인 참여에 의해서 그들의 지불능력에 맞게 제공되는 필수적인 보건의료서비스이며 국가의 핵심 보건사업조직과 그 지역사회의 전반적인 사회·경제 개발의 구성요소이다(이경호, 1993). 또 WHO와 UNICEF는 개발도상국의 건강문제는 기본인권의 하나이므로 사회목표가 되어야 한다고 하였다. 주민이 사회적으로나 경제적으로 생산적인 생활을 할 수 있고 빈부의 격차를 없애주는 새로운 접근방법을 강조하였다(오영호 외, 2003).

우리나라도 세계적 흐름과 국민적 요구에 1978년 소련 Alma-Ata 회의에 참가하여 2000년대 지구상의 모든 인류의 건강권을 보장해야 한다는 일차보건의료전략을 발표하였다. 이에 정부는 지리적·경제적으로 보건의료서비스를 받지 못하고 있는 도시 및 농어촌주민 등을 1차 대상자로 선택하였고 이들을 위한 보건의료서비스 확대를 위하여 국제경제대한원조협의체(IECOK)에 1972년 군립병원설립을 위한 소요자금 차관을 요청하였다. 이 요청에 USAID조사단이 파견되었고 1973년 11월 '한국의 보건의료요구에 대한 조사'를 실시 경비절약형 보건의료체계 확립, 정부 내 보건기획전담부서 설치를 조언하였다(한국보건개발연구원 종합보고서, 1980).

1974년 6월 한국정부와 USAID간 보건기획사업의 협정이 체결되었고, 1975년 3월 정부와 AID 공동으로 차관사업 계획서가 작성되었고 이 문제는 한국정부 및 AID/Washington에 의하여 승인되었다(한국보건개발연구원 종합보고서, 1980). 1975년 9월 13일 차관협정이 체결되었고 차관협정서에는 새로운 경제개발 5차 5개년계획에 지역을 선정하여 시범사업의 실시하는 것이었다. 차관의 목적은 한국에 의해 감당할 수 있는 비용으로 저소득주민에게 기초적 건강증진과 예방 및 치료, 보건서비스를 효과적으로 접근시키기 위한 한 과정을 창출하고 제도화하는 것이었다. 이를 위해 연구전담 기관설립과 경비절약형 종합보건의료 전달체계를 개발하여 주민의 보건의료서비스의 접근성해소, 경제적 비용효과가 높은 방법을 선택 입증하는 것이었다.

이에 따라 한국보건개발연구원(KHDI)이 연구를 위하여 1976년 4월 설립되었고 정부는 우리나라 보건의료체계의 전달과정을 검토하고 농어촌 지역의 의료공급체계의 문제를 심각하게 받아들여 그 해결은 1차 보건의료제도의 실시라고 보고, 외국의 경우를 참고하게 되었다. 미국의 간호사와 캐나다 간호사가 농촌과 탄광촌, 필요지역에서 활동하고 있음을 제시하였고 시범사업을 위해 "마을건강사업"이라는 계획이 발표되어 1975년 9월~1980년 12월까지 5년 동안 시행되었다.

이 사업의 혁신적인 방안의 하나는 보건진료원(Community Health Practitioner = CHP)이라는 새로운 간호인력이었다(김진순, 2010). 보건진료원 훈련시 고려사항은 역할과 범위, 이론교육, 기술, 교육자료 개발, 교육 담당 전문교수요원 교육실시, 훈련기법 및 실시를 위한 자문관활용, 외국사례와 접목 등이었으며 보건진료원 훈련의 커리큘럼 개발을 위하여 AID측에서는 미국에서 시행되고 있는 Nurse Practitioner, MEDEX(Medical Extender), Medical Assistance의 훈련프로그램을 제안하였다. 우리나라에서는 면허증소지 간호사를 대상으로 하였고 Nurse Practitioner 중 Family Nurse Practitioner (FNP)훈련 프로그램을 조정하여 적용하였다.

보건진료원 훈련 프로그램을 개발하기 위하여 미국 West Virginia주립대학에서 1개월의 워크숍 결과 커리큘럼이 확정되었다. 이러한 훈련방법에 의해 제1기 CHP 수료자가 21명이 배출되었으며 KHDI에서 과정을 마쳤다. 이어 2차 3명, 3차 28명으로 총 52명이 KHDI에서 훈련되었다.

보건진료원의 탄생은 이렇듯 당시 정치적 상황, 정부의 일차보건의료사업(1978년 Alma-Ata 일차 보건의료선언) 확대의 의지, 마을건강사업의 성공적인 결과인 것이다(김진순, 2010). 1978년 7월부터 1980년 12월말까지 강원도 홍천군, 전라북도 옥구군, 경상북도 군위군에 시범사업을 실시하였으며 동 사업을 위하여 총액 670만 불의 상당액(차관 500만 불, 정부 부담금 170만 불)이 투입되었고 관련기관과 단체, 그리고 제1기 보건진료원들의 각고의 노력에 힘입어 지역사회주민의 수용태도 및 만족도가 높고 의료이용의 확대로 주민건강 향상, 의료비 절약, 지역사회 의료문제 해결에 좋은 성과를 얻게 되었다(신언항, 1982).

2. 농특법과 보건진료원 입안 및 설치 관련자들로부터 듣다

우리나라 일차보건의료에 대한 문제점은 국가가 시작된 이래 언제나 존재하였으나 누가 어떤 방법으로 해결해야 하는가는 어려운 문제였다. 1972년부터 시작된 무의촌지역 보건의료 문제해결을 위한 노력들이이 시대적 정치적 여건들을 토대로 1980년 12월 30일 혁신적으로 제도화·법제화되었다. 예측 가능한 결과였지만, 언제, 누가, 어떤 의지로, 어떤 목표의식 아래 행하였는가는 매우 역사적이고 뜻깊은 사실이었다. 정부 및 연구기관에서 열심히 제도화에 힘써 주신 네 분 이외에도 많은 관계자가 있겠으나 편의상 아래 참여자의 인터뷰 내용으로만 가름하고자 한다.

▶ 참여자 1(연구기관)

"인구 50만 명을 대상으로 사업을 하면서 보건진료원들이 정말 1970년대의 열악한 상황에서 차도 별로 없고 공공버스가 하루에 한 번 왕래할 정도로 열악한 조건에서 제1기 보건진료원 24명이 열심히 활동을 해서 3년 후에 경제적인 면이나 서비스의 질적 측면에 있어서 아주 좋다는 평가를 받았습니다. 의료인력, 시설 등이 부족하고 보건진료원이 들어가서 예방과 진료와 교육과 건강 증진과 재활, 주민의 다양한 고통의 문제들을 들어줄 수 있다는 종합적인 판단하에 보건진료원 제도가 탄생하게 되었습니다."

▶ 참여자 2(연구기관)

"의사와 간호사의 중간에서 의사가 안가는 오지 같은데, 시범사업을 만들어서 하는데 그 때만 해도 보건지소라는 것이 많지 않았어요. 보건소가 있었는데 223개 군단위의 보건소에는 의사가 내려갔고 면단위에 못 갔단 말예요. 의료제도가 민간기관들 아니에요? 공공부담보다는 민간부담이 많단 말이에요. 그래서 국가에서 USAID에서 원조를 받아서 시범사업을 하게 됐어. 그래서 커뮤니티 헬스 프랙티셔너 프로그램이라고 해요. 간호사들을 6개월을 더 훈련을 시켜서 의사 대신에 면 단위나 리 단위로 내려 보냈다고. 그래서 CHP가 생긴 것이지요."

▶ **참여자 1(연구기관)**

"당시 의료법에 제한을 받고 있었기 때문에 보건진료원이 전국적으로 배치되려면 의료법보다 상위하는 어떤 특별법이 필요했기 때문에 '농어촌 보건의료를 위한 특별조치법'이 만들어지면서 보건진료원 제도가 전국적으로 정착이 되고 우리나라의 중요한 정책으로 수반되었다고 봅니다(연구기관, 참여자1)."

▶ **참여자 2(연구기관)**

"그때 성공적이란 판단을 국제사회에서도 하였고 KDI에서도 하였는데 3년 동안 매 분기 마다 사업보고서를 USAID로 보냈어요. USAID에서는 대한민국과 타이랜드의 란팡도 똑같은 모델을 가지고 했는데 결과는 우리가 굉장히 잘 했다고 생각했죠. 그래서 한국보건개발연구원에서 란팡에 가서 같이 지도를 했고 우리가 어떻게 해냈는가를 보여줬어요. 그래서 국제사회에서 프라이머리 헬스 케어가 어떻게 중요하다는 것을 알게 되고 2000년도에는 모든 사람, 인류가 헬스 서비스를 받아야 한다는 기조로 우리나라가 가서 발표를 하고. 성공적인 시범사업을 했기 때문에 보건진료소는 USAID 시범사업을 성공적으로 해서 국제사회에 알려지면서 결정적으로 '농어촌 보건의료 특별조치법'이 만들어 진 것입니다. 이것이 만들어지면서 그 특별조치법이 통과되고 보건복지부와 도에서 협력을 해서 전국에 2,000여 개소에 간호사를 6개월간 교육을 시켜서 다 보냈죠. 1977년도에 의료보험을 도입하고 한국의 프라이머리 헬스 케어 프로젝트가 만들어졌어요."

▶**참여자 3(정부기관)**

"전국에 1,326개의 읍·면이 있었고 그 읍·면에 의사를 확보하는 것이 아주 큰 현안과제였어요. 보통 750개면은 의사를 확보하는데 나머지는 확보가 안 되는 거예요. 당시 국민의료균점 차원에서 무의지역을 빨리 해소해야 되지 않느냐는 게 문제였죠. 그때 한국보건개발연구원에서 AID차관으로 그 세 군데에서 보건요원들이 근무하면서 그야말로 프라이머리 헬스케어로 장관이 알마타 선언을 하고 결국은 이 보건의료문제는 지역사회 내에서 지역사회자원을 활용해가지고 대부분의 의료문제는 반드시 의사가 다 해결할 수 있는 것이 아니고 의사가 아닌 어떤 인력에 대해서 교육을 시켜서 내보내면 그걸 활용할 수 있겠다, 그것을 3개 군을 대상으로 KHDI에서 맡아서 시범사업을 수행했죠. 마을건강사업이라고 무의지역 때문에 이걸 해보면 어떤가? 마을건강사업을 내용 요약하여 국가보건상임위원회에 보고하자 그게 되기 시작한 것이죠.

이미 '국민보건의료를 위한 특별조치법'이라는 게 있어서 그 법을 어떻게 고쳐가지고 보건진료원제도를 여기에 넣을까 연구했어요. KHDI에 남OO, 김OO, 오OO 연구자들하고 같이 일을 하여 남OO 박사가 '국민보건의료를 위한 특별조치법'으로 공중보건의사 파견했기에 남OO, 김OO 박사가 써가지고 오면 다시 문장을 만들고 윤OO 전 차관과 임OO 국장님이 시작한 거예요. 그 이만분의 일 지도에 보건진료소 2,000여개를 표시하고 마땅한 지역이 있는가 올라오면 지도에 또 표시를 하면서 그 지역을 우리 보건사회부 출장팀을 만들어서 강원도, 경기도, 전라도, 경상도 다 보냈죠. 그때는 비포장 아니에요. 그래서 도의 보건과 차량을 타고 지정된 곳을 보건과 직원하고 군에 가면 군청직원이 나오니까 거기까지는 데리고 가고요. 호응도가 컸어요.

생기기 전인데 지방자치단체에서는 상당히 기대가 컸죠. 무의지역을 해소하고 주민자체 자원을 가지고 우리지역 주민들이 협조를 적극적으로 받을 수 있느냐, 건물 확보가 어려운데 마을회관을 쓸 수 없다. 그러면 토지라도 지역사회에서 제공할 수 있느냐, 의사가 있는 의료기관 하고는 어느 정도하고 떨어져 있느냐, 그때만 해도 뭐 갈려고 해도 버스도 없고 걸어서 여러 차례 다녔어요. 아마 1981년도 중반쯤 해서 임 OO 과장이 복지부로 다시 오셨어요. 그래서 본격적으로 이 법도 만들고 보건진료소를 4년에 걸쳐서 2,000개 만들자. 각 보건소당 장비는 100만 원어치씩 장만을 하자. 그래서 장비는 스펙을 보건진료소 스펙을 만들어서 오라고 했죠. 김 OO 박사하고. 그래서 스펙 가지고 입찰 돌려서 그렇게 했죠."

그리고 '보건진료소가 어떻게 만들어졌는가?'라는 필자의 질문에 한동안 말이 없으시다가 끝내 들려주셨다.

▶ 참여자 4(정부기관)

"3공화국 때부터 무의면 해소, 무의면 일소라고 해서 근 20년 가까이 정책을 추구해왔습니다. 근데 전국적으로 보면 1,500개 남짓의 읍·면이 있는데 300~400개가 의사를 배치해도 곧 떠나버리고 의사를 배치할 수 없는 무의촌이 있던 거죠. 뭐 숫자는 정확하지 않는데. 의료취약지역으로 무의면을 해소해야 되겠다는 것이 정책의 핵심이었습니다.

한지 의사, 촉탁의사, 한의사 등등 제도를 오랫동안 시행을 해보기도 했고. 그래도 효과가 미미하니까 그 다음에는 조건부 의사도 있었고. 의도한 대로 정책 효과가 나타나지 않았죠. 여전히 300개 정도 무의면이 있었다고 기억이 됩니다.

그래서 일단 생각을 좀 전환을 해가지고 무의면 해소에 꼭 의사가 아니더라도 투입할 수 있는 인력이 없겠느냐 해서 생각해 낸 것이 보건진료원이라는 제도가 아닌가 생각됩니다. 처음에 마을건강사업을 한국보건개발 연구원에서 했죠. 시범사업을 3년인가 했는데 상당히 효과가 있다고 평가를 하고 정부의 그 사업을 일부 도입을 하자고 결정을 한 것이죠.

시작할 때는 여러 가지 인력도 부족하고 예산도 없고 어려운 가운데서 시작을 했는데 일단 300~400개 지역을 한 2,000 내지 3,000의 소지역으로 구분해서 보건진료원을 5개년 계획으로 해서 400명씩 배치를 해보자, 그래서 당초 500명이 배치된 것으로 기억하는데 효과가 있다고 평가가 되고 해서 그걸 4~5년 계속하니까 2,000명이 충당이 되고 '주민에게 의료수혜를 제공하는 데에는 보건진료원이 공무원이어야 되겠다' 그래야 그것을 강력하게 추진할 수 있겠다는 그런 판단이 섰죠. 보건의료특별법 처음 만들 때 기획원 등 예산부처에서는 상당히 예산 때문에 따져물어서 설득하는 데 애를 많이 먹었어요.

그때 경제기획원에서도 보건진료원 제도에 대해서 이해를 하고 도움을 주었어요. 그런 분들이 있었기 때문에 일이 좀 잘되었습니다. 특별히 교육, 훈련된 간호원이 할 수 있는, 그것에 보건진료라고 이름 지었어요. 보건진료. 그 업무를 수행하는 사람은 '보건진료원'이다라고 생각하게 된 거죠. 법에 그렇게 써놨죠.

법에 보건진료소 설치 근거, 보건진료소 운영을 효율적으로 돕기 위해 보건진료소 운영협의회를 둬야 된다고 하고, 그거 할 때 반대 의견이 참 많았어요. 반대이유는 '의료의 질을 떨어뜨린다'는 거였죠. 그러나 수십 년 해봐도 안 되는 무의촌 해결을 계속 말만 하면 되나 보건복지부에서는 농어촌 의료 문제를 해결하겠다 그거였는데 무의면의 내용을 들여다 보면 의사가 들어가기에는 좀 지역이 좁고, 대상이 적고, 교통이 나쁜 지역들이 면 안에서도 여러 개가 있을 수 있다 이거죠. 마을단위로요. 마을보다는 조금 큰 그런 개념이었는데요.

나는 농어촌 오지에서 태어났는데, 약을 그렇게 구하기 어려워 제때에 약을 못타먹었죠. 건강관리를 하고 적기에 약을 먹고 하면 건강을 해치지 않을 수 있는 그런 생각이고 좀 효과가 있지 않았겠느냐, 그냥 일반 행정 조직보다 조금 더 다른 주민과 밀착되어가지고 서비스를 바로 제공할 수 있는 그런 살아있는 조직, 자생할 수 있는 조직, 그거 (24시간) 있으면 지역 주민의 욕구가 뭔지 얼마나 어렵고, 얼마나 필요한 건지 그걸 바로 해결할 수 있겠다는 그런 생각이었죠.

이 조직은 주민과 주민 속에서 주민과 같이 하는 움직이는 그런 조직, 그런 것이어야 했어요."

이런 모든 이의 노력에 의해 1980년에 법적·행정적 조치로서 '농어촌 보건의료를 위한 특별조치법'이 공포되었고, 이에 따라 면단위 이하 보건진료소에 새로운 직종인 보건진료원(Community Health Practitioner)이라는 직업이 생겨나게 되어 1981년 제1기교육생을 모집하게 되었다.

3. 보건진료원으로 살아온 인생, 30년의 경험을 보건진료원들에게서 듣다

다음은 제1기 보건진료원 4명의 30년 경험들을 인터뷰한 내용을 정리한 것이다.

≫ *보건진료소제도에 대해 잘 몰라 막막하기만 함*

보건진료원 제도가 무엇인지 잘 모르는 상황에서 지원한 경우가 대부분이었던 제1기 보건진료원들은 교육 수료 후 부임한 다음 가장 힘들었던 점으로 주민들의 무지와 본인의 일상문제인 숙식과 안전부터 해결해야 했던 것을 꼽았다.

▶ 참여자 1(보건진료원)

"대한간호협회 회지를 보고 정부에서 모집을 한다고 해서 지원하였으며 보건진료원이 무엇인지 몰랐어요. 교육이 끝나고 발령을 받았는데 막상 가보니 허술하게 방치해 놓은 아래채에 진료기구와 약장 하나 놓고 책상도 못 놓고 상 하나 놔두고 거의 길가였어요. 무슨 소리가 나면 긴장되고 눈이 푹푹 빠지는 곳에서 행여나 비가 오면 연탄이 다 젖어서 못쓰게 되고 무너지고 빗물에 내려가고 얼마나 울었는지 몰라요."

▶ 참여자 2(보건진료원)

"마을회관도 없고 진료소를 한다고 해도 협조도 안 해주고 이장님께 협조 부탁해도 안 해주니까 저는 다른 마을로 갈 수도 있습니다. 그러면 그렇게 하시라고 그래버리고. 뭣을 모르니까 사비로 방을 얻고 진료소라는 간판에 솔깃했지만 한 발짝 떨어져서 쳐다보고 있고. 주인집 사람은 밤낮으로 찾아오는 환자들이나 민원인들이 생활에 방해가 되기도 한다며 싫어하고 다시 다른 집을 찾았지요. 방 두 칸짜리 찾아서 또 고치고 나무간판 있던 것 놓고 시골교회 아랫집을 고쳐서 살던 기억도 있네요."

▶ 참여자 3(보건진료원)

"마을 회관 3분의 1정도 방 하나를 임시거처로 했지. 마을의 살림살이를 쓰고 마을회관 창고에 약품, 의료기구 몇 가지 놓고 추웠고 불 때고 살았죠. 전기가 들어온 지 3년 됐다고 그랬지만 오지에 순 자갈길이에요. 운동화를 신고 다니고 걷고 주민들도 저 아가씨가 뭣을 한다냐 했고."

▶ 참여자 4(보건진료원)

"처녀인데 살 곳도 없고 문단속도 안 되어 있고 무서워서 화장실을 못 갔지. 물도 없었고 비가 오면 빗물을 양동이, 바가지, 밥그릇에까지 받았지. 두려웠고 시골은 수도도 없었어요. 이 사람들이 진료소가 필요하기는 하고 운영위원회에서 출자는 하자고 하였는데 돈 내는 것이 두렵고 100원씩 낸다는데…, 이장님도 기피하고 마을마다 찾아가서 홍보했지만 주민들이 모르고.”

≫ 지역의 새로운 기관으로 태어남

주민들은 이방인의 출현을 배타적으로 받아들여 방관자적 입장을 취해 힘들었으나 보건진료원과 운영협의회와 마을건강원의 진심어린 봉사와 헌신에 보건진료소는 차츰 주민들에게 새로운 국가기관으로써 지역사회에 자리 잡게 되었다.

▶ 참여자 1(보건진료원)

“처음 시작할 때만 정부가 지원을 해주고 각 마을 이장 또는 대표자들이 보건진료소 운영위원회를 만들고 감사, 회장, 사무장, 부회장을 선출한 뒤 주민들이 모두모여 회의를 하고 설치장소를 정하고 재원을 마련하는 출자들을 하였지요. 그 다음부터는 내가 알아서 잘 살아야 했어요. 의약품문제, 비 새는 집, 좁은 집 고치기, 가장 기본적인 것조차도 다 우리가 벌어들인 수입에 의존해야 했어요. 국가기관과 100% 틀렸던 것이 독립채산운영이라 보조금이 1원도 없다는 것입니다. 한 달간 운영가능한 약간의 의약품, 약장, 의료기구 등을 배정받으면 그걸로 알아서 잘 살아야죠. 모든 것을 보건진료소에서 우리의 지식과 육체로 해결해야 했어요.”

▶ 참여자 2(보건진료원)

“운영협의회가 우리 보건진료소를 물심양면으로 도와주고 마을주민과의 유대와 친밀한 기관으로 되도록 도왔으며 현판식도 협의회가 주체가 되어 성대하게 하였지요. 마을에 부녀회장들로 구성된 마을건강원은 조직체로 만들어 모든 주민들의 정보를 전달해주고 운영협의회는 예산결산 등 진료소에 관련된 모든 것들을 협의하여 구입하고 그렇게 했죠.”

▶ 참여자 3(보건진료원)

“부임 3년 후에 신축을 하게 되었는데 정부에서 집을 지어준 거죠. 관할 구역 내에 운영협의회가 보건진료소의 모든 사업을 의결하고 유대관계도 돈독히 할 수 있도록 했죠.”

▶ 참여자 4(보건진료원)

“집을 새로 고친다거나 고장이 났다거나 그러면 운영위원회에서 회의를 해서 매사에 전부 협의를 합니다. 1988년도 이후에는 보험이 도입되어 진료소 이용률도 증가하고 수입이 늘어나서 공과금 등은 충분히 해결하고 각종 보건사업도 원활하게 하였으며 운영협의회는 주민들과 갈등이 있을 때도 가교역할을 하여 잘 해결할 수 있도록 협조해 주셨지요. 마을건강원과 협의회 위원들은 무보수로 일을 합니다. 순수한 봉사정신이지요.”

≫ 24시간 업무에 몰입함

24시간 거주의무를 지켜야 하는 업무규정으로 인하여 보건진료원은 지역에 상주하며 업무와 휴식의 정확한 구분이 없는 농어촌현실을 순수하게 받아들이고 주민을 위한 사랑과 열정으로 수요자 중심의 일차보건의료를 진심에서 행하였다. 이들의 노력에 힘입어 지역사회주민과 보건진료원은 한마음이 되었으며 주민들로부터 깊은 신뢰와 인정을 받았고 이는 보건진료소 이용자가 늘어나는 것으로 증명되었다.

▶ **참여자 1(보건진료원)**

"환자가 발생하면 가방 들고 얼른 가서 그 환자 어떻게 하고 있는지 새벽 4시고 밤 11시고 오라면 오고 주민들이 원하는 대로 밤에 잘 때조차 옷 입고 그냥 잤어요. 늘 긴장하고 있었어요. 예방교육도 하고 위생교육도 하고 보건상담도 하고 방문가방 들고 가운을 입고 지역을 누볐으며 마을건강원들을 체온측정이나 혈압을 재는 교육을 시켜서 연락을 할 수 있도록 그렇게 만들었죠. 밤까지 각종 보고서며 기보, 반보, 월보, 일일보고 등 매일매일 많았고 진료기록부 외 13종의 서류들을 정리하고 나면 틈이 없지요. 1992년부터는 컴퓨터가 나와서 편하긴 했지만 일은 더 많아졌지. 출장이나 교육 때는 일일이 마을마다 전화해주고 스트레스가 많아. 우리들이 의료인이기 때문에 회계 절차에 대해 취약하므로 보완을 하느라고 또 주민들이 요구하는 의료와 그 이상의 것을 만족시켜 주느라 참 힘들었어. 24시간도 부족해. 방문보건사업도 거동불편자, 와상환자, 만성질환 모두 다 잘해야 되고 각 마을의 순회방문 체조교실, 영양교육, 웃음치료, 만성질환교실, 고혈압 당뇨는 말할 것도 없고. 별것을 다 문서화해서 교육을 하자니 종합 보건소 기능을 우리의 손과 발이 다하고 있어. 문서화하고 보관하고 이제는 모든 예산도 공개되고 갖가지 프로그램들을 하고 의료혜택을 받지 못한 사람들이 진료소에서 받게 되어 참 좋지요."

▶ **참여자 2(보건진료원)**

"군대서 위생병이 와서 약을 팔면 그 사람들이 다 해결하던 때 진료소가 들어가 지역 약종상하고 약포하고 갈등이 있었는데 더 많은 역할을 전문적지식과 함께하다 보니 점차 나아져서 밥도 동네 식구들이랑 먹고 그래서 참 미안했어요. 진료소까지 몇 킬로미터를 왔다갔다 다니고들 그랬어요. 보험도 안 되던 그때는 병에 걸리면 병원이 문턱이 높아 시골 사람들은 감히 바라보지도 않았죠. 도로도 너무 안 좋았어요. 승용차도 없었고 버스나 달구지, 아파도 병원에 보내지도 못하던 시절이라 어린이들은 유치원도 없었어요. 그 아이들을 다 모아서 돌봐주고 엄마들이 바쁠 때면 새참도 밭으로 날라주고 농번기에는 못줄도 잡아주고 모도 심고. 뭐랄까 주민과 한마음으로 함께 살았어요. 앞에 냇가에 가서 빨래하고. 궂은 일도 많이 했고 한 마을 주민이나 다름없이. 전기세도 내주고 돈도 관리 해 주고 몸이 불편한 노인들에게 제공하는 서비스가 많이 있지요.

의료만 담당하는 기관이 아니에요. 생활 그 자체가 녹아 있어요. 이 주민들에 대한 정이 가족에 대한 정만큼 똑같이 들어서 자리를 옮길 기회가 있었지만 꽃 한 송이, 풀 한포기도 나랑 같이 한 세월을 보낸 거고 정든 모든 것 들이 나를 잡아당기더라구 운영협의회장님도 가면 절대 안된다. 우리랑 지금까지 해왔는데 고생했는데 진료소 주민 전체가 다 내 가족인거야. 병원가면 돈이 들고, 교통비 들고 지나가다가 물리치료 받고 싶으면 언제라도 들어와서 진료를 안 받아도 사랑방 역할이고 동네 모든 비밀은 나만 알고 있어."

▶ **참여자 3(보건진료원)**

"급한 환자가 방문하면 무서운 것도 모르고 두려움 같은 것도 없어져요. 밤길이 훤히 보이기까지 합니다. 아파하는 주민들이 오면 그냥 문을 여는 거예요. 새벽이고 낮이고 밤이고 창가에서 소장님 하면 일어나는 거예요. 대문도 없었고 그냥 밖에서 소장님 하니까 "예" 그러면서 튀어나가요. 마을 출장가면 3,4킬로미터 걷는 것은 기본이고 가다가 경운기라도 만나면 다행이고 새벽이나 한밤중 분만은 어찌 그리도 많았던지…. 덕분에 모성과 신생아 사망은 한 건도 없었고 모두들 건강하였지요. 밤새 산모 옆에 앉아서 아이를 받아내고 그 다음날 쉬지도 않고 그대로 근무하고. 일 만큼은 죽어라 했어요. 오토바이가 나오니 좀 나아졌고 서류들을 수기로 챙기는 것은 엄청난 일거리였죠. 1991년쯤에는 컴퓨터를 배우는 과정에서 애로사항이 참 많았어요. 우리들의 일의 50% 이상이 서류들이고 특히 회계는 점점 복잡해지고 한 가지 지출에 10번은 넘게 도장을 찍고 특별하게 교육을 받지도 못하고 전문가도 아닌데…."

▶ **참여자 4(보건진료원)**

“전남대 병원 외과병동에서 근무했던 경험들은 소중하게 쓰였고 새벽 두 시고 세 시고 문 두드려서 아프다하면 가고 1984년도에 이동장비가 있어서 방문하기엔 편해졌지요. 걸어서 다닐 때보다 시간이 많이 단축되고 의료보험이 생겨서 마음이 가벼워졌어. 우리가 힘들어서 보내고 싶어도 환자들이 병원문턱이 높아서 병원만 가면 죽는 줄 알고…. 의료보험이 되니까 어려운 환자들 도와 줄 수 있어서 좋았고 보험실시 후엔 두세 배로 일이 늘었지요. 하루 12시간 이상 근무하고 있고 각종 서류에 혈압, 혈당, 물리치료, 목욕사업, 분만, 진료까지 다양한 주민들의 욕구를 해결해주고 주민과 한마음으로 같은 곳에서 같이 살고 있어요.”

≫ 24시간 진료소에 기거함으로 인한 사생활의 어려움

산골오지에 있는 진료소에서 기거해야 하므로 가족과 함께할 수 없었고 함께 기거하는 경우는 협소한 공간이어서 또 힘이 들었다. 이로 인한 가족에 대한 갈등과 미안함은 보건진료원 모두에게 적잖은 고충이 되었을 것이며 미처 하지 못한 어머니, 아내, 며느리, 딸, 역할에 아쉬움이 많았을 것이다. 인간으로서의 기본도리조차 어려웠던 환경이었다.

필자도 진료소에 기거하였는데 밤낮으로 내소한 민원인들과 함께하느라 근무복과 평상복, 잠옷의 분류는 없었다. 지역의 분교마저 폐교되어 초등학생 자녀끼리 도회지에서 학교에 다니는 경우도 있었다 한다. 소풍이나 운동회, 졸업식에도 같이 하지 못한 특히 섬지역의 어머니 보건진료원들의 가족에 대한 아쉬움은 얼마나 컸을까.

▶ **참여자 1(보건진료원)**

“아이들도 같이 시골아이들이랑 같이 살고 엄마 때문에 시골에서 커서 도시에서 자란 아이들보다 공부할 기회도 주지 못했고 원망하지 않았나 하는 안타까움이 있네요. 유치원도 보내 보지 못하고 업무가 끝나면 학원도 없으니 내가 가르치고.”

▶ **참여자 2(보건진료원)**

“아이들의 고향이 되었죠. 일은 많았지만 1992년도에 둘째를 임신했는데 진료소에서 낳았지요. 애기들은 떨어져서 엄마가 키워주시고 남편은 장시간 출퇴근했지요. 방이 없어서 가족이 같이 산다는 것은 어려웠지요. 20여 평에 진료실, 대기실, 처치실, 숙직실, 화장실, 보일러실 등 어쩌다 5식구가 합치면 잠자리가 어떠했겠어요. 아이들한테 많이 미안하고 그 때마다 고민을 많이 했지요.”

▶ **참여자 3(보건진료원)**

“남편이 중동에 나가고 혼자 진료소에 들어와서 임신과 분만을 하고 혼자 아이들을 키웠네요. 애기가 있어서 덜 무서웠어요. 출장 다닐 때 힘들었지요. 마을어르신들이 아이들을 봐 주시기도 하고 도움을 받았어요.”

▶ **참여자 4(보건진료원)**

“처녀여서 가족이 같이 시골로 갔어요. 외할머니가 같이 가준다고 해서 출장가면 할머니가 지켜주시고 같이 근무를 시작했지요. 남편을 만나 결혼하고 임신하여 아이들을 낳아 키우고 세월이 지나 현재는 주말이면 가족들을 만나니 고맙기도 하고 미안하기도 하죠.”

≫ 불안정한 신분으로 인한 위축감

보건진료원 직무교육생 선발 시 정부차원의 공고를 믿고 위촉직으로 임용되어 일용잡급 대우를 받았으며 1987년 의료보험이 적용되었고 1992년 4월 별정직공무원으로 정규직화되었다. 1997년 IMF 국제금융위기가 발생하였고 공무원의 인력구조조정이 시급했다. 신분상 별정직인 보건진료원은 현장에서 우선적으로 구조조정 대상이 되어 200여 명 남짓한 보건진료원이 가정과 다른 일터를 찾아 떠났다. 모두들 불안에 떨었던 기억들이 역력하다.

▶ 참여자 1(보건진료원)

"처음에는 그런 신분이 얼마나 불완전한 신분인지도 잘 알지도 못하고 시작했어요. 알아보니 상황에 따라 어찌 될 지 모르는 신분이었어요. 정부를 믿고 시작했는데 정식 공무원도 되지 않아도 열심히 일했고 신분이 상승되지 않아도 월급도 오르지 않아도 언젠가는 나아질 것이다 믿으며 기다렸는데 드디어 1992년도에 별정직으로 인정받게 되었네요. 그때 월급이 올랐지요. 전에 받던 것보다 서너 배 더 받게 되어 너무 좋았지요. 국가가 보증해주는 신분이 되니 더 신나게 자부심을 갖고 했지요. 1981년도에 위촉받은 신분으로 그 고생을 하다가 겨우 1992년도에 인정이 되었는데 1997년에 IMF가 공무원들은 잔뜩 긴장하고 겁이 났지. 가까운 동료들이 구조조정 되어서 집에 가니 스트레스를 얼마나 받았나 몰라 그것이 원인이라면 원인일까. 암 걸린 소장들도 여럿 있었지. 지금까지 이토록 고생하고 험하게 일했는데 1998년 위기에 처했을 때 보건진료소가 타깃이 되었어요."

▶ 참여자 2(보건진료원)

"우리를 자기네들 훨씬 밑 직원으로 생각하고 그런 서러움 있었지요. 이제는 6급도 지금까지 고생한 것에 비하면 아무것도 아니고 IMF때 참 심적으로 위축되었지. 장비도 노화되고 집도 완전히 낡고 지역사회 주민들의 집은 더 좋아졌지만 우리는 아무것도 아니었지."

▶ 참여자 3(보건진료원)

"1987년도에 연금 적용받고 월급은 너무 적었지만 1992년도에 정규직이 되고 지방자치제가 되면서 선거 때 후보들이 많이 방문하고 그렇게 사정을 하더니 구조조정 때는 보건진료원을 제일 먼저 집으로 가셔야 할 대상으로 골랐지요. 기가 막혔지. 그 고생을 했는데 별정직이라는 게…."

▶ 참여자 4(보건진료원)

"1981년도에 왔을 때는 대우가 좋다 그래서 왔는데 그 뒤로 공무원들은 계속 신분이 보장이 되고 급여가 올라갔는데 우리는 제자리걸음으로 십 년 동안 있었더니 같은 공무원들의 비아냥거림도 받고 이젠 구조조정이라니…."

≫ 보건진료원의 재평가로 인하여 고무됨

구조조정 이후 동료들 간에 많은 유언비어가 생겨나고 서로 구조조정에서 살아남아야 하니 보이지 않는 스트레스가 많았다. 그러던 중 지역사회는 지방화시대를 맞이하였고 정치적 지도자들은 주민들의 목소리에 귀를 기울이게 되었다. 과거 문턱이 높았던 관료들은 보건진료소를 재평가하게 되었고 떠났던 동료들이 다시 임용되게 되었다. 보건진료소를 국가 최말단 기관으로 인정하여 지역사회 기관장으로 평가받게 된 회원들도 많았으며 최대 2,037개소의 보건진료소에서 1,904개소로 부활되었다.

▶ **참여자 1(보건진료원)**

"주민들에게 너무나 필요하고 도움이 되는 존재라고 인정 받고 나니 스스로 고무되고 더 열심히 해야겠다는 생각이 들었죠. 나를 필요로 해주고 참 좋아해 주고 면장보다 더 필요하다고 하니 휴가 못가죠. 며칠 쉬거나 자리를 비우면 주민들이 마을마다 전화하고 진료소가 문을 닫으면 난리나요. 점차 보건진료소가 알려지자 선거 후보들은 우리 진료소들에 많이 찾아오셨지. 군수님도 오시고 애로사항도 물어보시며 다시 한 번 진료소가 필요한 곳이다 진료소 20주년 행사를 서울에서 할 때 김대중 대통령도 인정한 것인데 그때 김대중 대통령 영부인이 특별히 오셔서 우리를 격려해 주시고 애쓰고 대단하다고 인정해 주시고 안아 주시고 얼마나 격려를 해주셨던지…. 더 열심히 해야겠다 더 발전해야겠다 했어.

그런 것들이 계기가 되어 구조조정 후 얼마 안가서 주민들의 요구 때문에 재임용되고 보건진료소 역할에 주민들이 다시 평가하고 재인정을 받고, 오히려 더 넓게 신축을 하게 되고 시설과 장비가 보강되고 주민들과 더 가깝고 돈독한 기관이 되었지. 주민들과 더 긴밀해졌어."

▶ **참여자 2(보건진료원)**

"주민들은 병원 가기 어려웠고 한동네 사람들하고 같이 살아 아픈 것뿐만 아니라 집안의 모든 대소사를 보건진료소에 와서 얘기를 하는 거예요. 고부간의 갈등은 그때만 해도 많은 얘기였거든요. 다 들어줘야 돼요. 같이 편들어 주고 맞장구 쳐주다가 이제 마지막에 부화가 가라앉을 때 그래도 그 며느리가 괜찮다고 마지막에 살짝 얘기해주고 그랬죠. 그동안 우리가 지역민의 소통화합에 크게 기여하고 이혼율 낮추는 데도 도움이 된 거지요."

▶ **참여자 3(보건진료원)**

"우리의 힘은 주민이다, 주민한테 잘해야 된다 그런 생각으로 열심히 일하고 우리 주민들은 더 진료소를 좋아하고 선호하고 없어서 불편한 것을 알게 되니 주민들이 민원을 내고 농보총을 조직해서 우리의 필요성을 역설해주고 우리를 몰랐던 사람들에게 알려주고 진료원들이 이런 일을 한다고 매스컴에도 내주고 그래서 재임용도 되고 주민이 아니라 가족이죠. 모든 것을 종합적으로 토탈케어하는 그런 장소지요."

▶ **참여자 4(보건진료원)**

"구조조정 이후엔 청사도 더 넓게 지어지고 주민들이 군수에게 나서서 칭찬해주니 몸 둘 바를 모를 정도로 군수님도 가는 곳마다 우리를 칭찬했고 지역의 언론단체도 함께했고 농민회 등 모든 관계에서 승리한 것이라 봅니다. 지역에 있어서 보건진료원이란 참 도움이 되고 주민들에게 유용하니 여기 있어 달라하니 내게도 새삼 너무나 보건진료원이 소중한 거야. 모두 하나하나가."

4. 또다른 시각 : 보건진료소 운영협의회장으로부터 듣다

다음은 보건진료소 설립 당시 운영협의회의장이었던 5명의 인터뷰 내용이다.

≫ 보건진료소의 열악한 환경으로 인한 불안감

1970~80년대는 도시화의 열풍 속에 농어촌의 젊은이들이 고향을 떠나 밖으로 나가고 있는 현실에 보건진료원이라는 이름으로 젊은 여성이 마을에 들어왔다. 마을 주민들은 운영위원을 추천하여 보건진료소운영협의회를 만들었고 협의회는 여성보건진료원이 기거할 공간이나 보건진료소로 쓰일 시설물 등을 확보하기 위하여 회의를 하였다. 운영협의회장은 주민들의 이해를 얻고 최소한의 시설 마련을 위해 출연금을 걷었다. 전 주민 노력봉사로 임시로 쓰일 보건진료소 건물을 마련하였다. 그러나 건물은 비좁았고 통상환자관리를 위한 교통수단이나 연료문제나 전기, 전화, 누수문제 등으로 열악하였으며 특히 처녀 보건진료원의 신변안전 문제는 불안의 상징이었고 연탄가스로 인한 생명의 위협을 받고 있었다.

▶ 참여자 1(운영협의회장)

"1980년대 의료의 불모지에 의료행위, 의료시설이 들어온다는 게 참 걱정스러웠는데 돈들도 호당 500원씩 걷어서 알에서 깨어나기도 전이고 당장 기거할 자리도 없는데 말이지. 마을 앞에 창고가 있는 것을 개조해서 방을 만들고 연탄도 놓고 해도 한계가 있는 거예요. 환자용 주사침대랑 칸막이 갖다놓고 연탄 때기도 하고 위험한 생활을 하며 살았지요. 도로가 포장이 되었나요 자동차가 있었나요, 1,000명이 넘는 인구수였지만 의료시설도 멀었고. 진료소가 뭐인지, 좌우지간 의료기관인 건 알겠으니 우리지역 같은 오지에 들어오는 것이 잘하는 일이라고만 생각을 했지요.

건물이고 뭐고 아무것도 없는 상태에서 여자 간호원이 하나 들어와서 시작을 하는 거예요. 주민들은 무지몽매하고 소장이 연탄가스를 마신 걸 보건소에서 알았을 거예요. 부락에서 돈을 걷어서 신축 부지를 사고 회의를 날마다 하다시피하고 계속 열고 국가에서 건물만 지어주는 형식이고 우리가 부지 확보해서 군수님 앞으로 부지 이전하고. 이용자는 많아져 지은 지 25,6년 되니까 천장에 쥐들 운동장 돼서 난리고 야들이 뛰어다니고 그 열악한 환경에서 참 욕봤지요."

▶ 참여자 2(운영협의회장)

"아무것도 없었지. 그 아무것도 없었잖아. 집도 없었고 그때 처녀가 와서 내가 1년간 밥을 먹였지. 혼자 놔둘 수가 없었어. 아무 것도 없다가 남의 사랑방에서 집도 없는데서 부락에서 사람들이 돈 내서 이 땅을 만들었어."

▶ 참여자 3(운영협의회장)

"처음에는 보건진료소라고 보건소가 오지에 온다고 진료소라고 생각도 못했어요. 약방이 들어서는구나 그렇게 생각했지. 면사무소 그 때 가족계획 선전하는 것처럼 주민들이 그런 것으로 생각을 했어요. 그런데 하루는 처녀가 와가지고 부락이 어떻게 생겼나 보고 갔어요. 회관이라도 고쳐서 뭐라도 만들려면 자금이 필요한데 부락에서 일부는 그것 오면 귀찮은 것 아닌가 이웃부락에서는 필요 없다 하고 회관에 연탄을 놓고 개소식을 하였더니 이용자가 많아져 겨울에는 회관에도 못 들어가고 좁아서 미안했지요."

▶ 참여자 4(운영협의회장)

"진료소 건물이 없이 마을회관과 개인 방을 빌려서 업무를 했어요. 나무를 때다가 연탄으로 바꿨고 밤에 제대로 된 잠금장치도 없는 그런 곳에서 마음 졸이면서 밤을 지새우고 부락민들은 진료소가 어떤 곳인지 인식조차 못하고 있었을 땝니다. 그러니 혜택을 몰라서 부지 제공을 안 했어요. 결정을 못했고 방범망 하나 없이 열악한 환경에서 쥐가 천장에서 떨어지고 그런 생활을 했어요. 의료기관인데 우선 기본도 안 돼있고 천정이 쥐 오줌 냄새나고 쥐 오줌으로 지도 그

려졌지. 쥐 이가 간난애기들을 물어서 고생했지. 안에 연탄아궁이가 있는데 걱정이 되어서 건물이 노후된 그런 원인도 있겠지만. 군에서 고쳐주지도 않았고."

▶ 참여자 5(운영협의회장)

"진료소장이 1984년 신축한 진료소로 이사하던 날 연탄가스 중독이 되어 4살 난 딸은 죽고 진료소장은 혼수상태였어. 우리들이 동치미 국물을 마셔야 된다 어쩐다 그러고 정말로 자기 식구 이상으로 난리가 났어. 눈물 겨웠어. 결국은 깨어났는데 그래서 두 달간 비웠고 누군가가 근무를 하러 와야 되는데 아무도 안와. 처녀가 왔는데 총각들이 집적대서 방범망을 만들었어. 그 총각 때문에 불안해서 못 있겠다고 간다고 그러고."

≫ 운영협의회장의 역할에 대한 책임감

지역사회는 개인간의 갈등과 지역간, 또 어떤 이해집단과의 갈등이 공존한다. 보건의료현장에서 도이를 중재하기 위해 운영위원회를 두도록 하였고 위원은 지역의 이장이나 지도자들이며 협의회장은 위원 중에서 신망이 두터운 이를 선출한다. 보건진료소운영협의회는 진료소에 대해 운영의 전반적인 사항을 관여하고 협조를 아끼지 않는 순수한 지역민협의체이다. 회장은 진료소장과 지역주민간에 원활한 유대관계를 위하여 노력하며 보건진료소를 홍보, 관리하며 모든 업무를 수반한다.

▶ 참여자 1(운영협의회장)

"주민들과 갈등이 있으면 변론도 해주고, 답변도 해주고, 환자가 아파 밤늦게 왔을 때 남자환자는 같이 가서 앉아 있어야 돼. 오토바이로 소장을 실어다 밤중이고 낮이고, 애기 낳는 데까지 갔지요. 그 아이가 성인이 되어 군대를 갔다 오고, 밤중에 같이 가면 오해할까봐, 오토바이도 떨어져서 타고, 밤중에 서류정리도 같이 해 주고 어렵게 신축 부지를 마련하고 21평으로 지어 이사하니 좋았죠. 진료소 짓는데 내가 750만원 희사했어. 진료소를 기왕에 짓는 거 좋게 해야죠."

▶ 참여자 2(운영협의회장)

"1981년에는 진료소가 온다고 출자를 했는데 1984년 신축 때는 부지마련이 어려웠지요. 소장이 처녀라 꼭 같이 다녀야 했고 어떤 사업만 한다고 하면 내가 먼저 나서고 형편이 어려워서 운영회의도 많이 하고 소장이 자리 비우면 진료소에 대신 가서 앉아있고 20주년 기념식 때는 둘이 같이 갔어. 환자가 아파갖고 왔을 때 소장 도와주면 참 재미졌지. 진료소장과 30년을 동고동락 했지요."

▶ 참여자 3(운영협의회장)

"부지 마련을 하라니까 땅 한 평에 2~3,000원 주고 부락명의로는 신청도 안 되어서 군수앞으로 이전하는데, 그 없는 사람들한테서 쌀 한 말 값을 걷어서 89평을 샀습니다. 열 번 스무번 쫓아다니면서 주민들을 이해시키고 동의를 얻고 경운기 몇 대를 동원하여 상토를 했습니다. 신축하는데 서럽게 지었습니다. 스쿠터가 나와서 우리 소장 싣고 다녔지. 아프다면 들에서 일하다가도 리어카 타고 자전거 태워왔는데 내가 스쿠터 운전하고 같이 가고 내가 힘들었지. 영세민 무료진료를 이장 회의 때 홍보를 하고 진료소홍보와 운영회의 진료소장 안전문제 등 많이 복잡했다 지금도 말할 수 없는 고생이고 지역 주민들은 다 모르고 지금에야 자네가 애를 썼어 그 말 한마디로 끝났어. 그간의 애로는 몰라주지. 그렇지만 노인들이 참 좋아하니까."

▶ 참여자 4(운영협의회장)

"소장들이 객지 분들이라 지리를 모르니 밤중에 급한 환자라고 연락 오면 내 오토바이로 싣고 다니고, 보건소 오토바이가 나왔을 때는 고장만 나면 고쳐주고 진료소에 술 취한 사람이 행패를 부리려 하거나 조금만 갈등의 소지가 있어도, 수도가 고장 나거나, 전기 전화 등이 불편하면 곧바로 소장이 전화를 하고 보일러가 고장나서 냉방에서 떨고 있을 때는 운영비로 고칠 수 있도록 회의하고 주민들도 편리하게 이용할 수 있도록 잉여금을 확보하여 발전해 냈지요. 2004년 신축을 위해서는 우리가 8달간 회의하고 고생해가지고 이 부지를 확보한 것이고."

▶ 참여자 5(운영협의회장)

"손수레로 일일이 왔다 갔다 하면서 창고도 고치고 해줬는데 신축과 동시에 애기가 가스사고로 죽고 소장도 사람구실 못하게 되니 더 말할 수 없이 내 가족일이나 마찬가지니까 미안하고 안됐고 지금도 심적으로 책임이 무겁다."

≫ 보건진료원이 주민의 삶을 이해하고 도움 주어 고마움

주민들과 시간과 공간을 같이하고 있는 보건진료원은 어떤 의료인보다 서로를 이해하는 폭이 넓고 지역민들의 형편을 잘 안다. 주민들의 보건문제라면 가족처럼 밤낮없이 뛰었기에 지역민들의 깊은 신뢰를 얻었다. 주민들은 진료소를 안방처럼 드나들며 보건진료원과 상담하고 1:1맞춤형 보건교육을 쉬지 않고 받고 있다. 또한 보건진료소는 정서적 지지와 쉼터역할을 하고 있어서 주민들은 외롭고 소외감이 들 때면 나를 알아주는 보건진료원을 찾는다고 하였다. 현재도 보건진료소 지역의 노인들은 도시지역에 거주하는 자녀와 생을 같이하지 않고 고향에 남아 살고 있다. 그리고 보건진료원이 힘이 된다며 진료소가 있는 한 서로 같이하므로 삶의 희망을 잃지 않는다고 하였다.

▶ 참여자 1(운영협의회장)

"소장님은 잠도 편히 못자고 아주 고생을 많이 하시고. 일요일 되면 가족들도 봐야 되는데. 미안하고 제일 좋아지는 것이 환경부터 좋아지더군요. 할머니들 주사 놓으려고 엉덩이를 내리면 냄새가 나서 숨을 못 쉴 겁니다. 예방주사를 놓으러 오지까지 다녔지요. 무거운 왕진가방을 들고 새벽 3시에 누가 애기 낳을 것 같다고 하여 가면 아침에 들어오고 저 시골 골짝까지 예방주사 놓으러 돌아다니고. 산골 오지에 웬 연막소독이 들어오고, 마을건강원들이랑 동지죽을 쑤어 나누기도 하고, 외로운 노인들을 보듬어주고, 진료소 소장에게 의탁을 하고 있는 실정이죠. 세계 어느 곳을 가도 대한민국 농촌의 보건진료원처럼 고생하는 재원들이 없지요. 농어촌 실정에 보건진료소제도가 들어온 건 새로운 혁명입니다. 이것이 들어와서 우리 농어촌 사람들은 삶의 질과 생활환경이 바뀌었어요."

▶ 참여자 2(운영협의회장)

"주민들이 몸이고 어디 안 좋아서 오는 것이 상식화 되어있고 많이 발전했지요. 이용자들 상식이 많이 늘었지요. 온갖 약 갖다 쓰고 그랬는데. 남편 없이는 살아도 진료소 없이는 못산다는 것이 주민들의 실태고 주민들이 몸이고 어디 안 좋아서 오는 것이 상식화되어 있고 진료소가 없으면 살맛이 안나. 뭔 고지서만 나와도 편지 대필해주고 전화도 다 받아주고 자식들한테는 못할 말도 소장한테는 다 하고 소장이 더 좋을 때가 더 많지. 변론도 해주고 답변도 해주고 그런 것이 많죠. 주민들이랑 그래서 맞는 것이여. 대학을 나오고 부잣집 큰 애기들이 주민으로 와갔고 이 계곡에 들어 오겼어. 참 다행이지. 참 내가 고마웠어."

▶ **참여자 3(운영협의회장)**

"거리가 가깝고 감기약 먹으면 잘 듣고. 의약분업이 되어 진료소에 더 많은 사람들이 오고. 약도 주고 주사도 주고 여기를 오면 다 준다 그러니까 좋다고 소장님들은 너무나 일손이 딸리고 업무도 바쁘고 가정방문하기에 너무너무 바빠요. 진료소가 있어서 얼마나 좋은지 없어지면 안 돼요. 나이가 들어 걸어 다니지 못하고 어쩌다가 이것이 우리동네에 생겼다고 참 좋다고 진짜 좋다고 우리 주민들이 참 좋아하고 있습니다. 소장님들이 많이 애썼지요. 눈물이 나올 거예요."

▶ **참여자 4(운영협의회장)**

"진료소가 가까이 있어서 경제적으로 큰 도움이 되었고 농번기 때나 바쁠 때 일을 하다가 손발을 상하거나 아프면 진료소가 없을 때는 하루 품을 들여 읍내까지 가야 하는데 진료소를 가면 금방이에요. 진료소는 주민들이 수시로 와서 정보도 교환하고 대화방도 되고 소장님들은 치료만 하는 것이 아니에요. 일인 삼역 이상의 역할을 합니다. 물론 주민들이 치료도 여러 번 해주거니와 어떤 과정에 있어서는 발 벗고 나서서 주민 화합에 일조하는 사람들입니다. 주민들이 손녀 같고 딸 같다고 함부로 대하지 않고 나이 드신 분들도 '소장님! 소장님' 그 지역에서 인정받고 존경받는 위치에 있지요. 진료소는 지역주민들에게 암흑의 세계에서 광명의 세계로 이끌어준 진료소라고 봅니다. 진료소 이전에는 들에서 손발을 비어도 그렇고 옛날에는 쑥만 찧어내고 그래요. 의원이나 병원은 돈이 무서워서 이용을 못했어요.

다정스럽고 친절하게 해주면 아픔이 덜해. 노인 분들이 자주 오시는데 부유한 분들이 별로 없습니다. 진료소가 없으면 멀리서 다닐까나 해요. 지금은 인구가 노년층 불건강한 사람들이에요. 시골실정이 원체 열악해서 의료수가도 저렴하고 진료소를 이용하는 환자들은 점차 많아졌지요. 비용도 적게 들고 내 집 같고 소장님에게 갔다 오면 마음에 들어요."

▶ **참여자 5(운영협의회장)**

"진료소만 바라보아도 차츰차츰 자기 병에 대한 상식이 늘고 나아지면서 또 먼 데로 안나가고 좋았지. 병원 이상으로 편리하고 가깝고 소장님이 우리 모두를 알고 해주니 저도 처음에 여기서 약 지어 먹는 것이 설마 될까 했는데 이제는 모든 것을 상의합니다. 감기약, 예방접종, 건강상담, 주민들의 화합에도 진료소장의 역할이 크고 1차 의료기관으로 우리 마을 안에 있으니 큰 혜택 보고 있지요. 약품도 105종으로 늘어나고 신축도 하고, 그런 과정을 보고 주민들의 인식도도 높아졌으며 어떤 의료기관보다도 꼭 필요합니다."

≫ 보건진료소 폐쇄가 부당함을 외침

국가적위기인 IMF에 구조조정의 여파가 산골 오·벽지까지 해당되었고 유일한 보건진료소 지킴이인 보건진료원의 구조조정은 기관 폐쇄로 이어져 폐쇄 조치된 보건진료소 주민들이 불편함을 호소하였으나 건의가 받아들여지지 않아 협의회의 외침이 전국으로 확산되었다. 전국운영협의회를 통하여 국회, 청와대 등 정치지도자들에게 주민의 뜻을 전달하였다. 그 결과 100여 곳의 보건진료소가 부활되었다.

▶ **참여자 1(운영협의회장)**

"농어촌 실정을 모르는 자격도 없는 사람들이 많아요. IMF 때 타결하는 방법에 진료소를 없애서 우리가 여의도까지 가서 전국에서 쫓아갔지요. 그래서 구조조정도 피하고 진료소장은 위협을 느끼는데 주민들은 소장이 구조조정 대상인지도 모르고 아무리 재정이 어쩐다 저쩐다 해도 독립채산운영이고 농어촌에 유일한 기관인데. 소장은 개인일지 몰라도 진료소는 이용자가 몇인가요"

▶ 참여자 2(운영협의회장)

"신료소들 없어질 때 서울 갔는데 인제는 조용하네요. 우리 손으로 군수 뽑은 뒤로 진료소는 무탈하지."

▶ 참여자 3(운영협의회장)

"진료소장들 억압을 하고 그 때 데모, 건의서 작성해서 중앙에까지 건의를 하고 진료소를 없애겠다고 폐쇄를 한다고 지역에서도 협의회장들이 모여 회의를 하고 군수를 찾아가 건의를 하고 해서 다시 활기를 찾아서 다행이었습니다."

▶ 참여자 4(운영협의회장)

"인구가 많았을 때는 젊은 분들이 많아서 건강했는데 인제는 주민 모두가 환자입니다. 군에서는 진료소 운영경비 한푼 주지 않아요. 방범망 하나 해주는 것도 들어주지도 않았어요. 모든 것을 우리들이 해결하고 살아왔는데, IMF 구조조정 때 진료소를 통폐합한다는 소리가 있었어요. 실지로 그랬고 심지어는 단체장이 구조조정에 있어서 진료소장은 외지사람이고 직원 1명이라고 그러더래요. 진료소에 1명 있는 직원을 없애면 기관이 문을 닫아야 하는데…. 그 진료소 이용자수를 헤아릴 줄 알아야지. 어떻게 진료소장 하나라고 생각하는지, 그런 군수 과연 자격을 갖춘 군수인가 그런 생각을 했습니다. 그래서 적극 반대투쟁도 하고 그 이후에 통폐합된 의료기관을 다시 운영하라는 지침이 돌았고 조금 지나서 주민들이 진료소가 필요하다는 것을 스스로 인식하고 정치하는 사람만 외쳤지요. 늦게나마 정부가 깨닫고 다시 부활시켜서 그 이후에 더욱더 발전되는 모습을 보았습니다."

▶ 참여자 5(운영협의회장)

"진료소가 들어올 때 내가 사십대였소. 젊었지. 그래서 꼭 필요로 느끼지 않았어. 그런데 지금 와서 노인축으로 들어왔는디 진료소를 없앤다니 인제 어디서 혈압을 재고 그럴까. '진 다방' 없이는 못살지요. 진료소장 역할이 더 중요하고 많이들 의지합니다."

≫ 주민, 보건진료원이 같이함에 든든함

젊은이가 없는 농어촌에 보건진료원은 지역지킴이다. 외로운 어르신들의 마지막 남은 사랑스런 강아지들이고 말벗이다. 30여 년간 삶을 같이 한 가족이고 보건문제 뿐만 아니라 삶의 상담자이다. 장시간 출장이나 교육 후에 돌아오면 부모님처럼 어디 갔다 인제 오나? 몸은 성 하냐? 오히려 되묻는다. 보건진료원이 마을을 떠난 시간동안 주민들은 불안하다고 하였다. 최근 주민들의 요구는 1개소에 2인 이상의 보건진료원을 배치하여 줄 것을 건의하여 섬 지역 보건진료소에 2명씩 근무 중인 보건진료소가 있다. 우리나라 최말단기관에 보건진료원이 있다는 것은 주민들에게 든든함을 주는 일이다.

▶ 참여자 6(주민)

"지역에 없어서는 안 될 귀중한 시설이고 보건진료원은 꼭 있어야 된다고요. 주민들은 변함없이 진료소를 이용하고 이 오지에 전기가 들어올 때하고 같지요."

▶ **참여자 7(주민)**

"남편 없이는 살아도 진료소 없이는 못산다는 것이 주민들의 실태고 진료소가 없으면 살맛이 안 나. 자식보다 소장이 더 좋을 때가 더 많아. 참 다행이고. 참 내가 더 고마웠어."

▶ **참여자 8(주민**

"우리지역 주민들은 가까워서 편하다는 것을 느꼈어요 우리 부락에 진료소가 있어서 온갖 사람들이 이리로 오고 참 재밌었지. 어쩌다가 이것이 우리 동네에 생겼다고 참 좋다고 진짜 좋다고 우리 주민들이 참 좋아하고 있습니다. 없었더라면 이렇게 좋은 것을 느끼도 못했을 것이고 지금은 위원들이 더 없어지면 안 된다고 말합니다. 꼭 필요하기 때문에 더 발전이 되어오지 않았나. 환자를 마음 다스리는 곳이라 믿으며 병원과는 다른 곳으로 인식하고 있습니다. 진료소가 가까우니 큰 병도 예방하고 바로 치료를 받고 진료소가 없으면 살아가기에 어려움이 크다는 분이 많아요."

▶ **참여자 9(주민)**

"그 지역에서 인정 받고 존경받는 위치에 있지요. 지역주민들에게 암흑의 세계에서 광명의 세계로 이끌어준 진료소장이라고 봅니다. 의료수가도 저렴하고 사람들이 요긴하게 이용할 수 있지요. 신축을 하고 공간도 넓어지고 진료소장이 다양한 프로그램을 하여 우리들 건강도 챙기고 그러다보니 자녀들 경제부담도 덜어주고 마을 주민들 간에 화합도 좋아지고 소장이 있으면 든든합니다."

▶ **참여자 10(주민)**

"우리 주민들은 대단히 환영하고 있지. 30년이 지나도록 큰 혜택을 보고 있어요."

5. 맺음말

일차보건의료가 전무후무하던 오·벽지에서 생을 살다 가신 주민들을 생각해보면 안타깝기 그지없다. 왜 좀 더 빨리 이런 정책들을 실시하지 못 했을까? 지난 30년을 돌이켜보면 농·산·어촌에는 전기도 물도 냉방이나 온방도 해결되지 못한 열악한 환경이었다. 지역민의 보건의료수준 또한 떠올릴 상황이 아니었다.

보건진료소가 생겨나고 보건진료원들이 오·벽지에서 주민들과 함께 생활하면서 매년 분만하는 부녀자들의 숫자를 줄였고 물을 끓여먹게 하면서 부엌의 행주가 떨어진 내복쪼가리에서 면 종류로 바뀌었다. 코 흘리는 아이들이 줄었고 항아리화장실이 재로, 재화장실이 3조식 푸세 화장실로 바뀌었다. 방역소독기의 하얀 가스를 따라다니는 동네아이들과 크레졸 냄새에 팔순노인의 항의까지 마을은 낮에도 진료원과 함께 보건문제를 상의하고 밤에는 마을회관에 모여 담배로 인한 폐질환, 대장균, 학교보건, 술과 간질환, 성교육, 장기 관련질환 비디오상영을 하였다.

서서히 마을구판장의 막걸리독이 없어지고 술 취한 남자어르신들이 마을 어귀에 서 있는 진료소장을 피해 걸어 다니기도 했다. 한 번 더 손을 씻게 되었고 동네행사에는 청결과 음식위생이 잘 지켜져서 마을 대소사 시 뱃병은 이제 없어졌다. 채변봉투 수집, 객담검사, 혈액검사, 디스토마검사 등을 지속적으로 실시하여 현재는 검진의 중요성을 알고 행하고 있다. 최근에는 금연, 절주, 운동, 영양 등의 보건교육을 통하여 수명연장과 통증관리에 최선을 다하고 있다. 또한 정서적으로 주민들이 가정, 마을, 집단간, 기관간의 부정적 의사표현이 줄었고 집집마다 의료비가 또한 많이 경감

되고 있다.

보건진료소는 독거노인들과 부녀자들의 소외감을 달래주는 기관으로, 약물에 대한 상식을 알려주는 곳으로, 보건교육을 연중 그치지 않는 곳이고, 검진을 권장하여 질병을 조기에 발견하도록 하는 역할을 하고 있다. 보건진료소의 업무는 건강증진과 보건업무, 진료업무로 되어 있으나 지역민의 영적 건강까지도 소임으로 알고 포괄적 종합서비스를 제공하고 있다. 지역민들도 보건진료소 제도야말로 앞을 내다본 지혜로운 정책관계자들의 판단이라고 하였으며 보건진료소 제도는 국가보건의료 종합계획에 적극적으로 임하여 제도를 탄생시킨 관계자 분들의 열정의 표명이라고 생각한다. 이 글에 실린 인터뷰에서 보건진료원들은 보건진료원들이 "무에서 유를 창조"했으며 그리고 그들의 삶은 "지역주민과 하나 되어가는 과정들이다"라고 표현하였다. 또한 운영협의회장은 보건진료원을 "의료의 불모지에 연꽃을 피워낸 여성 간호인들이다"라고 하였으며 보건진료소는"마음 다스리는 곳"이라고도 하였다. 보건진료소제도는 "농어촌을 암흑의 세계에서 광명의 세계로 이끌었다"고 하였다.

이제 30년이 지난 농어촌의 현실은 보건진료원의 멀티플레이어기능을 원하고 있다. 지역사회 인구구조가 급변하고 특히 우리가 위치한 지역사회는 고령의 어르신과 독거노인, 특히 여성독거노인 수의 증가, 노총각들 또 우리와 다른 문화를 갖은 며느리들, 그들의 아이들, 외국인노동자들, 만성질환자, 도시지역 귀향인들 등이 많다. 보건의료인들은 이들의 보건문제 해결을 위해 새로운 정책들을 발 빠르게 개발하여 가동하여야 한다. 다양한 보건의료문제 해결에 국가기관의 최말단 심부름꾼인 보건진료원의 활용은 필수다. 이제 보건진료원에게 새로운 업무에 순응하여야 할 전문교육 기회가 주어져야 한다. 이 교육을 토대로 업무내용을 개선 보완하여 바람직한 서비스를 제공하여 더욱더 지역민의 사랑을 받아야 할 것이다.

회고 에세이

나의 보건진료원 28년 경험

1980년 3월, 입학과 동시에 매일 학교는 많은 구호들과 깃발들로 펄럭이고 우리 간호대학도 그 대열에 끼어 민주화를 외치며 거리로 나갔다. 그럼에도 월요일이면 언제나 치러지는 시험은 예외일 수 없었다. 학생들은 교수님들과 많은 실랑이를 하였고 끊임없는 정치적 분위기와 교내 사정에 편승하여 휴교와 개학을 하게 되었다. 하지만 간호대학은 수업은 못해도 꼬박꼬박 매주 월요일아침 시험은 보았다.

보건진료원의 역사적인 날! 우리나라 일차보건의료의 새로운 날! 1980년 12월 30일, 아무것도 모르는 채 나는 임상실습에 여념이 없었다. 1년이 지나 명사초청 특강대학이 있었다. 2학년인 나는 WHO의 고문이시며 간호계 대 선배님이신 이경식 박사님의 강의를 듣게 되었다.

강의내용은 일차보건의료가 국제적으로 화두가 되고 있고 개발도상국인 우리나라에 꼭 필요한 것이며 주도적 역할을 하여야 할 인력으로 간호사가 선택되었다. 6개월 교육만 받으면 보건진료원이라는 자격을 주고 보건진료원은 독자적으로 업무 수행을 할 수 있는 간호사라고 하셨다.

나는 낯선 직업에 미지의 꿈을 꾸며 대학병원의 간호사에서 보건진료원으로 진로를 바꿨다. 상록수의 영신을 생각하고 A.J.크로닌의 소설 <성채>를 떠올리며 우리 고향의 현실을 생각해 보았다. 나는 농촌에서 태어났고 부모님과 다를 바 없는 주민들이 한없이 가련하게 느껴졌다. 그리고 아! 맞아 일차보건의료는 누군가가 꼭 해야 할 일이라고 그리고 농촌에 친근감을 갖고 농민을 이해하고 사랑할 줄 아는 사람이 해야 한다고 외쳤다.

그 때 아버지가 폐질환으로 병원에 입원을 하셨고 어머니가 당뇨병으로 진단되었다. 당뇨병은 관리해야 하는 것이고 폐질환은 금연과 추후관리가 계속 필요하기에 부모님 근처를 떠날 수가 없었다. 안타까움에 고통스러웠고 더 빨리 의학적 지식을 습득했었더라면 예방 가능한 질병들인데 싶어 후회스러웠다.

나는 보건진료원이 되리라 확실히 진로를 결정하고 임상실습에 임하였다. 내게 만약 저 환자가 진료소에 오면 무엇을 먼저 하고 예방적 교육은 어떤 것을 해주어야 하나? 의료비 절감과 고통 경감, 생명 연장에 도움을 주는 것은 무엇들인가? 그래서 사회적 경제적으로도 기여하고 국가적으로도 많은 낭비를 줄여야겠다고 다짐했다. 케이스마다 임상기록을 철저히 하고 예방을 위한 보건 교육은 어떤 것을 제공해야 할 지 심도 있게 공부하였다.

졸업 후 3월 전남도청에서 보건진료원 직무교육생 모집을 공고하여 이에 응시, 1983년 4월 6일 전남대학교 의과대학에서 실시하는 보건진료원 직무교육 제5기에 선발되어 입교식을 하였다. 6개월의 교육과정을 거쳐 전라남도 곡성군 석곡면 연반진료소에 진료원 위촉장을 들고 들어갔다. 늦가을의 낙엽을 밟으며 낯선 곳에 대한 두려움과 외로움, 무서움 등 만감이 교차하였다. 전임자도 없고, 동료도 없고, 일가친척 하나 없는 홀홀단신 23세 처녀의 몸으로 부임하였다.

마을회관 구석에 책상 하나와 진료실 침대 하나를 놓고 숙소도 거처도 명확히 없이 회장님 댁에서 식사를 해결하고 동네아가씨 방에서 며칠 밤을 묵었다. 얼마 후 진료소 옆집 문간방을 개조하여 들어갔다. 마을은 40여 가구가 우물 2개로 씻을 물과 식수를 겸하여 물이 턱없이 부족하였다. 바가지로 물을 떠먹는 샘에 무턱대고 머리를 감았다가 수염할아버지한테 호되게 야단을 맞았다. 머리를 감으려면 오토바이나 자전거를 타고 개울로 가야 했다. 불을 때는 아궁이는 자꾸만 거꾸로 불이 나오는 특수 아궁이였다. 그러다가 갑자기 불이 타오르면 한꺼번에 머리카락, 속눈썹까지 태워버리는 경험도 하였다. 가리나무 한 동이에 250원을 주고 샀으나 밀려드는 업무에 한밤중 숙소에 오면 또 나를 돌 볼 시간이 없어 아예 불을 지피지도 못했고 햇빛이 있는 낮 시간을 제외하고는 진료소와 내 방은 추웠다. 겨울저녁에 윗목에 물을 떠놓고 자면 아침엔 얼어 있곤 했다. 잠잘 때는 두꺼운 솜이불을 머리까지 완전 뒤집어쓰고 잤으니 아침에 머리모습은 어떠했을지, 상상에 맡기겠다.

그럼에도 불구하고 환자들과의 상담, 교육, 진료 등은 매일 늘어나 개소 1년 후엔 하루에 50여 명이 내소하였다. 발가락엔 동상이 들었고 몸은 말할 수 없이 피곤하였다. 하지만 토속적 자연환경과 지역민들의 사랑을 듬뿍 받아 마음은 더없이 풍요롭고 즐거웠다. 젊은 아낙네들은 나무하러 갈 때나 모내기 때, 고추농사로 바쁠 때 아이들을 진료소에 맡겼고 아이들은 나를 보건소 고모라고 불렀다. 우유도 먹이고 밥도 같이 먹고 장난감도 사서 같이 놀아주었다.

내소하는 주민들은 고구마며 떡이며, 곶감 등의 간식들을 수시로 가져오셨고 나는 농촌에 귀한 비스킷, 사탕, 콜라 초콜렛 등을 월요일이면 사들고 들어갔다. 아침 일찍부터 진료소장님의 출근을 기다리는 환자들과 내 손에 든 물건들을 기대하는 학령 전기 아이들로 북적대고 있다. 노동력이 없는 어르신과 아이들에게는 진료소장을 보는 것이 기다림과 설레임과 즐거움이었다.

젊은이들에게는 도회지에 나갔다 들어오는 진료소장은 바깥 소식을 전달하는 정보제공자였으며 여성들에게는 자존심을 세우게 하는 존재였다. 똑똑한 진료소장 덕분에 마을 주민들의 부부싸움 시 여성의 승률이 높아졌고 남편에게 손찌검을 당하며 사는 부녀자들의 대변자 역할도 하였다. 자라나는 여학생들은 진료소장 되는 것이 꿈이었다.

진료소에 전화나 통신 시설은 전혀 없었으며 이장 댁의 전화는 방송 후 급히 달려가면 끊어지기 일쑤. 전기 또한 마음대로 쓸 수 없는 상황이었다. 특히 화장실 구조는 항아리라 말할 수 없이 고통스러웠다. 구충구제를 위해 대변을 채취하여 검사를 의뢰하고 구충제를 나눠주며 임산부들과 노약자들에 대한 보건교육도 꾸준히 시켰다. 그 결과 부임 3년째부터는 가족계획의 성공률이 현저히 증가하였고 신생아 사망도 모성사망도 없었다. 1:1주민 보건교육을 개인의 환경과 지식정도에 맞게 제공하여 예방요령을 알리고 가정마다 의료비를 줄였으며 지역과 대학병원, 보건소, 보건지소, 국가기관, 보건의료인과 이에 따른 종사자 등에게도 보건진료원의 역할은 싱그러운 순수한 매개체로 칭송을 한 몸에 받았다.

각종 표창을 이름을 달리하여 받기도 하였고 낮에는 보건의료 업무에 밤에는 마을 회의나 소그룹모임이 있을 때 초대되어 갔다. 마을을 차별대우한다는 여론에 진료소 본 부락과 타 부락의 마을회의에도 순번을 두어 참석하기도 하였다. 정부의 말단기관 책임자가 보고 있는 마을회의는 근엄하고도 공명정대하고 합리적으로 하게 되었고 내가 회의를 참여할 때는 두부, 돼지고기, 막걸리를 즐겨 가져갔다. 검은콩 교육과 식이요법으로 건강을 관리하는 건강강좌도 꾸준히 하였다.

보건교육은 차트와 슬라이드, 비디오테이프, 손동작이 가능한 기구 등을 이용하여 하였고 결과 우리 보건진료소 지역민은 금연성공률이 높고 치매노인이 없으며 와상환자 또한 없다. 중풍환자는 단1명이 있을 뿐이다. 나 혼자의 힘으로는 할 수 없는 일들은 군 보건소 담당자에게 하소연을 하였고 어려운 환자는 보건지소와 개업의 선생님께 꼭 의뢰서를 보내고 전화상담을 같이 하였다.

1980년대 농어촌의 현실은 경제적, 정신적, 육체적 고통의 삼중고에 시달렸다. 가난하면 아픈데가 더 생겨나고 의료보험 실시 이전이므로 병원출입은 생계곤란까지 가게 된다. 그러던 차에 곡성군 보건소에서 전남의대의 이정애 교수님을 중심으로 WHO의 시범사업이 전남에 왔고 이경식 박사, 전남도청, 곡성군이 연계하여 실시하게 되었다. 사업명이 R&D인 이 사업에 우리 보건진료소가 확대 지정되었다고 하였다. 많이 기뻤다. 주민들과 운영협의회를 열어 소식을 전하고 적극적으로 열심히 하겠노라 보고하였다.

모든 이의 도움을 받아 경제부흥과 질병예방사업지원, 마을별 특수농작물 재배교육, 마을금고운영 등 이 사업은 지역민의 화합은 물론 관과 민 사이의 소통을 가져다 주었고 정신적, 경제적, 사회적으로 우리 주민들에게 재도약의 기회가 되었다. 식수난이 해결되었고 진료소를 21평으로 신축 이전하였으며 지역협의체를 구성하여 농가소득증대와 보건사업이 5년 동안 진행되었다.

연간 운영협의회 개최수가 20회를 넘었고 마을건강원회는 체온측정과 혈압측정, 간단한 응급처치, 가거물 수집과 건강검진 등을 주도적으로 하였으며 또 이들을 교육시켜 먼 거리에 있는 마을은 건강원이 1차적 건강상담을 하여 진료소로 가도록 주민계몽을 하였다.

마을건강원들은 매년 교육을 받았고 매월 서로의 경험담을 이야기하며 친목을 도모하였다. 지역주민들은 점차 건강상식이 늘어나고 자기의 건강상태를 인식하며 스스로 관리하는 자가 관리 능력이 향상되었다. WHO의 배려로 전 주민 선진지 견학도 이루어졌다.

고추, 참깨, 기타농작물의 과학적 재배기술에 힘입어 농가소득이 증가하였고 농한기에는 농공단지에 취업하여 쉬지 않고 재원을 늘렸다. 어느 사이 여성들은 아이들의 진로문제, 고부간의 갈등, 남편과의 갈등, 어려운 가정형편, 이웃간의 불협화음까지도 상담해왔다. 보건진료소장은 무엇이든 해결하는 능력자로 인식되었고 나는 밀려드는 업무 아닌 업무들로 밤늦도록 불을 끄지 못하였다. 점차 주민들의 요구가 다양해지고 많아졌다. 특히 아무 때나 찾아오는 주민들 때문에 잠을 잘 수가 없었다. 동이 트면 근무 시작이었고 잠옷은 입어본 기억도 없다.

특별한 경우도 있었는데 1984년 여름 장 중첩증인 56세 여성을 소화제만 먹여 치료시간이 경과함에 죽어가고 있던 선평댁을 보호자를 찾아 상황만 급히 설명하고 병원에 전화하여 수술준비를 요청, 택시를 부르고 같이 갔다. 약 7m의 괴사 직전의 장을 제거하였고 회복은 더뎠지만 목숨은 건졌다.

한 번은 초등학교 5학년 남자어린이가 봄 소풍을 가서 넘어졌다. 하필 친구의 팔꿈치에 넘어져 눈을 다쳤고 그냥 구토증세가 보여서 체한 것으로 오인 아버지는 소화제만 먹였다. 호전이 되지 않자 제신이 아버지는 술이 취해 이튿날 저녁때 진료소를 방문 하였다. 마을이 외딴 곳에 있는지라 아들 대신 왔다며 소화제를 주라고 하였다. 시력측정을 하여야 함을 설명하였으나 무식이 술을 만나니 어려움은 너무도 컸다. 마을건강원에게 연락하여 제신이를 진료소로 보내주라 하였다. 급히 전남대병원에 응급으로 의뢰했고 결과는 급성녹내장으로 시간을 놓쳐 끝내 실명하고 말았다. 제신이 아버지는 이후 전혀 술을 먹지 않았다. 제신이는 꾸준히 수업이 끝나면 진료소로 와서 나와 헬렌 켈러나 맹인들보다는 다른 한쪽 눈이 있는 것에 감사하며 살아가도록 정서적 지지를 아끼지 않았다. 현재는 의안을 한 상태이며 직업을 갖고 열심히 살아가고 있다.

정 할아버지는 약 1개월의 감기증세를 보여 큰 병원에 의뢰를 하였으나 자녀들이 멀리 있고 할아버지께서 병원에 가기를 꺼려하여 토요일 집에 가는 길에 같이 모시고 병원에 가서 검사를 받았다. 오후 늦게야 결과가 나왔는데 폐암말기이며 2개월의 시한부 생명으로 판명되었다. 나는 아무얘기도 하지 못하고 있는데 할아버지가 오히려 나를 다독이며 "나 살만큼 살았응께 내 자식보다 고맙소." 하셨다. 가을 홍시들이 할아버지집의 장독대에 떨어지던 날, 큰 병원의 처방약 펜타조신이 2개나 남았는데‥. 전화 한 통화에 할머니의 통곡이 이어지고 사후처치를 위해 발걸음을 옮겼다.

1986년 1월 눈이 많이 내리던 새벽 2시 현관문을 두드려 나가보니 윤정이 엄마의 5번째 분만이 시작되었단다. 분만세트를 준비하여 눈밭을 걸어서 1시간 정도 되는 윤정이네로 갔다. 들어서자 아기를 낳았는데 아들이었다. 탯줄을 자르고 아기는 깨끗하게 목욕시켜 가족들 품에 안겨줬다. 문제는 태반이 2시간이 넘어도 나오지를 않았다. 모두들 딸 넷을 낳고 얻은 아들이여서 즐거워하는데 필자의 등에는 식은땀이 계속 흘러내리고 있었다. 부드럽게 맛사지를 하였고 뜨거운 수건으로 산모의 배를 감싸고 체위를 변경해보고 갖은 노력 끝에 태반이 배출되었다. 안도의 한숨을 내 쉬며 그때서야 벽을 보니 황토 흙 그대로였고 죽석 방에 짚을 깐 채로 분만을 하였다. 동이 틀 무렵 진료소로 와서 신문 모아놓은 것을 보내고 미역도 보냈다.

끊임없는 환자들의 욕구는 해결하기 어려운 것이 많아졌고 갈수록 바닥이 드러난 지식수준에 학문적으로도 괴로웠다. 물어볼 선배도, 업무만 현장에서 지도 해 줄 실무자도, 교수진도 없었다. 오로지 스스로 개척하고 언제 닥칠지 모르는 경우를 대비하여 나름의 공부를 하여야만 했다.

이런 문제들을 주민대표와 상의하였고 그 결과 소장님의 지경을 넓혀 지역민의 안위를 보살피는데 더욱더 기여하여 주시라는 운영협의회의 합의를 전달 받았다. 당분간 지역민들이 불편하더라도 참자며, 홍보도 해 주시겠다고 하였다. 1988년 서울대 보건대학원의 CPHN 과정에 등록을 하였고 1년간의 귀중한 학습효과는 현장에서 새로운 정보 제공에 유익하였다.

오늘의 필자를 있게 한 전남도청은 우리 보건진료원의 모집과 교육과 배치, 그리고 추후 업무전반에 대한 지도감독을 총 관장하였으며 양지훈, 이정희 선생님은 어려운 여건에서도 일일이 보건진료소를 방문하여 지도하여 주셨고 부족한 우리들을 사랑으로 감싸주시며 어려울 때 찾아가면 큰언니가 되어 주셨다. 그 감사함을 어찌 다 표현할 수 있을까?

1985년 보건진료원회 전남지회가 결성이 되던 당시 최초법안 마련에 전남간호협회의 노순자 국장님의 도움을 얻었다. 동료들과 날을 새가며 토론을 같이 하였고 1987년에 전국최연소 부회장으로 1991년 총무로 우리들의 연합된 힘을 모으는데 적으나마 보탬이 되고자 하였다. 곡성군 석곡면 연반진료소에서 보낸 20대의 경험들은 순수와 열정이었고 다시 올 수 없는 젊음 그 자체였다. 당시엔 최선을 다해 순수함으로 삶을 살았던 것 같다. 하지만 돌이켜보면 너무나 부족하게만 느껴진다. 결혼과 함께 이곳 장성군으로 1989년 5월 부임하여 왔고 23년이 지난 지금도 그리운 초 임지 지역민들과 소식을 주고받으며 살고 있다.

전남보건진료원회의 일을 1992년 둘째를 낳을 때까지 도왔으며 2000년에는 사회복지학을 공부하게 되었고 2002년 전남대학교에서 행정관리학석사를 전공한 후 지역 어르신들과 어려운 이웃에게 새로운 보건, 복지, 행정 등의 정보를 제공하고 있다. 2004년에는 국회농수산위원회에서 농산어촌지역 종합 발전방안 대 토론회가 있어 일차보건의료분야 대표로 토론자에 참석하였다. 석사학위논문에 농어촌 재가노인의 보건복지 활성화는 일차보건의료의 보건진료원이 주도적 역할을 하여야 한다는 주장 때문이었다. EU차관과 관련한 예산조정이 관건이었는데 농산어촌의 보건복지는 일차보건의료기관 위주로 경제적원조가 이루어져야 함을 강조하였고 공공보건의료의 낙후된 시설 현대화와 의료장비를 우선적으로 배정하는 것, 이용자위주 배정 등을 하여야 함을 골자로 주장하였다.

현 보건진료소는 2004년에 38평으로 신축이전하고 어르신들의 건강증진을 위하여 세라밴드체조와 봉체조를 국민건강보험공단과 조선간호대학을 연계하여 실시 그 효과를 논문으로 발표하였다. 이러한 결과는 전국의 일차보건의료현장에 체조를 사업안으로 채택하는 근거를 마련하였으며 우리 진료소에서는 요가교실, 인지재활프로그램 운영, 어르신들 웃음치료, 우울증 예방을 위한 영화교실, 영양개선사업, 건강검진을 위한 안내, 1:1 맞춤형 보건교육, 다문화여성을 위한 한국식가정 건강관리, 결손가정 돌보기, 군인가족 건강증진프로그램 등 지역사회를 위한 프로그램을 시행하여 화합에 기여하고 있다.

부족한 학문적 지식 습득을 위해 2006년에는 이화여대 일반대학원에 진학, 간호학박사과정을 수료하였고 대학의 후배들이 보건지식을 갖출 수 있도록 지역사회 간호학, 간호정책학 겸임교수로 도움을 주고 있다.

2009년 전라남도 보건진료원회 회장으로 책임을 맡아 전남 보건진료원 들꽃봉사단을 창단하였고 보건진료소 서류일반화를 통해 각양각색의 시·군 회계서류를 통일하였다. 보건복지부 건강증진사업단과 이화여대 산학협력팀의 도움을 받아 2009년 다문화여성의 건강관리프로젝트를 수행 600여 명의 결혼이주여성의 건강검진을 실시하여 결과를 논문으로 제시 보건복지부의 이주여성 건강관리 지원사업에 도움을 주었다. 2010년에는 대한질적연구학회에 "보건진료원 역사연구" 포스터를 발표하였고 한·중·일 간호학술대회에서 "보건진료원 역사연구" 논문 초록을 발표하였다.

2011년에는 전남 보건진료원 전원에게 보건진료원 진료행위의 근간이 되는 증상에 따른 진료 지침을 배포하였으며, 올해 8월 이제 보건진료원은 또 다른 일차보건의료의 선봉이 되기 위해 일반직 공무원으로 신분전환을 하게 되었다.

이 모든 것은 지역주민이 있었기에 그리고 보건진료소 업무관련 담당자들, 관계기관 종사자들의 사랑이 있었기에 가능하였으며 특히 물심양면으로 지원을 아끼지 않은 운영협의회와 건강원회 그리고 지역주민들의 진심어린 사랑이 있었기에 가능한 일들이었다. 진심으로 고맙고 감사하며 같이하는 그날까지 나는 최선을 다해 은혜에 보답하고자 한다. 그리고 필자를 알고 있는 존귀한 모든 분들께 "하나 됨으로" 함께 할 것이다.

"지역보건을 함께한 사람들을 만나다"에 게재된 원고는 지난 2011년 10월부터 2012년 4월까지 6개월에 걸쳐 인터뷰를 진행하여 그 내용을 정리한 것입니다.

- 인터뷰 진행 및 원고 감수 - 김혜경(지역보건의료 발전을 위한 모임 회장, 수원시장안구보건소장)
- 인터뷰 원고정리 및 촬영 - ETC 커뮤니케이션즈

지역보건을 함께한 사람들을 만나다

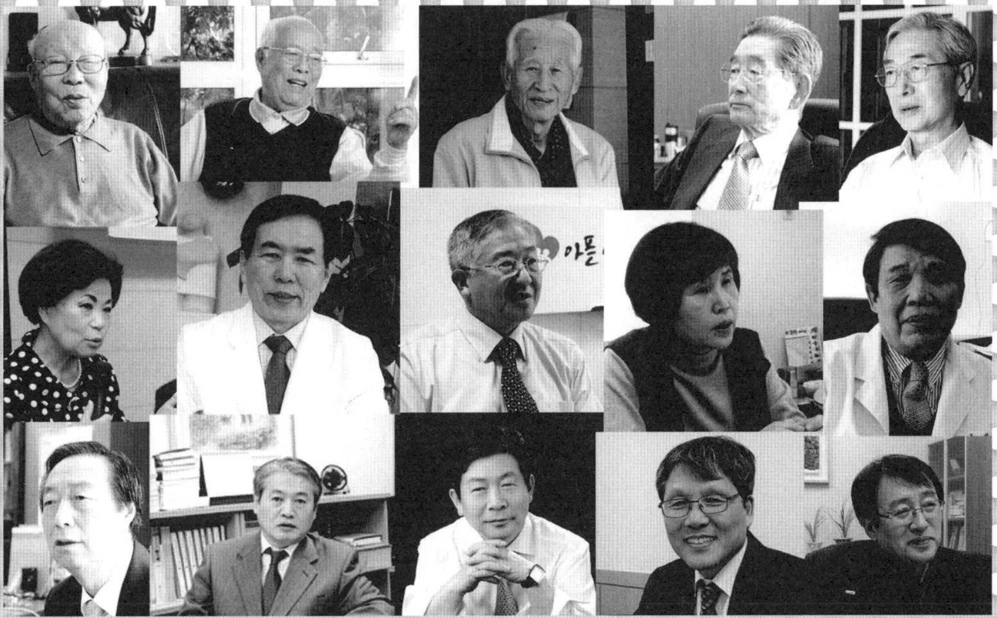

경제발전의 초석, 가족계획을 시작하다

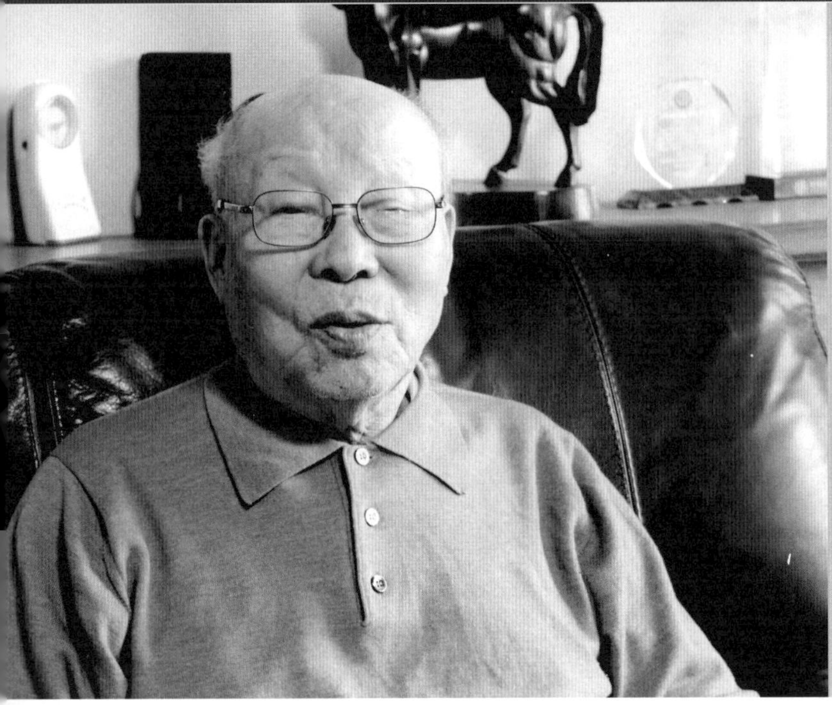

양재모

프로필

1939	휘문고보 졸업, 전라남도 소라금융조합 서기(3년)
1948	세브란스의학전문학교 졸업
1950	세브란스의대 의예과과정 수료 보건부 방역국 보건과 모자보건계장(보건기사, 5개월)
1951	국제연합 민사원조처 충청북도지부 보건의사(1년)
1952	사회부장관 비서관(1년), 사회부 총무과장(서기관, 6개월)
1954~1955	미국 미시간대학교 보건대학원 수료(보건학석사)
1958~1985	연세대학교 의과대학 예방의학교실 조교수, 부교수, 교수
1958~1961	연세대학교 대학원 수료(의학박사),
1961~1996	대한가족협회 이사장(10년), 회장(15년), 명예회장(9년), 고문 국가재건최고회의 기획위원회 전문위원(2년)
1963	대한예방의학회장(1년)
1964	재단법인 인구문제연구소 이사
1965	국제연합 가족계획자문위원(인도파견 2개월), 국민포장 수상
1966. 1~1966. 6	미국 존스홉킨스대학교보건대학원 초빙교수(6개월) 미시간대학교 인구연구소 초빙강사(2개월)
1967	국제역학회, 세계학술원 회원
1967~1973	국제가족계획연맨 이사장
1968	연세대학교 인구 및 가족계획연구소장(15년)
1972	가족계획연구원 이사(9년)
1976	보건사회부 정책자문위원회 자문위원(10년)
1977	경제기획원 인구정책심의위원회 자문위원(9년)
1981	한국인구보건연구원 이사(3년)
1982~1983	국제키비탄클럽 한국지부 총재(1년)
1982~1984	연세대학교 의무부총장 겸 의료원장
1982~1995	강화병원 이사장
1983	평화통일정책자문위원회 자문위원(2년), 연세사회복지관 이사장(2년) 국방부 정책자문위원회 자문위원(9년)
1985~현재	연세대학교 명예교수
1986~현재	성심의료재단 이사
1993	연세대학교 명예 이학박사
1996~현재	가족계획협회 고문

Ⓠ 선생님께서는 어릴 적부터 의사가 되려는 꿈을 갖고 계셨나요?

- 처음부터 의학을 공부하고 싶지는 않았어요. 최현배 선생의 「우리말본」을 읽다가 국문학을 공부하고 싶다는 생각을 하게 되었고 국문학 교육분야를 택하려 했는데 당시 그 계통에서는 학생모집이 없었어요. 의학, 약학계통만 전공자를 모집해서 부득이하게 세브란스의전에 입학하게 된 거지요.

Ⓠ 예방의학을 전공하신 동기가 있으신가요?

- 세브란스의전 시절, 시골에서 우체국장을 하시던 큰형님을 통해 후암동에 있던 박시의원의 박하룡 원장으로부터 외과의사가 되어 집안을 도우면 좋겠다는 조언을 받았었죠. 하지만 나는 생각이 달랐어요. 내가 농촌 출신이고 휘문고보 졸업 후 3년 동안 농민금융조합 서기를 하면서 농민들의 현실을 잘 알고 있었기 때문에, 외과의사가 되어 치료를 받을 수 있는 좋은 형편을 가진 사람들만을 치료하는 임상의로 살아가는 것에 대한 의문을 품었죠. 가난한 많은 사람들, 우리나라 농촌 주민 전체를 돕는 의사가 되고 싶었어요. 대학시절 무의촌 진료봉사활동을 했던 경험이나 심상황 교수님과의 인연은 예방의학을 공부하게 된 데 절대적인 영향을 주었습니다.

Ⓠ 예방의학교실 조교시절에 6.25를 겪으셨지요? 당시 상황은 어떠했나요?

- 심상황 교수님의 소개로 결혼을 한 지 반 년만에 전쟁이 터졌지. 미처 피난을 가지 못하고 집과 학교를 오가며 할 일 없이 지냈어요. 전쟁 중이라 학교도 엉망이 되어 있었거든. 서울수복 후 잠시 동안 보건부 모자보건계에서 일하게 되었는데, 그도 얼마 못가고 1·4후퇴 때 청주로 피난을 갔어요. 다시 보은으로 청주로 부산으로 옮겨 다니던 중 세브란스 선배인 신필수 씨를 만나 UNCAC 충북지부에서 일을 하게 되었어요. 1년간이었는데 외국인들과 함께 일을 하면서 영어실력도 늘고 실제 우리 국민들의 생활상을 파악하는 데 많은 도움이 되었습니다. 특히 전염병이 유행하는 지역을 돌아다니다 보니 장래 내가 해야 할 일이 무엇인가를 깊이 생각하는 기회가 되었지요. 사회부 공무원으로 잠시 일을 하다가 그만 두고 김명선 박사의 도움으로 다시 세브란스 위생학교실로 돌아왔어요. 그 후 한미재단의 유학생 선발시험에 합격해서 미시간대학교 보건대학원으로 유학을 가게 되었습니다.

Ⓠ 외국의 보건의료시스템을 돌아볼 기회가 많으셨던 것으로 압니다만.

- 몇 차례 있었지요. 1955년 미시간대학교 보건대학원에서 보건학석사를 받고 한미재단에서 마련해준 3개월간의 미국 내 보건행정기관 및 대학시찰프로그램에 참여한 적도 있고요. 유학에서 돌아와 1956년 작성한 "서울시민의 상병 및 의료에 관한 종합적 연구논문"을 보사부 이병학 차관이 읽어보시고 유럽 사회보장제도 현지시찰기회를 주시기도 했습니다.

유럽시찰을 떠날 때는 마침 정초였던지라 일본까지 건너가서 어렵게 비자를 얻어 스위스 제

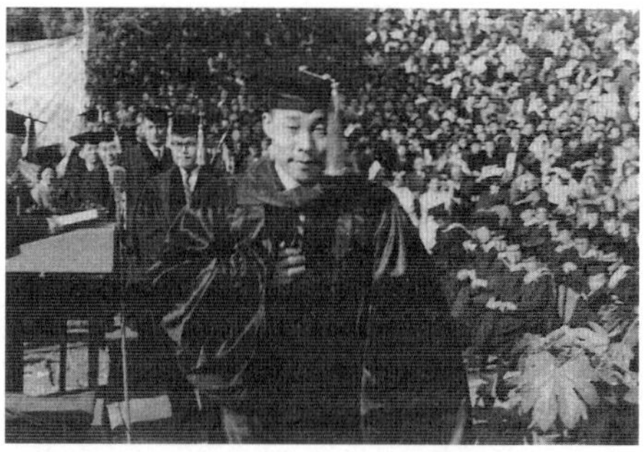

▲ 1961년 2월 의학박사학위를 받고

네바로 향하게 되었습니다. 시찰일정을 받기 위해 ILO를 방문했을 때, 일본제도를 모방·채택하지 않도록 권고 받았던 기억이 납니다. 스위스 제네바에서는 재밌는 경험을 했었죠. 식당에서 식사를 하는데 물을 사먹어야 하는 것이었어요. 물값이 맥주값과 같았던 게 내게는 이상한 경험이었죠. 스위스에서 2주일을 보내면서 스위스 의료보험제도를 공부하고 영국으로 건너갔습니다. 영국에서 4주 동안 체류하게 되었는데, 영국의 의료보험제도(인두제)를 살펴보면서 아주 이상적인 제도라는 생각이 들었습니다. 그것은 1차진료와 2차진료를 구분하여, 주민들이 맨처음 일반의를 만나 필요할 경우 전문의를 추천 받는 방식이더군요. 모든 국민이 일반의(주치의처럼)를 선정하여 1차진료를 받는 시스템으로 당시 우리나라와는 다른 아주 좋은 제도라고 생각됐습니다. 영국에서의 일정 중 런던 국제가족계획연맹 사무국을 방문했는데 방명록에 이름을 남긴 것이 가족계획사업에 투신하게 된 시발이 된 계기가 되었어요. 유럽 시찰 이후 대만과 일본까지 둘러본 후 돌아와서 보고서를 작성해 제출했는데 마침 그날이 공교롭게도 5·16혁명이 일어난 날이었습니다. 열심히 작성한 보고서가 무용지물이 되고 말아 유감이었어요. 지나고보면 그게 전화위복이 되었는지도 모르지만요. 가족계획에 전념하게 된 계기를 만났으니 말입니다.

Ⓠ 당시에 여러 곳에서 지역보건시범사업이 진행되고 있었는데 선생님께서는?

- 학교로 돌아와서 의대 4년생의 농촌보건의료 실습을 위해 고양군시범보건소 김명호 소장에게 부탁하여 실습교육을 내보낸 것이 지역보건시범사업과의 첫 관계였지요. 김명호 소장은 이후 내가 이끌어서 연세의대 예방의학교실로 들어오게 되었고요. 1969년 거제군지역보건시범사업에는 제자인 유승흠이 내려갔고, 연희동 도시지역보건사업도 있었고, 1974년 강화군 지역사회의학교육시범사업은 강의실, 숙소 등 건물을 짓는 것에서부터 내가 주도를 했었지요.

Ⓠ 가족계획사업은 어떻게 시작하게 되셨는지요?

- 1960년 초에 유럽의 사회보장제도 연구시찰을 다녀온 적이 있다고 말씀드렸지요. 그 후 우리나라 인구문제를 해결하기 위해 1961년 대한가족계획협회를 설립하고 그 책임을 맡았어요. 그러던 중 사회부 근무시절 알게 된 손정선 씨가 5·16 이후 국가재건최고회의 사회과에서 일했었는데 날 찾아와서 실무를 맡을 의사출신이 없으니 도와달라고 부탁하여 이병희 학장의 허락을 얻어 최고회의 자문을 하면서 가족계획사업을 정부가 지원하는 것으로 기획하게 되었지. 또 연세의대 예방의학교실은 이때부터 우리나라 가족계획 및 모자보건에 관한 연구들을 하게 되었는데, 대부분이 미국인구협회 등 외국기관의 연구비로 진행되었습니다. 고양군보건소에서 가족계획 시범연구사업을 처음 시작하게 된 것이죠.

그렇게 민간단체를 만들어서 가족계획사업을 추진하면서 정부지원도 받고, 대학의 연구사업도 함께 진행하게 되는 등 세 곳에 동시에 관계하게 되면서 덕을 본 셈이에요. 일이 잘 해결되기 시작한 거죠.

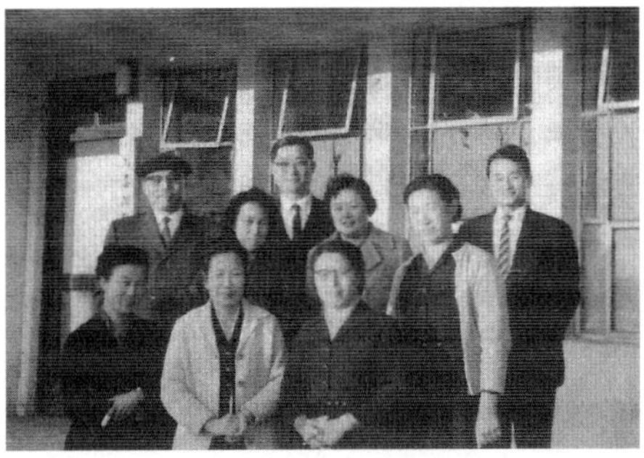

▲ 가족계획 어머니회원들과 함께

Q 우리나라 가족계획사업은 외국으로부터 도움을 많이 받았는데요.

- 첫 번째 도움은 미국 개척자재단(PathFinder Fund) 아시아지역 담당자인 Roots 여사가 주었어요. 그녀는 콘돔과 다이아프램, 현금 513달러를 주고 갔죠. 그 중 일부를 가지고 가족계획 계몽교육과 상담을 실시했었지요.

미국인구협회 Dr. Balfour의 지원은 아주 대단했어요. 방숙 교수와 함께 만든 '고양군 원당면 농촌주민을 대상으로 하는 가족계획연구'라는 연구계획서를 받아보고는 25,000달러를 선뜻 내주어 가족계획 첫 연구사업을 시작하게 되었습니다. 1962년 3월부터 연구가 시작되었는데 Dr. Balfour가 연구를 시작하기에 앞서 인도 캘커타 농촌지역의 가족계획시범사업을 시찰할 수 있는 기회도 만들어 주었어요. 이후 가족계획사업이 진행되면서 Dr. Balfour와 미국인구협회의 지원은 우리나라 가족계획사업의 커다란 뒷받침이 되었습니다. 1964년 서울대 권이혁 교수가 시작한 도시형 가족계획연구사업도 Dr. Balfour의 지원으로 이루어졌고, 대한가족계획협회가 요원훈련, 홍보교육 및 조사평가 등 세 가지 기능을 수행하기 위한 센터를 산하에 설치하는 계획과 함께 이에 필요한 재정지원을 요청하자 이를 받아들여 조사평가부분만 보사부 모자보건과에서 관리하고 요원훈련과 홍보교육, 지원금관리 등은 가족계획협회를 경유하도록 배려해주었어요.

Q 1962년에 고양 원당면에서 실시한 농촌주민대상 가족계획연구는 몇 년간 하신 건가요?

- 고양에서 4년 동안 했지요. 이 때 조직한 가족계획어머니회가 성공적인 결과를 나타내자 그 성과를 바탕으로 1966년부터 전국에 어머니회를 조직하게 됐는데 그에 소요되는 예산도 Dr. Balfour가 지원을 해주었습니다. 1968년 연세의대 예방의학교실이 주축이 되어 연세대학교에 인구 및 가족계획연구소를 설치할 때에도 연구소 요원들의 유학자금과 연구기금지원 등을 도와주었습니다. 고마운 분이죠.

Q 가족계획 관련해서 선생님의 국제활동에 대해서 말씀해주세요.

- 대한가족계획협회가 설립된 후 본격적인 인구조절 및 가족계획사업이 성공적으로 진행되면서 우리의 성공사례를 국제회의에 발표하고 또 국제기구에도 참여하게 되었습니다. 국제가족계획연맹에도 가입하고요. 1963년에는 내가 국제가족계획연맹 서태평양지역대표로 선출되기도 했어요.

1965년 2월에는 UN사절단의 일원으로 가족계획사업에 대한 자문을 위해 인도를 방문하기도 했습니다. 인도 북부지방인 펀잡(Punjap)으로부터 최남단인 고모린만(Cape Gomorin)까지 인도의 중앙 및 지방의 보건행정조직과 인구 및 가족계획사업에 관계된 기관, 단체, 시설들을 둘러보고 관련인사들을 접촉하는 힘든 여정이었습니다. 인도를 돌아보면서 우리의 가족계획사업과 비교분석하는 작업은 이후 우리나라 가족계획사업 추진에 많은 도움을 주기도 했습니다.

▶ 1967년 홍콩에서 열린 IPPF 서태평양지역 총회에서

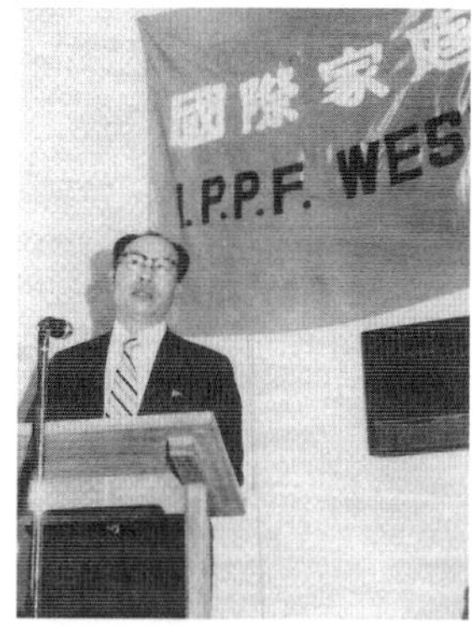

1965년 5월에는 국제가족계획연맹 서태평양지역 총회와 학술대회를 유치하였고, 회원국 가족계획지도자들을 대상으로 우리나라의 가족계획사업을 둘러볼 수 있는 훈련기회를 제공하기도 했습니다. 이런 공로 등을 인정받아 1967년 칠레에서 열린 국제가족계획연맹 총회에서 내가 임기 2년의 총회 부의장 겸 실행이사회 의장인 이사장으로 선출되어 1973년까지 국제기구 운영관리에 많은 경험을 하게 되었지요. 우리나라뿐만 아니라 세계 여러 나라에 도움을 주게 되어 뿌듯했지만 일부에서는 시기하는 이들도 있었어요.

국제가족계획연맹 총회는 매년 회원국이 돌아가며 개최하는데, 이사장으로서 초대를 받아 참석하곤 했어요. 재미있는 에피소드가 하나 있는데 총회 끝나고 열린 파티장에서 노래를 권유받으면 휘문고보 선배이며 사회부 장관 출신이던 박술음 선생님이 번역한 아리랑(El Dorado)을 부르곤 했지. 시원찮은 음악실력을 모두 동원하여 불렀었던 기억이 납니다.

Él Dorado~ Él Dorado Él Dorado~ Let me cross the sea to Él Dorado~ The lover who has left me behind will ache her leg before she cross a mile! ~~

(선생님의 아리랑(El Dorado)은 부인 권숙정 여사의 만류에도 불구하고 끝까지 이어졌습니다.)

Ⓠ 국내외에서 가족계획과 관련된 많은 활동을 해오셨는데 가장 보람 있었던 일이라면?

- 가족계획사업에 있어 우리나라가 성공한 나라가 되었다는 것이 가장 자랑스럽고 보람되죠. 가족계획사업이 경제발전에 큰 도움을 주었으니까요. 그러나 현재는 출생률이 너무 낮아져 당시와는 정반대의 실정에 처해 있음이 씁쓸합니다. 출생률 저하의 주범이랄까. 그러나 과거 가족계획사업을 통해 인구정책에 성공했고 경제발전에 도움이 된 건 사실입니다.

Ⓠ 그럼요. 지금은 저개발국가에서 우리나라를 부러워합니다. 그들이 지금 우리에게서 배워가고 싶어하는 것이 새마을운동과 가족계획사업이라 합니다.

- 새마을 운동! 가족계획사업 뿐만 아니고 농민들이 지역사회를 어떻게 협력하여 발전시키느냐 하는 좋은 기회가 된 사업이었지요.

Ⓠ 마지막으로 후배들에게 조언 한 말씀 해주신다면?

- 내가 미시간대학교 보건대학원에 다닐 때였는데요. 오지리에서 온 정신과의사의 특강을 들은 적이 있어요. 고아들을 두 집단으로 나누어 한 집단은 1년 동안 동일한 보모로 하여금 돌보게 하고 다른 집단은 매 3개월마다 보모를 바꾸어 돌보게 하여 1년이 지난 후 두 집단간 성장발육의 차이를 비교 조사했는데, 전자 집단은 신장, 체중, 정신상태 등 성장발육이 아주 우수했고 후자의 경우는 그렇지 못했다는 것이었어요. 이 이야기의 결론은 "사람은 빵만으로 살 수 없다"라는 것입니다. 사랑과 믿음과 소망이 필요하다는 얘기지요. 내 인생을 통틀어 가장 인상 깊게 들은 강의였습니다.

이 이야기가 남다르게 느껴졌던 까닭은 어릴 적 맏형의 도움으로 서울에서 학업을 계속할 수

있었지만, 신혼 초였던 형님내외와 함께 지내는 불편함 때문인지 키가 제대로 자라지도 못하고 소화불량 등도 겹쳐 힘들게 지냈었어요. 오죽하면 휘문고보 졸업 때 키 140cm 정도, 몸무게 40kg 정도로 졸업 후에 본 교통부 철도요원 취업시험에서 신체검사에서 떨어질 정도였어요. 그 다음으로 금융조합연합회 시험에 합격했는데 첫 부임지를 나주와 여수 중 한 곳을 선택해야 했죠. 여수와 순천 중간쯤 있는 여수 소라금융조합으로 지원을 했어요. 그때 심정으로는 가능한한 서울에서 먼 곳으로 가고 싶었거든요. 그렇게 소라면 면소재지 금융조합에서 서기로 일을 하게 되었던 겁니다. 금융조합 여러분들의 관심과 도움으로 조합에서 일하는 3년 동안 키가 30cm나 자랐어요. 주변 사람들이 놀랄 정도였죠.

중요한 것은 "사랑"입니다. 오지리 정신과의사의 특강을 들으면서 생각했었죠. "3개월마다 보모가 바뀐 아이들과 내가 같은 처지였구나." 그 다음부터 학교에서 강의할 때마다 그 이야기를 많이 해주었습니다. 의료기술로만으로 주민을 대하지 말고 '마음에서 우러나오는 사랑으로 대하라', '사랑을 느끼게 하라', '너희들을 믿고, 너희들을 보면서 소망을 갖게 하는 의사가 되어달라'고 얘기합니다.

긴 시간 좋은 말씀 감사합니다.

천연두 박멸의 초석을 다지다

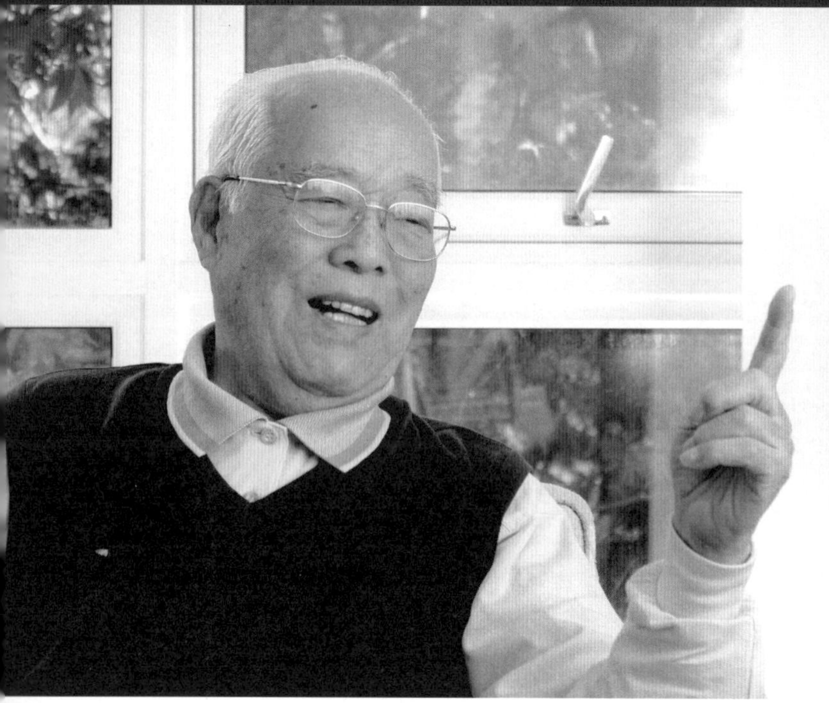

방 숙

프로필

1940	경기중학교 졸업
1944. 9	세브란스의학전문학교 졸업
1945. 10	국립 부산 해항검역소장
1950. 9	보건부 방역국 예방과장
1954~1955. 9	존스홉킨스보건대학원 보건학석사
1957~1960. 7	USOM 보건국 고문
1960. 10	보사부 방역국장
1961. 5	WHO 제14차 총회 한국수석대표 참석(New Dehli, India)
1961~1970. 5	세브란스의학전문학교 예방의학교실 교수
1964~1968. 8	미국 미시간대학교 보건대학원 보건학박사
1970~1979	UN/ESCAP 인구국 가족계획과장
1979. 5~1988. 2	순천향의대 예방의학 주임교수
1988. 3~2001	대한공중보건의사협회 고문
1991. 3	연세대학교 보건대학원 외래교수
1995. 6	아주대학교 의과대학 객원교수

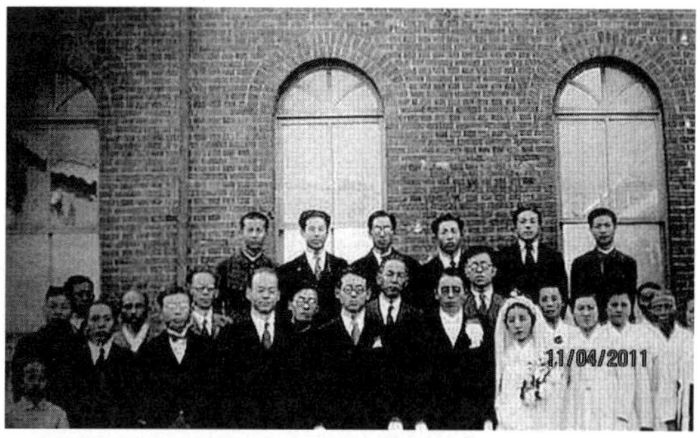

▲ 1946년 11월4일, 대전교회에서 결혼식을 올리고

Ⓠ **의학을 전공하게 된 특별한 동기가 있으신지요?**

- 경기중학교(현 경기고)를 졸업하고 의사였던 숙부의 영향도 있었지만 성적이 상위권에 속해 무난히 의대에 합격할 수 있을 것이라 생각했어요. 현 서울의대에 지원했다가 낙방하고 다음해인가 세브란스의학전문학교(현 연세의대)에 입학했지요.

Ⓠ **예방의학에는 언제부터 관심을 가지셨는지요?**

- 1944년 9월, 의대 졸업하기 전 졸업 후 진로를 고민할 때였지. 은사이셨던 김명선 박사가 평양기독병원에서 인턴을 모집하니 지원해보라고 하셔서 지원하려 했는데 친구 전규호 군이 간곡히 자신에게 양보해달라 해서 포기하고 최영태 박사의 권유로 연세의대 미생물학교실에 조교로 들어갔어요. 아마도 미생물학전공과목 시험을 잘 봐서 날 미생물학교실로 이끄신 게 아닌가 싶어요. 당시에는 발진티푸스가 유행하던 시기로 예방약(Cox Method)을 개발하는 일에 주력했었습니다. 하지만 무균실도 없이 겨우 소위 '무균작업용'이라고 하는 소형 박스 하나를 가지고 예방약을 만들 수밖에 없는 열악한 환경이라 예방약 제조는 실패를 거듭했죠. 지금 생각하면 참으로 어이없는 일이 아닐 수 없습니다.

Ⓠ **예방의학도로서 첫 사업 경험은 어떤 것이었습니까?**

- 콜레라 방역이었어요. 해방 이듬해인 1946년 5월에 부산지역에 콜레라가 발생했을 때 당시 미 군정청의 방역국장으로 계시던 최영태 박사의 지시로 세브란스의전 4학년 학생 10명과 함께 부산으로 내려가 긴급방역활동을 펼치게 되었지요. 해항검역소에 세균검사실을 설치하고 세균검사와 경남 일대를 돌며 환자치료에 몰두했지만, 결국 콜레라는 전국으로 퍼져 환자 1만 5천여 명, 사망자 1만여 명을 내고 같은 해 가을에야 자취를 감추었어요.

콜레라 방역활동 후 10월, 최영태 방역국장의 요청으로 국립부산검역소장으로 부임했는데, 그때 내 나이가 약관 23세로 너무 어렸지요. 그래서 반대하는 사람들도 많았습니다. 협박도 받고 했지만 나중에는 오히려 모두들 열심히 도와주어서 소임을 다할 수 있었습니다. 얼마 전 부산검역소에 가봤는데 많이 변했더라구요. 이때의 업무는 천연두, 콜레라, 재귀열, 황열, 발진티푸스를 예방 검역하는 것이었습니다. 같은 해 11월 사선을 넘어 월남한 김태봉 여사와 대전교회에서 결혼식을 올리고 부산에서 신혼생활을 시작하게 됩니다.

Ⓠ **천연두 방역 경험도 있으시죠?**

- 부산검역소장으로 일하던 중 1950년 한국 동란을 맞게 되었는데, 정부마저 부산으로 피난을 오는 상황이 되고 말았지요. 당시 보건부 백행인 방역국장의 추천으로 보건부 예방과장으로 전근발령을 받았을 때에는 전국에 천연두가 유행했어요. 사망자가 1만 1천명, 4만 명의 환자가 발생하여 방역이 시급한 상황이었습니다.

예방과장이 되어 접종 현장을 나가보니 길가에 종두소를 차려놓고 피난민을 대상으로 접종

▶ 1952년 9월 서울 수복 후, 고 백행인 방역국장이 자기 앞으로 받은 관사를 나에게 주신 목조집(청운동 집). 앞마당에 어린 방유현(차남, 성형외과)이 조카(방태현, 치과)와 서있는 모습이 보인다.

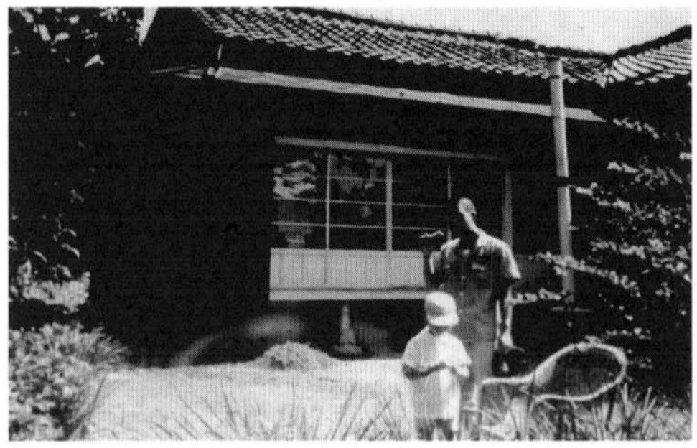

을 하고 있었는데, 여름 뙤약볕 아래 종묘의 보관상태도 좋지 않고 접종대상(성인), 접종방법(절피법) 등도 적절하지 못한 것을 보게 돼 정말 문제다 싶었죠. 접종을 받은 환자들의 팔에서는 피가 줄줄 흐르고 두묘액은 씻겨 내려가는 등 한심한 지경을 본 후 긴급하게 천연두박멸 작전을 세웠습니다. 동회에 환자명부를 작성하게 하고, UNCAC(UN 한국민사원조처)로부터 백신을 공급받아 1세 미만, 6세, 12세 아동들을 대상으로 봄, 가을에 접종하도록 했어요. 또한 접종법을 다압침법(多壓針法)으로 바꾸어 이를 시행할 의사, 간호사를 마을 동회에서 훈련을 시켰습니다..

이러한 노력 덕분에 그 다음해부터 천연두는 점점 세력이 약해졌고 1960년 이후에는 한 사람의 환자도 발생하지 않았어요. WHO가 세계에서 천연두가 박멸되었다고 공표하기 20년 전이었으니 놀라운 성과죠. 당시 에피소드가 하나 있는데, 천연두를 진정시키고 난 후 상부로부터 수고한 직원들에 대한 아무런 보상도 없던 것이 안타까워 당시 최재유 장관님께 표창을 요청했었어요. 상을 받고 싶어서가 아니라 성과가 좋아서 수고한 이들에게 작은 상이라도 주어야겠다는 생각이었죠. 그런데 장관께서는 '공무원이 할 일을 한 것인데 무슨 표창이냐' 하시더군요. 갑자기 창피해져서 죄송하다고 말씀드리고 돌아나오는데, 장관께서는 내게 "공과사를 구별해서 잘해야지"하시면서 어깨를 두드려 주셨어요.

Ⓠ 가끔은 격려 차원의 상도 필요한데요. 전쟁 후에는 어떻게 지내셨나요?

- 서울이 수복된 후에 돌아와 예방과장으로 일을 계속했습니다. 백행인 국장이 자신에게 주어진 관사를 하나 내주시면서 살도록 해주셔서 지금까지 60여 년 넘게 살고 있어요. 바로 이 집입니다. 마침 록펠러재단 소속 미국인구협회 아시아담당자 Dr. Balfour와 차이나메디컬보드 Dr. McCoy가 예방의학 전공자들 중 공중보건학(Public Health)을 공부시키게 유학 보낼 사람을 찾고 있을 때 백행인 방역국장의 추천으로 록펠러재단 장학금을 받아 유학길에 올랐습니다. 차윤근 박사와 함께였어요. 맥코이와는 동경에서 열렸던 'WHO 생정(生政)통계세미나'에서 만난 인연이 있었죠.

1954년부터 2년간 미국 존스홉킨스보건대학원에서 보건학을 공부하고 귀국했는데 막상 갈 곳이 없더군요. 세브란스병원 흉곽내과에서 결핵환자를 치료하다가, USOM 보건고문관으로 자리를 옮겨 일하면서 묵호에 장티푸스가 발병했을 때 출장조사를 다녀오는 등 전염병 관련 조사연구를 진행하기도 했어요. 1960년에는 선배이던 이병학 국장이 이끌어서 보사부 방역국장으로 잠시 일을 하기도 했지요.

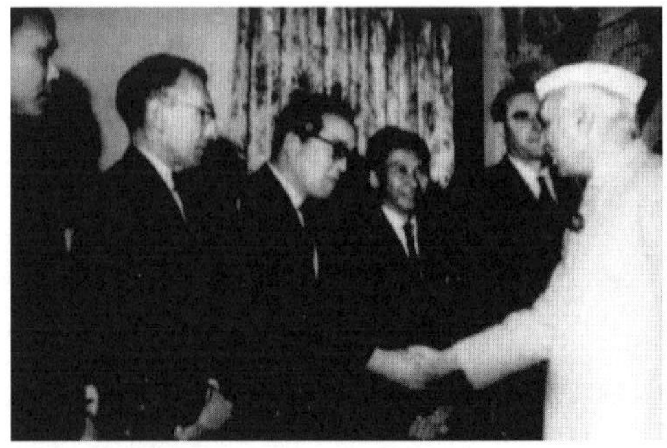

▲ 1961년 5월 뉴델리에서 열린 WHO 14차 총회, Priminister Nehru수상이 각국 수석대표를 접견할 때 악수하는 모습

1961년 인도 뉴델리에서 열린 14차 WHO총

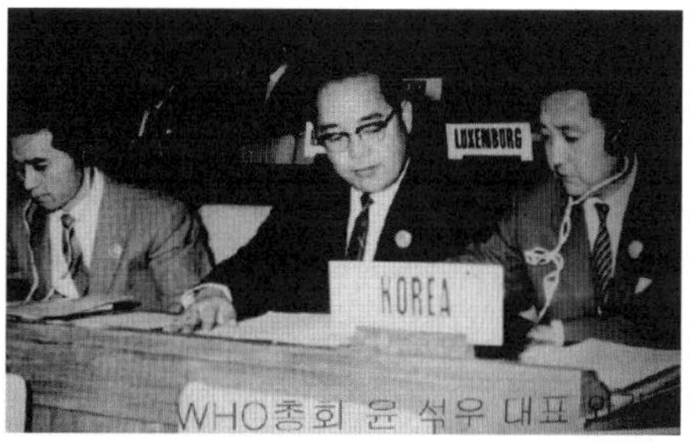

▲ 1961년 5월 뉴델리서 열린 WHO 14차 총회에 함께 참석한 고 윤석우 선생(사진 右)과의 모습

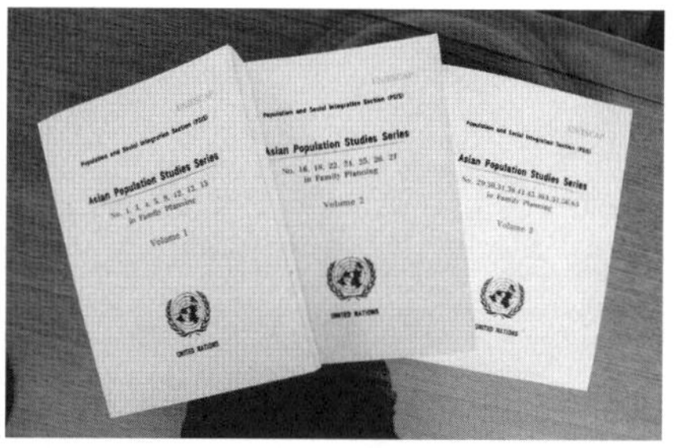

▲ ESCAP에서 주관한 가족계획연구와 세미나 보고서

회에 한국대표로 고(故)윤석우 과장과 함께 참석하고 돌아온 다음 얼마 안 되어 5·16군사혁명이 일어나 보사부에서 물러나올 수밖에 없었습니다.

Ⓠ 선생님께서 해오신 일 중 가장 대표적인 것으로 가족계획사업을 떠올릴 수 있는데요. 언제 어떤 계기로 참여하시게 되었나요.

- 보사부에서 나와 갈 데가 없어 힘들던 차에 강의를 나가고 있던 연세의대 예방의학교실의 양재모 선생에게 일자리를 부탁했었어요. 양재모 선생이 흔쾌히 수락하여 그의 도움으로 연세의대 예방의학교실에 몸을 담게 되었죠. 그때가 1961년입니다. 양재모 선생은 나이로는 나보다 많으나 학번으로는 내가 선배였어요.

당시 혁명정부였던 국가재건최고회의에 자문위원으로 활약하던 양재모 선생을 도와 가족계획에 대한 인식을 확산시키고 기초조사, 시범사업 등을 함께 진행했습니다. 록펠러재단의 Dr. Balfour가 가족계획관련연구를 요청해 계획서를 제출하여 2만 5천 불을 받은 것이 시작이었어요. 그 계획은 고양군 원당면을 실행지역으로, 김포군 김포면을 대조지역으로 해서 가족계획 기초조사연구를 진행하는 하는 것이었는데, 당시 '가족계획'은 처음 들어보는 낯선 용어 또는 개념이었죠. 외국문헌을 뒤져서 힘들게 계획서를 만들었던 기억이 납니다. 이후 자궁내장치(IUD), 경구피임약 등 가족계획 관련된 연구들을 기획하여 총 10만 불 정도를 연구비로 받았어요. 가족계획사업 현장에 직접 참여하기로는 마을단위로 조직한 어머니회를 대상으로 한 순회강의에 차트를 만들어 가지고 다녔었던 것이 생각납니다. 어머니회는 성과가 매우 좋았죠.

가족계획사업에 참여하면서 그 경험과 성과를 논문으로 엮어 1961년 의학박사 학위를 받았고, 1964년 미국으로 건너가 미시간 보건대학원에서도 '가족계획사업 실태조사연구'로 1968년 보건학박사학위를 받았습니다. 보건학박사로는 내가 국내 1호입니다. 다음으로 김모임, 유승훈 박사로 이어졌죠.

Ⓠ UN/ESCAP에서 근무하신 경험도 있으시죠.

- 미국에서 돌아온 후, 양재모 선생의 추천을 받아 방콕에 있는 UN/ESCAP(아시아 및 태평양지구 경제사회이사회)의 인구국 가족계획과장으로 부임하게 되었습니다. 한국의 성공적인 가족계획사업 경험을 공유해달라는 것이 ESCAP의 초청 목적이었어요. 1년을 예정으로 1970년 5월 떠났는데 돌아오기까지 10년이 걸렸습니다. 42개 ESCAP 회원국을 대상으로 회의 및 교육사업을 주로 펼쳤는데, 특히 가족계획사업의 경제적 효과 측면에서 사업을 검토하고, 가족계획의 행정, 평가, 교육, 훈련 등 네 분야의 연구와 세미나 등을 개최했습니다. 전문 컨설턴트를 초빙하여 각 나라 전문가들과 같이 일하고 연구하는 아주 흥미롭고 재미있는 일이었어요. 동남아 여행도 많이 했구요.

Q 순천향의대에서는 지역보건 시범사업을 주도하신 걸로 아는데요.

- ESCAP에서 9년을 보내고 이만하면 됐다 싶었을 즈음, 1979년 순천향의대 서석조 총장의 초청을 받아들여 순천향의대 예방의학교실 주임교수로 귀국했습니다. 우리나라에서 농촌지역에 처음 세워진 의과대학이라 무척 인상적이었는데, 막상 가보니 온양 시내에서도 한참 들어간 시골 허허벌판에 건물 몇 개 세워져 있었어요. 함께 교수생활을 했던 홍종관, 남택승 교수가 생각나네요.

순천향의대에서는 예방의학/지역사회의학의 개념과 실천에 관한 수업을 진행하면서 1981년에는 다학문적연구를 위한 "인구구 및 지역사회의학연구소"를 대학 내에 설립하였습니다. 1982년부터 1984년까지는 WHO의 연구비 지원으로 충남 서산군에서 가족계획과 모자보건의 통합 시범사업을 실시하기도 했구요. 이 사업은 ESCAP에서 일할 당시 방글라데시 출장 중 만난 가족계획국장으로부터 자기네 family welfare가족계획요원을 가족계획, 모자보건, 옴관리사업 모두를 통합하여 일할 수 있는 다목적요원으로 훈련시켜야겠다는 얘기를 들었던 것을 떠올려 미시간행정대학원 Prof. Gayl Ness 교수와 함께 통합(Integration)에 대한 검토연구를 한 것을 바탕으로 한 것입니다.

또한 독일 GTZ의 차관으로 순천향대학이 건립한 음성병원을 건립하자 1984년부터 1988년까지 역시 독일 GTZ의 연구비 지원을 받아 주민의 입장을 고려한 '1차 및 2차 보건의료의 연계방안 개발'을 목적으로 실시된 음성군 지역보건사업을 계획하고 진행했습니다. 여러 인재들을 모으고 열성적으로 추진했지만 음성사업은 결국 실패로 돌아갔어요. 공적인 일차 보건진료 자원과 사립인 음성병원과의 연결이 문제였는데, 서로 '자기중심적'인 보건의료에 대한 견해 차이로 그 목적을 달성하지 못한 것이라 생각됩니다. 그러나 민간과 공적자원의 연계와 조화가 필요하다는 아이디어는 좋았지요.

Q 정년퇴임 후에는 어떻게 활동하셨는지요. 지역보건사업에 대한 관심과 자문활동을 지속하셨던 것으로 압니다만.

-1988년 3월 퇴임했지만 지역보건에 대한 관심은 여전했었죠. 당시 이슈 중 하나는 '공중보건의'였는데, 퇴임 전부터 관심을 갖고 있었습니다. 매년 3천명의 의사들이 배출되고 그중 500명이 공중보건의가 되는 현실이었는데, 공중에 떠있는 의사들이 아닌가 생각이 들 정도로 문제점이 많아 보였죠. 보사부에서도 크게 관심 두지 않아서 관련 세미나도 열고 연구발표도 했었지요. 지금도 여전한가요?

Q 인생을 돌아보면서 가장 보람 있던 일을 꼽는다면.

-먼저, 천연두 박멸의 기초를 닦았던 것을 꼽을 수 있겠습니다. 4만 명의 환자를 제로로 만들었으니 말이죠. 그래서인지, 지난 50년 동안 곰보얼굴의 한국사람을 본 적이 없습니다.

Ⓠ 그런 성과를 올린 선생님만의 특별한 노하우가 있으셨는지요?

-질병이 발생한 현지실정을 꼼꼼하게 파악한 것으로부터 해결 아이디어를 얻었던 것이 주효했습니다. 그것을 기반으로 예방계획을 짜고 또 주민들의 적극적인 도움을 받아 실행에 옮긴 것이 성공 요인이라 생각됩니다.

Ⓠ 가족계획사업의 성과도 무시할 수 없겠지요?

-물론입니다. 예전과는 달리 인구구조가 바뀌었지요. 출산율이 극히 저조한 지금와서 생각하면 역적이라 할 수도 있겠지만. 당시는 단지 경제발전이 국가적 모토였던 까닭에 사업의 경제적 효과를 너무 과신하기도 했고, '무조건적으로 출산을 제한'하는 쪽으로 사업을 진행시키는 것은 좀 아쉬웠어요. 가족계획의 본래 의미는 '알맞게 낳아 잘 기르는 것'입니다. "건강한 결혼-건강한 성생활-건강한 출산-건강한 양육"이 되도록 이 분야에 종사하는 분들이 잊지 말아야 해요.

Ⓠ 후배들을 위해 조언을 해주신다면.

-요즘 의료비는 너무 높아요. 의료비를 줄일 수 있는 방법을 연구할 필요가 있는데, 거기에 지역보건사업이 효과가 있을 것이라고 봅니다. 그 근거를 제시해야 할 사람들은 지역보건인들이죠. 더불어 여기에 관심을 가져야 할 사람들은 복지부와 건강보험공단 등 정부기관입니다. 9988하는 시대가 아닙니까? 높은 의료비는 국민이나 공단, 정부 모두 감당하기 벅차요. 그 해결방안은 국민을 건강하게 오래 살게 하는 것입니다. 국민들의 참여는 기본이고, 보건소를 통한 보건사업을 확충하고 실효성을 높이는 것이 장기적으로는 의료비를 줄이는 방법이 될 것이라는 생각입니다. 경제학자, 사회학자, 인류학자들과의 포괄적 연계 연구와 주민들의 입장에서 본 보건소, 주민들의 참여를 높이는 방안 마련과 실천이 뒤따라야 할 것이라고 생각합니다.

장시간 좋은 말씀 감사드립니다.

초창기 보건소의 역할을 제시하다

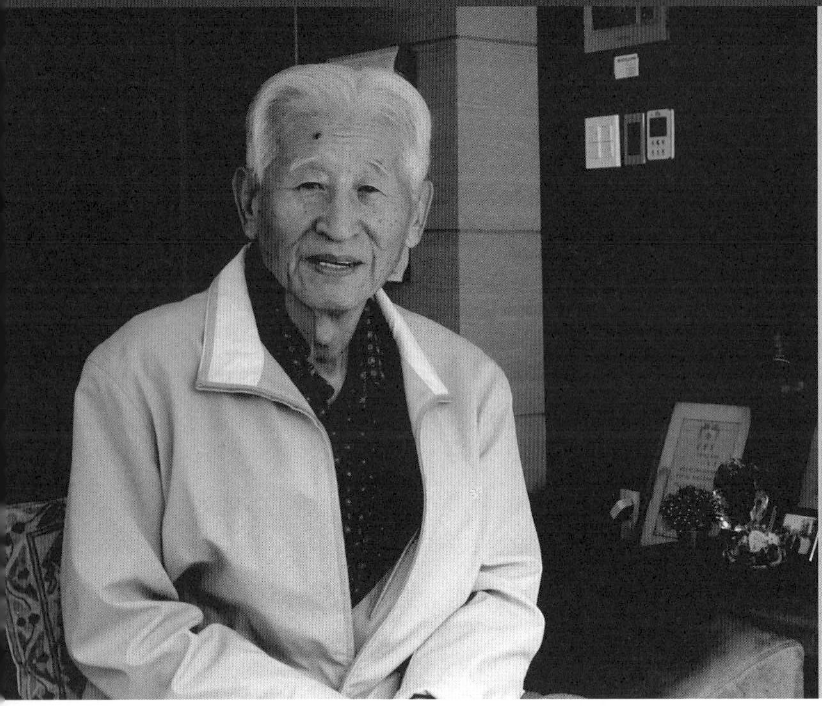

김명호

프로필		
	1945	대구의학전문학교(경북의대 전신) 졸업(의학사)
	1951~1953	전남 광산군보건소장
	1953~1954	전남 도립위생연구소장
	1954~1957	미국 미네소타대학교 보건대학원 졸업(보건학 석사)
	1961~1962	미국 캘리포니아대학교 보건대학원 수료(보건학 박사과정 1부)
	1963~1965	연세대학교 대학원 의학과 졸업(의학박사, 예방의학)
	1956. 3~1957. 8	서울대학교 의과대학장(위생학)
	1957. 9~1989. 2	연세대학교 의대 강사, 조교수, 부교수, 주임교수(예방의학)
		일본 구루메(久留米)의대 객원교수(1979~1984)
		원주 연세대 초대학장(1981~1983)
		보건대학원장(1983~1987)
		열대의학연구소장(1988)
		국제농촌의학회 이사
		아시아농촌의학회 이사
		국제보건교육학회 부회장
	1989. 2~현재	연세대학교 명예교수(의대)
	1991. 7~2001. 10	네팔 의료선교사로 파송
		가우리샹카병원장(1991~1996)
		바랏푸르 보건대학장(1997~2001)
		네팔 교육부장관상 특별공로상(2001)
	2001. 1~2004. 4	안양 메트로병원 산업의학연구소(건강증진센터) 소장
	2004. 6~2005. 9	샘안양병원 산업의학센터 소장(자원봉사) 겸 네팔 선교사
	2007. 4~2010	전주예수병원 자문관(산업보건센터)
	2008	대한의사협회 화이자 국제협력특별공로상
	2010. 7~2011. 7	안산시 정다운요양병원장
	2011. 8~현재	안산시 새생명요양병원장

Q 의대 진학은 선생님께서 원하시던 진로였나요?

- 네. 처음에는 연세대의대 입학시험을 치렀는데, 마침 그때 피부병 때문에 떨어졌어요. 성적이야 무난히 통과인데 신체검사에서 문제가 생긴 거였죠. 그래서 대구의전을 들어가게 되었습니다. 1945년 대구의전(4년, 경북의대 전신)을 졸업하고 고향인 전남 광양에서 개업을 한 다음해인가 봅니다.

1946년 전국적으로 콜레라가 유행했어요. 당시 링거 주사 하나로 환자들을 살렸어요. 야간 왕진을 3~4차례 다닐 정도로 고향 주민들의 건강을 위해 뛰어다녔고, 그것이 지역주민들과의 친밀감을 돈독히 하는 계기가 되었어요.

이후 서울에서 공부를 더 하고 싶은 생각에 상경하여 명수대 근처에 살았어요. 그때 피아노 소리를 처음 들었어. "아! 피아노 소리란 이렇게도 좋구나." 했지.

서울에 올라오고 얼마 안돼서 6·25가 발발하여 서울 근교에서 피란생활을 하다가 1951년 1·4후퇴 때 고향으로 돌아왔습니다. 전시 중 피란민들의 방역과 원주민 보건의료를 위해 전쟁 중임에도 불구하고 500개의 보건진료소가 설치되었는데, 이 때 개원의를 공의로 채용하는 시험에 응시해 전남 광산군 송정보건진료소장(1951~1953)으로 근무하였어요. 전쟁으로 엉망이 된 생활위생환경 때문에 피란민이나 원주민 모두 장티푸스, 발진티푸스 등 각종 전염병이 창궐하던 때였죠. 광산군 3개면을 맡아 자전거로 다니면서 전염병 관리 예방사업을 펼쳤어요. 자전거 타이어가 불과 몇 달을 버티지 못하고 닳을 정도로 열심히 돌아다녔습니다. 그 때문에 상도 받았죠.

Q 당시 생활상은 어떠했나요?

- 당시 주민들의 생활환경은 아주 열악했어요. 미신이 팽배해있고. 의사들은 실력이 미흡하고 전쟁으로 이북 피난민들이 내려오면서 각종 전염병들이 발생했죠. 발진티푸스, 장티푸스 등 피난민 대상 전염병 방역이 선결문제로 떠올랐고요. 원주민 대상으로는 치료사업이 이루어졌고 미국의 지원으로 항생제를 보급하고 티푸스 백신 접종을 할 수 있었어요.

Q 주요 사망원인은 무엇이었으며, 보건진료소는 어떤 모습이었나요?

- 주요 사망원인은 전염병이었습니다. 폐렴 등도 있었고. 보건진료소에는 직원이 4명 있었는데 의사, 간호사, 방역관, 위생관(생활환경 개선지원) 등이죠. 예산은 도비 지원과 주민 회비(보건소 후원비로 임의제 치료비 일부 1/3)였어요. 책 읽을 시간이 없을 정도로 하루하루를 바쁘게 보내던 시기였습니다. 보건진료소는 182개 보건소가 설치되면서 흡수되었고 나는 광산군보건소장으로 근무하게 되었습니다.

Q 그때부터 예방의학에 관심을 갖게 되신 건가요?

- 공중보건에 대한 관심은 광양에서 개원 당시 콜레라를 퇴치시키려 애썼던 시절과 6·25전쟁

중의 전염병관리로부터 시작되었던 것이 아닌가 생각됩니다. 광산군보건소장으로 일하면서 그 관심이 좀더 구체화되고 명확해졌던 것같아요. 국민 건강에서 질병예방, 더 나아가서 당시 우리나라에서 미진한 부문이었던 보건교육분야의 개척 필요성도 느끼게 되었죠. 또한 광주 미국문화원 도서관에서 공중보건학의 바이블과 같았던 「미국에 있어서의 공중보건행정」(Smille, W:Public Health Administration in the United States)이란 책을 보게 되면서, 공중보건에 대한 숙고와 더불어 앞으로 공중보건에 종사하리라고 마음먹었습니다.

1954년에 한미지원재단 공중보건원에서 일선 보건기관의 의사와 육·해·공군 군의관을 대상으로 한 공중보건훈련(1953.9~11)에 1기로 참석했던 인연으로 장학생으로 선발되어 미국 미네소타대학교 보건대학원 석사과정(학교보건·보건교육 전공)에 입학했습니다.

Q 연세대 예방의학교실에는 어떤 인연으로 가시게 되었는지.

- 미국 유학길에 함께 오른 10명 중 양재모 선생과는 평생 인연을 이어오고 있습니다. 유학 후 서울대 의대에 보건학 교수로 근무(보건대학원 창설작업)하던 중 양재모 선생의 권유를 받아들여 1957년 연세대 의대 위생학교실(후 예방의학교실)로 자리를 옮겼지요. 전임강사와 경기도 고양군보건소장을 겸임하게 되어, 보건교육과 지역보건 현장 등 두 부문에서 다양하고 실질적인 경험을 하게 된 귀한 시간이었습니다.

당시는 보건소건물이 초가집이었을 정도로 경제가 어려운 상황이었어요. 주된 사망원인은 역시 전염병과 폐렴 등이었구요. 고양군보건소는 농촌지역 시범 보건소로 비교적 큰 규모의 A형 보건소였습니다. 7~8명의 직원(가족계획요원, 결핵관리요원, 의사, 간호사, 위생관, 방역관, 실습생 등으로 구성)이 연세의대의 지원을 받아 사업을 수행했습니다. 전용차량이 없어서 USOM에 직접 찾아가 업무차량을 지원받아오는 일도 있었죠.

Q 당시 보건소의 주된 사업은 어떤 것이었나요?

- 보건소의 주된 사업은 보건환경위생 개선, 가족계획, 모자보건 등이었습니다. 심각한 상태에 이른 식수오염 때문에 간디스토마 등 기생충질환으로 고생하는 주민들이 많았고 설사병 등 질환도 유발시키고 있어, 이를 다스리기 위해 보건소에서는 모범부락을 선정하여 우물 개선, 화장실과 목욕탕 설치 등 보건환경위생 개선에 일차적인 목표를 두고 사업을 전개해나갔습니다. 이 사업을 진행하면서는 미8군 군의관(방역장교)의 협조가 상당한 도움이 되기도 했어요.

미국인구협회로부터 10년 동안 총10만 달러를 지원 받아 진행한 가족계획 시범사업에서 농촌지역 가족계획 시범사업을 담당(성동구보건소 도시지역 시범사업)한 고양군보건소는 주목할 만한 성과를 올려 동 분야에서 국제적으로 유명해지기도 했습니다. 미국 시라큐스대학에서 제작했던 보건관련 홍보영화 제작에도 참여했던 기억이 납니다. 모자보건분야의 "건강한 어머니와 어린이"라는 영화와 "위생적인 물을 먹자", "모기에 물리지 말자" 등 식수위생과 해충 구제 등에 관련된 영화였는데, 이런 홍보영화들을 만드는 작업은 당시 나에게는 꽤 흥미로운 작업이었습니다.

주민 1차진료사업에 있어서 기억에 남는 것은 지역내 여성주민들의 선호도가 높아 당시 귀한 인력이었던 여의사들이 보건소에 꽤 많이 근무했었다는 것입니다. 그리고 전국의 의대생, 간호대생들의 농촌보건의료 실습기관(도시보건의료 실습은 영등포보건소)으로도 활약이 대단했던 점도 잊을 수 없습니다. 당시 교육을 거쳐 간 후진들 중 지금까지도 그 당시를 감동적으로 회상하는 이들이 많아 참으로 고맙고 자부심마저 느끼게 해줍니다.

Ⓠ 언제까지 고양군보건소장을 하셨나요?

- 1964년까지죠. 고양군보건소장 시절, 지역사회를 대상으로 수행했던 포괄적 보건의료사업들은 개인적인 인생의 목표 달성은 물론 지역사회 및 국가로부터 충분히 인정을 받은 의미 있는 기억들입니다.

Ⓠ 그후 학교로 돌아오셨는데, 다른 지역보건의료사업에 관계하시지는 않았나요?

- 네. 학교로 돌아와 보건교육과 연구에 전념하였습니다. 그런 중에도 연세의대가 도시빈민 보건의료를 위해 연희동 B지구(현 서대문보건소 자리)에 설치 운영한 도시보건소 '연세대 연희보건관리소'의 소장으로 7년 동안 도시보건소사업에 참여하기도 했습니다. 이 사업은 후임자로 윤방부 선생에게 맡기고 그만 두었죠.

이후에는 보건교육부문과 학교행정에 관련 일들이 많았습니다. 1967년 연세대 보건대학원 창설에 참여했으며, 1981년에는 연세대 원주분교 설립에 의욕적으로 뛰어들었죠. 53만 평의 부지 마련부터 시작하여 의과대학을 비롯, 대학으로서의 면모를 갖추기까지 학교운영에도 열정을 쏟았었습니다.

또한 지역사회단체인 가나안 농군학교에 나가 주1회 강의도 했었지만. 1983년 신촌 본교로 돌아와 보건대학원장을 맡은 후, 1989년 2월 정년퇴임 때까지 학교 보건교육에 매진했다 할 수 있겠습니다.

Ⓠ 학교 밖에서도 활동을 많이 하셨다고 들었습니다. 어떤 활동들을 하셨는지 말씀해 주십시오.

- 정부와 미국경제원조기구(USOM)가 공동으로 경제개발을 추진할 때 보건계획 수립에 참여했던 경험이 있습니다. 1972년 대한보건협회 재건 당시에는 미국보건협회의 지원을 이끌어 내는 등 국가 보건정책 수립 및 추진에 적잖은 역할을 하기도 했고요.

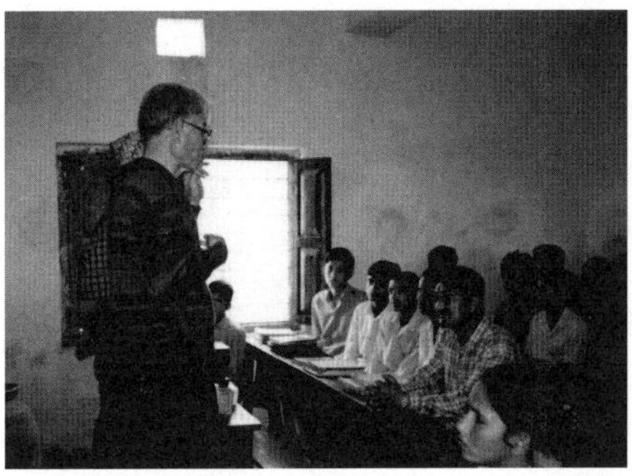

▲1977년 제1차 방글라데시 의료선교사업에 참가했을 때의 모습

퇴임 후에는 의료선교협회 이사 겸 총무국장직을 맡았는데, 미진하다고 판단되었던 선교사들의

▶ 네팔 가우리샹카 병원에서 환자를 진료하는 모습

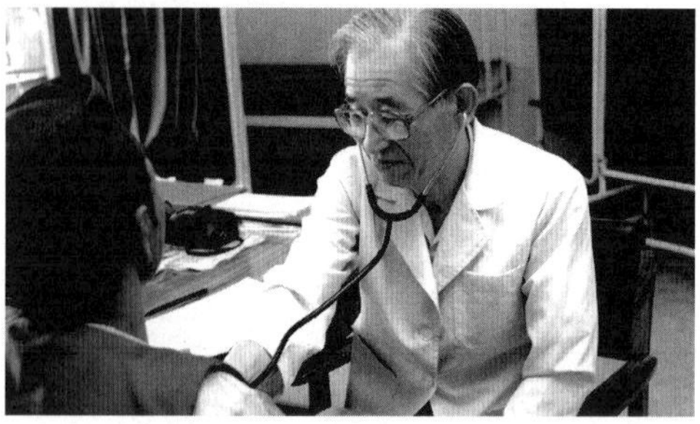

의료훈련에 대한 절실함으로 서울의료선교훈련원을 창설하여 올해로 벌써 20년째를 맞고 있습니다.

Ⓠ 선생님께선 네팔에서 아주 유명한 분이시지요?

- 사단법인 장미회의 일원으로 네팔에서 여러 사업을 했었지요. 1991년부터 1995년까지 네팔의 히말라야에 가까운 오지 3,000m 높이 지역에 설립된 한국 '네팔친선병원' 가우리샹카병원장으로 근무했습니다. 당시 병원은 2층 건물에 간호사 2명이 파견된 소규모 병원으로 주민 5,000명을 관리해야 하는 매우 열악한 의료환경을 갖고 있었어요. 이 병원은 1970년 부교수 시절 창설에 참여했던 사단법인 장미회에서 설립한 것이었습니다.

1997년에는 주네팔대사의 권유와 KOICA의 지원으로 네팔 바랏푸르 보건대학(1997~2001년까지 학장 역임)을 설립했습니다. 사단법인 장미회를 통한 '네팔의료선교 프로젝트'로 병원, 직업학교, 고아원, 보건대학 등 지역사회 전반에 걸쳐 이루어지는 사회선교사업의 하나였죠. 이 사업의 전체를 운영 관리하는 막중한 책임을 맡았었는데 그 임무를 성실하게 수행했다고 2001년 네팔 교육부장관상 특별공로상을 받았어요.

지난 2008년에 제60회 의협 대의원 총회서 한국화이자로부터 '대한의사협회 화이자국제협력특별공로상'도 받았구요. 십여 년 간 네팔에서 의료 선교사로 봉사활동을 잘했다며 상을 주는데, 인생을 다시 한 번 돌아보게 되고 또 뿌듯해지는 자랑스러운 일이었습니다.

Ⓠ 요즘 젊은 후배들을 어떻게 보고 계신지요? 조언을 해주신다면.

- 요즘 젊은 보건의료인들의 시대감각은 어느 정도인지 궁금해질 때가 있습니다. 시대의 변화에 잘 따라가고 있는지, 또는 앞서가고 있는지? 여러 부문에서 일본과의 비교를 하게 되지만 지역보건의료부문에서도 마찬가지로 일본에 뒤처져 있음을 국제학회 등에 참여하면서 느끼게 됩니다. 단순히 그들을 따라잡아야 한다는 얘기가 아니라 국민 건강을 위한 진정성이 담긴 지역보건의료사업에 대한 필요성에 초점을 맞추는 노력이 계속되어야 한다는 얘기입니다.

질병관리에서 건강증진으로 국민건강의 화두가 바뀐 지 오래되었지요? 앞으로 그보다 더 나은 또 다른 목표가 등장할는지 모르겠습니다만, 우리 지역보건의료인들이 현재의 화두인 건강증진에 대해 확고한 자각을 했으면 합니다.

그리고 지역보건의료 발전을 위해서는 의사 보건소장이 더욱 늘어나야 합니다. 또 보건의료인은 공부하는 시간, 휴식하는 시간까지도 업무로 인정받아야 할 만큼 공부가 중요한 직업이라는 사회적인 인식이 필요하구요. 그래야 자기발전을 넘어 사회발전을 도모할 수 있는 전문가가 양성될 수 있을 것이기 때문입니다.

Ⓠ 최근 선생님의 관심사는 무엇입니까?

- 최근 나의 관심은 고령화시대의 도래에 따른 노인건강증진에 쏠려 있습니다.

2010년부터 현재까지 안산에 있는 요양병원장으로 주 3일 진료업무를 보면서 관련 저술작업도 병행하고 있죠. 이 일을 인생의 마지막 미션으로 생각하고 있지만, 지금까지 열성적으로 해온 학회 활동과 네팔의 병원 및 대학 방문 등 중단할 수 없는 일들이 여전히 날 기다리고 있어 행복하고 감사한 마음으로 끝까지 해나갈 생각입니다.

오랜 시간 좋은 말씀 감사합니다.

보건소망과 보건의료체계의 기초를 확립하다

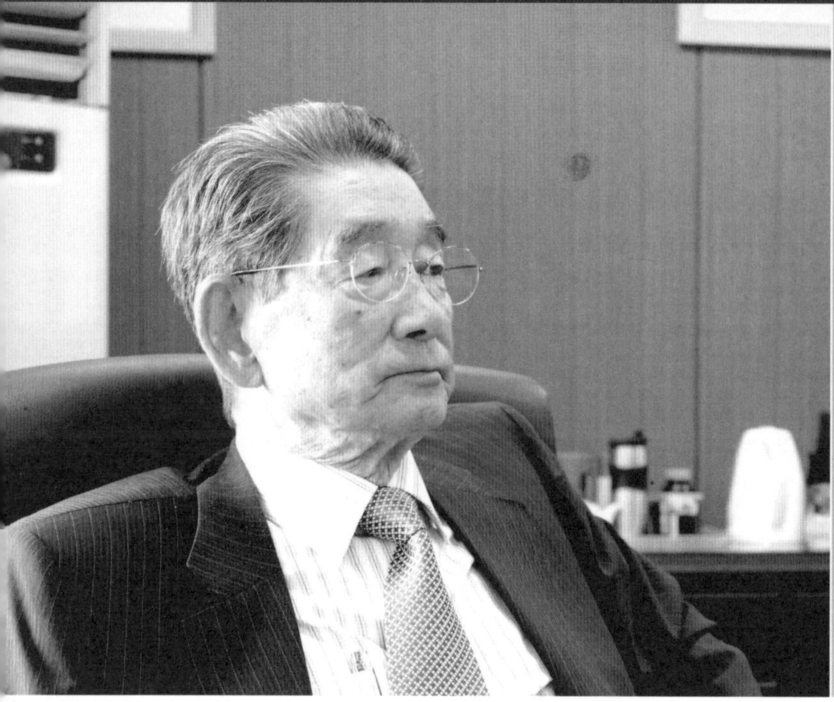

한상태

프로필

1955	서울대학교 의과대학 졸업
1956~1957	미국 미네소타대학교 보건대학원(보건학석사)
1955~1960	보건사회부 통계계, 위생과, 차관비서, 보건과
1960~1961	보건사회부 시설과장
1961~1962	보건사회부 나(한센병)이동진료반장
1962. 8	녹조소성훈장
1962~1964	보건사회부 기획관
1964~1966	보건사회부 방역과장
1966~1967	보건사회부 의정국장
1967	서울대학교 대학원(의학박사)
1967	보건사회부 보건국장
1967~1970	세계보건기구 서사모아주재 보건개발사업담당 고문관
1970~1973	세계보건기구 서태평양지역사무처 지방보건담당과장
1973~1978	세계보건기구 서태평양지역사무처 인력개발 및 가정보건국장
1979~1988	세계보건기구 서태평양지역사무처 사무차장
1981. 9	수교훈장 홍인장 수훈
1988. 7~1989. 1	세계보건기구 서태평양지역사무처 사무총장특별대표
1989. 2~1999. 1	세계보건기구 서태평양사무처 사무처장
1999. 1	필리핀 수교훈장 시카투나 라칸장 수훈
1999. 2~현재	세계보건기구 서태평양사무처 명예사무처장
1999. 4	국민훈장 무궁화장 수훈

Q 서울의대를 졸업하시고 곧바로 보건사회부에 들어가셨던데 공무원이 되신 이유가?

- 그건 참 우연한 일이었죠. 그 때 고모부께서 보건사회부 차관을 하셨어요. '내 비서해라' 그러시면서 촉탁 주사급으로 들어갔다가 나중에 위생과에서 자리를 받아 정식으로 일하게 되었습니다. 도중에 또 고모부의 주선으로 WHO 장학금을 받아 미네소타대학교로 유학을 가게 되었습니다. 거기서 공중보건을 공부해 보건학석사를 받았습니다. 김명호 선생이 그 학교 2년 선배 되시지요.

돌아와서 1967년까지 보건사회부에서 보건과 기좌부터 시작해, 시설과장, 방역과장, 계획관, 의정국장, 보건국장까지 두루 거쳤지요. 우리나라의 public health 세대구분을 해보자면 1세대가 방숙, 양재모 선생이시고 난 2세대쯤 돼요.

Q 보건사회부에 계실 때 하셨던 일들을 말씀해 주세요.

- 1958년 보건과에 있을 때 우리나라에 처음으로 보건소망을 구축할 때 참여했던 기억이 납니다. 1956년 보건소법이 국회를 통과하고 1958년에 88개 보건소를 만들고 3개년 계획으로 총 182개를 만들기로 했는데 5년 만에 완료되었어요.

당시 참고자료가 된 보건소법의 기초로는 WHO의 expert committee report의 rural health unit가 있었는데 그것이 보건소에 대한 내용을 담고 있었습니다.. 보건소가 무슨 사업을 어떻게 해야 하는 지를 규정해 놓은 것이지요. basic health service라 해서 여섯 가지 element를 제공해야 된다는 것이었죠. 보건소법 초안을 들고 법제처에 갔을 때가 생각납니다. 당시 법제처 직원들이 우리가 제출한 법안을 무시하고 일본법을 보고 모두 고쳐버렸죠. 안타까운 일이었어요.

Q 1940년대에도 보건소가 있었나요?

- 미군정에서 만든 모범보건소가 있었죠. 국립보건소 전신인데 을지로 3가에 있었고 나중에 국립보건원으로 변천됐어요. 당시 이승만 대통령이 삼청동에 방역연구소가 있는 것을 위험하다 하여 외곽으로 이전시키라는 지시가 있어 1956년 불광동에 이전을 위한 사전조사를 나간 적이 있습니다. 1963년에 국립보건소, 국립방역연구소, 국립화학연구소 등 함께 3개 기관이 통합되어 국립보건원으로 발족했지요.

Q 1958년 보건소를 만들기 이전에는 보건기관은 따로 없었나요?

- 있었죠. 보건진료소가 전국에 500개 있었습니다. 1958년 첫 해 보건소를 만들었을 때 기존에 있던 보건진료소를 한꺼번에 모두 없앴어요. 보건소를 만들고 의사를 소장으로 간호사, 위생사 등 인력을 모아 놓았는데 문제는 이들이 업무에 대한 파악이 잘 안 되는 거예요. 그래서 김명호 선생이 팀을 만들었죠. 본인이 의사팀장하고 간호팀장 등 4명을 팀으로 해서 보건소 인력들에 대한 순회업무지도를 했었죠.

Q 보건의료망체계를 구상하셨다는 얘기도 들었습니다.

- 1960년 시설과장으로 있을 때는 전국의 병원시설 총괄업무를 보았었고, 1961년에는 공의(보건지소), 보건소, 시·도립병원, 국립병원을 아우르는 보건의료망 체계화를 위해 구상을 그려서 정희섭 장관에게 제출했는데, 그때의 체계가 오늘날 1,2,3차로 확립된 의료체계의 기초가 되었지요.

시설과장의 업무 중에 나관리사업이 있었는데 당시에는 사설요양원이 수백 개에 이르고 있었습니다. 정부에서 급식비를 지원해주고 있었는데 대부분 음성환자들이 많았어요. 1959년에 필리핀 공중보건사업 시찰을 나갔을 때, 보건소 옆에 Skin Clinic을 두고 한센병환자들을 외래진료하는 모습을 보았던 것을 떠올려 1960년 정희섭 장관의 지시로 한센병 환자 중 음성환자의 사회복귀, 사회재활방안을 마련했습니다. 그 사업은 세계적으로도 선례가 없던 일이었어요. 국유지 개간농업에 종사하면서 정착하도록 했죠. 정착 첫 해에는 미국에서 들여온 잉여농산물을 지원해주었죠. 인권 존중을 바탕으로 한 사회복귀사업이었습니다.

1964에는 보건사회부 방역과장으로 있을 때인데, 한국에서 처음으로 polio 경구예방접종을 정부사업으로 실시했어요. 일본 후생성에 갔을 때 보니 그들은 sabin 백신을 접종하고 있었어요. 그들로부터 백신을 5센트에 들여와 전국적으로 실시한 것입니다. 이 사업은 나중에 소아마비 박멸사업의 계기가 되었지요.

Q 지금은 보건소에서 신생아 예방접종 등을 잘 하고 있는데 당시는 어땠나요?

- 당시에는 보건소에서 정확한 스케줄에 따라 신생아 예방접종을 하지 못했어요. 문제가 생기면 예방활동을 벌이는 정도였죠. 장티푸스의 경우 공급된 약의 수보다 접종 받은 사람 수가 더 많게 보고되는 해프닝도 있었어요. 보건진료소에 나가보니 여직원 한 사람이 한 달에 보고서 60개를 만들고 있더라구요. 보사부 등 관련 정책담당관의 현실감각이 낮은 시절이니 어쩔 수 없는 일이었죠. 모든 행정분야가 다 마찬가지였습니다. 지금도 그런 일 종종 있지요?

Q 네. 지금도 그런 일들이 있기는 합니다. 보건사회부 의정국장으로는 어떤 일들을 하셨나요?

- 1966년 보건사회부 의정국장 시절에는 보건소 사업 확충에 신경을 많이 썼어요. 그를 위해 결핵관리요원, 가족계획요원, 조산원 등을 각 시·도·군까지 모두 1,434명을 배치하도록 했었어요. vertical program이죠. 자기가 맡은 업무만 하는 것이에요. 전문분야가 있는 것이죠.

WHO에서 통합보건요원을 강조한 것은 잘못이었어요. 현실성이 없는데 multipurpose 다목적 요원을 양성하라는 지시가 있었죠. 1970년부터 1980년 초까지일 텐데. 그래서 잘 진행되다가 무너진 사업이 많아요. 결핵관리, 말라리아관리 등등. 우리나라에선 지금 결핵환자가 다시 늘고 있어요. 그중 일부는 내성환자예요. 예전 같으면 비상사태인데 조용하죠. 큰 문제라고 생각합니다.

1962년 방역과장 시절인데 결핵관리 전국사업이 시작되었는데 유니세프의 30만 불 지원금으로 시작했어요. 1965년 당시 유병률은 5.1%였고 전국사업이 시작된 이후 매 5년마다 1%씩 감소시켜 나갔죠. 유병률 1.8%가 최종 조사결과였던 것으로 기억하고 있습니다. 그 때는 성공한 사례로 인정도 받았었는데요.

자랑 한 가지 더 할까요? 1960년부터 방역연구소(현 국립보건원)에서 BCG주사액을 생산 공급했지요. 내가 방역과장으로 있을 때 매월 15일을 접종일로 계획하고 접종일까지 전국 각 지역에 주사액을 공급하는 물류계획을 세우는 것이 아주 중요한 일이었습니다. 미국의 경우 코카콜라 유통망을 이용해서 전달하는 사례가 있었어요. 우리는 그런 시스템이 없던 시절이라 고민을 많이 했었지요.

Q 이후에는 WHO에서 줄곧 일하셨죠?

- 그렇습니다. 1967년부터 1999년까지 WHO 서태평양지역 보건사업에 전력을 다했습니다.

Q WHO에서 맡은 첫 번째 프로젝트는 어떤 것이었습니까?

- WHO의 의무관으로서 서사모아 정부 보건사업개발프로젝트 고문관으로 부임해 그곳의 보건의료사업의 질적 향상은 물론 풍토병인 상피병(filariasis) 퇴치사업을 했는데 아주 성공이었습니다.

그 후 1970년에 WHO서태평양지역사무처 본부에 한국인으로서는 처음으로 부임하여 지역보건사업담당 과장을 지내면서 서태평양지역의 보건의료망 확충을 위해 노력했고 보건사업의 향상을 위해 적극적인 지원책을 펼쳤습니다.

3년 뒤인 1973년에 동 본부 인력개발 및 가정보건국장이 되었는데, 이 때에는 회원국의 보건인력 개발 및 질적 양성의 활성화, 모자보건 특히 가족계획사업의 강화, 보건교육, 보건증진사업을 보다 효율적으로 전개할 수 있도록 지원하는 업무를 했어요.

Q 1979년에는 사무차장이 되셨지요?

- 네. WHO 서태평양지역사무처 사무차장으로 임명되어 10년 정도를 서태평양지역의 보건사업을 지원하는 전문기술책임자로 공헌했습니다.

Q 그럼 사무처장이 되신 건 언제입니까?

- 1989년입니다. WHO 서태평양지역사무처 처장이란 직책은 회원국(당시 27개국)의 투표로 당선되는 직책인데 한국인으로서는 처음이었어요. 당시에는 우리나라가 UN회원국이 되기 전이라 한국인으로서 UN 기관에서 가장 높은 지위에 선출되는 영광을 안게 된 거였어요.

처장이 된 후에는 서태평양지역의 한센병 퇴치, 결핵관리, 급성전염병관리 등 각종 전염병 퇴치사업에 중점을 두고 사업을 추진했습니다. 특히 소아마비(poliomyelitis)박멸사업을 중점 우선사업으로 선정하여 추진했는데 그 배경에는 당시 서태평양지역에 연간 5,000명씩 발생하는 소아마비환자 때문이었어요. WHO내에서 소아마비 박멸을 위한 방법적인 논란이 많았는데, 예방접종을 보건소, 보건지소 등 stationary unit 중심으로 실시해야 한다는 의견이 있었습니다. 하지만 내 생각은 달랐습니다. 박멸을 하려면 보건소의 관료적 태도가 문제가 된다고 봤고 특수질병의 경우는 이동진료 등 사각지역을 찾아가는 적극적인 시행법이 필요하다고 주장해서 서태평양지역에서 소아마비 박멸을 이루어냈습니다.

중국에서 사업을 진행시키면서는 1993년 12월 5일과 6일 이틀 동안 아동 8,000만 명에게 예방접종을 실시했던 것은 엄청난 일이었죠. 이렇듯 회원국의 전국적인 예방접종사업을 지원한 것은 공중보건역사상 가장 큰 과업이라는 평가를 받았습니다.

1997년 3월 19일 캄보디아에서의 환자를 마지막으로 서태평양지역에서 소아마비는 사라졌어요. 1980년 전 세계 천연두박멸에 다음가는 업적을 낸 것입니다.

Q 우리나라에서도 홍역 일제예방접종을 실시한 경험이 있는데요. 아주 힘들었던 기억이 납니다. 거의 박멸 수준까지 이르렀었지요. 선생님께서 WHO에 계실 때 하신 일 중 소아마비박멸이 가장 큰 업적이라 할 수 있겠네요?

- 당대에 질병 하나를 없앤다는 것은 정말 큰 성과라고 생각합니다.

Q WHO에 계실 때 우리나라 보건의료사업을 지원해주신 사례로 기억나시는 게 있나요?

- 따로 한국만 지원했다기 보다 서태평양지역 전체를 두고 사업했으니까요. 한국에서 후진국 돕는 일도 주선하곤 했지요. 라오스에 카다락트, 트라코마 등 실명자가 15,000명 정도 되는데 외무부에서 10만 불을 지원 받아 한국인 안과의사를 동원하여 라오스 보건요원을 훈련시켰죠. 보건소에서 보건요원들로 하여금 외래에서 수천 명 수술을 하게 해 성과를 올렸던 기억이 나네요.

어느 때인가는 라오스의 한 섬 주민이 모두 시스토소마(흡혈기생충)에 걸려 있는 것을 접하고, 한국회사에서 약을 받아 모두 고쳐줬지요. 지금은 건강관리협회에서 대외원조사업으로 이 사업을 진행하고 있어요.

Q 하셔야 할 일들이 아직 많지요? 후진들에 대한 조언 부탁드립니다.

- 44년간의 공직생활을 마치고 보니 국민 모두가 내 가족이라는 생각이 듭니다. 그들을 위해 앞으로 할 일이 많습니다. 예전부터 있던 질병이나 새로 생기는 질병도 있고요. 아직도 사라지지 않은 말라리아, 결핵, 자살에 이르기까지. 그 중 자살은 분명한 보건문제입니다. 보건소에서 관심을 가져야 해요. 지도자가 관심을 가져야 하는데 그렇지 못해서 대책을 세우지 못하는 것이 문제입니다.

지금은 우리가 질병을 만들어내고 있지요. 생활방식(life style)이 문제에요. 생활이 너무 편리해지고 식습관도 많이 바뀌었구요. 나만 생각하는 자기위주 사고방식이 팽배해 있어요.

그래서 요즘 내 강의의 주제는 "남과 나눔"입니다. 우리가 늘상 부르짖는 "국제화"의 의미가 무엇이라고 생각합니까? 나는 "국제화"란 "함께 사는 것"이라고 생각합니다. 우리는 서로 주고 받으며 살아가지 않나요? 자기중심적인 사고방식에서 탈피해서 '나와 다른 남'이 있고 그들과 함께 살아가야 한다는 생각이 중요합니다.

어느 나라의 누구를 돕건 간에 그 도움은 수직적이 아닌 수평적 협력관계여야 한다는 말을 전하고 싶습니다. 장기적으로, 스스로 일어설 수 있는 능력을 키워주는 것이 진정한 봉사, 진정한 협력이 아닐런지요.

장시간 좋은 말씀 감사합니다.

만성퇴행성질환관리 시스템을 구축하다

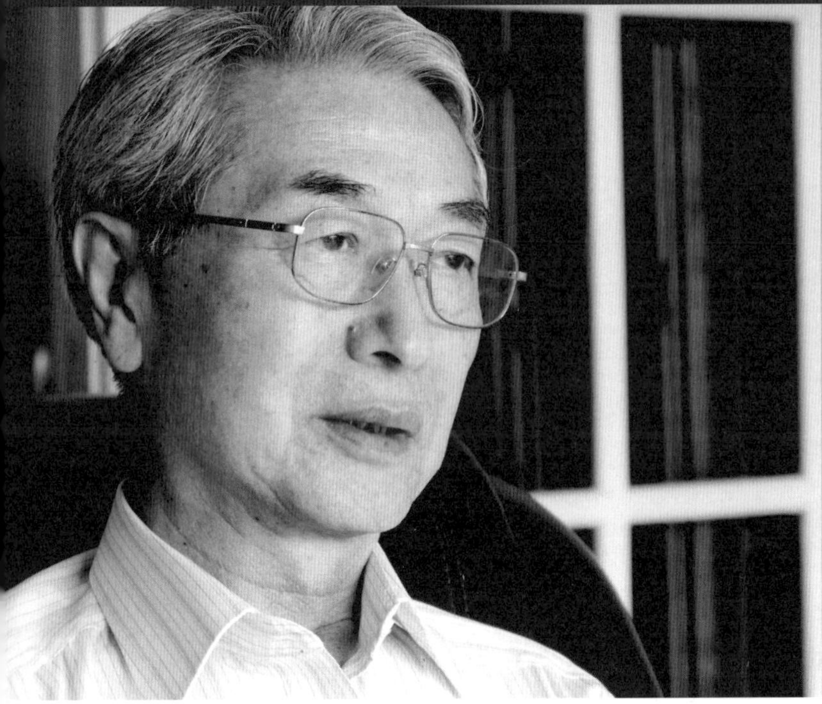

한 달 선

프로필

1964	서울대학교 의과대학 졸업
1966	서울대학교 보건대학원(보건학석사)
1981	미국 노스캐롤라이나대학교 보건행정학과(보건학박사)
1966. 12~1967	WHO/정부 충남모범보건도 조성사업 요원
1967. 4~1970. 7	군복무(육군대위)
1970. 11~1984. 8	서울대학교 보건대학원 전임강사, 조교수, 부교수
1984. 9~2005. 2	한림대학교 의과대학 사회의학교실 교수
1984. 11~1998. 11	한림대학교 사회의학연구소장
1984. 9~1989. 2	한림대학 의학부장
1989. 3~1990. 2	한림대학교 의과대학장
1993. 10~1995. 8	한림대학교 의료원장
1998. 12~2002. 12	한림대학교 총장
2005. 3~현재	한림대학교 명예교수
1988. 5~1990. 5	한국사회보장학회장
1990. 6~1994. 6	한국보건행정학회장
1998. 12~1999. 11	대한예방의학회장
2006. 1~2008. 12	대한보건협회장
2006. 6~2009. 5	국립암센터 이사장

Ⓠ 지역보건분야와는 언제부터 인연을 맺게 되셨는지요?

- 1966년부터라 할 수 있겠습니다. WHO의 지원을 받아서 보사부와 충청남도가 공동으로 추진하는 충남 모범보건도 조성사업이라는 것이 있었어요. 영어로는 Chungchong Namdo Local Health Services Project(Korea-25)였을 겁니다. Project의 인적 구성은 WHO요원 4명(Medical Officer, Sanitarian, Health Ecucator 및 Public Health Nurse)과 보사부 임시직 신분의 정부측 요원 4명이었어요. 사업의 주된 목적은 보건소의 역할을 정립하고 보건사업을 활성화하는 것이었는데, 충남도내 모든 보건소가 대상이었으나 시범기관으로 공주군보건소, 대덕군보건소 및 대전시보건소가 지정돼 있었습니다.

1965년 대학원 재학 중에 공주군보건소에서 몇 달 일한 적이 있는데, 시범보건소 중 하나였기 때문에 사업요원들과 자주 만나게 되었지요. 그러다가 정부측 요원 한 분이 사임하면서 그 후임으로 사업에 참여하여 사업팀 대표인 WHO Medical Officer의 Counterpart로 1년 2개월쯤 근무했지요.

Ⓠ 그 당시 보건소의 주요 사업은 무엇이었나요?

- 알다시피 1960년대 중반은 우리나라의 1인당 GDP가 100불도 안되던 때로, 당시 보건소는 가족계획, 결핵관리, 모자보건 등이 중점 보건사업이었죠.

가족계획사업이 특히 적극적으로 추진됐는데 사업의 성공을 위해서는 분만 사고를 예방하는 한편, 태어난 아이들이 사망하지 않도록 보장해야 한다는 논리로 모자보건사업도 강조되었어요. 영유아 건강관리와 더불어 그때는 병원분만이 적었기 때문에 산전·산후관리가 문제였으므로 동네 부인들을 상대로 분만과 산전·산후관리에 관한 교육을 실시하기도 했던 것이 기억에 남아있습니다.

Ⓠ 결핵관리사업은 어떠했나요?

- 결핵관리사업은 보사부의 지원으로 결핵협회가 중추적 역할을 맡고 보건소를 통해서 시행되고 있었죠. 당시 결핵은 유병률이 5.1%나 되는 심각한 문제였어요. 청장년 환자가 많았지요. 그래서 보사부가 예산을 확보하는 논리로 경제발전을 위한 노동력 보전에 결핵관리사업이 중요하다는 주장을 펴기도 했었습니다. 결핵관련 조사를 비롯한 여러 가지 측면에서 WHO의 지원을 많이 받은 사업이었지요.

Ⓠ 1960~70년대만 해도 보건소사업이 특별한 것이 없던 때였던 것 같아요. 무의촌도 많았고요.

- 그럼요. 무의촌이 국가적으로 큰 고민거리의 하나였죠. 보건소마다 브리핑 차트에 무의촌이 몇 개, 한지의사가 몇 명이다 하는 내용들이 늘 포함되어 있었죠. 소득수준이 낮은데다 경제성장이 급하던 때라서 보건의료 투자나 정책적 노력이 심히 미흡했었지요.

당시 인구 자연증가율이 2.88%였으니까 노동 인력이 연간 대략 3%씩 늘어난 셈입니다. 그

증가하는 인력들에게 일자리를 마련해주기 위해서라도 경제성장이 중요했지요. 당시의 산업구조에서는 연간 경제성장률이 3%면 노동력 증가 1%를 흡수할 수 있는 것으로 되어 있어서, 경제개발 5개년계획에 성장목표가 적어도 9%로 설정되곤 한 것은 일자리문제를 해결하는 데도 목적이 있었을 겁니다. 그래서 가족계획사업이 더 탄력을 받았습니다.

Q 제가 얼마 전에 코이카(KOICA)에서 추진하는 '에티오피아 가족계획 3개년 프로젝트' 협약식에 참여한 적이 있는데요. 에티오피아가 1960~70년대 우리나라 상황과 비슷하다고 생각되었습니다. 아프리카 최빈국으로 아이들도 한 집에 여섯 일곱씩 낳고요. 그들이 가장 부러워하는 것이 새마을 운동과 가족계획사업의 성공이라고 하더군요.

- 맞는 지적이라고 생각합니다. 그래서 일선 보건사업의 현실에 대해서 실망과 좌절을 적지 않게 느끼기도 했었습니다. 그러나 한편으로는 충남도사업 참여가 개인적으로 좋은 체험이었습니다. 보건사업의 일선에서부터 도청, 보사부 및 WHO까지도 조금씩이나마 관찰할 수 있는 기회였으니까요.

Q 지역보건사업에 본격 관계하신 사업이 화천군에서의 사업이시죠?

- 네. 한림대학교 사회의학교실과 사회의학연구소의 여러분들이 성심을 다했고, 내 구상을 많이 반영해서 추진했던 사업이 화천사업이죠. 1989년 10월에 시작해서 3개년 사업으로 계획했다가 기간을 연장하여 1994년 말까지 5년간 실시했는데, 어찌 보면 시대를 조금 앞선 생각이 포함되어 있어서 주목을 받지 못했는지 모르겠습니다.

Q 어떤 점에서 그렇다는 말씀이신지요?

- 보건소가 지역보건사업을 통해서 그 당시까지도 주요 사업이었던 가족계획, 모자보건, 결핵관리 및 급성전염병 관리에 더하여 만성퇴행성질환 관리를 담당하는 방향으로 사업 영역을 확대해야 한다는 것이 나의 기본구상이었습니다.

Milton Terris라는 미국의 역학자가 쓴 논문에 "공중보건이 성공적으로 수행한 전염병관리 이후의 문제는 고혈압 등 만성병관리이며, 그 사업도 공중보건을 통해서 추진해야 소기의 성과를 거둘 수 있다"는 주장을 한 것이 있어요. 거기에 공감을 한 거죠. 예를 들면 고혈압관리를 할 때 환자들은 자기가 환자인 줄 잘 모르잖아요. 그러니까 적극적 환자발견(active case finding)과 발견된 환자를 등록시켜서 적절히 치료함과 동시에 지속적으로 관리하는 추적관리(follow up)가 중요한 것 아니겠습니까. 이렇게 보면 지역보건사업을 통한 고혈압 관리는 결핵 관리의 원리와 다를 것이 없는 거지요.

follow up을 하려면 정보관리시스템이 필요한데, 당시에는 컴퓨터가 널리 보급되지도, 사용되지도 않았었지만, 미흡한대로 컴퓨터 기반 질병관리정보 시스템을 운영했습니다. 예컨대, 고혈압환자가 때에 맞춰 보건소에 와야 하는데 오지 않으면 연락하고 점검하는 등 추적

관리(follow up)를 하도록 정보시스템으로 뒷받침하도록 한 것이지요. 그런 방식으로 고혈압, 당뇨병 및 자궁경부암 관리를 보건소 사업으로 정착시키는 것이 화천사업의 주요 목적이었어요. 그러면서 보건교육을 지역조직(교회, 학교, 주민조직 등)을 이용해서 적극적으로 추진해보고자 했고, 고혈압환자나 당뇨병환자들의 자조모임을 조직하여 운영하고 지도하기도 했죠.

이 사업을 진행하면서 세웠던 기본 원칙은 한림대학 측의 기술적, 재정적 지원이 종료된 이후에도 사업이 지속적으로 이루어질 수 있도록 보건소의 역량을 최대한 육성하고, 사업을 궤도에 올리도록 한다는 것이었지요. 요즘 보건소의 주요 사업은 사실 만성퇴행성질환관리 아닌가요?

Ⓠ **요즘 보건소 사업으로는 우선 건강증진이 있고요. 만성질환관리에도 애를 쓰고 있는데 그 사업은 민간의료기관의 참여 없이는 어렵습니다. 복지부의 방안은 민간의료기관이 만성질환자관리에 참여할 경우 인센티브를 주려고 하는 것 같습니다.**

- 적절한 방안이네요. 건강증진은 물론 건강잠재력 강화가 목적이지만, 현실적으로는 만성질환의 예방과 조기발견 및 치료를 포함한 관리가 중점과제가 되지 않겠습니까. 요즘에는 환자가 발견되면 건강보험이 있어서 비교적 적절한 치료를 받을 수 있는 여건이 되니까 관리가 효과적으로 이루어질 수도 있겠고요.

Ⓠ **민간의료기관이 참여하지 않는 이유는 보건소에 환자를 뺏긴다는 생각 때문인데요. 이와 관련해서 대구에서 실시된 시범사업은 환자에게 인센티브를 주었어요. 지정병원에 가서 일정기간 치료를 받으면 진료비나 약값을 깎아주었죠. 그것이 확산되면서 군포에서는 환자를 발견해서 등록하면 의사에게도 인센티브를 주는 것으로 추진하고 있다 합니다. 건강보험공단과는 별도의 예산으로요.**

- 요즘은 개인정보보호법 때문에 문제가 되는 부분도 있으나, 건강보험공단에서 보건소에 환자정보를 주면 환자관리에 도움이 될 텐데요. 환자의 동의를 얻어서 그렇게 하는 방안이 있을 것도 같은데요. 보험행정이 중앙집권화되어 있어서 어려운 점도 있을 것입니다.

Ⓠ **그 외 관계하신 지역보건사업이 있으시다면?**

- 지역보건사업에 직접 참여한 것은 그 두 사업이고, 그 이후 한동안 멀어져 있었죠. 그러다가 2005년 국민건강증진종합계획 작업단장을 맡으면서 다시 한 번 지역보건에 관심을 갖게 되었지요. 당시 담배 부담금이 인상됨으로써 건강증진예산이 급격하게 늘어났고, 이를 활용하여 기존 국민건강증진종합계획을 전면 수정해야 하는데 그 작업을 총괄해 달라는 복지부의 요청을 받고 맡았었습니다.

Ⓠ 선생님 질문이 좀 늦었긴 합니다만, 예방의학을 전공하신 특별한 이유가 있으신가요?

- 특별한 이유가 있었다기보다 사실 의과대학을 다니면서도 의사가 뭔지 잘 몰랐어요. 임상의학을 하면 개원의로 진출하게 되고, 또 개인적인 울타리 안에서 살아가는 것이 아닌가 하는 오해도 있었던 같아요. 임상의학에 대해 그같은 오해 또는 편견을 갖고 있는데다, 사회적 차원의 일을 하고 싶은 개인적 취향에 따라서 보건학을 택하게 된 것입니다. 그러나 의사라면 환자를 잘 보는 임상의사가 되는 것이 정도이고, 예방의학이나 보건학은 의사에게 보편적인 진로라고보기는 어렵겠지요.

예전 보사부 장관을 역임하셨던 정희섭 선생님을 자주 만나곤 했는데, "의료분야에서 일하는 사람들이 다른 분야 못지않게 사회로부터 존경도 받을 수 있고 사회에서 영향력을 행사할 수 있는 가치 있는 일을 하는데 비하여 사회적 위상이나 대접이 그에 상응하지 못한다"고 하신 적이 있어요. 당시에는 잘 이해가 되지 않았었는데, 의사들은 분명히 건강이라는 보편적으로 인정받는 가치를 위해 일하는 사람들이죠. 따라서 의사이면서 지역보건을 하는 사람들은 건강과 관련해서 사회성이 있는 과제들을 다루면서 보다 다양한 체험을 하는 보람된 삶을 살고 있다고 생각할 수도 있을 겁니다.

여기서 한 가지 간단히나마 덧붙이고 싶은 말씀은 예방의학의 고유 영역은 예방이 아니라 건강이나 질병의 자연현상적 측면뿐만 아니라 사회현상적 측면을 연구대상으로 한다는 점이라고 보아야 한다는 것입니다. 예방은 의학 모든 분야의 중요한 과제니까요.

Ⓠ 선생님께서는 의료분야에 경제학 개념들을 접목시키는 연구를 다수 하신 것으로 압니다만.

- 글쎄요. 정확한 말씀은 아닌 것 같고, 경제학을 사회과학이라고 바꾸면 내가 이루진 못했지만 지향했던 바라고는 할 수 있을 것 같네요.

내가 정말 연구하고 싶었던 것은 "의료서비스를 어떻게 조직해서 공급하느냐"하는 것인데 다시 말하면 '어떻게 조직해서 운영하면 의사는 사회로부터 존경을 받으며 양심적으로 진료행위를 하고, 환자는 인격주체로서 대접을 받으면서 진료를 받을 수 있을까'. 또 한편 '의료서비스라는 것도 일종의 산업이며, 경제활동이니까 그 효율을 어떻게 높일 수 있을 것인가' 하는 것들이었죠. 즉 '의료서비스의 바람직한 조직 및 관리 체계'에 대한 것인데 역량이 부족하고 여건도 여의치 않아서 제대로 하지 못했어요.

Ⓠ 지역보건에 종사하는 후진들에게 조언을 해주신다면요.

- 지역보건에 관한 일은 화려하지도, 처우가 후한 직업도 아니지만 사회적으로 매우 가치 있는 역할이라고 생각합니다. 따라서 때로 이런저런 일로 좌절감을 느낄 때가 없지 않겠으나 보람되게 잘 사는 길의 하나라는 확신을 가지고 최선을 다 하길 부탁하고 싶습니다.

그리고 실질적인 것을 한 가지 더 말씀드리자면, 지금은 지역보건분야에 다양한 경험들이 축적되어 있어서 성공사례나 실패사례들도 많을 것이라고 생각되는데요. 사업 현장의 일선에서 일하시는 분들이 협동해서 사례집을 개발한다면 사업의 실제, 교육, 연구, 정책 등에 크게 도움이 되는 매우 값진 작품이 될 수 있을 것 같습니다. 의견을 모아서 잘 추진하시길 권하고 싶습니다.

좋은 말씀 감사합니다.

보건소직원의 전문교육훈련과정을 개설하다

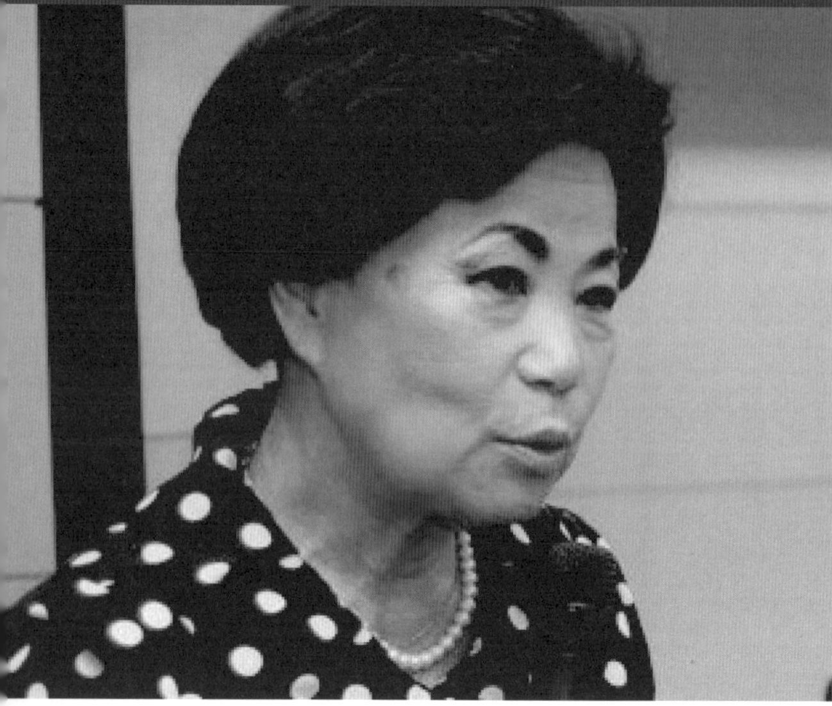

박노례

프로필

1958. 3	대전간호학교 졸업(간호사, 조산사, 양호교사, 보건간호사)
1958. 1~1961. 8	충남도립 공주병원 근무
1961. 9~1967. 11	충남 공주군보건소 근무
1967. 5	인도 캘커타 보건대학원 보건간호과정 졸업(C.P.H.N 자격취득)
1967. 12~1969. 4	보건사회부 충남주재관으로 도청보건과 근무
1970. 2~1976. 4	국립보건원 훈련부 근무
1976. 2	단국대학교 영문학과 졸업(영문학사)
1976. 4	보건연구관(사무관)시험 합격
1980. 8	보건연구관(서기관) 승진
1980. 8~1996. 4	국립보건원 훈련부 보건간호학 담당관
1981. 8	서울대학교 보건대학원 졸업(보건학 석사)
1983. 12. 15	중앙교관연찬대회 최우수상(대통령상:녹조 근정훈장)
1985~1994	대한보건간호사회 회장
1985~1999	WHO BRUNEI주재 일차보건의료 고문관(수시 파견 근무)
1989. 12. 16	중앙공무원 연구과제경연대회 준우승(국무총리상)
1996. 4~현재	국립보건원 훈련부장(이사관)
1995~1997	연세대 보건대학원 외래교수
1996~1997	한림대간호학과 외래교수
1997. 9	연세대보건대학원 고위정책과정 수료
1997. 12. 30	총무처장관상(우수교육기관 운영상)
1998	인제대보건대학원 외래교수
1998. 7~2000. 6	국민의료보험관리공단 업무상무이사
1998. 9. 30	홍조 근정훈장(대통령)
2000. 12	인제대학교 보건대학원 보건학 박사 취득
2002~현재	인제대 보건대학원 석좌교수

Ⓠ 처음 지역보건과 인연을 맺으신 게 언제였나요?

- 1958년 간호고등학교를 졸업하고 당시 졸업성적 우수자에게 주어진 의대, 약대 진학 기회로 숙대 약대에 진학을 했습니다. 2년을 다니고서 황달로 휴학하고 있다가 충남도가 WHO모범보건시범사업 도로 지정되면서 WHO 고문관들의 통역을 맡을 카운터파트 모집에 지원해서 처음 보건사업과 인연을 맺고 1963년부터 일을 하게 됐죠. 통역을 주로 했어요. 그 사업에 참여한 한달선, 김경호, 이시백 선생님들과 함께 일했습니다. 대전시보건소, 대덕군보건소, 공주군보건소 등 3개 시범보건소를 운영했습니다.

시범사업을 시작하면서 Public Health Nursing을 중심으로 전국에서 8명의 간호사를 선발해 지역사회 진단, 가정간호, 보건사업계획 등을 내용으로 교육했죠. 그들의 주요 업무는 공주군을 8개 구역으로 나누어 지역사회 진단 후 가족단위로 환자 등록, 임신부 등록, 영유아 접종, 결핵환자 발견 등을 하는 것이었습니다. 아주 잘했어요. 교육은 주로 밤에 했습니다. 낮에는 일해야 했으니까요. 특별했던 것은 그 당시는 임신부들이 집에서 분만을 많이 했기 때문에 시어머니들을 대상으로 분만교육을 철저히 했다는 것입니다. 외국사람들과 교재도 함께 만들고요. 내 생애 최고로 열심히 일했던 시기였지요.

그러다 발견한 사실이 하나 있었는데, 결핵의 발병시기가 농촌에서는 주로 모내기 후 체력이 떨어질 때라는 것이었죠. 간호사들에게 자전거를 주고 타는 법을 가르쳐서 분만하러 다니도록 하고, 아이들 접종도 하고 그랬습니다. 냉장고가 없었던 때라 우물에 접종약을 넣어두거나 동네가게 아이스박스에 접종약을 맡겨두기도 하고 참으로 환경이 열악했죠.

Ⓠ 인도에서 공부를 하셨던데요. 어떤 계기로 인도에 가시게 되었는지요?

- 1967년에 시험을 보고, 인도 캘커타 보건대학원에 들어갔어요. WHO의 지원으로 동남아시아 보건관계지도자 교육을 맡았던 대학원이었죠. 1970년 내가 귀국했을 때는 서울대 보건대학원이 개원되어 그 이후로는 우리나라에서는 인도에 장학생을 못 보내게 되었지요.

Ⓠ 선생님이 인도에 처음 가신 사례이신가요?

- 아니오. 내 선배들도 네 분 계셨습니다. 그 분들이 한국에 돌아와서 정부나 학계에서 일하시다가 미국이나 캐나다 등지에 가셔서 보건소 보건간호사도 하시고 보건사업 감독도 하시며 그 곳에서 정년을 맞으셨지요.

Ⓠ 인도에서 돌아오셔서는 어떤 일을 하셨나요?

- 인도에 다녀와서는 충남도청 보건과에서 근무했었습니다. 그러다가 1971년 말경 보사부 간호사업과 사무관으로 특별채용되었지요. 그때 보사부 초청으로 베트남에서 보건부 직원들이 방문했는데 그들을 데리고 전국순회를 하면서 교육을 했습니다. 당시에는 별로 발전된 나라도 아니었는데 말입니다.

그 이듬해인 1972년, 국립보건원 훈련부 강사로 자리를 옮겼어요. 인도에서 배웠던 16주

PHN 교육과정을 만들어 보건소 간호사들을 교육했습니다. 국립보건원으로 왔을 때 나와 반대로 보건원에 있다가 보사부로 옮겨간 이표희 선생님의 도움으로 훈련과정을 개설하고 활동적으로 추진했어요. 그 과정을 졸업한 이들이 지금은 보건소의 지도자로 많은 활동을 하고 있습니다.

Q 인도가 당시에는 우리나라보다 앞서 있었네요?

- 물론이죠. 당시 인도는 우리나라보다 모든 분야에서 앞선 선진국이었습니다. 영국의 영향이 있었겠죠. 인도에서 내가 서투른 영어로 공부할 때 느낀 것은 이토록 깊이 배워야 하는데 한국에 있을 때 1등 했다고 목에 힘주고 다녔던 것이 부끄럽더라고요.

또 인도인들은 매사 적당히 넘기는 법이 없어요. 토론 한 번을 해도 적당히 하지 않습니다. 그런 모습들을 보고 언젠가는 인도가 세계를 제패할 날이 올 것이라고 생각했었어요. 그래서 난 아주 열심히 공부했습니다. 인도에서 공부했던 시기가 내 인생 전반에 큰 영향을 미쳤다고 생각됩니다. 매 순간 진지하게 노력하며 살아야 하겠다는 결심도 했고요. 앞으로도 그럴 겁니다.

Q 외국에서 공부하실 기회가 또 있으셨나요?

- 네. 1976년에 WHO가 호주에 설립한 RTTC(Regional Teachers Training Center)에서 장학금을 받아 공부했습니다. 목숨 걸고 공부했다는 표현이 어울릴 정도로 열심히 공부했죠. 보건인력개발(health manpower development)과 보건교육(health education)을 전공으로 졸업했습니다. 호주에서 공부를 하면서 '교육'이 매우 중요하다는 걸 깨달았습니다.

1980년 대학원에 다닐 때로 기억되는데, 싱가포르와 말레이시아에서 '가족계획과 모자보건을 어떻게 통합하느냐' 하는 프로젝트가 있었습니다. 두 나라를 조사하고 시골마을에서 두 사업의 통합방안을 연구 Project했지요. 기생충관리 사업까지 넣어서 제안서를 작성하고 발표해서 통과된 학생에게 주어지는 상품이 아주 좋아서 우리나라로 가지고 오고 싶었던 기억이 납니다. OHP Projector와 Slide Projector, Camera 등등이었는데, 그 당시 우리나라 교육기관에서는 갖기 어려운 것들이어서 정말 열심히 발표하여 그 교육기자재를 상으로 받아 국립보건원에 기증해서 사용하기도 했습니다.

Q 지역보건사업에 참여하신 경험을 더 말씀해주세요.

- 충남도사업이 끝나고 사업 평가차 제네바로부터 WHO평가단이 왔는데 이들에게 사업과정 및 성과 등을 열심히 보고했습니다.

그런데 그들의 첫 번째 질문을 듣고 나서 나는 이 사업이 더 이상 지속되지 못할 것이라고 짐작했습니다. 내 설명을 다 듣고 난 평가관이 사업 전과 후를 비교해 얼마나 개선되었느냐고 묻더라고요. 우리는 양적인 성과만을 보고했는데 말입니다. 그 때 이후로 나는 1일 교육이나 프로젝트라도 사전조사를 꼭 실시합니다. 그 때 너무 엄청난 좌절을 맛봤기 때문에요. 결국 충남시범사업은 종료되었습니다.

그 기억 때문에 K-4001종합개발사업에 참여해서는 Baseline Survey를 철저히 했습니다. 용인군 원산면에서요. 조사원 교육을 돕기도 했는데, 용인군의 문제는 조사해서 통계를 내는 데 컴퓨터를 쓰던 때도 아니어서 너무 많은 시간이 소모된 것입니다. 그러는 동안에 새마을운동이 전개되고, 또 같은 시기에 간호사들이 독일로 대량 이직하면서 인력까지 부족한 상황을 맞게 되었습니다. WHO에 또 한 번 실망을 준 셈이지요.

그 후 중구보건소로 자리를 옮겼습니다. WHO Central Team에서 충남과 용인에서의 실패를 뒤로 하고 중구보건소 시범사업을 하기로 했죠. Public health services에서는 최소단위가 "가족"이어야 하잖아요. 그러려면 간호사가 가족 단위로 결핵관리, 가족계획, 모자보건 모두 통합하여 총괄하면 된다는 원칙 아래 가족건강기록부(family record)를 만들었어요. 가족건강기록철이라고 해서 임산부, 영유아, 결핵환자 모든 기록을 가족 단위로 한 눈에 알아볼 수 있도록 기록보관체계를 개선했습니다.

Q 그 사업의 명칭은 무엇이었나요?

- 중앙등록실 설치사업이었던가 명칭이 그랬는데, 2년인가 하다가 말았죠. 지방과 마찬가지로 당시 서울에도 교육 받은 인력이 모자랐습니다. 모두들 미국으로 이민 떠나 버린 거지요.

그 이후 WHO에 다시 전문요원(결핵관리, 가족계획, 모자보건)들의 훈련 필요성을 강조하는 제안서를 제출해 1983년 IBRD 차관을 받았습니다. 나도 참 끈질기죠. 1984년부터 5년간 국립보건원에서 전국 보건요원의 '통합보건요원훈련'을 실시했습니다. 논란이 아주 많았습니다. 통합보건요원 3명에게 1개 면을 3개로 나누어 담당지역을 할당해주면 동선도 짧고 사업도 효과적일 것이라고 생각했는데, 보건소장들과 생각이 달랐던 것이죠. 인건비 지급체계와 보고서가 통합되지 않는다고 반대를 했습니다. 결국에는 안됐죠. 당시 서울시에서는 그 일을 계기로 "지역보건과"를 설치했습니다. 서울시 지역보건과는 병원의 간호과처럼 동을 담당하게 했던 것인데 지지부진한 상태에 있어요.

Q 그 외에 시도하신 사업도 많으신 걸로 압니다.

- 또 있죠. 그 다음으로 시도한 것이 이종구 당시 복지부 건강증진 국장과 함께 현재 있는 보건소 인력에 얼마의 인력이 추가되면 일본이나 영국, 이스라엘처럼 잘 할 수 있을까를 고민했습니다. 이스라엘은 1명의 보건간호사가 잘사는 사람들이 모인 곳에는 700가구, 빈민은 300가구를 담당합니다. 아주 잘하는 나라죠. 영국은 보건소 방문간호사가 3부 교대를 합니다. 병원에 입원하지 않고 당뇨, 고혈압도 가정에서 치료하고요.

그래서 방문간호사 인력을 확보하기 시작했습니다. 그 일의 혁혁한 공로자는 김용익 교수, 이덕형 국장, 이종구 국장 등입니다. 나는 주로 계산을 해냈습니다. 보건진료원까지 포함해서 현재 인력에 2,500명이 더 있으면 1인당 2,000명 800세대를 담당할 수 있겠다는 결론을 얻었지요.

이런 목적으로 증원된 인력이 현재 맞춤형 방문간호사인데, 최초의 목적과는 달리 총액임금제니 계약제 등 여러 인력관리상의 문제가 제기되어 현재 계약직으로 머물러 있는 상태입니다.

이처럼 여러 가지 사업안들을 기획한 나의 기본적인 생각은 우리나라의 보건소는 보건소와 가까운 거리에 있는 사람들만이 주로 이용한다는 것입니다. 국민이 낸 세금으로 보건소와 가까이 있는 사람들만 위해서 보건소가 존재한다는 건 말이 안 된다고 생각합니다.

그 문제를 해결하려면 보건지소를 많이 만들거나 보건소 방문인력을 늘리는 것밖에는 없는데 장기적으로 볼 때 지소를 늘리는 것보다 방문인력을 늘리는 게 맞다고 보는 것입니다. 예를 하나 들어볼까요. 요즘 예방접종은 동네병원에서도 무상으로 하죠. 그것을 보건인들이 주장해서 그렇게 된 게 아닙니다. 민주노동당에서 왜 보건소 근처에 사는 사람은 무상으로 맞고 멀리 사는 사람은 돈 내고 병원에서 맞느냐고 문제 삼아서 그렇게 된 것이에요.

Ⓠ 국립보건원에 계시면서 외국에서의 보건사업을 다수 추진하셨다고 하던데요

- 네. 국립보건원에 1996년까지 근무했는데 그 기간 동안에 WHO 고문관으로 1년 중 4개월 또는 6개월씩 총 10년을 브루나이에 보건교육, 기술지원 파견인력으로 일했었는데, 그 곳에서는 내 전략대로 시행했습니다. 말레이시아, 캐나다, 이스라엘 모델을 조금씩 적용했죠. 돈이 많은 나라여서 재정지원이 원활한 까닭에 도움이 많이 되었습니다.

브루나이에서의 경험을 살려 WHO와 서태평양지역 1차보건의료를 업그레이드시키기 위한 프로젝트를 2010년부터 라오스에 추진하고 있습니다. 기초조사를 하고, 마을건강요원을 훈련시키고, 분만킷도 주고, 마을건강사업 훈련프로그램도 만들어서 시행하고 있죠. 2012년 1월 중간평가할 예정입니다. 피지나 바느왓드 등에서도 계획하고 있습니다. 우리나라에서 실패했던 경험들을 보완하고 개선해서 시도하고 있는 셈입니다.

**Ⓠ 현재 우리나라 보건소에 대해서는 어떻게 생각하고 계십니까?
앞으로 나아갈 방향이라든가 도움 말씀을 부탁드립니다.**

- 지금 우리나라 보건소는 여러 가지 많은 사업들을 하고 있지만 정작 내놓을만한 결과가 잘 보이지 않습니다. 이는 보건소별로 사업시작 시점의 기초자료가 없어서 얼마나 건강관련지표가 향상되는지를 모르는 것에서 비롯되는 것이기도 하지만 중요한 것은 보건사업이 전문인들에 의해 계획되고 평가되는 문화가 정착되지 않은데서 기인한 것으로 생각됩니다.

우리는 지금 보건사업 모델로 뉴먼의 건강관리체계이론을 기본으로 하고 있는데 이에 의하면 보건소의 주요 기능은 건강인의 1차예방이고요. Risk group에 대한 2차예방을 지역사회자원을 활용하여 실시하는 것인데 현재는 정치논리나 행정지향적인 사업이 보건소에 하달되어 보건소 자체에서 성과나 결과지표를 설정 평가할 수 없는 상태인 것 같습니다.

그러나 모든 변화는 궁극적으로 선을 추구하는 것이기 때문에 지역사회건강조사 등으로 얻어진 보건소 자체 지표를 활용하여 자신이 속한 지역의 건강요구에 맞는 사업을 계획하고 평가할 수 있는 토양이 마련되고 있으므로 앞으로는 지금의 하향식에서 자체계획 수행 평가보고 체계로 갈 것으로 보고 있습니다. 이를 위해서는 지역보건에 참여한 모든 분들이 보건사업의 접근 원리에 근거한 직원역량 강화가 선행되어야 할 것이지만 점차 그 방향으로 가고 있지 않나 생각됩니다.

오랜시간 좋은 말씀 감사합니다

농촌 일차보건의료사업의 현장을 지키다

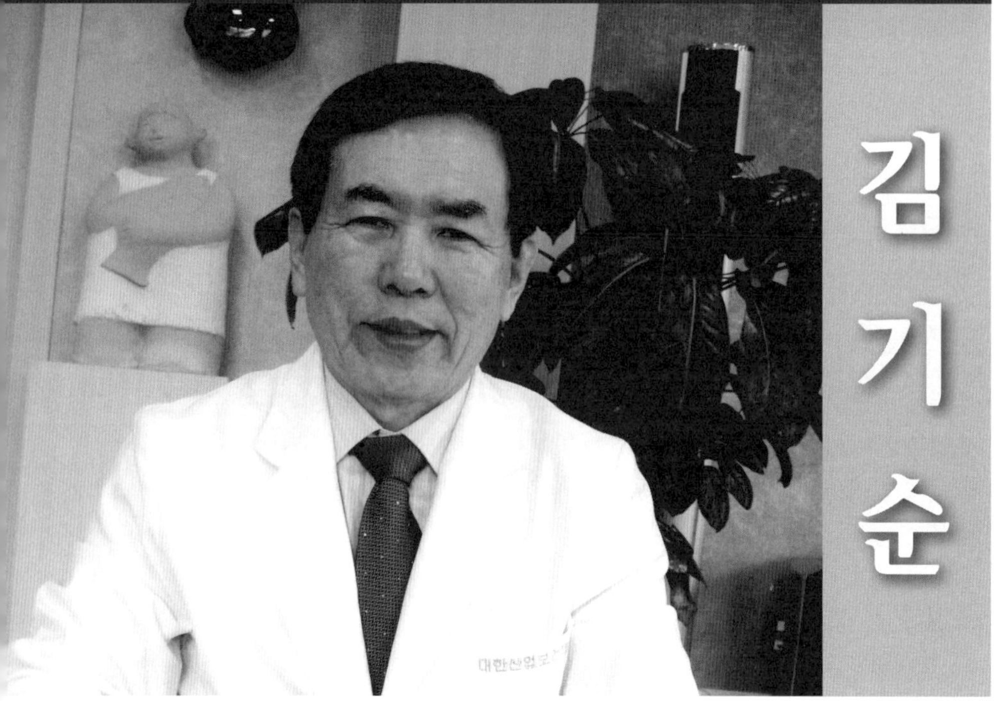

김기순

프로필

기간	내용
1970. 2	연세대학교 의과대학 졸업(의학사)
1970. 3~1971. 2	전주예수병원 인턴
1971. 3~1973. 2	연세의대 예방의학교실 조교, 연세대학교 대학원(보건학 석사)
1975. 3~1979. 2	연세대학교 대학원(의학 박사)
1976. 6~1978. 2	연세의대 예방의학교실 전임강사
1978. 3~1991. 8	전주 예수병원 지역사회 보건과장
1980. 3~1981. 2	전라북도 역학조사 자문관
1981. 3~1984. 2	연세의대 예방의학교실 조교수(겸임)
1982. 9~1983. 2	미국 Iowa의대 가정의학과 Fellow
1990. 3~1991. 8	전주 예수병원 고산분원장
1991. 9~1996. 9	조선대학교 의과대학 부교수
1992. 11~2010	한국농촌의학회 이사, 총무이사, 부회장 및 회장(1998.11-2000.10)
1992. 12~2010	대한예방의학회 이사, 수련교육위원장 또는 회장(2007.12 ~ 2008.11)
1993. 11~2007. 8	조선대학교 (환경)보건대학원 보건학 또는 보건행정학 전공주임
1994. 1~1995. 12	조선대학교 보건진료소장
1996. 1~1997. 12	조선대학교 환경보건대학원 교학과장
1996. 10~2010. 8	조선대학교 의과대학 교수
1996. 11~1999. 6	전라남도 보건예방사업협의회 심의위원
1999. 3~2002. 2	전남대학교 행정대학원(행정학 석사)
2003. 11~2005. 10	조선대학교 보건대학원장
2004. 2~2010	보건복지가족부산하 질병관리본부 유전체역학조사사업 자문위원 역학조사관 자문위원 또는 지역사회 건강조사 운영위원 및 기술위원
2005. 12. 8	대통령 표창(전염병예방관리 공로)
2007. 12 ~2010	조선대학교 대학원 보건학 박사과정 전공주임
2010. 8. 31	조선대학교 의과대학 교수 정년퇴임
2011. 3~현재	대한산업보건협회 전북지부 보건관리부 의사

Ⓠ 농촌지역 보건의료에 평생을 바쳐오셨는데 특별한 동기가 있으셨나요?

- 방숙 교수님은 종종 날 두고 "김기순은 지역보건을 하기 위해서 태어났다."고 말씀하시곤 하셨죠. 돌이켜보면 지역보건의료에 투신을 하게 된 동기는 가정환경과 무관하지 않은 것같습니다. 또한 의과대학 졸업 후 수련과정에서의 경험도 큰 역할을 했던 것같구요.

제 아버지는 전남 신안군 도초면에서 목회활동을 하셨어요. 당시 무의면이었던 동네 주민들에게 목회자로 때로는 교인가정의 건강문제 상담자로 또 때로는 비상약을 확보하여 필요한 환자에게 나누어주기도 하셨습니다. 그런 아버지의 모습을 보고 자라서인지 장래 의사가 되어 농촌사람들을 돕겠다는 생각을 자연스럽게 하게 되었고 연세대학교 의과대학에 입학하게 된 것입니다.

Ⓠ 예전 농촌지역은 특히나 의료환경이 열악했었지요?

- 그렇습니다. 인구는 많은데 의사나 간호사가 턱없이 부족하여 건강을 제대로 돌보지 못하는 이들이 많아 안타까웠죠. 하계 농촌봉사활동, 가족계획 실태조사 등 학생시절의 여러 활동경험들이 예방의학 전문의가 되고자 마음을 굳히는 데 영향을 주었던 것으로 생각됩니다.

Ⓠ 당시 "지역보건의료" 에 대한 개념이 일반화되지는 않았을 때인데요.

- 네. 의과대학을 졸업하고 전주예수병원에서 인턴 수련 후 모교의 예방의학교실 조교로 일하면서 공부를 계속하게 되었는데, 그 당시는 우리나라에 '지역사회의학'의 개념이 이제 막 전개되고 있던 시기였습니다.

1970년대 초 우리나라에 지역사회의학이 도입되게 된 배경을 보면, 1945년 해방 이후 3년간의 미군정 후 1948년 정부가 수립되었지만 1950년대까지는 정치사회적으로 매우 불안정했고 경제적으로도 매우 빈곤하여 보건의료분야에 대한 투자는 매우 미미했었습니다.

1960년 군사정권이 세워져 경제개발과 새마을 운동 등으로 국민들의 삶이 조금씩 발전해가기 시작하였으며, 1970년대 초 우리나라 1인당 국민소득은 250달러 미만이었고 산업은 일차산업인 농업 위주였죠. 보건의료상황은 매우 빈약했고요. 전체 국민 중 70% 이상이 농촌에 거주하였지만 의사의 90% 이상은 도시에서 활동하고 있었어요. 1960년대 전국 8개 의과대학에서 매년 800명의 의사가 배출되고 있었지만 상당수가 미국으로 이민을 가는 두뇌수출현상이 있었고 대부분의 농촌주민은 질병 발생시 치료되지 않거나 의사 처방 없이 약국에서 약을 구입하여 해결하고 있었죠.

Ⓠ 국가의 보건정책이나 사업추진은 어떠했나요?

- 당시 정부의 보건관련 예산은 국가 전체 예산의 1% 미만으로서 농림부 축산방역예산보다 적을 정도로 소홀한 취급을 받았어요. 이러한 상황 하에서 정부가 가족계획, 결핵관리, 모자보건사업 등 전략적 사업을 선택하여 해결하려고 노력을 기울이기는 했지만, 농촌지역 각 읍·

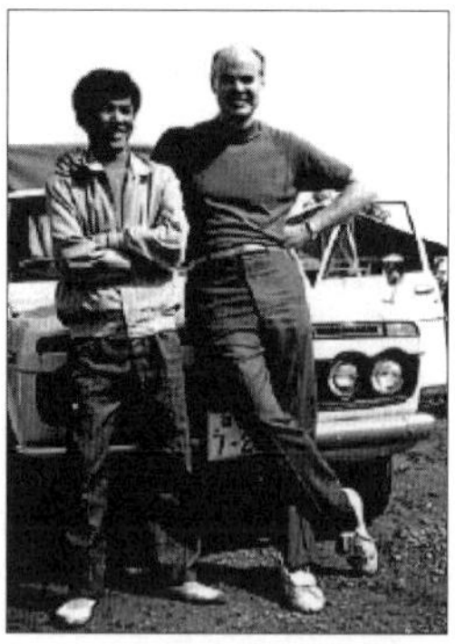

▶ 거제사업에 참여하던 시절, Dr. Sibley와 함께

면에서는 간호조무사 자격을 가진 보건요원이 단일목적의 사업만 형식적으로 수행하는 수밖에 없었습니다.

보건소법이 만들어지고 그에 따라 1962년에는 도시인구 10만 명당 1개의 보건소, 농촌은 군 단위 1개 보건소가 설치되도록 하였고 1969년에는 읍·면에 보건지소를 설치하도록 했지만 예산부족으로 시설을 제대로 갖추지도 못하고 자격 있는 인력을 확보하는 것도 큰 문제였어요. 1960년대 소위 무의면 해소대책이라 하여 검정의, 한지의, 장학의, 수련의 등을 6개월간 의무적으로 농촌에 파견하는 등 여러 제도를 실험해 보았지만 대부분 실패로 돌아갔습니다.

Q 그런 배경 아래 지역사회의학, 지역보건의료사업이 시작되었겠군요.

- 맞습니다. 이런 문제는 우리나라뿐만 아니라 대부분의 저개발국가의 문제였고 그러한 문제를 해결하기 위해 지역사회의학이라는 개념이 탄생하게 된 것이죠.

Q 선생님께서 지역보건의료사업을 처음 접하게 된 건 언제였나요?

- 연세의대 예방의학 전공의 시절, 앞서 말한 사회분위기 속에서 '지역사회의학'을 자연스럽게 배우게 되었고, 조교 2년차인 1973년 3월부터는 1년간 우리나라 지역사회의학 시범사업의 첫 사례인 거제지역보건시범사업 현장에 파견되어 지역보건의료에 대한 기초이론과 실습을 하게 되었습니다.

당시 '지역사회의학'의 개념은 기독교 선교의료로부터 시작되었어요. 초기 선진국에서 많은 예산을 지원하여 후진국에 병원을 건축하여 의사를 비롯한 의료인을 파견하고 약품을 공급하여 무료진료를 하였으나 지역사회의 건강수준은 별로 호전되지 않고 있었습니다. 그래서 세계교회협의회(WCC)에서는 "지역사회자원을 최대한 활용하여 지역사회주민들이 적절한 보건의료사업을 골고루 받을 수 있도록 의료인과 지역사회 주민이 협력하는 철학이며 또한 실천"이라는 지역사회의학의 개념을 확립하여 시범사업을 하기 시작했어요.

1960년대에는 아프리카, 남미, 필리핀 등지에서, 우리나라에는 1970년에 대구 동산병원의 의사였던 Dr. John R. Sibley가 세계교회협의회의 지원을 받아 거제군 북부 3개면을 대상으로 시범사업을 하였고, 전주예수병원도 전주시 인근 농촌지역을 선택하여 시범사업을 하는 형태로 출발하였던 것입니다.

Dr. John R. Sibley는 초창기에 서울대 보건대학원 석사과정 학생들이 일정기간씩 봉사할 수 있는 기회를 갖게 하다가 기획·평가를 하기 위해 미국 존스홉킨스 보건대학원에 학자를 파견해주도록 요청하여 Dr. Kit G. Johnson이 파견돼 연세의대 예방의학교실 조교수를 겸직하게 되었습니다.

Dr. Kit G. Johnson은 연세의대 예방의학교실 김일순 교수와 함께 「지역사회의학」이라는 교과서를 번역했고, 전국의대 의학교육협의회에서 각 대학이 지역사회의학이라는 교과목을 도입하도록 촉구함으로써 한때 우리나라에 지역사회의학의 붐을 조성, 여러 의과대학들이 시범사업을 하게 되었고 이들 시범사업은 나중에 정부가 주도하는 보건사업을 한 단계 업그레이

▶ 용진 마을건강원 교육을 마치고

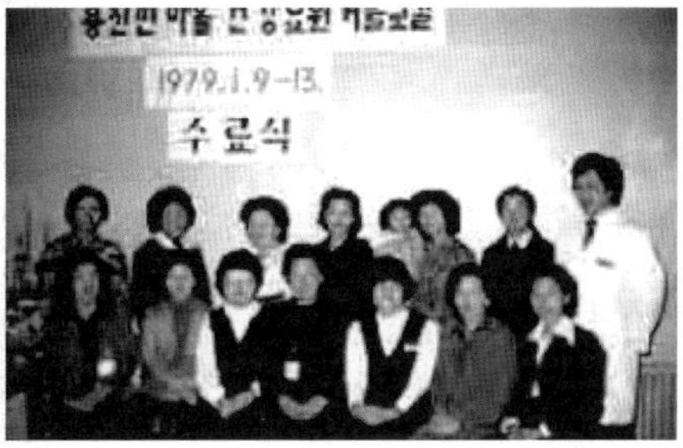

드시키는 데 밑거름이 되었습니다.

Q 거제 시범사업에 대한 이야기를 좀더 해주십시오.

- 이 사업은 연세의대 예방의학교실과의 연대가 이루어져 진행되고 있었으므로, 1972년 3월 지역사회의학 시범사업의 예방보건사업 책임자로 거제에 내려갔어요. 당시 거제군의 인구는 약 10만 명이었으나 장승포에 정규 의과대학을 졸업한 의사 한 분이 개원하고 있었고 다른 지역은 5~6명의 한지의사에게 의료를 의존해야 하는 그야말로 의료사각지대였습니다.

1년 동안 거제 지역사회의학 시범사업의 예방보건사업 책임자를 맡아서 Dr. John R. Sibley와 Dr. Kit G. Johnson의 자문을 받으며 보건간호사 또는 조산원, 4명의 보건요원(간호조무사 자격을 가진 자들을 훈련) 그리고 연세의대 및 부산복음병원 간호대 실습학생들과 함께 보건사업을 개발하고 실시했습니다. 당시 의미 있었던 일 중 하나는 미국의 nurse practitioner와 같은 사업을 Dr. John R. Sibley와 함께 개발하여 오지주민들을 현장에서 치료할 간호사 등 보건요원을 오지로 파견하는 사업을 기획했던 일인데, 당시 의료법 위반으로 문제가 되었던 간호사의 진료문제와 오지지역 주민들의 절실한 요청 등 고심을 많이 했던 것으로 기억됩니다. 이 사업은 후에 농특법으로 제도화된 보건진료소 및 보건진료원 제도를 개발하는데 상당한 참고가 되었으리라고 생각합니다.

Q 거제에서 1년을 보내신 다음에는 학교로 돌아오셨겠군요.

- 네. 예방의학 전공의 수련을 마치고 군의관 복무 후에 1976년 6월부터 1978년 2월까지 연세 의대 전임강사로 발령을 받고 당시 연세의대가 주관하고 있던 '강화군 지역사회의학교육 시범사업'의 현장 책임자인 강화지역사회보건원장으로 1년 9개월 여를 보냈습니다. 강화사업은 연세대 의대생들과 간호대 학생들의 지역사회 보건의료 실습과 강화군 선원면과 내가면을 보건사업시범지역으로 개발하는 사업이었죠.

Q 선생님의 지역사회의학에 대한 철학이 전주예수병원에서 꽃피운 것으로 압니다. 예수병원에는 어떻게 가게 되신 건가요?

- 거제와 강화지역사업의 경험을 바탕으로 농촌보건사업을 적극적으로 개발하기 위해서 교수직을 사임하고 1978년 3월 전주예수병원 지역사회보건과장으로 자리를 옮겼습니다.

전임강사 시절 참여했던 강화사업은 실제 현장에 있으면서도 이론에 치우쳐 있다는 한계를 절감하게 했어요. 그러던 차, 당시 농촌지역 보건의료사업을 의욕적으로 추진하고 있던 전주예수병원에서 지역사회보건과장으로 불러주어 과감히 전주행을 결심했던 것입니다.

이후 13년 6개월에 걸쳐 평소 지역사회보건의료사업에 대한 구상들을 실행에 옮기고 부족한 점들을 개선해 나갔습니다. 주요 사업으로는 정기적인 보건교육, 고혈압 발견 및 치료, 주택환경개선사업, 모자보건사업을 중심으로 한 일차보건의료사업을 하였고 이들을 실행할 수 있는 일차보건의료인력을 개발하기 위해 마을건강원, 보건진료원, 가정의학전문의 등에 대한

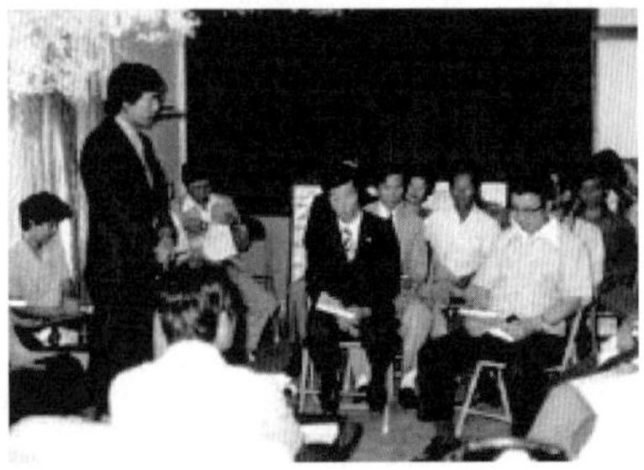

▲ 지역사회 조직을 하기 위해 주민 대표들과 상의하는 모습

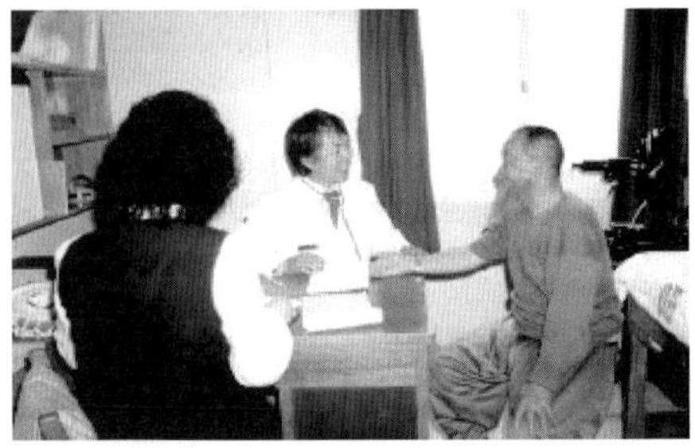

▲ 고혈압 환자를 진료하는 모습

훈련을 실시했습니다. 또한 지역사회 참여기전의 하나로서 보건의료비 재원 조달을 위해 보건사업과 연계된 신용협동조합을 육성했습니다.

Ⓠ 예수병원 지역보건사업에 처음부터 함께 하신 건가요?

- 아닙니다. 제가 내려갔을 때 예수병원 제2기 지역보건시범사업이었던 용진면 지역보건사업으로서 주민대표, 병원, 지자체인 완주군수 등 3자가 협약을 맺어 역할을 분담하여 사업을 전개해 나가고 있었고, 이 용진 사업 초기에 합류하게 되었습니다. 주 1일을 빼고는 거의 매일 용진면으로 출장하여 사업을 추진했죠. 마을건강원과 보건개발신용협동조합의 개발은 용진 사업을 성공으로 이끈 주 원동력이었습니다. 처음에는 독일 EZE의 지원금과 예수병원의 부담금으로 시작했지만 이 사업을 주민, 신협, 보건지소, 지자체로 사업을 이양할 수 있을 만큼 자립도를 키워내느라 애를 쓴 보람이 있어 사업 종료시점에서는 성공적인 이양이 이루어져 뿌듯했고요. 이때 지역사회 보건사업의 중요 컨텐츠들도 개발했기 때문에 개인적으로 애착이 가는 사업으로 꼽고 있습니다.

Ⓠ 용진사업의 성공으로 다음 사업인 고산사업에 대한 기대가 크셨겠네요.

- 그렇습니다. 고산사업의 경우는 용진사업보다 광역권을 아우르는 사업으로 투자도 많았고 기간도 10년이나 되는, 노력이 많이 들어간 사업입니다만 결과적으로는 경제적 자립면에서 실패한 사례입니다. 10병상 규모의 예수병원 분원인 고산분원, 5개 보건지소와 13개 보건진료소, 장애자재활센터 등 하드웨어적으로 규모를 갖추었지요. 하지만 병원장이던 Dr. Seel이 떠나면서 지역보건사업에 대한 열의가 감소되고 지역사회 보건사업 지원보다는 병원 운영에 충실을 기하는 쪽으로 분위기가 바뀌면서 사업을 축소하고 지역사회의 자립을 적극적으로 지원하지 못했다는 아쉬움을 남겼습니다. 사업을 마무리짓지 못하고 후진에게 임무를 넘기고 1991년 조선대학교로 자리를 옮겼으니까요.

Ⓠ 조선의대 교수로 자리를 옮기신 후에는 보건교육관련 연구활동을 많이 하셨지요?

- 네. 1991년부터는 조선대 의과대학 예방의학교실 교수로서 그동안 현장에서 얻었던 지역보건의료 사업에 관련된 경험과 지식들을 후학 그리고 보건관련 전문가들에게 전수하는 데 주력했습니다. 연구 활동과 대한예방의학회장, 농촌의학회장 등 학회활동도 열심히 했구요. 2002년에는 보건직 공무원 훈련과정인 전염병관리 FMTP(field management training program) 권역책임자로 활동했고, 지역사회 건강조사 등 용역사업, 인근보건소 자문활동을 통해 지역보건의료사업 현대화 작업에도 참여했어요. 2010년 8월 정년퇴임한 후에는 사업장 근로자를 대상으로 하는 건강관리 대행사업에 참여하고 있습니다.

Ⓠ 지역보건사업과 함께 평생을 보내고 계신데요. 회고해보신 소감이 어떠하신지요?

- 돌아보면 나는 현장형 인간이에요. 거제도시절에는 동네마다 다니면서 직접 주민을 대하며

사업을 했죠. 예수병원시절에도 용진사업을 할 때는 거의 매일을 용진면에서 살다시피 했구요. 고산사업 때도 주 1~2회 고혈압진료를 포함하여 팀원들과 현장에서 여러가지 사업을 개발하였습니다. 지역보건사업이 지역주민과 현장지역을 떠나 사무실에서 이루어질 수는 없는 일 아닌가요. 지금도 그렇게 하고 있구요.

오랜 시간 좋은 말씀 감사합니다.

전국민 의료보험의 현실화에 기여하다

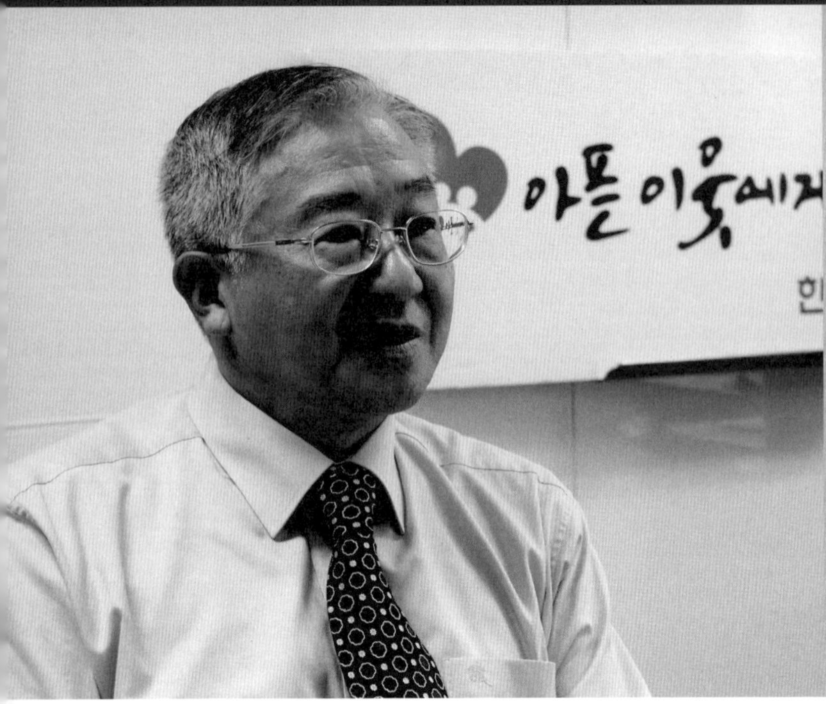

유 승 흠

프로필

1970	연세대학교 의과대학 졸업
1976	연세대학교 대학원 졸업(의학박사)
1977	공군본부 의무감실 의무과장(서리)
1977~2010	연세대학교 의과대학 전임강사~교수
1981	미국 존스홉킨스보건대학원 졸업(보건학박사)
1988~현재	미국 존스홉킨스보건대학원 겸임교수
1989~2011	사회복지법인 한국재활재단 이사
1990~1994	사회복지법인 청십자사회복지회 이사
1991~1992	세브란스병원 부원장
1991~2000	학교법인 유한학원 이사장
1994~2000	대한의사협회 상임이사(학술, 기획, 국제)
1996~1998	대한예방의학회 이사장
1999~2001	한국병원경영학회장
2000	홍조근정훈장(과학기술진흥)
2001~2011	재단법인 한국의학원 이사장
2001~ 현재	존스홉킨스보건대학원 동창회 아시아-태평양지역담당 부회장
2002~2006	연세대학교 보건대학원장
2007~2010	대한민국의학한림원 회장
2010~ 현재	연세대학교 의과대학 명예교수
2011~ 현재	한국의료지원재단 이사장
2010	황조근정훈장

Q 지역보건과의 인연은 언제부터신지요?

- 1970년에 연세대학교 의과대학을 졸업하고 3월에 예방의학교실 전공의(조교)가 되면서부터겠지요. 연세의대 예방의학교실은 양재모 교수님이 1960년대 초부터 가족계획사업 등 지역사회보건사업을 시작하시어 독보적인 위치를 갖고 있었습니다. 이미 1957년에 대학보건소도 만드셨구요. 뒤이어 서울대, 이화여대 등에서도 대학보건소가 생겼습니다. 보건소법이 1956년에 제정되고, 이듬해에 경기도 고양군보건소가 시범보건소(김명호 소장)로 되어 학생들의 농촌보건 현지실습을 시키셨습니다. 1960년대에 들어와 고양군보건소를 중심으로 첫 가족계획시범사업을 전개하셨지요. 그 후 권이혁 교수님이 서울의 동부지역에서 도시형 가족계획사업을 하셨고요. 그런 양 교수님을 모시고 교실에 있었던 덕분에 지역보건사업에 자연스럽게 참여하게 되었던 것입니다.

Q 당시 다른 대학들도 지역사회 보건사업을 하고 있었나요?

- 네. 1960년대 중반에 이화여대 구연철 교수님이 경기도 양주군 수동면에서 시작하셨고, 그 후 서울대 보건대학원에서는 강원도 춘성군에서 대학원생 실습교육을 했으며, 경북의대 이성관 교수님은 경상북도 경산군에서 보건사업을 하셨습니다. 그 즈음 전주예수병원(원장 Dr. Seel)에서 지역사회보건사업을 하였고 이 사업을 계속 확대하면서 김기순 선생이 1977년에 참여해서 열심히 하였지요.

Q 그 당시가 지역사회 보건사업에 대한 흐름이 시작되던 때였네요.

- 그렇습니다. 1960년 의료선교사로 우리나라에 온 Dr. John R. Sibley가 대구 동산병원에서 아주 열심히 일하고 계셨는데 1960년대 중반에 세계적으로 지역사회의학(community medicine)에 대한 인식이 생겨나고 있었지요. 그가 미국장로교선교부와 세계기독교교회협의회(WCC, World Council of Churches)의 기독교의료위원단(Christian Medical Commission)으로부터 재정지원을 받아 경상남도 거제군 하청면 실전리에서 연초·하청·장목 등 3개면을 대상으로 실시한 파이럿 프로젝트가 거제지역사회보건사업입니다.

거제사업은 1970년부터 시작됐어요. 내가 거제사업에 참여하게 된 동기는 그 해 여름방학에 거제사업을 지원하기 위해 한국에 온 의료선교사 Dr. Kit G. Johnson의 요청으로 김일순 조교수와 일주일 동안 현지조사를 하고 사업이 진행되는 3개면을 돌아보게 되었는데, 조사를 마치고 난 후 존슨 선교사가 나더러 현지에 와서 1년만 일(challenge)해보지 않겠느냐며 권유를 하였어요. 당시 우리나라에 의사가 8,000명이었고, 1960년대 졸업생 중 상당 수가 미국에 갈 때였는데, 일할 사람이 필요하다기에 양재모 주임교수님의 허락을 얻어 1971년 5월 결혼 직후 집사람과 함께 거제로 내려갔습니다. 당시 거제군은 농촌지역 중에서도 매우 낙후되어 있었습니다. 인구는 15만 명인데, 정규의사 1명과 한지의사 5명이 있었죠. 전국 192개 보건소 중 소재지가 읍이 아닌 면소재지(고현면)에 있는 유일한 지역이었어요. 거기서 1년 동안 일을 했는데, 지역사회의학과 의료전달체계(health care delivery system)을 개념화하고 정착시켰다는 데 큰 의미를 부여할 수 있겠습니다. 흙벽돌로 건물을 지어 거제건강원이란 이름으로 운영하고 지역사회개발사업과 병행해서 추진한 거제지역사회보건사업은 세계적으로 이목이 집중되어 있었기도 하거니와 우리나라에서 농촌형으로 최초의 의료보험조합인 거제청십자의료보험조합을 1971년 말에 만들어 운영(정부의 인가는 옥구청십자의료보험조합이 먼저 받음)하는 등 활동을 했던 것은 무척 의미있는 일이었어요. 후임으로 동기생 김기순 선생이 내려오게 되어 나는 1년 근무를 마치고 학교로 복귀했습니다. 교실로 돌아와서 지역사회보건사업에 대한 관심을 놓지 않고 있던 차에 1972년 연희동에서 실시된 연세의료원의 도시형 지역보건사업에 의과대학교 4학년 학생들의 실습교육을 담당하게 되었습니다. 당시 연희동은 서울의 달동네 중 하나로서 환경이 매우 열악하였기에, 도시형 보건사업을 하면서 화장실, 우물 등 위생환경개선에 집중하였습니다.

Ⓠ **지역사회보건사업들이 활발해지면서 의과대학에 지역사회의학 교과목이 생기기도 했지요?**

- 그렇습니다. 세계적으로는 1960년대 중반부터 지역사회의학 개념이 더러 소개되었는데, 1969년에 이탈리아 벨라지오에서 국제지역사회의학컨퍼런스가 열렸습니다. 우리나라에서는 거제 등 농촌지역, 연희동 등 도시지역의 시범보건사업들이 성과를 올리면서 지역사회의학에 대한 관심이 높아질 즈음에 거제사업을 위하여 한국에 와서 예방의학교실 조교수로 함께 일하던 존슨 선교사가 재원을 마련하여 의과대학장협의회 주관으로 1972년 5월에 '지역사회의학교육'을 주제로 세미나를 개최하였습니다. 그리고 앞에서 말한 이탈리아에서의 컨퍼런스 단행본을 「지역사회의학교육」으로 번역 출간하고, 차이나메디칼보드에 요청하여 지역사회의학을 전공하려는 의사에게 보건학석사 학위과정을 공부할 수 있게 장학금을 주도록 하였습니다. 지역사회의학교육세미나를 마치고 난 후 여러 의과대학에 지역사회의학 교과목이 생겼음은 획기적인 일이라 할 수 있을 것입니다.

Ⓠ **지역사회 보건사업의 실행 중심에 사업 종류 또는 기관, 어떤 것이 있었나요?**

- 보건소가 있었죠. 우리나라에서는 보건소를 중심으로 지역사회보건사업이 자리를 잡기 시작했다고 볼 수 있는데, 그 시작은 가족계획사업이라 할 수 있겠어요. 마을마다 구성된 어머니회는 보건소의 자원봉사협력인력으로 활발하게 운영되었습니다. 특기할 것은 가족계획사업과 지역사회의학이 소개되면서 사회학, 통계학, 경제학 등 여러 학문분야가 접목돼 지역사회의학이 다학제적 접근(multi-disciplinary approach)으로 발전하기 시작했습니다. 특히 이화여자대학교의 구연철 교수님은 이론만이 아니라 실제로 경기도 양주군 수동면에 집까지 마련하시고 지역사회보건사업을 바탕으로 한 현장경험까지 갖추시어 학생교육과 지역보건사업을 하신 분이었어요.

Ⓠ **거제에서 돌아오신 후에는 어떻게 지내셨나요?**

- 거제에서 돌아오고 난 후 군 입대를 앞두고 중앙부처에 근무했으면 하는 바람이 있었습니

다. 그 때 보건사회부가 WHO와 공동으로 종합보건개발사업(General Health Services Development Project, K-4001)을 하려 하는데 WHO 카운터파트(counterpart, 상대역)를 할 사람이 필요하여 나는 서기관(대우)으로 일하게 되었습니다. 종합보건개발사업은 1960년대 후반 충청남도에서 실시된 모범보건도조성사업(충남프로젝트, 한달선 선생 등 참여)을 마친 정부가 경기도 용인군을 대상으로 군단위 시범보건사업으로 실시한 프로젝트였습니다. 이 사업은 의정국 의정과 보건소계 소관이었는데, 윤성태 계장(전 보건복지부 차관)이 적극 협조하여 주었습니다.

1970년대에 보건소에서는 결핵관리, 가족계획, 모자보건 등 세 분야 요원(단일목적 보건요원)들이 각각 업무를 담당하고 있었는데, 이를 다목적 보건요원 즉 세 분야를 한 사람이 모두 담당하도록 보건요원의 성격을 변경하는 작업을 주도하기도 하였습니다. 사업 중 1972년에 경기도 용인군을 대상으로 한 기초조사를 진행하면서 UNICEF에서 거금 6,000달러를 지원받았는데 노인봉 의정과장의 적극적인 이해와 협조로 이화여대와 서울여대 사회학과 대학원생 등 사회조사방법에 익숙한 노련한 면접자를 골라 현지조사를 수행한 후 보고서를 작성하였습니다. 군 단위를 대상으로 한 조사사업으로서는 아주 훌륭하게 수행해 낸 사례로 꼽힙니다.

매주 1회 이상 경기도 용인군에 내려가서 현지 활동을 파악하고 사업을 지도하였는데, 지역보건인들과는 물론이고 WHO고문관과 보건복지부의 실·국장 등 고위층들과도 스스럼없이 자연스럽게 교류하는 계기가 되었습니다. 부서별로 각종 통계자료를 모아서 "우리나라 보건의료 현실"이라는 강의록을 만들어서 1973년부터 의과대학의 정규 강의시간에 교재로 썼습니다. 나는 군 복무를 하면서도 틈틈이 이 사업에 계속 참여하였습니다. 마지막 최종보고서를 만들 때 OR연구(Operations Research Study) 팀장을 맡았을 때는 통계단기고문관인 Subramanian이 컴퓨터 분석을 하기 위해 1976년에 IBM카드로 된 프로그램을 준비해 가지고 왔는데, 내가 이미 컴퓨터 통계프로그램을 잘 쓰고 있던 터라 쓸모없게 돼 어깨가 으쓱해지는 일도 있었죠.

Q 이후 존스홉킨스보건대학원으로 유학해서 보건학박사가 되셨지요?

- 네. 군복무를 마치고 1977년 봄 연세의대 예방의학교실에 복직을 한 다음 해에 유학을 가게 되었습니다. 예방의학 수련을 받으면서 현지에 내려가 세계기독교교회협의회(WCC)의 시범사업을 하면서 시야를 국제적인 면에서 넓힐 수 있었고, 정부/WHO 상대역을 맡아 학교에서 배울 수 없는 것들을 고문관들로부터 배울 수 있었으며, 중앙 및 지방 관료들과 같이 일하면서 골고루 여러 가지를 경험할 수 있었던 것은 예방의학도로서 행운이라고 할 수 있겠습니다.

아울러 양재모 선생님이 가족계획사업을 하시면서 IBM Sorter 등을 구비하셨기에 사용할 수 있었고, 가족계획연구원에 컴퓨터터미널이 설치되었기에 불광동을 드나들면서 컴퓨터를 배워서 1975년에 내가 직접 컴퓨터로 분석하여 박사학위논문을 만들었습니다. 우리나라 의사로 컴퓨터를 배운 것은 내가 처음일 것입니다. 그 동안 WHO와 정부의 일을 한 덕택에 WHO 장학금(2년)을 받아 1978년에 도미하였습니다. 석사학위를 연세대학교에서 마치고 존스홉킨스 보건대학원 박사과정에 직접 입학이 된 것은 특례이었고, 3년 만에 보건학박사(Dr.P.H.) 학위를 받게 되었습니다.

Q 박사학위 후 돌아와서도 지역사회보건사업에 참여하셨나요?

- 그럼요. 박사 학위를 받고 1981년 8월 귀국해서는 예방의학교실에 복직하여 강의와 실습지도, 연구 등 일에 파묻혀 지냈습니다. 1984년 주임교수가 된 이후 강화지역사회보건사업을 대폭 강화하였어요. 정신보건, 예방치과, 순환기내과 등 영역을 추가하고, 강화코호트(cohort)를 만들어 활용하는 등 젊음을 불사르며 열정적으로 일했습니다.

1970년대 중반부터 매주 1회 강화에 가서 봉화의료보험조합을 설립 운영한 것은 정말 보람 있는 일이라 자부합니다. 지역의료보험에 대한 부정적인 지적이 끊임없이 제기되고 있었지만, 보건사회부(김영기 국장, 차흥봉 과장)에 제안해 1982년에 강화를 2차지역의료보험 시범사업지역으로 포함시켰지요. 거제청십자의료보험조합과 강화사업에서 봉화의료보험조합을 만들어 이끌어 온 경험이 있기에 성공을 자신할 수 있었어요. 결국 6개 지역의료보험시범사업 중 우수한 성과를 낸 봉화의료보험조합은 전국민의료보험 현실화에 자신감을 준 사례가 되었습니다.

Q 선생님의 주요 연구분야 중 하나가 의료보험이시죠?

- 네. 대표적인 연구과제로 '의료보험 실시 전·후의 의료이용 변화연구'를 꼽을 수 있겠어요. 의료보험에 대해서는 확고한 신념을 갖고 있었습니다. 의료 이용에 있어 도시와 농촌 간의 차이가 심할 것이라 우려하던 당시의 통념에 반해 도시-농촌간 지역차이가 아니라 의료보험 가입여부에 따른 유의한 차이가 존재한다는 것을 연구 결과 입증하였지요. 미국 유학 중에도 방학 때마다 의료보험의 실무를 익혔습니다. 대한민국에서 의료보험에 관하여 지난 40년간 꾸준하게 이론과 실제를 함께 다룬 사람이 된 것입니다.

한 가지 더 나 스스로 보람 있다고 꼽는 것은 예방의학을 전공하는 사람은 이론 뿐 아니라 실제 경험이 중요하다는 것을 후배들에게 강조하였고, 예방의학교실에서도 이를 수용하여 주셨습니다. 전공의 수련 과정 중 박태근, 김문식, 김한중, 오희철, 손명세, 오대규, 신동천, 전병률 등에게 보건소장 또는 지소장 경험을 쌓도록 하기도 하고, KDI에 파견보내기도 하였어요.

1980~90년대에는 외부강의도 많이 나갔지요. 국립보건원 훈련부에서 각급 보건요원 훈련을 하면서 강사료가 너무 낮아 걱정하기에 무료봉사라도 좋다며 강의를 나가곤 했습니다.

Q 교수로 재직하시면서 여러 가지 다양한 활동들을 하셨던데요.

- 정부 자문도 많이 했죠. 1983년 보건사회부 자문관을 시작으로 정부관련 활동을 꾸준히 하였습니다. 예방의학 분야라는 것이 나라에서 추진하는 보건사업과 깊은 관계여서 보건사회부에서 지원하는 연구와 의료보험 관련 연구 등을 수행하였습니다. 예를 들면 1977년에 의료보호(현 의료급여)제도가 시행되었을 때 장경식 의정국장의 요청으로 단기간에 이 사업을 평

가하였습니다. 1980년 전국결핵실태조사시 발견된 폐결핵환자의 추적조사(1983)는 전국 보건소 보건간호사의 도움을 받아 거의 완벽에 가까운 성과를 올려 주목을 끌기도 한 보람 있는 연구였습니다.

1984년부터 11년간 보건사회부 의료보험심의위원회 공익대표 위원을 역임하기도 했습니다. 1986년 아시안게임, 1988년 올림픽 때는 의료지원프로젝트를 담당하기도 했는데, 전문의과정을 마치고 군복무를 시작한 손명세, 신동천 대위 등 후학을 올림픽조직위원회에 파견하여 행사가 잘 끝나도록 하는 데 일조하였습니다. 미국에서 일하고 있던 박종세 박사를 모셔와서 도핑시스템을 준비하도록 제안하는 등 예방의학 인력이 국제행사에 기여할 수 있음을 보여주기도 했죠. 병원처방전달시스템도 당시 처음으로 개발 시도된 것이에요.

보건복지부 외에 경제기획원 제7차 5개년계획 의료보장반장, 국무총리실 의료개혁위원회 위원, 국무조정실 정책평가위원회 사회문화 간사위원, 대통령 직속 의료제도발전특별위원회 위원 겸 공공의료전문위원회 위원장 등을 역임하였습니다.

Ⓠ 광고모델로도 활약하셨다던 데요?

- 네. 성인용 안심위생팬티 디펜드의 광고모델을 했었지요. 모델료는 학교에 기부했어요. 유한양행에 제안해 국민보건과 관련된 제품을 보급한 즐거운 기억들이 있네요. 바퀴벌레로 온 국민이 고민할 때 회사의 반대를 무릅쓰고 바퀴벌레 퇴치약 컴배트를 수입 판매하도록 하여 바퀴벌레를 없애는 데 기여한 것은 예방의학도로서 가슴 뿌듯합니다.

Ⓠ 최근에 퇴임하셨지요? 퇴임 후에는 어떤 활동을 하고 계신지요?

- 2010년 8월에 정년퇴임을 했어요. 보건대학원 종강 이튿날 "보건학의 발전과 연세보건대학원 33년"이라는 주제로 마지막 특강을 했습니다. 그 자리에 와준 고마운 사람들에게 IBM컴퓨터 카드를 한 장씩 나누어주었어요. 내가 우리나라 의학계에서 처음으로 컴퓨터를 배워 썼던 것을 기념하고 싶었지요.

퇴임한 후 2011년 2월부터 한국의료지원재단의 이사장직을 맡아 활동하고 있습니다. 우리 주변엔 치료비가 없어 고통 받는 이웃들이 참 많지요. 의료보험에 가입했더라도 생활형편이 어려워 보험료를 못내 자격이 정지되거나 난치병이나 희귀질환으로 치료도 제대로 못 받고 가정파탄을 맞는 경우도 많습니다. 한국의료지원재단은 그런 이웃들을 위해 국민들의 기부금을 모아 의료비를 지원하는 기관입니다. 이웃에 대한 따뜻한 관심이 필요합니다.

**퇴임 후에도 우리 사회에 꼭 필요한 일을 하고 계시다니 존경스럽습니다.
긴 시간 좋은 말씀도 감사합니다.**

주민과 마음나누며 보건진료원으로 신나게 살다

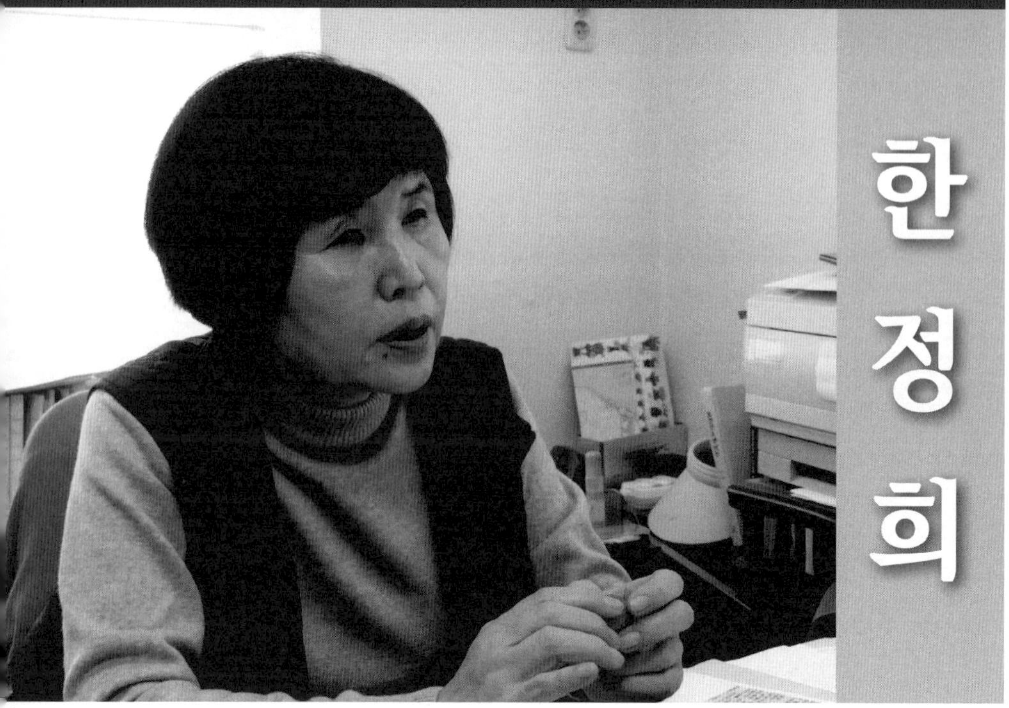

한정희

프로필

1970. 2	전북 군산시 개정간호학교 졸업
1970. 2~1971. 1	군산 씨그레이브기념병원 근무
1974. 3~1974. 12	서울 을지병원 근무
1979. 9~1981. 3	전북 남원도립병원 근무
1981. 4~1981. 9	보건진료원 직무교육 이수
1981.10~1986. 5	경기 양평군 국수보건진료소 근무
1984~1993	경기보건진료원회 회장
1986. 6~2003. 1	경기 양평군 세월보건진료소 근무
1989. 3~1994. 2	방송통신대학 행정학과 졸업
1995. 8~1998. 2	단국대학교 행정대학원 졸업(행정학석사)
2003. 1~2003. 2	경기 양평군 계정보건진료소 근무
2005. 6~현재	안산시 대부 남동보건진료소 근무

Q 개정간호학교를 졸업하고 보건진료원으로 30여 년을 보내신 것으로 압니다. 지역사회 보건의료에 관심을 갖게 된 특별한 동기가 있으신가요?

- 특별한 동기라기보다 우연하게 전북 군산에 있던 씨그레이브기념병원에 가 볼 기회가 있었는데 병원과 학교를 둘러보면서 이런 곳에서 살고 싶다는 생각을 가졌었죠. 주위 환경이 너무 아름다웠고 기숙사가 있는 간호학교에 다닐 수 있고 또 그곳 병원에서 일하게 된다면 어떨까? 농촌지역에 세워진 병원과 지역사회를 중심으로 보건사업과 복지사업 등이 한 울타리 안에서 펼쳐지고 있는 것을 보면서 거기에 동참하고 싶은 의욕도 있었어요. 지역설립자이신 이영춘 박사님과 지인이셨던 이모부의 권유도 있어서 개정간호학교에 입학했고 졸업한 후 개정병원에 1년 정도 근무했어요.

그 후 남원도립병원에서 근무하고 있던 중에 보건진료원 모집공고를 본 병원장님의 적극적인 권유로 처음에는 보건진료원이 구체적으로 어떠한 일을 하는지 모르는 채 현장에 뛰어들고 나서야 정말 해볼 만한 일이라는 생각을 하게 되었지요.

Q 해볼 만한 일이라 생각하신 건 어떤 이유에서인가요?

- 간호사에게 1차 진료권이 부여된다는 점이 크게 다가왔죠. 임상에서 간호사로 활동할 때 주로 수술실 마취과에서 일을 했었거든요. 마취과는 다른 임상 간호분야 보다 응급상황을 많이 경험하게 되고 진료에 참여하는 비중이 높지요. 그러다 보니 자연스럽게 진료에 대한 관심을 갖게 된 거에요. 또한 개정간호학교에 다닐 때부터 지역사회 보건의료 특히 당시로서는 절실했던 농촌지역 보건의료에 대해 가져왔던 생각들을 현실화시킬 수 있는 기회였으니까요.

Q 보건진료원으로서 첫 부임지는 어디였나요?

- 첫 부임지는 경기도 양평군 국수보건진료소였습니다. 보건진료원 직무교육을 6개월간 받고 나서 1981년 10월 1일 첫 부임을 하게 되었는데, 첫 날부터 지각하는 사건을 치고 말았죠. 집이 시골이었는데, 미리 숙소가 정해지진 것도 아니어서 당일 아침 첫 차로 서둘러 출발했는데도 10시에야 도착했고 사람들의 눈총을 받으면서 지각확인서를 쓰고서야 첫 업무를 시작하는 해프닝이 있었답니다.

Q 보건진료원 1기로 교육 받고 부임하신 것이군요. 보건진료원에 대한 지역사회의 반응이나 지역의료환경은 어땠습니까?

- 지역에서는 주민들의 환영이 대단했어요. 군에서 임시 운영협의회도 미리 조직해 놓고요. 진료소가 위치한 지역의 이장이 운영협의회장을 맡고 있더군요.

처음엔 동네 가게 한 켠을 빌려 진료소 문을 열었어요. 연탄아궁이도 직접 고쳐야 했죠. 당시 인구수는 2천 명 정도였던 것으로 기억이 나는데, 진료소가 1차 진료기관인데도 불구하고 병원이 들어왔다고 환자들이 엄청나게 몰렸어요. 의료욕구도가 상당히 높았던 거지요. 하루 평균 40~50여 명 정도 환자를 진료했지요.

당시 진료비는 300원이었구요. 읍·면에 병원이 서너 개 있었는데 진료소에 대기해서라도 진료를 받을 만큼 주민이용률이 높았습니다. 대부분이 감기나 위장병, 근육통 등 가벼운 질환이 많았고. 특기할 만한 것은 당시에는 결핵환자가 많았어요. 젊은층 환자의 투약관리는 찾아 다니며 확인해야 했지요.

특히 분만건수는 국수보건진료소에서 일한 4년 8개월 동안 130여 건 정도 됩니다. 당시에는 의료보험 시행 전이어서 병원분만비가 높았고 산전관리는 걸어서 이용할 수 있는 진료소를 많이 이용했어요. 진료소는 초기 분만비가 1,800원이었고 후에 3,000원 정도로 하루 두 번 분만사례를 경험한 적도 있었죠.

Q 진료소 사업은 운영지침에 따른 건가요? 아니면 직접 계획하신 건가요?

- 초기에는 운영지침서도 없었던 것으로 기억하는데, 나름대로 사업계획도 직접 세우고 시행해야 했죠. 처음 문을 열 때 지원해준 것은 의약품 석 달분 정도, 장비는 외과용기구, 분만세트, 소독기 등 의료기기였지요. 물론 어떻게 일을 해야 한다는 것은 직무교육내용에 포함되어 있었지만, 발령 받고 지침서로 받은 것은 몇 년 후인 것 같아요. 진료소 문을 열고 환자가 몰려들면서 정신없이 일하기 시작한 거죠.

우선적으로 주민이 요구하는 1차진료로 주민의 욕구를 해소하고 그 후 필요에 따른 사업계획을 세우게 되었죠. 홍보도 필요 없을 정도로 주민의 이용률이 높았고 건강상담은 물론 가족문제 등 이웃주민으로서의 역할도 해야 했지요. 지금도 주민들에게서 연락이 와요. 당시 제가 받았던 아이가 자라 결혼을 한다거나 군대를 제대했다거나 소식을 전하기도 하고 직접 아이를 안고 찾아오기도 합니다.

Q 당시에는 전반적으로 보건진료소의 이용률이 높은 편이었나 봅니다.

- 보건진료소는 운영에 주민이 참여하는 큰 의미가 있지요. 보건진료소는 건물 신축을 위한 부지를 주민들이 돈을 거출하여 마련했어요. 그래서 진료소는 우리 마을의 것이라는 자부심이 높습니다. 국수리의 경우 양평과의 거리가 10㎞로 가까운 편인데도 차편을 이용해야만 약국이나 병원 등 의료혜택을 받을 수 있었기 때문에 교통이 불편했던 주민들의 진료소 이용과 호응도는 대단했어요.

건물 부지를 마련한 지역에 우선적으로 진료소가 설치되었지요. 그 후 점차적으로 오지 쪽에 진료소가 확대 설치되었고. 양평군내에 18개의 진료소가 세워졌어요. 지금도 진료소는 우리 마을의 것이라는 주민들의 자부심은 여전한 것 같아요.

Q 오지에서 근무하기는 하지만 보건진료원은 공무원이니까 신분보장은 확실하지 않았나요?

- 처음에는 위촉직이었어요. 정년제가 아니어서 평생 이 일을 할 것이라고 생각했었죠. 그러던 것이 별정직으로 변경되면서 정년제도 생겼구요. 구조조정 시기에는 진료소가 폐지되는 아픔도 있었지요. 지금도 신분보장을 위한 노력은 계속하고 있답니다.

Ⓠ 경기도보건진료원회 회장으로도 활동이 많으셨던데요?

- 경기도보건진료원회가 1984년에 발족되었죠. 경기도는 수도권 인접지역이라 타도에서 옮겨오는 회원이 많았지요. 그래서 타도의 진료원회와는 달리 전국의 보건진료원들이 모여 이끌어가는데 어려움도 많았지요. 그래도 8년 정도 회장직을 맡았네요. 양평군의 경우는 정말 단합이 잘되어 진료소에서 할 수 있는 사업을 공동으로 계획 평가하는 모임을 만들어 사업을 추진해 나갔어요. 지역주민의 건강관리사업 뿐만 아니라 지역 주거환경개선사업 등도 함께 계획을 세우고 실행, 평가회의 등도 함께 했답니다. 다른 진료소를 위해 도움을 주고 자신을 조금 양보하는 우리 보건진료원들, 정말 열심히 의욕적으로 일했지요. 지금 생각해도 모두들 너무 착하고 고마워요.

보건진료원들이 함께 정기적으로 어려운 이웃돕기도 했죠. 기억나는 일이 하나 있는데, 아버지가 뇌졸중으로 쓰러져 어린 형제 둘을 돌봐줄 이가 없던 영세가정이었어요. 큰 아이가 고등학교 졸업할 때까지 7년 정도를 보건진료원회에서 생활비와 학용품비 등을 도와준 적이 있습니다. 회원들이 모여 각기 준비해온 재료로 김장을 담가 주는 일은 1년 중 가장 큰 행사였어요. 어려움 속에서도 아이들은 반듯하게 자라 주었고 큰 아이가 졸업 후 양평 길병원에 취업을 했다고 첫 봉급 받아 과일상자를 사들고 왔을 때는 정말 뿌듯했습니다. 회원들 모두 불평 한 마디 없이 잘 따라주었던 점도 너무 고마운 일이었지요.

Ⓠ 경기도 내 보건진료소 중에서도 선생님이 계셨던 진료소의 활동이 가장 활발했던 것으로 들었습니다.

- 저의 진료소가 처음 설치되어서 보건진료원 직무교육생들의 견학지로 활용되었지요. 한양대학교와 양평군이 결연을 맺어 한양대생의 실습교육, 보건진료원 직무교육 등의 현지실습도 했구요. 1차진료의 견학지로 활용되었지요. 1996년에는 국제간호사의날 25주년 행사에 1차진료 성공사례로 우리 진료소가 견학처로 선정되었어요. 외국손님들이 많이 찾아왔었는데, 동네잔치로 이어졌고 재래식 화장실로 애를 먹기도 했었습니다.

Ⓠ 두 번째 부임지인 세월보건진료소에서는 17년이나 근무하셨네요?

- 네. 1986년 6월부터 2003년 7월까지 세월보건진료소에서 17년간 근무했죠. 지방자치가 실시되면서 진료소에도 어려운 일도 있었지요. 세월리로 옮겼을 당시에는 어느 정도 보건진료원의 운영체계가 잡힌 시기이기도 했고, 주민수도 660여 명 정도로 한 사람의 보건진료원이 담당하기에 수적으로 적절했다고 생각됩니다.

지역보건사업은 지역주민들의 참여가 있어야만 가능하죠. 주민 참여도를 높이기 위해 마을건강원 조직이 구성되었지요. 처음에는 기존 조직인 부녀회를 이용해서 시작했어요. 후에 일반 부녀자들 중 적임자를 선정해서 마을건강원 조직을 운영했답니다.

또한 보통은 운영협의회와 마을건강원이 별개의 조직으로 움직이는데, 세월리에서는 운영협의회위원으로 마을건강원을 소속시켜 진료소 운영에도 참여하니 훨씬 적극적으로 활동했어요. 또한 마을건강원들이 회장을 뽑아 스스로 움직이는 조직으로 만들었지요. 주민에게 꼭 필요한 사업이나 원하는 일들을 계획하게 했구요. 저는 마을건강원이 효과적으로 일할 수 있도록 그들을 뒷받침해 주었지요. 물론 성과는 좋았죠. 모두들 열심히 했어요. 1994년엔 군 단위 마을건강원회를 발족시켰어요. 각 진료소의 마을건강원들이 모이는 친목의 모임도 스스로 했지요. 자연적으로 양평군 진료소 모두 공동으로 구충제 복용, 폐건전지 수거, 재래식화장실 소독 등 공동사업을 전개하게 되었지요.

언제쯤이었는지 자세한 날짜가 기억나지는 않지만 연세대에서 보건진료원 보수교육을 받을 때 양평군마을건강원회장이 대표로 사례 발표를 한 적도 있어요. 마을건강원들이 요구하는 사업들이 보건진료소 사업이 되었지요. 양평군진료원들이 연말에 모여 한 해의 일들을 정리하며 보건진료소 사업을 공동으로 계획할 때 그 기틀이 되었지요.

당시는 건강검진제도가 정착되지 않았을 때인데 주민대상 건강검진사업을 실시했던 것도 기억납니다. 처음에는 65세 이상 주민을 대상으로 농한기를 이용해 각 마을의 마을회관에서 마을건강원과 함께 실시했죠. 반응이 좋아 40세 이상으로 확대해서 실시하게 되었어요. 일반적인 신체계측과 당뇨검사, 혈압측정 등 건강에 문제가 되는 점을 해결토록 하는 가이드 역할이었지요. 환자진료는 오전만 하고 오후엔 연계된 병·의원을 방문 검진의뢰를 하기도 하고 그 결과를 받아 주민들에게 가이드를 했었어요. 관할지역내 초등학교 위생검사, 급식 등에도 마을건강원을 활용했어요.

Ⓠ 주민들의 진료소 이용률이 높을 수밖에 없었네요. 꼭 필요한 일들을 많이 하셨으니까요.

- 그렇게 봐주시니 고맙습니다. 주민들의 모든 문제를 보건진료원이 해결해 줄 수는 없지만 건강문제나 가족문제 등 주민에게 필요한 도움을 주는 건강관리매니저 역할에 충실했다고나 할까요.

Ⓠ 이곳 대부 남동지역은 어떻습니까?

- 제가 이곳에 2005년 6월에 부임했는데요. 이 지역은 좀 독특합니다. 지역경제 및 생활환경이 보통의 농어촌과는 달라요. 행정적으로는 안산시이면서 생활권이 인근 인천광역시 또는 시흥시 시권역으로 도시 병·의원의 이용률이 높습니다. 3㎞ 이내에 보건지소도 있고요. 진료소에서는 하루 진료환자수가 5~6명 정도이죠. 오전에만 진료하고 오후에는 독거노인 방문관리 등을 주로 하고 있어요.

요즘은 자식이 있는 노인도 함께 거주하기보다는 같은 지역이라도 따로 사는 경우가 많아요. 또는 인근시에 살며 부모를 돌보는 가족형태의 가구가 늘고 있어요. 가족이 돌보는 역할을 하도록 나름대로 노력은 하지만 가끔 방치되는 것처럼 보이는 노인들이 있어 마음이 아픕니다. 이곳 주민들의 주요 생계수단이 주로 포도농사라 부녀자들도 함께 농사에 종사하니 마을건강원 활용이 어려운 점도 있구요.

Ⓠ 보건진료원으로 살아오신 인생을 돌아보시면서 어떤 느낌을 갖게 되셨는지요?

- 아주 신나고 즐겁게 일하며 살았다고 말씀드릴 수 있을 것 같네요. 열심히 살았어요. 꼭 필요한 곳에서 정말 해야 할 일들을 했다고 자부합니다. 요즘의 상황은 많이 달라졌죠. 30년이라는 시간이 흐르면서 초창기의 보건진료소와 지금의 진료소의 모습도, 주변여건도 많이 달라졌죠. 그에 따라 진료원의 역할도 재정립되어야 한다고 봅니다.

Ⓠ 가장 보람 있었던 일을 꼽으라 하면 어떤 일이 있을까요?

- 세월보건진료소에 부임했을 때의 기억인데, 지역 아이들이 어른들과의 마음 나누기에 무척 인색한 것을 보았어요. 만났을 때 인사도 안하구요. 그래서 길을 지날 때나 진료소에 아이들이 왔을 때나 허그를 하며 인사하고 마음을 나누는 법을 가르치려 애를 썼지요. 부모를 공경하는 마음을 넓혀 동네 어르신 나아가 더불어 살아가는 모든 사람들을 사랑할 수 있었으면 좋겠다고 생각해서 한 일인데, 시간이 흐르면서 아이들이 변하는 것을 보면서 얼마나 기뻤는지 모릅니다.

Ⓠ 오늘도 농어촌에서 자기 몸보다 지역주민을 더욱 열심히 돌보는 보건진료원들이 많이 있습니다. 후배들에게 조언을 해주신다면?

- 보건진료원으로서 제자리에서 맡은 일만을 열심히 해주면 좋겠습니다. 진료원으로서 어쩔 수 없는 고충도 충분히 이해합니다. 사회로부터 고립된 지역과 공간에서 혼자 일하다보니 독선적으로 변할 우려도 있고, 자칫하면 사회에 뒤처질 염려도 있지요. 지역의 현실, 진료원의 역할에 대한 진료원 자신의 자세 정립이 우선되어야 할 것입니다.

근래 몇 년 사이 일부 지역에서 계약직 보건진료원이 증가하는 추세도 우려됩니다. 진료원이 제대로 된 활동할 수 있도록 보장할 수 있는 방안도 마련되어야 한다고 보구요. 꼭 계약직이어야 한다면 예를 들어 계약기간을 최소 3년으로 정한다든지 사업 수행에 필요한 업무기간을 보장해주어야 할 필요가 있다고 생각합니다. 또 지역보건사업이 1차진료, 방문보건, 사회복지 등 좀더 포괄적인 의미를 갖도록 하는 것도 좋겠지요.

좋은 말씀 감사합니다.

서울시 공공보건시설의 현대화를 이루다

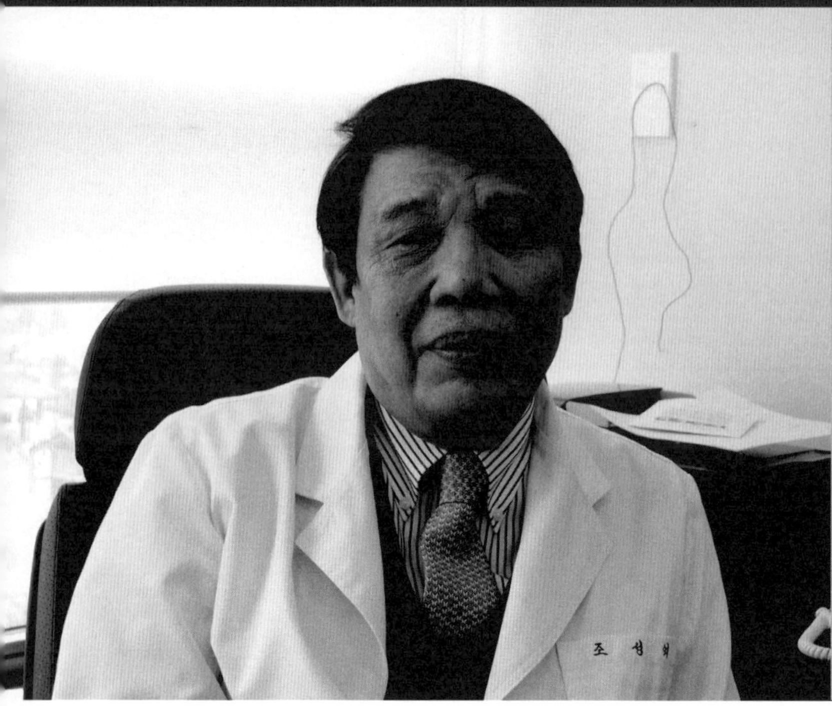

조성억

프로필

1980	고려대학교 의과대학 졸업
1980. 9~1990. 8	경북 군위군보건소장
1985	경북대학교 보건대학원 졸업(보건학석사)
1990	경북대학교 대학원 졸업(보건학박사)
1991. 8~1995. 2	서울 도봉구보건소장
1995. 3~1995. 11	서울 강북구보건소장
1995. 11~2003. 1	서울시 의약과장
2003. 1~2008. 12	서울 강북구보건소장
2006~2007	대한공공의학회 이사장
2008~2009	대한공공의학회 회장
2011~현재	개원

Ⓠ 학교를 졸업하고 경북 군위보건소장으로 사회진출의 첫 발을 내디디셨네요?

- 네. 난 서울 출신인데 경북 군위까지 아주 멀리 갔죠. 그때는 전국에서 서울, 부산, 경기, 경북에 있는 보건소들만 의사를 보건소장으로 선발했어요. 이들 네 지역에서는 의무직 보건소장이 공석이 생기더라도 다른 직종으로 충원하지 않았죠. 왜 군위로 갔느냐면 당시 마을건강사업이라는 것이 있었어요. 1977년부터 시작한 1차보건의료사업의 하나죠. 마을건강사업을 실시하고 있던 세 지역 중 홍천, 옥구의 보건소장은 행정직이었는데, 나머지 한 지역인 군위보건소장이 공석이 되자 사업주체였던 경북의대에서 의사로 보건소장을 모집했고 아는 분의 추천으로 가게 되었죠. 그래서 1980년부터 1982년까지 마을건강사업을 주로 실시했던 것으로 기억이 납니다. 마을건강사업은 미국의 지원으로 추진된 사업이었어요. 어촌(옥구), 산촌(홍천), 농촌(군위) 3개 지역을 정했는데, 시범지역 선정은 도청소재지까지 1시간 거리에 있는 곳을 대상으로 선정한 것이었어요. 무의촌 지역을 해소하기 위한 것이 목적이었죠.

Ⓠ 마을건강사업은 1980년에 종료된 것으로 기록이 나오던데요? 어떤 일들을 주로 하는 사업이었나요?

- 사업 종료가 1982년까지 연기됐었어요. 마을건강사업의 주요 내용은 보건교육사업, 다목적 기사, 보건진료원 양성 등이었죠. 보건진료원은 법적으로 진료를 못하게 되어 있어서 1982년 농특법을 제정하여 보건진료원이 58가지 약품에 한해 1차 진료를 가능하게 하였던 것입니다. 그 전까지는 면 단위 보건지소에 수련의 3년차들이 6개월씩 와 있었는데, 1983년부터 면 단위에는 공중보건의, 리 단위에는 보건진료원을 배치하게 되었죠. 첫 해에 보건진료원 2,000명이 배치되었어요. 그들은 수업과 실습 등 총 1년 교육을 받았죠. 당시 의료계에서는 보건진료원제도에 대한 반대가 많았어요. 오해도 많이 받고 여기저기 불려다니기도 했어요. 시범사업지역 3곳 중 군위보건소에 있던 나만 의사출신이잖아요.

Ⓠ 1970년~80년대까지 주요한 보건이슈는 아까 말씀하셨던 무의촌 해소였네요?

- 의정국의 주요 문제였죠. 보건소에서는 큰 관심이 없었고요. 무의촌 해소를 위해 이전까지 대대, 중대까지 있었던 군의관의 반수를 공보의로 전환시켜 무의촌에 보냈죠. 지금은 대대에도 군의관이 없는 경우가 있다고 해요. 군대 의료사고가 종종 일어나는 원인이기도 하죠. 1984년인가 공보의 문제를 놓고 싱가포르의 사례를 비교해봤는데, 싱가포르는 의과대학을 졸업하는 남녀 졸업생에게 하우스맨이라 해서 1년 동안 국가가 지정해주는 기관에서 근무를 해야 정식의사로 발령을 내주는 시스템을 적용하고 있었어요. 남학생은 그 후에 다시 군대를 가야하구요. 아마 지금도 그럴 겁니다.

Ⓠ 그 사업을 할 때 힘들었던 기억이 있으시다면요?

- 아. 시범사업이 미국 AID자금을 사용하니까 미국인들이 실사를 나오잖아요. 영어로 보고서

등 자료를 만들어야 했어요. 컴퓨터도 없던 시절이고 시골인지라 등사로 자료를 만들고 또 영어를 아는 직원이 없어 혼자서 힘들게 했죠.

그 이후, 1982년 5월 13일에 갑자기 보사부로부터 시범지역 세 곳의 보건소장 호출이 왔어요. 올라갔더니 7월 2일부터 지역의료보험사업을 실시할 계획인데, 세 곳에서 이미 시범사업을 해본 경험이 있으니 이 지역의료보험 시범사업을 실시해봐라 하는 거예요. 5월 15일에 회의 마치고 사무관 한 사람씩 지원을 받아 내려왔죠. 내려와서 맨 처음으로 한 일이 의료보험 수첩을 만드는 것이었는데, 동사무소 면사무소 직원들 모두를 동원하여 손으로 직접 써서 수첩을 만들었죠. 당시 군위군 인구는 3만 2천 명인데 매일 밤을 새워 일하고 그랬죠. 그 사업으로 또 1년 반 정도 힘들었었죠.

지역의료보험 시범사업 후 보고서에 두 가지 안을 제안했어요. 1안은 이 사업은 구청 사회과 소속, 전출입이 동사무소 등 소관이라 따로 하게 되면 자체적으로 인적사항관리가 안되기 때문에 이중으로 일을 하게 되는 셈이죠. 인건비가 안 들어야 보험료가 지불될 수 있는 거거든요. 2안은 광역규모로 조합을 만들자는 것이었죠. 그런데 기초자치단체별로 실시하라고 지시가 내려온 것이죠. 예를 들어 군위는 3만 명, 의성은 11만 명이에요. 조합에 내려오는 인력의 수는 비슷하고요. 3만 명인 경우는 적자에 허덕이고 11만 명의 경우는 유지가 되는 거죠. 결과적으로는 직원만 많아져서 문제가 되고 있잖아요. 처음에는 수입의 5%가 운영비였어요. 지금은 60%잖아요. 우리가 냈던 시범사업 결과대로 했더라면 문제가 없었을 텐데 아쉽죠.

Q 군위군보건소에 계실 때 하셨던 다른 일들은?

- 농특법이 생긴 이후, 1980년 중반에는 복지부에 드나들면서 농어촌 보건지소, 보건진료소 기본설계작업을 한 적도 있어요. 시·군·구 통합보건소는 700평, 군단위 보건소 560평, 보건지소 50~60평, 보건진료소 20평 기준을 정하고 기본설계하고 신축하는 데 설계도도 보내고 했죠. 당시 중앙정부에서는 의사들이 책임 있는 자리에 많이 있었어요. 차관이나, 의정국장, 보건국장, 지역의료과장 등 중요 보직은 꼭 의사로 보임하는 불변의 기준이 있어서 이들이 일을 많이 했죠.

1986년에는 정부가 보건소 내에 모자보건센터를 설치하는 사업을 시작했죠. AID 차관을 빌려서 시·군·구 시범사업으로 99개를 설치하였고, 1개는 순천향병원에 chief center를 두었구요. A형(320평)과 B형(260평)으로 나누어 설치하고 이때부터 지방에서는 보건소장 책임 하에 분만을 하기 시작했죠.

Q 모자보건센터는 얼마 안 되어 없어졌죠?

- 그게 참 얼마나 중앙집권적으로 사업을 진행했던지, 모자보건센터에서 사용할 집기를 모두 복지부에서 구매해서 실어 내려 보냈더라구요. 책상, 의자 하나까지도 말이죠. 받아보니 책상 다리가 두어 개 부러져 있기도 하고 그랬어요. A/S도 안되는데 말이죠. 웃지 못할 일은 분만실

에 하수구가 없었다는 것이에요. 기본설계에 누락되어 있었던 거죠. 우리야 설계를 바꿔 하수구를 만들었지만, 그렇지 않은 곳에서는 핏물로 홍수가 나서 곤욕을 치렀다는 얘기를 들었어요. 초음파 장비도 하나 없었어요. 이런 상황들을 복지부에 항의했더니 예산이 부족해 장비는 줄 수 없으니 그저 안전분만만 해라 그래서 난감했던 기억이 나네요.

그때는 또 조산원 뽑느라 분주했어요. 조산원을 제대로 뽑은 곳은 실적이 좋았죠. 나도 경주에서 좋은 사람을 데려오느라 애를 먹었어요.

모자보건센터는 3년 쯤 뒤에 자연스럽게 없어지고 말았는데 그 이유는, 센터는 보건국에서 주관한 사업으로 시작할 때 분만환자가 2박 3일 머무르면 미역국도 끓여주고 해서 진료수가가 3만 원이었어요. 그런데 1989년 의정국이 의료보험을 실시해 큰 병원에 가서 분만을 해도 3만 원이 안 되는 거예요. 양 부서에서 따로따로 사업을 진행하다보니 많은 예산을 들여서 세운 센터가 3년만에 쓸모 없게 되어 버리고 말았죠. 지금은 어린이집이나 다른 시설로 사용하고 있을 거예요.

Q 1980년대에는 보건의료 관련 시설들을 많이 만들었네요.

– 맞아요. 전국적으로 보건지소, 보건진료소, 모자보건센터 등 엄청나게 돈을 들여 하드웨어를 구축했었죠. 보건지소에도 진료실이 공중보건의용, 치과공중보건의용 두 개나 있었구요. 치과공중보건의가 있으니 전국적으로 치과위생사를 뽑아 1,600여 명을 배치했죠. 요즘에 보건소에 구강보건사업 하라는 지시가 왜 내려왔느냐 하면 치과위생사가 있는데 치과공중보건의가 없어요. 그러니 또 구강보건사업을 해라 하는 거죠.

그 때는 중앙정부에서 보건사업 예산의 대부분을 부담했죠. 시설, 장비, 인건비 등등. 시도에서는 일부분만 부담했죠. 예산을 많이 쓰면서 주민들에게 도움 되는 사업을 하다보니 보건소 등이 대접을 좀 받았죠. 가장 큰 사업은 역시 가족계획사업이었고요. 우리가 어떻게 했느냐 하면 지역을 돌면서 논밭에서 일하는 아줌마들을 어렵게 설득해서 앰뷸런스에 태워서 보건소로 데려와서 시술하고 사은품 나눠주고 그랬어요. 지금 같으면 인권위원회에 걸릴 일이지만 국가시책이었으니까요. 전국에서 1,2,3위를 하면 담당 간호사, 간호조무사에게 해외여행 특전을 주기도 했어요. 충남과 경기도가 실적이 제일 좋았죠.

또 중요한 사업은 결핵관리, 한센병관리였어요. 각각 관리요원이 한 명씩 있었어요. 구석구석 찾아다니라고 오토바이도 사주고, 그래서 숨어있던 환자도 발견하고 그랬죠.

Q 보건소 사업이 좀더 다양해진 건 1990년대 중반쯤이죠? 사업도 다양해지고요.

– 다양해진 게 아니죠. 제가 볼 때는 전시행정의 성격이 짙어요. 고혈압, 당뇨 같은 만성질환의 투약과 치료는 보건소에서 직접 서비스하는 것보다는 민간병위원에 맡기는 것이 효율적이죠. 대사질환이나 아토피치료는 보건소에서 할 수가 없는 것들이에요. 문제가 되는 질병이 있다면 관련 데이터베이스를 만들고 해결방안을 마련하는 것이 보건소에서 할 일이라는 것이죠.

치료는 민간의료에 맡기고 그 민간의료를 수퍼바이저하는 것이 맞다고 봅니다.

Q 1991년에는 서울로 올라오셨죠?

- 군위에서 일하면서 경북대에서 석·박사 학위도 받고 잘 지냈지요. 그러던 중 당시 서울에는 22개 보건소가 있었고 거의가 여자 보건소장이었요. 50%까지 남자 보건소장을 뽑자는 얘기가 서울시 내부에서 있었나 봐요. 서울시에서 올라오라고 연락을 받았고 또 아내도 올라가기를 원해서 갑자기 올라오게 된 거죠.

Q 도봉구보건소로 오신 거죠? 당시 서울의 보건환경은 어떠했나요?

- 그때만 해도 서울 보건소와 농촌 보건소의 차이가 컸어요. 올라와서 놀란 건 보건소장이 현장에 가지 않는 거예요. 보건소장이라면 주민들이 사는 현장에 가봐야죠. 보건소 조직도 달라서 농촌은 보건소장 아래 계장이 3~4명 있었는데 서울은 과장이 2~3명 있고 소장들이 전연 현장활동이 없고 그렇더군요. 내가 올라와서 현장으로 복지부로 다니니까 이상한 사람으로 보는 거예요. 많이 시달렸죠. 보건사업을 하는 게 아니라 행정이더라구요. 지금도 그렇지 않나요? 현장을 다녀야 해요. 예를 들어 나환자, 결핵환자들은 가족들이 숨겨요. 현장을 다녀야 찾아내죠. 현장을 살펴야 보건사업이 제대로 이루어진다고 생각합니다. 도봉구보건소에 와서는 특별한 일이 없었어요.

Q 서울시 의약과장으로 가신 건 언제인가요?

- 1995년도 조순 민선시장시절인데 "서울시 공공보건의료 현대화" 사업계획 지시가 내려진 거예요. 당시 서울시 의약과장이 김종정 과장이었는데 퇴임이 2년 남은 분이었어요. 그 분이 강력히 추천해서 서울시로 들어가게 되었죠. 11월 21일 부임했는데 마침 의회에서 다음해 예산을 심의하고 있는 거예요. 업무 파악도 안 된데다가 보건소 예산과는 규모면에서 너무 차이가 나서 쉬이 적응이 안 되는 거죠. 스트레스가 보통이 아니었죠.

더 큰 문제는 몇 달 전에 일어난 삼풍사고 마무리가 의약과의 담당인 거예요. 3년이나 끌었어요. 사망자가 490명 부상자가 690명 정도 됐어요. 보상, 위문 등등. 매주 위문방문, 명절 때는 400억 원을 들여 위로금으로 지급하기도 했죠. 보상체계 선택이 잘못 돼서 문제도 많았죠. 23세 점원은 700만 원, 51세 화가는 7,800만 원 유가족이 억울하다 호소하는 게 그런 거였죠. 개선되지 않고 그냥 그렇게 마무리됐죠.

그렇게 6개월쯤 보낸 후에야 "서울시 공공보건의료 현대화" 사업에 손을 댈 수가 있었죠. 시에서 약속해주길 1단계로 1,200억 원을 줄 테니 시립병원(동부병원, 아동병원, 정신(은평)병원, 결핵(서북)병원)의 시설을 개선하라 해서 네 곳을 거의 동시에 착공해서 시설을 짓기 시작했죠. 다하고 나니 1,700억 원 정도 들었더라구요. 병원 짓는 것만도 참 어려웠죠.

동부병원은 예전 경찰병원 자리로 이전해서 갔는데, 정신병원과 결핵병원측이 자기네 병원은 왜 동부병원처럼 옮겨주지 않느냐 불만을 토로하는 거예요. 하지만 내 생각은 달랐죠. 두

병원은 일단 있던 자리서 나가면 다시 못 들어간다고 봤죠. 지방자치가 이루어진 뒤라 구청장, 의회 동원하면 어려워지게 되어 있었거든요. 그래서 나오지 않고 그 자리서 그냥 시도했죠. 일반과(내과, 외과, 치과, 영안실)들도 넣어주고 마무리했어요. 아동병원은 원래 그린벨트 지역이라 건물부지만 허락을 받은 거라서 시설을 늘릴 수가 없었죠. 3년에 걸쳐 현대화시설로 만들었고 조직 개편을 단행했죠. 약제과장과 간호과장만 있던 것을 진료부장 직책을 만들고 의무 3급이던 병원장을 개방직으로 변경하고요. 욕을 먹었죠. 이유가 있었어요. 병원장이 의무 3급일 때는 보건소장 출신 등 병원 외부인사만 들어올 수 있는 거예요. 인사가 제한적인 것이죠. 변경하고 나서 내부에서 승진도 가능해졌죠. 실패한 부분도 있죠. 원장을 개방직으로 바꾸니까 간호직, 약무직도 계약직으로 다 바꾸려고 했었어요. 준비가 다 되었었는데, 워낙 당사자들과 관련단체의 반대가 심해서 무너졌지. 그런데 당시에는 서울시에서만 유일하게 있던 제도로 간호직과 약무직이 보건소와 병원간 순환보직을 하게 되어 있었어요. 그 때문에 병원에서 마취 잘하던 간호사가 3년 되면 보건소 가서 다른 일해야 하고 그런 악순환이 계속되는 거죠. 그걸 없앴어야 했는데 잘 안됐죠. 아동병원은 지금 외래기능은 아주 잘 돼 있어요. 행동발달장애의 경우는 아주 오래 기다려야 할 정도죠.

"서울시 공공보건의료 현대화" 사업 가운데 보라매병원 증축 및 신축도 포함되네요. 2,000억 원을 들여서 서울대에서 맡았죠. 강남병원의 경우는 재임시 위치 선정을 못했었는데 나중에 신내동으로 옮겨놓았죠. 공항쪽 마곡지구가 적당하다고 생각되었었는데 주변에 큰 병원도 없었고요.

Ⓠ 보건소 관련된 사업으로 기억나시는 것은?

- 서울시 자체적으로 한 사업 중에 생각나는 건 서울시에 보건분소를 설치한 것이 있네요. 1994년 계획을 세우고 1996년에 시작을 했죠. 영세민이 많은 7개구에서부터 시작했는데, 시에서 1개소당 7억 원(건물 5억+ 시설, 장비 2억)씩 지원해줬죠. 서울은 예전부터 보건사업에 국비 보조가 없습니다. 가족계획사업용 차량도 없어서 25개 보건소에 차를 사기도 했고요. 분소가 문제가 없진 않았는데, '보건분소'라는 것이 법적 시설이 아니어서 거기에 종사할 인력을 받을 수 없는 거였죠. 기존 보건소 직원들을 활용하는 수밖에 없었어요. 보건분소 시행 1년차에 보니 제일 급한 사업이 정신보건사업이더라구요. 보건분소에 정신보건센터를 개설하여 정신과 전문의와 위탁계약해서 운영했죠. 센터당 12억 원씩 지원했어요.

Ⓠ 의약분업 때 고생이 많으셨죠?

- 네. 2000년에 시작한 의약분업 때문에 아주 혼이 났죠. 전국 16개 시·도에 의약과장 중 나만 의사였어요. 청와대와 국정원에서 서울이 선도적 정착사업을 시행해야 한다고 의사단체나 약사단체 양쪽 모두에서 주목을 받았었는데, 여러분들이 도와주어서 무리 없이 넘어갔죠.

첫 시안은 의원과 약국이 같이 연계해서 가도록 하는 것이었는데 지도까지 다 만들었어요. 의원따라 약국이 함께 가는 거였죠. 시행하려고 하는데 대한약사회의 여약사회를 필두로 반대를 많이 했어요. 아산병원의 경우를 예로 들면 다른 병원과 다르게 약국들이 큰 도로를 사이에 두고 있어서 병원 가까운 곳으로 약국이 올 수 없는 상황이었죠. 그래서 거금을 들여 키오스크를 개발해서 병원 안에 두고 진료를 받으면 약국 3개 중 환자가 선택한 약국으로 키오스크를 이용해 처방전을 보내주는 것으로 해서 만들었는데 그걸 못하게 되어 무용지물이 되고 말았죠.

1년 2개월 동안 시장실 앞에 대책본부를 만들라 해서 꼼짝도 못하고 있었습니다. 2000년에 시작은 했는데 워낙 반대가 심해서 힘들었지요. 그래서 1년 연기되는 바람에 2001년부터 시행되었어요.

Ⓠ 공공의학회 이사장 및 회장도 역임하셨죠?

- 공공의학회 태동이 1984년인가? 그때 WHO 자금으로 경북대 박정한 교수와 경상북도 조재연 보건과장과 셋이서 2달 동안 동남아(싱가포르, 말레이시아, 태국, 필리핀)연수를 다녀온 적이 있어요. 그때 이후로 의무직 공무원들의 모임에 대한 얘기가 나오기 시작한 거였어요.

Ⓠ 기억에 남는 에피소드 있으면 말씀해 주세요.

-재미있는 일이 하나 있었는데, 홍역 퇴치사업과 관련된 일입니다. 2000년이었나? 보통은 홍역환자가 서울에서만 연간 350명 정도 발생해요. 그런데 가을이라 제철도 아닌데 홍역환자 1천 명이 발생한 거예요. 전국적으로는 3천 여명 되고요. 이종구 국장이 아예 박멸계획을 세우자 해서 좋다고 했는데 규정에 의하면 복지부도 또 시·도에서도 백신을 살 수가 없는 거예요. 600만 명분이나 필요했는데 무척 난감했습니다. 고민하다가 박민수 강북구보건소장에게 구매하도록 요청했죠. 45만 명 인구를 가진 강북구에서 6백만 명분의 백신을 산 거예요. 박민수 소장이 고심을 많이 했죠. 그렇게 해서 복지부에서 승인을 받아 어렵게 인도에서 백신을 구입했는데, 소중한 어린이에게 맞힐 백신을 저개발국가에서 샀다고 언론에서 문제를 삼고 나왔어요. 인도산 백신이 좋은 걸 언론들이 미처 몰랐던 거죠.

다행히도 이 백신이 효과가 너무 좋았어요. 접종 3개월 후부터 효과를 보기 시작해 5년 내로 방역을 완료했잖아요. 홍역백신 접종증명서가 있어야 초등학교 입학을 할 수 있도록 했었으니까요.

Ⓠ 많은 일들을 해오셨는데 가장 열정적으로 하셨던 사업 하나를 꼽으신다면요?

- 아무래도 첫 번째 마을건강사업이죠. 같이 했던 사람들 중 의사는 나 혼자였고 시범사업 후에 이어진 교육도 열심히 했었고. 보람 있었죠.

Ⓠ 긴 시간 많은 이야기들을 해주셨는데요. 잠시나마 회고하신 소감을 말씀해 주신다면요.

- 소감이라 할 것까지는 없고요. 난 중앙정부에서 일한 것도 아니고 지방공무원으로 시작해서 보건소장으로 퇴임을 했는데 늘 현장에서 일을 해왔다고 생각해요. 그런데 돌이켜보면 말

만 현장에서 일했지 실제로는 속속들이 들여다보지 못하고 지나온 일들이 많아요. 현장을 파고들지 못하면 아무리 좋은 계획이 들어와도 제대로 시행하기 못하죠. 지방의 경우는 자연스럽게 되는데 대도시는 그렇지 못한 것 같아요. 지금은 보건소 업무가 너무 많아져서 더 힘들테지만 그래도 깊이 들여다보고, 만나고, 끼어들고 함께 걱정하고 해야죠.

장시간 좋은 말씀 감사합니다.

경기도 지역보건사업의 지렛대 역할을 하다

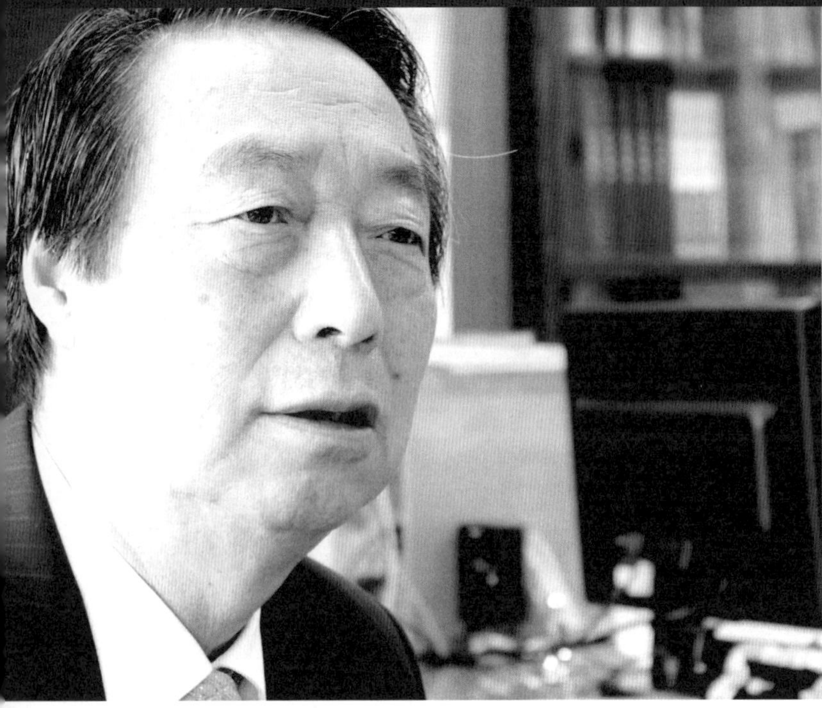

윤배중

프로필

1977	고려대학교 의과대학 졸업
1982	서울대학교 보건대학원 졸업(보건학석사)
1989	고려대학교 대학원 졸업(예방의학박사)
1985. 7~1998. 10	경기도청 보건과장 및 보건복지국장
1991. 12	대통령 표창
1998. 10~2006. 2	지방공사 의정부의료원장
2006. 3~2010. 12	대한산업보건협회 건강증진사업단장
2011. 1~현재	대한산업보건협회 보건관리대행의사
	한국보건사회연구원 건강증진분야 연구위원
	한국보건행정학회 이사
	고려대학교 의과대학 외래교수

Q 의사로서 직업공무원을 하시게 된 계기는?

- 군의관 시절 예방의학 전문의라는 이유로 국방부 보건과 의무담당으로 3년간 근무하였습니다. 그 시절 김점룡 박사가 기증한 간염백신(녹십자)으로 B형간염접종계획을 작성하여 실행하였고 간염관리시스템의 효율화를 위하여 간염관리지침과 간염관리센터를 만들어 운영했던 경험과 장병들이 군 입대를 위해 받는 신체검사시 판정기준이 되는 국방부령인 징병 신체검사 등 검사규칙 개정안을 각과 전문의들의 협조를 받아 만들어 사용한 경험을 통해 보건의료문제도 행정을 통하여 해결할 수 있다는 생각이 들었습니다.

이러한 생각을 바탕으로 예방의학을 전공한 저로서는 공무원 이외에 대안이 없다는 판단이 들어 직업공무원의 길을 선택하게 됐습니다.

Q 1985년 당시 광역자치단체에 의사가 근무한다는 것은 드문 일이었는데요. 어떻게 경기도에 근무하게 되었습니까?

- 저도 광역자치단체에 근무하리라고는 생각하지 못하였습니다. 예나 지금이나 의사가 보건행정 공무원이 되는 길은 특채방식 밖에 없었습니다. 당시 보건사회부 보건국장이신 이주원 박사께 보건사회부에 자리를 마련해 주시기를 부탁하였으나 자리가 없으니 경기도에 잠시 있으면 나중에 부르겠다고 하셔서 일하게 된 것이 퇴임 때까지 경기도에서 근무하게 된 계기가 되었습니다.

당시 광역자치단체 보건과장 특채절차는 국가공무원으로 내무부가 요구해서 총무처에서의 시험을 거쳐 대통령의 재가를 받아 발령하기 때문에 특채보다는 기존의 인력을 승진 또는 전보해서 임명하는 것이 관행이었습니다.

다행히 경기도 보건사회국장인 김태수 씨가 이주원 박사의 부탁을 받고 특별한 관심과 지지로 보건과장에 특채 되었습니다. 이때 절실히 느낀 것은 유능한 의사를 특채하기 위서는 어떤 형태로든 채용방식을 바꾸어야 보건행정을 통한 지역보건 발전이 가능하리라는 것이었습니다.

Q 선생님께서 경기도 보건과장으로 임용되셨을 때 직원들에 비해 상대적으로 너무 젊으셔서 어려움이 많았을 것 같은데요. 적응은 잘 하셨나요?

- 제가 보건과장이 되었을 때만해도 상급자들은 의사에 대하여 우호적인 분위기였으나 저의 명령을 받아야 할 직원들의 반발은 상당했죠. 돌이켜보면 계장들 나이가 50대였고 제 나이가 30대 초반인데 임상의사의 역할을 수행하는 것도 아니고 행정가의 역할을 수행하기에는 그 조직에서 만 20년 이상 근무한 사람들 입장에서 아무리 과장이라고는 하지만 바로 승복하기가 쉽진 않았으리라 생각됩니다.

다행히 제가 예방의학전문의였고, 군의관 신분이긴 했지만 국방부에서의 3년 근무경력 그리고 전공의 시절 보건지소 6개월 근무경력을 갖고 있어서 보건행정업무 전반에 걸친 이해가 있었기 때문에 문제를 도출하고 대책을 만들어 상급자에게 보고하는 데는 애로사항이 없었습니다.

그 당시만 해도 보건과에서 추진하는 일은 법정 사무로 보건사회부 지시공문을 시·군 보건소에 전달하는 일 그리고 보건소에서의 애로 및 건의사항을 보건사회부로 전달하는 일이 대부분이었습니다.

그럼에도 불구하고 저는 보건행정에 있어서 전통적 사업인 전염병관리를 역학조사도 직접하고 예방접종사업 등 현안문제도 잘 정리하여 확대간부회의 때 비전문가인 공무원들이 이해할 수 있도록 설명도 잘하고 했습니다. 그제서야 "진짜 전문가가 왔다"라는 소문도 나고, 마침 가족계획사업도 일등을 해서 해외여행을 다녀오기도 했습니다.

또한 무허가 정신요양시설에서의 정신질환자에 대한 인권유린 등에 대한 문제가 이슈로 등장하면서 행정대집행으로 경찰을 동원하여 강제로 환자를 구인하여 허가된 정신요양시설과 정신병원에 분산하여 입소 내지 입원시킨 일은 저의 책임도 아닌데 자발적으로 참여한 일이어서 조직 내 상하간의 신뢰는 물론 능력 있는 사람으로 평가받는 계기가 된 것 같습니다.

Q 선생님께서 경기도 보건과장으로 재직시 우리나라의 지역보건사업이 많이 발전했다는 평가를 받고 계신데요. 그 이유가 무엇이라고 생각하십니까?

-과찬의 말씀입니다. 기본적으로 경기도 보건행정조직 전 직원의 노력의 결과로 이해하고 있습니다. 지역보건사업 활성화에 제가 기여한 부분이 있다면,

첫째 전직원들의 업무능력을 향상시키기 위한 교육기회 제공을 그 어떤 일보다도 우선순위에 두고 싶습니다. 특히 의무직 보건소장 중심의 지역보건의료발전을 위한 모임(지보의)을 창립하는 데 주도적 역할을 하였습니다.

둘째로, 광역자치단체 수준에서 보건사업의 전문역량을 극대화하기 위하여 각 의과대학과의 협약을 통하여 지역사회보건사업을 실시할 수 있도록 정책적 창구 역할을 열심히 하였습니다. 특히 서울대 김용익 교수, 한양대 최보율 교수 등의 경기도 보건행정에 대한 적극적 참여 및 지도가 있었기 때문에 우리나라 지역보건사업 발전에 한 획을 긋게 된 것이 아닌가 생각해봅니다.

셋째로, 보건행정의 주무부서인 보건사회부 공무원들의 지지를 얻어내는데 저의 친화적 성품이 도움이 됐으리라 생각됩니다. 특히 박노례, 이동모, 박윤형 교수 등의 지원과 관심은 지역보건을 활성화 시키는 데 있어 큰 도움이 됐습니다.

넷째로, 공중보건의들로 보건기획단을 만들어서 법정 사무 이외의 사업계획을 작성하도록 하고 이들을 통해서 평가기준을 만들도록 하여 경기도정에 활용하였습니다.

다섯째, 지역보건사업 활성화를 위한 전문가 참여를 유도하고 연구용역 결과를 바탕으로 교

육 및 사업계획을 작성, 시행하였습니다.

Q 지역보건 전문가들과 함께 하셨던 연구들과 그 결과물을 구체적으로 말씀해 주신다면?

주요 연구들과 그 결과물은 다음과 같습니다.

○농촌지역 방문보건사업 체계 개발(1993)
○지역정신보건사업 체계 개발(1994)
○집단 건강검진 지침서(1996)
○농촌지역 공공병원과 보건소 중심의 방문간호사업 체계 개발(1996)
○경기도 건강증진 플랜(1997)
○어린이 심장병 집단검진사업 환자 발견 및 관리체계(1998)
○공공의료 활성화 프로그램 개발(2002)
○공공병원 가정간호사업과 보건소 방문보건사업 연계지침 개발(2003)
○보건복지연계서비스센터 서비스 질 평가(2004)

Q 선생님께서 역점을 두고 추진했던 지역보건사업들 중 지역사회 정신보건사업을 기억하는 분들이 많고 지역보건사업의 모범적 사례로 꼽히고 있습니다. 그 이유가 무엇이라 생각하십니까?

- 지역사회 정신보건사업은 정신장애우의 인권 신장과 치료효율 제고를 목표로 정신과전문의 , 정신간호사, 사회복지사, 임상심리사 등으로 이루어진 전문가팀에게 업무위탁방식으로 사업을 진행하고 도에서는 기획과 평가를 맡아 시행하였습니다. 이는 경기도지사를 민선으로 선출한 이후 최초로 광역자치단체에서 기획해서 시행한 대규모 사업일 뿐만 아니라 지방자치 역량을 제고시킨 사업이었다는 평가를 받고 있습니다.

또한 지역사회 정신보건사업 진행과정을 공개적이고 투명하게 하였을 뿐아니라 시·군의원 보건소장, 언론인, 예산 관련 공무원 ,사회복지시설 종사자, 정신병원 관계자 등이 참여한 공청회를 통하여 이해관계를 조정하고 여론 수렴을 거쳐 사업계획을 확정하여 시행했는데 이것이 원활한 사업 추진과 목표 달성에 성공을 가져다 준 요인이라고 생각합니다.

지역사회 정신보건사업은 사실 용인정신병원 유지재단 이충순 이사장의 제안으로 시작되었습니다. 이충순 이사장은 정신과 전문의이면서 미국에서 정신보건대학원을 졸업한 인물로 지역사회 정신보건사업계획안을 만들었으며, 이 사업에 적극적 참여하고 자신의 전문가 인적 네트워크를 경기도에 제공함으로써 이 사업을 가능하게 하였습니다.

Q 지방공사의료원장으로 재직하시면서도 병원 중심의 지역보건사업을 하셨다고 들었습니다. 어떤 내용의 지역보건사업이었습니까?

- 1998년 10월 의정부의료원장으로 발령 받았습니다. 사실 도 보건과장으로 10년 이상 재직하다 보니까 그 자리에 있다는 것이 굉장히 힘들어져서 다른 자리로 옮겨볼까 많은 노력을 하기도 했습니다. 그런데 건강증진사업과 지역사회 정신보건사업을 성공적으로 추진했다는 평가를 얻어서 보건과장이 된 지 12년만에 보건복지국장으로 승진이 되었습니다.

그러나 국장 본연의 업무보다는 도지사의 정치적 활동을 보좌하는 역할이 강조되다 보니 저와는 어울리지 않는 자리였습니다. 도지사 입장에서 자신에게 맞는 행정직 공무원으로 국장을 충원하고자 하기에 자리를 비켜주었습니다.

질문에 한참 벗어났군요. 제가 의정부의료원장으로 발령을 받았을 당시의 지방공사의료원은 노사갈등으로 조직이 와해될 위기에 놓여 있었습니다. 민간위탁하자는 여론이 높아지고 있을 때이기도 하구요. 그럼에도 불구하고 재정자립도를 높이기 위한 방안들이 모색되고 있었습니다. 과감한 임상전문의 충원, 노후시설의 개보수, 지역여론을 주도할 수 있는 분들을 모아 자문기구를 만들어 병원경영에 참여시키고, 직원들에게는 어떤 경우라도 임금을 체불하지 않겠다고 약속하고 그대로 이행하였더니 흐트러진 조직질서가 회복되고 경영성과가 호전되었습니다.

이런 것이 가능했던 이유는 물론 도지사의 파격적 자금 지원이었습니다. 아울러 공익성 제고를 위해 전개한 사업으로 양·한방협진, 가정간호사업, 노인보건복지연계사업, 호스피스사업, 지역사회 정신보건사업 등이 있습니다.

Ⓠ 장시간 질문에 응해주셔서 감사합니다.
특히 저희 책 「지역보건60년의 발자취」 제작에 적극 찬동하고 격려하기 위해 주신 기부금은 책자 발간에 유익하게 사용할 것을 약속드립니다.
혹시 더 하시고 싶은 이야기가 있으시면 말씀해주십시오.

- 네. 우선 '지역보건의료발전을 위한 모임' 회장을 맡고 있는 김혜경 소장에게 감사와 치하의 말을 전하고 싶습니다.

'지보의'는 보건소장들이 주도적이고 주체적 역량을 가지고 보건소 중심의 지역보건사업을 잘해보자는 취지에서 시작한 자조적 성격의 모임인데, 이제는 자신의 뿌리를 확고히 내리고 「지역보건60년의 발자취」 제작으로 모임의 성격이 보다 발전적으로 진화했다고 생각합니다.

지보의 회원 여러분! 여러분이야말로 지역보건의 진정한 파수꾼이자 주역입니다. 앞으로도 미래를 내다보면서 창의적이고도 열정적으로 각자의 책임을 다해 지역보건 100년사에 큰 족적을 남기시기를 기원합니다.

또, 많은 회한이 남아 있습니다만 저에게 공무원으로 일을 할 수 있도록 기회를 제공해 준 경기도당국에 감사드리며, 관리자로서의 자질이 부족함에도 저를 믿고 신뢰해준 경기도 공무원들과 지방공사 의정부의료원 임직원에게도 감사의 말을 전하고 싶습니다.

끝으로 뭐 대단한 일을 했던 것도 아니면서 가정에 충실하지 못했던 나를 지지해주고 말없이 지켜봐 준 아내에게 진정으로 감사의 말을 전합니다. “여보 고마워!”

긴 시간 좋은 말씀 감사합니다.

보건소 개선사업을 시작하다

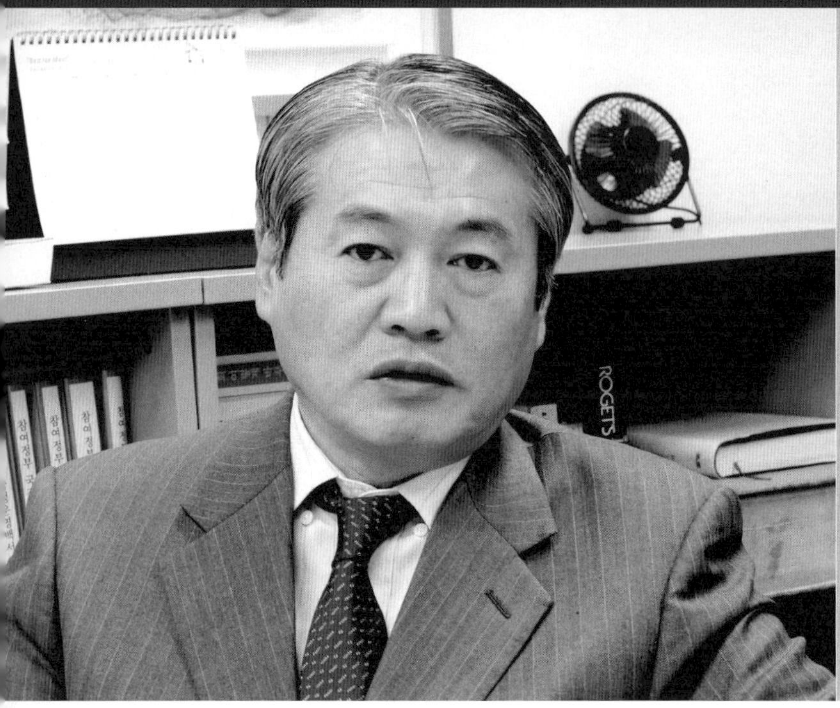

김 용 익

프로필

1977	서울대학교 졸업(의학학사)
1979	서울대학교 보건대학원 졸업(보건학석사)
1983	서울대학교 대학원 졸업(예방의학 박사)
1984	리즈대학교대학원 졸업(보건학석사)
1984~	서울대학교 의과대학 의료관리학교실 교수
1987~	인도주의실천의사협의회 회원
1994~1996	의료보장통합일원화와 보험적용확대를 위한 범국민연대회의 집행위원장
1996~1998	영국 런던대학교보건대학원 박사후과정 수료
1998. 4	서울대학교 의과대학 의료관리학교실 주임교수
1998~1998	보건복지부 의료보험통합추진기획단 제1분과장
1998~1998	보건복지부 의약분업실행위원회 위원
1998~	대한예방의학회 이사
1998~	참여연대 회원
1998~	참여연대 사회복지위원회 위원
1999~1999	의약분업실현을위한시민대책위원회 자문위원
2001. 5	대통령 자문 정책기획위원회 위원
2003~2004	보건복지부 공적노인요양보장추진기획단 위원장
2004~2005	대통령 자문 고령화 및 미래사회위원회 위원장
2005. 9	저출산 고령사회 정책본부 민간간사
2006~2008	대통령비서실 사회정책수석비서관
2007. 1	한국보건행정학회 이사
2010~현재	사람사는세상 노무현재단 상임운영위원
2011~2012. 5	복지국가와 민주주의를 위한 싱크탱크 네트워크 공동대표
2011~2012. 5	서울대학교 의료관리학교실 의료관리학연구소 소장
2011~2012. 5	한국미래발전연구원 원장
2012. 5~	제19대 국회의원 (비례대표/민주통합당)

Q 의과대학을 선택한 남다른 이유가 있으신가요?

- 의사가 많은 집안분위기 때문이라 할까요? 아버지께서는 식민지시절, 평양 의학강습소를 나와 한지의사로 시작해 수련과 시험을 거쳐 일반의사가 되셨었고 전북 익산에서 개업을 하셨어요. 작은아버지께서는 연세의대 출신으로 영등포에서 김안과를 개업하셨다가 건양대 총장을 역임하셨지요. 둘째형도 안과의사, 사촌들 중에도 의사가 여럿입니다. 자연스럽게 의과대학에 가게 되었어요. 개인적으로는 폴리오를 앓아서 의학에 관심도 많았습니다.

Q 예방의학은 졸업 후 진로선택이셨나요?

- 1971년 서울대 문리대 의예과에 입학했지요. 73년 본과 진학한 후 지역사회의학의 이념을 표방한 송촌의료봉사회라는 모임에 참여하게 된 것이 시발점이 되었습니다. 여름방학이었는데 평창으로 첫 무의촌 진료봉사활동을 나갔어요. 이후에는 토요일마다 서울시 판자촌을 찾아 진료봉사활동을 계속했었습니다. 당시 '지역사회의학'이란 주민 참여를 기반으로 의료는 포괄적이어야 하고, 종합적 의료전달체계가 있고 비인간화, 전문화를 지양하며 인간주의적 모습을 강조하는 한편 건강증진+ 치료+ 재활까지를 다 포함해야 한다는 인식이었어요.

그러한 인식을 기반으로 송촌의료봉사회 활동을 이어나갔고, 4학년 때 지역사회의학을 계속하겠다고 결심해 예방의학교실에 들어가게 되었죠. 하지만, 1987년에 예방의학교실과 의료관리학교실이 분리 설치되었고 그때 의료관리학을 선택해 보건의료정책을 주로 공부하게 되었습니다.

Q 그래도 지역보건에 대한 관심은 갖고 계셨지요?

- 맞습니다. 1987년에 의료관리학교실이 분리돼 신영수 교수와 둘이서 시작했는데, 그 즈음 경기도 연천군 지역보건의료시범사업이 시작되었어요.

Q 연천시범사업은 어떤 배경을 갖고 시작되었습니까?

- 연천사업의 배경은 두 가지입니다.

첫째 1988년 시작된 우리나라 지역의료보험을 꼽을 수 있죠. 직장과 농촌지역에서 먼저 실시되고 1989년에 도시지역가입자 포괄가입이 시작되었던 즈음입니다. 보건복지부는 농촌지역 의료보험 도입시 의료 수요가 증가하리라고 예측(1987)하여 군마다 병원 1개소가 필요하다고 보았습니다. 그래서 취약지역에 민간병원의 개원을 지원하고 있었는데 18개 지역에는 막상 민간병원 개원 희망자는 없었어요. 그래서 보건소에 입원의료시설을 추가 설치(병원화 보건소-보건의료원)하기로 하고 보건의료원이라 명명했죠. 그 타당성 검토차 복지부 이동모 국장 부탁으로 후보지를 물색하기 위해 경기도 연천군을 방문하였는데, 적지라 판단되어 보건의료원을 설치하고 시범사업을 시작하게 된 겁니다.

그 이전에 WHO에서 '1차보건의료' 개념을 발전시키던 중 만든 '지역보건의료체계' 개념을 아십니까? '지역보건의료체계'는 1차단계 보건의료시설이 있는 경우 지역단위로 보건소나 병원이 1차 보건의료를 지원해주는 역할을 하는 것인데, 지역단위로 1차단계를 지원하는 2차단계 시설을 하나의 set로 묶는 사업체계를 말합니다. 한국에서도 이를 시범사업으로 하기를 원했고 WHO 담당자들과 협의하면서 그 '지역보건의료체계' 개념을 연천군 보건의료원에 적용하게 된 것입니다. 연천사업을 진행하면서는 경기도 윤배중 보건과장으로부터 여러 지원을 받았습니다.

그보다 조금 더 큰 배경은 1987년경 우리나라 보건소가 위기상황을 맞고 있었다는 것입니다. 왜 위기상황이라 하는가 하면, 1960년대 초반 보건소를 만들 때는 전염병관리를 위한 것이었지요. 결핵, 나병, 장티푸스, 뇌염 등등 전염병 관리를 위해 보건소망을 구축하게 되었고 이후 가족계획사업이 시작되자 보건소가 가족계획업무를 수행하여 1960년대부터 1980년대 초까지 보건소 주요 업무는 전염병관리, 가족계획이 주업무였죠. 그러던 것이 1980년대 중후반에 들어 출산율이 감소했기 때문에 가족계획사업의 필요성 또한 감소하게 된 데다가 보건소의 관료주의적 경향이 짙어가면서 보건소에 대한 실망감 또는 존재 의미가 없다는 생각들이 일고 있었습니다.

Q 연천시범사업에 참여하면서 어떤 생각들을 갖고 계셨는지요?

- 나는 보건소를 되살려야 한다는 의견을 갖고 있었습니다. 보건소가 새롭게 할 일은 만성퇴행성질병관리라고 보았지요. 농촌지역은 이미 고령화가 진행 중이었고 지역사회의학이 필요한 때라 보았습니다. 예방부터 재활까지의 포괄적 보건의료를 펼쳐야 하는데 보건소가 그에 적합하다고 본 것입니다. 그래서 연천군 보건시범사업을 시작하게 되었죠. 그 외 다른 시범사업들이 있었죠. 음성사업(순천향대), 곡성사업(전남대), 화천사업(한림대), 경주사업(영남대) 등이 열심히 이루어지고 있었는데 그들과의 교류도 있었습니다. 강복수, 이정애 교수 등과 세미나를 통한 경험 교류를 했었습니다. 우리는 보건소 강화에 대한 생각들을 갖고 있었어요.

당시 1992년경 우루과이라운드라는 게 있었는데, 수입농산물 때문에 농촌지역 피해가 예상돼 농어촌특별지원법이 제정되었고 그 자금을 농촌에 투입하게 되는데 그중 보건사업에도 많은 자금이 농촌지역 보건소를 개선하는 데 쓰이게 되었습니다. 당시 박윤형 과장이 농특사업을 하면서 어떻게 해야 할 지 방식을 찾아달라는 요청을 했었는데, 나는 보건소에 대한 개별적 지원보다 보건소마다 사업계획서를 제출토록 해 심사하여 점차적으로 개선해나가야 한다고 조언을 했습니다.

그것이 '지역보건계획'의 발생입니다. 보건소가 제출한 사업계획서를 심사한 후 보건소의 완전 개축 또는 신축 등에 대한 자금이 지원되었습니다. 이 사업은 병원건축전문가인 이신호 박사, 유운형 씨와 협의하여 기술지원단을 결성하고 표준설계를 공모하여 보건소에 표준설계를 제공, 건축 지원, 시공 지도까지 이루어졌습니다. 결국은 농특자금을 가지고 농촌 보건소 개선사업을 마쳤습니다.

개선사업 이후 박윤형 과장과 협의하에 '지역보건의료'의 개념을 넣어 지역보건법을 만들게 되었지요. 개선사업 중 3개 대학 시범사업에서 보건소장들과 교류도 많았습니다.

연천사업의 기억을 좀더 떠올려보면, 연천보건의료원이 신축되자 보건의료조직도 크게 변화했습니다. 안문영 초대 원장(현 대구의료원장), 이종구 진료부장(현 서울대 교수)이 부임했고 기존 보건소장은 보건의료원의 사업과장이 되었고. 안문영 원장은 순천향대 음성군시범사업의 경험을 갖고 있었고 경주지역 보건소장 경력도 있어 모셔 왔고, 이종구 진료부장은 막 군의관제대를 했던 차였구요. 그 두 분에게 의지해서 연천사업을 했죠.

Ⓠ **'지역보건의료발전을 위한 모임' 결성 이전부터 교류가 있으셨네요.**

- 네. 1994년 지보의의 결성 전·후로 박윤형, 윤배중, 함유식, 김찬호 소장 등과 여러 모로 교류가 있었습니다. 1996년 영국으로 건너가 2년간 런던대학에서 수학한 후 1998년 2월에 귀국해 김대중 정부의 '의료보험 통합', '의약분업'에 전념하면서 지보의와의 관계가 좀 뜸해졌지요.

Ⓠ **당시 정부에서 일하실 때 보건의료계는 어떠했나요?**

- 김영삼 정부 말기 세계적으로 '작은 정부'가 유행이었죠. 조직을 슬림다운해야 된다거나 구조조정해야 한다거나 민간의 경영기법을 공공기관에 도입해야 한다는 등 여러가지 논란이 있었죠. 영국에서 나온 "책임행정기관 열풍"이 불었는데 보건분야에서는 국립의료원이 그 역할을 담당했지만 보건소에는 적용되지 않았습니다. 귀국 후 정부의 보건관련 기획단 일원으로 정책참여 기회가 많아 지보의와의 연계는 좀 줄어들었네요. 노무현 정부 때는 더욱 그랬지요.

Ⓠ **정부에서 보건의료관련 정책업무도 하셨는데 그중 가장 보람된 것은?**

- 보건소 개선했던 일을 지금도 가장 보람된 일로 생각하고 있습니다. 중요한 일이었어요. 농촌보건소를 개선해놓고 나니 도시보건소들도 자연스럽게 개선되었죠. 서울에 당시 조성억 도봉구보건소장 등 몇몇 보건소장들의 보건소를 개선하려는 노력이 이어졌어요. 중소도시가 문제였죠. 자금이 부족한 상황이어서 어려웠지만, 지금은 모두 개선되었죠.

그 이후로 보건소가 자생력도 갖추게 되었고요. 지방자치가 발전이 되면서 보건사업에 대한 투자도 증가되었고요. 지금은 보건의료기관 중 보건소에 대한 만족도가 제일 높지 않습니까? 그것은 보건소의 겉모습만 바꾼 것이 아니라 새로운 사업을 구상하고 실천한 것으로 예전의 위기상황을 극복했다고 할 수 있죠.

지역사회정신보건사업에 관여했던 경험도 기억납니다. 김병후 선생, 이영문 교수 등과 교류하기도 했구요. 주요 논점은 '시설 탈원(deinstitutionalization)'였습니다. 지역사회 안에서의 정신보건관리(주로 정신분열증)를 해야 한다는 생각에 공감을 가진 거죠. 그 사업도 보건소로 들어갔지요. 이후 여러 사업이 늘어서 지금은 사람이 모자라서 힘들죠?

Q 네. 그렇습니다. 지역보건의료와 관련된 일을 하실 당시 힘들었던 점은 없으셨나요?

- 그렇게 바꾸는데 힘이 들었죠. 1980~90년대 보건소 인력은 간호조무사가 대부분으로 결핵관리, 가족계획, 모자보건, 나관리 등을 맡았었죠. 보건사업이 다양화, 고급화되면서 간호조무사가 간호사로 대치되었고요.

1990년대 후반부터 2000년에 들어서는 보건소 시설과 장비가 증설되고 금연 등 사업영역이 풍부해면서 주민 만족도도 높아졌습니다. 그에 반해 보건지소 개선이 미흡하다는 것이 아쉬운 점입니다.

농촌지역의 경우 공중보건의 문제가 여전하고, 도시지역(인구 85%가 도시화율)의 경우 주민보건의료관리체계가 필요한데 도시지역 보건지소도 잘 안 되고 있죠. 도시보건지소는 노무현정부 시절 미래사회위원장직에 있을 때 시범사업하도록 해 18개 지역 시범사업을 시작했었죠. 도시지역 보건지소 개념도 넣어서요. 청와대 사회수석시절 방문보건요원(간호사) 2,000명을 증원한 것도 있었죠. 그건 전적으로 내가 한 일인데, 그러고 보니 지보의와 연계가 뜸하긴 했지만 지역보건사업에 관여는 많이 했네요. 많이 도운 거네요.

도시지역의 보건지소는 일반화되어가고 분소형태로는 훨씬 많지요? 도시지역 보건소도 브랜치를 갖는 쪽으로 정착되고 있는 것 같아요. 개원의쪽에서 반대하고 있지만 주민 수요가 있기 때문에 점점 늘어나리라 봅니다. 방문보건간호사의 비정규직도 개선되리라 예상하고 있고 사람도 점점 늘어나게 될 겁니다. 고령화도 진행되고 있으니까요.

얼마전 박원순 서울시장이 당선되면서 복지를 강조하는 기조로 돌아섰지요. 보건분야도 새 정책을 구상하고 있는데 그 자문단이 방문했길래 25개 구마다 2개 지소가 있어야 한다고 자문해주었습니다. 인력이 관건이긴 하지만, 서울부터 그런 네트워크가 생기면 전국 전파도 가능하리라 봅니다. 사실은 2,000명 방문보건요원을 증설할 때 민간 의원급에서 예방접종부문의 역할 분담 요구가 있었는데 요원 증설이 더 중요하다고 판단해 그쪽에 지원을 해주었죠.

Q 지역보건의료분야에 종사하고 있는 후진들에게 조언을 한 마디 해주십시오.

- 다들 잘 하고 있지만요. 앞으로 중요한 고비가 더 있을 겁니다. 보건소 측면에서 보면 행정기관의 의미가 커지고 있고 시·군·구에 보건소 1개소씩 있는 것은 맞는데, 지소들이 훨씬 더 증가해야 한다고 생각합니다.

농촌지소의 경우 공보의체제에서 벗어나 농촌지역 고령주민들의 건강센터로 탈바꿈해야 하고요. 도시의 경우는 인구 5만 명당 보건지소 1개소씩 전국적으로 1천 개소가 필요하다고 봅니다. 농촌보건지소가 현재 1,500개 정도 되지요? 도시지역은 수적 증가보다는 전문인력이 증가해야 하죠. 방문보건 등 여러 인력의 확충이 필요합니다. 그러기 위해 지방재정이 좋아져야 하고 인력을 정규직화하면서 충분히 확보해야 보건소가 정상화가 되겠는데, 이런 고비를 조만간 넘어서리라고 봅니다.

또한, 공공보건체계(공공병원)가 들어서서 보건소와 협조할 수 있을 때에야 연천사업 때 시도했던 '지역보건의료체계'가 제대로 구축되는 것인데요. 민간병원의 공공성을 높이는 것도 방법이죠. 그런 것들을 추진하고 있으니 보건소도 조직을 충분히 갖춘 형태로 재구성되겠고요. 공공병원도 곳곳에 배치돼 보건소와 서로 협조체계를 이루도록 변화시켜 나가야 할 것입니다. 잘 하시겠지요.

장시간 좋은 말씀 감사드립니다.

보건소가 지역사회중심 되도록 제도를 개선하다

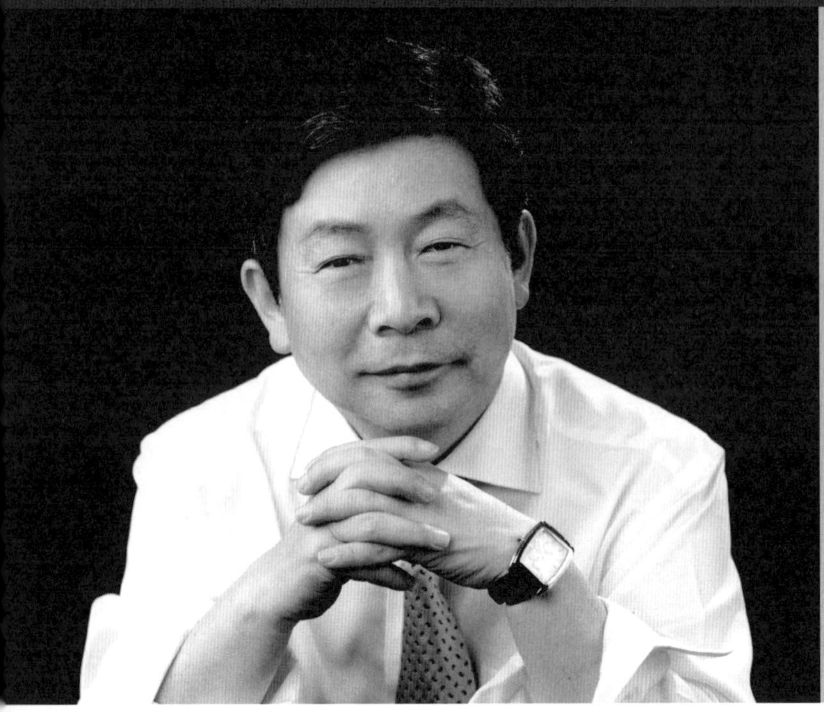

박 윤 형

프로필

1983. 2	경희대학교 의과대학 졸업
1983. 5~1984. 9	경북 상주군 보건소장
1984. 9~1988. 3	한국보건사회연구원 책임연구원
1987. 2	서울대학교 보건대학원 졸업(보건학석사)
1988. 5~1991. 11	국립소록도병원 의사
1991. 11~1997. 1	보건복지부 지역의료과장
1993. 2	경희대학교 대학원 졸업(예방의학박사)
1997. 1~1997. 9	국립공주병원장
1998. 11~1999. 1	세계보건기구(WHO) 서태평양지역사무소 자문관
2005. 7~2006. 9	경기도립의료원 초대원장
	건강보험정책심의위원회 위원(보건복지부)
	대통령직속 의료발전특별위원회 의료정책전문위원회 부위원장
	의협 기획이사, 정책이사, 한국의사100주년재단 집행위원장
2002. 3~현재	순천향대 의과대학 교수(예방의학교실)
	순천향대학교 의과대학 학장(2008.1-2011.12)
	보건복지부 규제심사위원회 위원장
	한국보건행정학회 학회지 편집위원장, 이사
	AIDS 대책위원(보건복지부)
	신의료기술평가위원회 위원
	대한의사협회 의료정책연구소장

Ⓠ 의학을 전공하게 된 특별한 동기가 있으신가요? 공공보건분야와는 어떻게 인연을 맺게 되셨는지도 궁금합니다.

- 원래는 공과대학을 가고 싶었는데 실패하고 부친의 권유로 경희대 의대에 입학하게 되었죠. 그렇게 의학을 공부하게 되었습니다. 우연히 친한 친구의 외삼촌이셨던 고 이성우 국장님(당시 보사부 의정국장)과 저녁식사를 하게 되었는데, 그 때 이성우 국장님께서 의사가 공무원을 하게 되면 좋은 점에 대해서 많은 얘기를 해주셨어요. 국가장학금으로 미국 유학도 갈 수 있다는 등등, 귀가 솔깃했습니다. 관심을 보였더니 이동모 과장(당시 보사부 지역의료과장)과의 만남을 주선해 주셨어요. 그것이 공공보건분야에 발을 들여놓게 된 계기입니다. 경북 상주군 보건소장, 한국인구보건연구원 책임연구원 등을 거쳐 보건사회부에 의무직으로 임명되었는데, 이성우 국장님, 이동모 과장님 두 분의 추천과 지도로 보건사회부로 들어오게 되었던 것입니다. 1988년 보건사회부 지역의료과로 발령을 받은 후 이동모 과장님을 보좌하여 여러 가지 일을 하였습니다. 당시 같이 일하던 사무관으로는 차관을 지낸 문창진, 유영학 등이 있었고 현재 보건복지부 실장인 박용현 등이 있습니다. 1988년에는 의료전달체계 수립사업의 실무역할을 담당했고, 그 후 응급의료체계 업무를 수행하다가 1991년 지역의료과장에 임명되었습니다.

Ⓠ 지역의료과장으로 임명되신 후 주로 하신 일들이 농특세를 활용한 농어촌 의료기반 확충사업인 것으로 알고 있습니다. 그 배경에 대해 먼저 말씀해주십시오.

- 지역의료과장으로 보낸 7년 동안 제가 추진했던 주요사업의 하나가 바로 말씀하신 농어촌 의료기반 확충사업입니다. 당시 우리나라는 GATT 우루과이라운드 협상이 끝나 농수산물과 서비스 개방이 논의되고 있었습니다. 국내 농수산업과 서비스업이 위기를 맞게 된 상황이기도 했습니다. 이에 따라 정부에서는 농어촌 기반 확충을 위해 주식거래에 대한 부가세 등으로 농어촌 특별세를 신설하고, 대통령 농수산수석비서관(최양부 수석비서관)이라는 직책을 새로 만들어 이 일을 전담케 했습니다. 당시 각 부처에서는 이 농특세 활용사업에 참여하려고 많은 노력을 기울였습니다. 보건사회부에서는 농어촌 의료기반 확충사업을 하기로 하고 과장인 저와 담당사무관인 이영호(현 미국대사관 참사관)이 당시 청와대나 경제기획원 등의 주요 인사를 설득하러 다녔습니다. 애쓴 보람이 있어 사업예산을 확보하는 성과를 올렸죠. 다행이었던 것은 농특세가 갑자기 생겨난 재원이었기 때문에 다른 부처나 보사부 내 다른 국·과에서도 미처 준비를 하지 못했었다는 점입니다. 그 반면에 준비작업이 조금 앞섰던 우리 과의 사업이 채택되기에 무리가 없었습니다. 그렇게 해서 매년 500억 원이 사업자금으로 책정되었고, 그 500억 원은 보건소에 대한 국고보조금 200억 원과 농어촌병원에 대한 장기저리융자금 300억 원으로 배정하였습니다. 이와 아울러 별도로 매년 국고보조금 100억 원을 확보하였습니다.

Ⓠ 농어촌 의료기반 확충사업의 골자는 무엇이었나요?

- 농어촌 의료기반을 확충하기 위해 전문가의 의견을 모으고 회의를 거쳐 마련한 사업내용은 낙후된 보건소 시설 및 장비의 교체, 보건소 지역보건의료계획의 경쟁 평가 및 신청금 전액 지원, 지원금의 집행을 감독하는 사업지원단 구성, 보건소 등에 대한 표준설계도 공모, 보건소

CI 공모, 공보의 직무교육 개선, 보건소법 개정 등이었습니다.

Q 당시 수행하셨던 농어촌 의료기반 확충사업에 대해 자세히 말씀해 주십시오.

- 1992년부터 농어촌 의료기반 확충사업을 본격 추진하게 되는데, 먼저 전국 보건소에 이 사업에 대해 알리고 사업선정위원회를 구성하였습니다. 위원장은 서울대 김용익 교수가 맡고 연세대 손명세 교수, 이신호 박사 등이 참여하였는데, 중요한 점은 위원회에 사업 선정에 대한 전권을 주고 평가 선정하도록 해 공정성을 보장하였다는 것입니다.

첫 해 선정된 보건소에 20~30억 원을 지원하였습니다. 신청금액을 전액 지원하였고 최고의 시설과 장비를 갖추도록 했어요. 이는 단순한 시설 개선이 아닌 새로운 보건소를 만드는 일이었습니다. 여기에는 사업실적 제고는 물론 사업수행자들의 의식도 개선시키자는 의도도 있었습니다. 에피소드가 하나 생각나는데, 사업이 시행된 첫 해에 공교롭게도 전남지역은 거의 안 되고 경북지역이 많이 선정되는 바람에 담당과장이 자기 고향 지역을 집중적으로 챙겼다는 오해를 받게 되었습니다. 곧이어 광주시장을 하다 장관으로 오신 김양배 장관에게도 진정서가 들어가 교체될 위기를 맞았는데, 당시 실장, 차관 기타 다른 국·과장들이 모두 만류하여 간신히 직을 유지하였습니다. 결국 사업 2년차부터는 시·도별로 약간씩 안배를 했지요.

사업 선정 후에는 농어촌 의료기반지원단을 구성하여 사업 수행을 철저히 관리 감독하였습니다. 단장은 이신호 박사, 팀장으로 이석구 선생(현 충남대 교수), 건축설계는 권순정(현 아주대 교수), 시공은 최규완 건축사가 담당했습니다. 지원단의 초대 이석구 팀장은 헌신적으로 일하여 초기 사업정착에 크게 공헌하였죠. 건축설계공모를 하여 10개 이상의 건축사무소가 응시하였는데, 승효상 건축사를 심사위원장으로, 유명건축가를 위원으로 위촉하여 심사한 결과, 당시 신인이던 경영위치 건축사무소가 당선되었습니다. 표준설계를 의뢰하여 실제 설계도와 거의 같은 수준의 표준설계도를 받아 보건소에 보냈죠. 건축단가를 평당 300만원으로 책정하였는데, 기존 보건소의 건축단가였던 100만 원의 3배로 증액시킨 금액이었습니다. 거기에다 지역 내 중심지역에 보건소 부지를 마련해야만 한다는 조건을 붙였어요. 지역주민들의 보건소 접근성을 높이려면 필요한 조건이었습니다. 시장·군수들의 불만이 많았죠. 표준설계대로 하면 비용도 모자라고, 중심가에 내줄 만한 부지도 없다는 등등. 각 보건소에서 표준설계를 바탕으로 개별 설계한 후 지원단에 설계심의를 의뢰하여 승인을 받은 후 시공하되 시공도 지원단이 직접 현지에 나가 감독하였습니다. 창호까지 지정 구매하도록 하고 시공까지 감독했으니 지자체에서도 힘들었을 것입니다. 하지만 물러설 수는 없는 일이었어요. 원칙대로 추진하였습니다. 당시 사업의 모토로 '건축물이 변하면 사람이 바뀐다', '지역에서 최고의 건축물을 가지자' 등을 내걸고 강하게 밀어 붙였습니다. 지자체간 경쟁을 유발하는 작전도 썼어요.

Q 당시 보건소 장비 개선과 관련해서 특별히 기억나시는 게 있으시다면?

- 보건소에 방문보건차량을 공급하기 위해 자동차회사를 직접 찾아가서 협의했던 일이 생각납니다. 방문보건차량에는 충전용 배터리와 방문보건 세트(의료장비)를 장착해야 하는데, 세트를 고정시킬 수 있는 고정판을 설치하여 납품받기로 협약했습니다. 방문보건 세트는 당시

국산품이 조악하여 미국 납품업자와 수입 계약을 하였습니다.

Q 공보의제도를 활성화시키는 데에도 노력을 많이 하셨지요?

- 네. 당시 공보의제도 문제는 공보의들의 의욕 저하, 시간 때우기식 근무자세 등이었습니다. 이들에 대한 새로운 교육방안을 마련해야겠다고 생각했죠. 배치 후에 시·도별로 시행하던 공중보건의사교육을 중앙교육으로 변경하고, 공보의들로 자체 지원단을 만들어 교과과정을 직접 작성케 하는 등 모든 교육업무를 의뢰하여 내부로부터 활성화 계기를 마련하도록 했습니다. "공보의에 의한 공보의 교육"인 셈이죠. 성과가 좋았습니다. 초기 지원단원(윤석준 현 고려대 교수, 최영준 현 한림대 교수, 이대희 현 제약사 상무 등)의 집중된 노력으로 공보의 교육은 성공적인 결과를 얻어냈습니다. 그 후 공보의 업무지침 등도 작성하여 지원하였습니다.

Q 보건소법 개정작업은 언제부터 준비하신 건가요?

- 보건소법은 1994년부터 기획하여 개정안을 작성하였습니다. 보건소법을 개정하게 된 것은 보건소를 지역보건 전문기관으로 육성하자는 의도였어요. 그러기 위해서 보건소별로 지역보건의료계획서를 장기적, 지속적으로 받아야겠다고 생각했습니다. 당시 일본의 지역보건법률 제정도 참고하였고요. 법 명칭을 '지역보건법'으로 바꾸고 지역보건의료계획을 명시, 4년마다 지역보건의료계획을 제출하도록 했습니다.

보건소의 조직에 대하여는 보건복지부 장관이 관여할 수 있도록 했고, 보건소의 업무를 전문가에게 대행시키거나 위탁할 수 있도록 했으며, 보건소의 회계를 간소화하고 직원 교육 등도 명시하였습니다. 보건소법 개정 과정에서 내무부와 의견 차이가 많아 갈등이 있었죠. 그러나 당시 이기호 차관(경제수석 등 역임)의 강력한 요청으로 조금 변형되었지만 결국 통과되었습니다. 보건소의 조직 개선도 필요하다고 의견이 모아져 당시 김종대 비서관, 이기호 차관, 주경식 차관의 지원으로 보건소장을 5급에서 4급으로 상향시켰고, 시·군 통합보건소에 2개과를 신설했습니다. 이로써 보건소 조직의 변화를 가져오게 되었는데, 직급 상향이나 과 신설 그리고 보건소 직원의 선진국 시찰을 위한 예산 확보 등 많은 일들이 있었습니다. 이런 모든 일들은 당시 실무를 담당하던 이영호 사무관의 역할이 매우 컸습니다. 아울러 이러한 예산을 지속적으로 지원해준 경제기획원 예산실의 김광림 국장(현 안동 국회의원), 손홍 과장, 곽성용 사무관 등의 지원이 있었기에 가능한 일이었습니다. 물론 의정국장이셨던 유원하 국장, 이동모 국장, 조병륜 국장의 전폭적인 지지와 신뢰 하에 이루어진 일이었지요.

Q 보건소 전산화 사업에도 관여하신 것으로 들었습니다.

- 네. 1993년쯤인 것으로 기억되는데, 정보통신부에서 지금의 KT 그러니까 한국통신의 주식 매각대금 8천억 원으로 정보통신기금을 조성해 정보통신사업을 공모했었습니다. 보건소 전산화 사업으로 응모한 결과 당선이 되어 포스코와 사업을 시작했죠. 당시 김찬호 소장이 수원시 권선구보건소에서 나름대로 시작하고 있었던 사업이기도 했습니다. 당시 전산화 사업이 모두 완료되었던 것으로 아는데, 요즘도 전산화사업이 계속되고 있습니까?

Q 네, 보건소 전산화 사업은 완료되었고, 현재는 웹기반으로 업그레이드 되었습니다. 당시 정부부처의 전산화환경은 어떠했나요?

- 당시에는 정부부처에도 컴퓨터 보급이 원활하지 않았던 때인데, 이 사업을 하면서 우리 과는 포스코의 배려로 컴퓨터, 프린터 등을 직원별로 모두 구비하게 되어 보사부 내에서 전산시범과가 되어버렸어요. 부러움을 많이 샀죠.

Q 지역의료과장으로 재직하실 때 저희 지보의와 깊은 인연을 맺으셨는데요. 함께 하신 일들에 대해서 말씀해주십시오.

- 의사 출신 과장으로서 재직 당시 제가 느꼈던 딜레마가 하나 있었는데, 의사 출신으로 행정업무를 수행하는 데 있어서의 어려움이었습니다. 의사 출신 보건소장도 마찬가지지요. 현실적 어려움이 많지 않습니까? 의사 출신 보건소장들이 느끼는 애로사항을 공유하고 그들의 업무능력 향상을 위해 모임을 만들자는 여러 의견들이 있어 그 당시 경기도 보건과장이던 윤배중, 경기도의 김찬호, 박찬병, 김혜경, 이홍재 소장, 안문영 보건의료원장 울산시의 최순호, 함유식 소장, 김해시 김진삼 소장, 서울시 조성억 의약과장 등과 모여 회합을 가지면서 학술활동을 위주로 한 모임을 만들기로 했었습니다. 그게 '지역보건의료 발전을 위한 모임'입니다. 예방의학회에 요청하여 지역보건의료 세션을 만들어 학회에도 적극적으로 참여했죠. 초기 모임에는 정기적으로 참여했었습니다. 지보의의 콘텐츠 개발에 주력했죠. 당시 이영호 사무관(현 미대사관 참사관)이 애를 많이 썼습니다. 당시 농어촌 보건의료사업, 보건소 조직, 사업 등에 대해 많은 의견을 교환했는데, 이를 통해 농어촌의료기반 확충사업의 중요한 아이디어도 많이 나왔고, 사업의 추진동력도 많이 얻었죠.

Q 순천향의대로 자리를 옮기신 후 지역보건과 관련되는 연구 및 사업도 많이 하셨지요?

- 대학으로 자리를 옮기고 보니 제가 지역의료과장으로 재직할 당시 농어촌의료서비스개선지원단, 공보의 교육지원단 등으로 같이 일하던 분들이 교수가 되어 지역보건에 대하여 활발하게 연구 및 지원을 하고 있었습니다. 충남대 이석구 교수, 고려대 윤석준 교수, 건국대 이건세 교수, 한림대 최용준 교수 등이 보건소와 관련하여 많은 일들을 하고 있어 반가웠습니다.

당시 최대 관심사는 '건강영향평가(health impact assessment)'였습니다. 영국 출장을 갔다가 지방자치단체에서 새로운 정책을 실행할 때마다 건강영향평가를 하는 것을 보고 매우 인상적으로 느꼈습니다, 예를 들면 주민이주정책을 실행할 때 그 정책이 이주해오는 주민과 기존 거주 주민들의 건강에 어떤 영향을 미치는지를 평가하는 것입니다. 특히 런던의 경우 시장이 건강영향평가를 선거 공약으로 내걸어 지하철 연장이라든지 문화단지 조성사업을 하기에 앞서 건강영향평가를 실시하고 있는 것을 보면서 이것이야말로 보건사업의 새로운 패러다임이라고 생각하게 되었습니다. 그래서 건강영향평가에 대한 연구를 시작하게 되었습니다.

그외 지역의료관련 연구로는 건강도시, 고혈압 당뇨병 관리사업, 지역사회 건강조사, 만성질환 FMTP 등이 있습니다. 그중 건강도시와 건강영향평가는 앞으로 보건사업의 새로운 패러다임으로 추진해야 할 방향이라고 생각합니다. 또 지역사회 건강조사는 보건소가 발전할 수 있는 토대를 이룬 귀중한 사업입니다. 앞으로는 과학적 근거기반이 마련되지 않으면 보건사업의 추진동력을 상실하기 때문에 이러한 자료는 보건소의 큰 힘이 될 것이라고 봅니다.

Q 공직 재직시 가장 보람 있었던 일로 어떤 일을 꼽으실 수 있을까요?

- 물론 농어촌 의료기반 확충사업입니다. 퇴직 후 새로 생긴 취미 중 하나가 길을 가다 보건소나 보건지소 등 지역보건기관이 보이면 들어가 둘러보는 것인데, 공직에 있을 당시 개선되었던 부분을 보거나 그 때보다 더 좋아지고 있는 것을 보면 뿌듯함을 느낀답니다.

Q 후배 공직자들에게 조언과 더불어 보건소의 앞으로 나아갈 방향에 대해 말씀해주십시오.

- 세상엔 쉬운 일이란 없습니다. 한 문제를 해결하기 위해서는 그 문제에만 집중하기보다 주변을 살피고 관련 제도를 연구하면서 좀더 구체적이고 세부적으로 목표를 설정, 추진해야 성공할 수 있습니다. 아무리 잘못된 것처럼 보이는 제도라 하더라도 그렇게 될 수밖에 없었던 이유가 있다는 점을 간과하지 말고, 세 번쯤 돌아보는 지혜가 필요하다고 생각합니다.

보건소가 앞으로 나아갈 방향을 찾기에 앞서 생각해야 보아야 할 것이 있습니다. 보건소는 일반 지방행정기관과 세 가지 점에서 다릅니다. 첫째는 시·군·구 마다 모두 설치되어 있었다는 점입니다. 시·군·구청 이외에 시·군·구마다 있는 기관은 보건소가 유일합니다. 모두 부러워하는 점이지요. 두 번째는 첫 번째와 관련 있는 별도의 설치법인 지역보건법을 가지고 있다는 점입니다. 지방행정기관은 원래 지방자치법과 조례, 규칙에 의해 조직을 설치하는 것이 원칙인데, 별도의 설치법을 가지고 조례로 정하도록 강제하고 있는 기관은 보건소가 유일합니다. 세 번째는 행정기능에 더해 주민에 대한 직접 의료서비스를 같이 제공하고 있다는 점에서 독특하다는 것입니다. 일반 행정의 경우 규제·감독 행정은 시·군청에 국·과로 설치하고 서비스는 부속기관에서 시행하는데 반해 보건소는 행정과 서비스를 동시에 하도록 설계되어 있지요. 이에 따라 소장과 의료전문인력에 대한 별도의 기준을 가지고 있는 것입니다. 즉 자치단체에 속한 기관이면서도 중앙정부(보건복지부)의 감독과 지원을 받는다는 것은 이러한 역사적 배경과 이론적 배경을 가지고 있기 때문입니다.

보건소는 그동안 이룩한 성과에 덧붙여 앞으로 다음 세 가지에 집중해야 한다고 봅니다. 첫째는 지역사회 자원의 효율적 활용입니다. 주부단체 등에 예산을 지원하여 영양교육을 맡기고, 병의원에게 예방접종을 담당케 하는 등 앞으로 보건소는 직접 서비스보다 서비스의 기획관리자가 되어야 합니다. 두 번째는 공공디자인에 대한 관심 제고입니다. 디자인은 아직까지 우리나라 행정에서 너무 뒤처진 부문입니다. 기관 명칭, 부서 명칭, 사업명칭 등 여러 가지 이름을 지을 때나 각종 간판, 심지어 봉투나 발표자료 등 모든 것에 디자인 감각을 갖고 접근해야 합니다. 세 번째는 홍보에 더욱 노력하여야 한다는 점입니다. 언론매체의 기자들과 교류하여 문제의 핵심을 파악하고 SNS 등도 적극 활용할 줄 알아야 할 것입니다. 묵묵히 맡은 자리에서 열심히 일하는 후배들이 있기에 우리나라의 지역보건이 더욱 발전할 것으로 굳게 믿습니다.

감사합니다.

더 나은 지역보건 위해 시민과 함께 고민하다

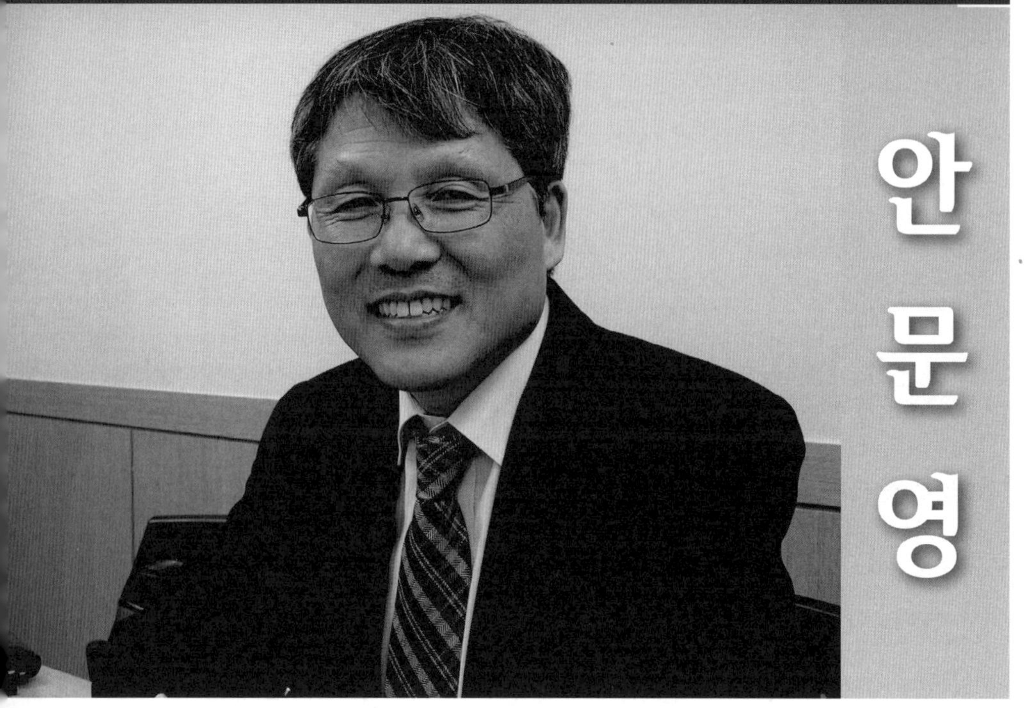

안 문 영

프로필

1980. 2	경북대학교 의과대학 졸업
1980. 3~1984. 2	순천향대학교 예방의학 교실 인턴 및 전공의
1984. 3~1987. 5	군복무
1987. 5~1988. 12	순천향대학교 예방의학교실 (음성지역보건시범사업 현지소장)
1988. 2	서울대학교 보건대학원 졸업(보건학석사)
1989. 1~1993. 11	경기도 연천군 보건의료원장
1993. 11~1999. 1	경상북도 청송군 보건의료원장
1998. 11	농촌의료봉사상(한국농촌의학회)
1999. 1~2010. 7	대구광역시 보건과장
2003. 2	경북대학교 보건대학원 졸업(보건학박사)
2005. 12	녹조근정훈장
2006. 11	올해의 한국보건행정인상(한국보건행정학회)
2010. 7~현재	대구의료원 원장

Q 어린 시절 의사가 꿈이셨나요? 특별히 예방의학을 전공하신 이유는?

- 의사가 된 특별한 동기랄 건 없었고 당시 의사라는 직업의 안정적인 사회경제적 신분, 그런 것들에 끌렸던 듯합니다. 예방의학을 하게 된 것은 임상의사로서의 삶이 맞지 않다고 생각했던 것 같습니다.

Q 예방의학을 전공하시면서 순천향 의대에서 방숙 교수님 문하에 계셨었죠?

- 네. 순천향의대는 신설대학이었기 때문에 저 혼자 의국에 있었습니다. 좋았던 점은 방숙 교수님께서 저를 데리고 다니시면서 지도를 해 주셨어요. 더 할 수 없는 가르침을 받았죠. 반면 선·후배 전공의들과 함께 일을 하거나 공부할 기회가 없어서 아쉽기도 했습니다. 하지만 당시 방숙 교수님께서 수준 높은 시범사업을 많이 하고 계셔서 임상의사, 인류학자, 통계학자, 여러 보건학자들과 함께 지역보건사업을 하면서 좋은 배움의 기회를 가졌고, 같은 분야에서 일하는 다른 대학의 많은 선생님들, 선배, 동료들과 교류할 수 있어서 좋았습니다.

Q 음성군시범사업에는 참여하지 않으셨나요?

- 군복무를 마친 1987년쯤 음성사업에 참여해서 1년 정도를 보냈죠. 현지사업소장을 맡았었습니다. 방숙 교수님은 정년퇴임 후 까지도 이 사업을 계속하고 계셨고요. 음성사업은 병원을 중심으로 한 최초의 지역보건사업이라고 생각합니다. 의사로서는 공중보건의사 신분으로 가정의학을 하신 김양호, 조홍준 선생님이 참여하셨고 거점병원인 음성순천향병원을 중심으로 지역 내 보건진료원, 보건지소 등 일차 보건의료자원들의 개발, 연계, 지원 등에 관한 사업이었습니다. 인류학을 전공하신 많은 분들이 함께 하였습니다.

Q 음성사업 이후, 연천군보건의료원장으로 오셨지요? 공직에 들어오신 특별한 계기라도 있으십니까?

- 공직에 대한 막연한 기대가 있었던 듯합니다. 군대에 가기 전 순천향대학에서는 세계보건기구지원으로 서산에서 모자보건시범사업을 추진하였는데 당시 보건지소장으로 1년 넘게 근무한 적이 있었습니다. 환자진료, 학생실습, 지역사회보건사업 등을 담당했습니다. 그 때는 아직 보건의료에 대한 전체적 시각이 정립되지 않았을 때라 보건지소장이나 지소 수준에서 해결할 수 없는 보건의료문제들에 대한 고민들이 많았습니다. 군 단위의 보건의료기관에서는 해결할 수 있으리라는 기대감이라 할까요? 보건소장이면 그래도 무언가 가치 있는 삶을 살아낼 수 있지 않을까라는 막연한 기대와 소망이 있었습니다.

Q 연천군보건의료원 재직시 하셨던 일들을 말씀해 주십시오.

- 연천군보건의료원에서는 4년 10개월 정도 근무를 했었습니다. 당시에는 대학별로 시범사업들이 추진되어 우리나라 보건의료정책 개발에 상당한 기여를 하였습니다. 1970년대에 시행된 연세대학의 거제·강화보건의료시범사업이 1차보건의료 수준의 자원개발과 작동기전개

발, 보건사업들이었다면 1989년에 시작한 연천 시범사업의 경우는 그보다 조금 높은 수준의 보건의료체계를 실현하기 위한 것이었습니다.

WHO에서 1차 보건의료 개념이 나온 한참 후에 '지역의료체계' 개념이 제시되었는데, 일차보건의료개념에서 주장하는 '전 인류에 건강을'이라는 슬로건이 성공하기 위해서는 1차의료수준의 병원과 지역보건사무소가 필요하고, 이를 중심으로 해당지역내의 보건의료문제들을 상당수준 자체충족적으로 해결할 수 있도록 잘 정비되어 운용되는 지역의료체계가 필요하다는 것입니다. 그 당시 군 단위 보건의료원은 지역의료체계개념을 시범하고 연구할 수 있는 지역보건관이 있는 일차의료수준의 병원 개념과 아주 흡사한 보건행정기관이었습니다. 군이라는 행정단위 내의 보건의료문제를 효율적으로 해결하기 위해서 지역 내 보건의료자원들을 체계적 관점에서 각각의 기능과 역할들을 재정비하고, 각 자원들 간의 관계구성에 필요한 행정적, 재정적, 기술적 내용들을 시범사업을 통해 규명하고 연구하는 것이 연천시범사업이었다고 생각합니다.

연천군보건의료원에서는 제가 보건의료원장으로서 의료원의 행정부분을 책임지고, 진료부장인 이종구 선생이 의료부분을 책임지는 1차 의료수준의 병원장 역할을 맡아서 사업을 진행해 나갔습니다. 모형대로 추진하였다고 나름 생각하였는데 돌이켜보면 많이 미흡하지요. 개인적으로는 우리나라 군 단위 지역의료체계를 충분히 움직일 수 있는 자원이나 역량, 기능들로는 어떤 것들이 필요한가를 경험해 보았습니다. 그러니까 우리나라 현실에서 군 단위에 필요한 지역의료체계를 개발해내는 실험적 시범사업으로서 보건진료소, 보건지소, 보건소, 지역의 민간병원 등이 어떻게 상호협조하고 지원해야 하는가, 그리고 누가 리더쉽을 발휘해야 하는가 등에 대한 많은 아이디어와 시사점을 얻었습니다.

Q 연천군에 계시면서 지보의 회원으로 활동을 시작하셨죠?

- 지보의 설립이 1994년도인가요? 설립되기 1,2년 전부터 모임에 대한 얘기들이 오갔었는데 김혜경 소장님도 그때 처음 만났습니다. 그렇죠? 연천에서 일하던 초기부터 각 지역 보건소장들과도 교류가 있었습니다. 그러던 차에 당시 복지부의 박윤형 지역의료과장께서 보건소장 모임의 필요성과 구상에 대한 말씀을 몇 번 하셨는데, 윤배중 경기도 보건과장님도 적극적이셨습니다. 의사들이 보건소에서 일을 제대로 하자면 당면 문제에 대한 논의도 하고 경험도 공유하는 모임을 가질 필요가 있다고 하셨지요.

당시 의사 보건소장들이 업무에 따른 고민을 털어놓고 함께 해결방안을 생각할 수 있는 기회가 없었기 때문에 반응은 아주 좋았습니다. 의사 보건소장과 같은 고급인력을 군 단위 지역에서 충분히 제대로 활용하기 위해서는 국가에서 수준 있는 행정교육과정을 개설 운영할 필요가 있었는데 과정이 부실하였고 또 지금은 없어져 버렸습니다. 병원근무의사 맞춤식 양성교육만 받은 의사 보건소장들로서는 행정영역에 대한 체계적인 지식욕구도 컸던 시기였거든요. 지보의 모임은 제게 편안한 시간들이었고 여러 회원들에게서 동지애를 느끼게도 해준 즐거운 시간이었습니다. 저는 지보의에서 주도적인 참여보다는 어려운 문제를 함께 논의하는 정도였고요. 김찬호 소장님이나 다른 임원진들이 활동을 많이 하셨죠.

Q 1993년 청송군보건의료원장으로 옮기시고 어떤 일들을 하셨나요?

- 청송군보건의료원은 연천군에서의 경험을 다른 행정환경에서 실천해본다는 의미가 있었다고 생각합니다. 연천에서 추진했던 지역의료체계 개발 경험을 청송에서 한번 더 현실로 옮겨 보고자 노력하였습니다.

연천의 경우는 서울대, 복지부, 경기도 등 외부기관으로부터 행정적, 기술적, 재정적 지원을 많이 받을 수 있었습니다. 특히 공중보건전문의 등 우수한 인력 지원을 많이 받았습니다. 경기도의 지원도 컸는데, 경기도는 다른 광역지자체와 달리 보건과의 기능이 보다 활발하였고 앞서 있었습니다. 또한 연천의료원은 경기도 내 유일한 보건의료원이기도 해서 관심을 많이 받았습니다.

하지만 청송에선 어려움이 참 많았습니다. 연천군보건의료원의 경우 지역병원으로서 24시간 응급진료, 분만, 응급수술 능력을 갖추어야 한다는 기본요건 충족을 위해 여러분들의 지원을 받아 간호사, 임상병리사, 방사선사, 간호조무사 등 필요인력 확보에 성공했었는데, 당시 연천군 이외의 다른 지역에서는 엄두도 못 낼 일이었습니다. 청송도 인력증원은 가능하지 않았습니다만, 나름대로 수요에 맞춰 병원 기능을 발휘할 수 있도록 조직을 정비하였습니다. 수술실, 분만실, 응급실 등을 수요와 보유인력에 맞춰 융통성 있게 운영했습니다. 제일 어려운 것이 24시간 분만이었습니다. 제가 조산사 역할을 할 수 있어서 조산사 2명과 함께 24시간 분만이 가능할 수 있게 운영했죠. 병실 당직과 응급실 당직을 함께 하도록 했습니다. 결과적으로는 보건의료원 이용건수가 적었으므로 적은 인력으로 24시간 서비스제공이 가능했습니다.

그 밖에 효성가톨릭의대 의과대학생 지역사회의학실습을 2년인가 시행하였고, 경북의대와 고혈압 관련 공동연구도 수행하였습니다. 그리고 의료원 건물이 아주 낙후돼 있었는데, 마침 농특세를 활용한 지역의료기반 확충사업에 신청해서 1,000평 규모의 40병상 건물을 신축했습니다. 하드웨어와 소프트웨어 모두 지역병원으로서의 역할을 다할 수 있도록 기반을 구축하느라 직원들이 고생이 많았습니다. 청송의료원을 떠난 뒤 운영상 여러 측면에서 예전의 시스템으로 돌아갔다는 얘길 듣고 많이 아쉬웠습니다. 비단 청송만의 문제는 아니었지만 지역보건의료 전반에 있어 보건서비스, 행정, 교육 등등에 대한 업무 표준이랄까 직무체계가 정립돼 있지 않았던 시기였습니다.

연천군보건의료원은 아직까지 병원기능을 유지하고 있다고 듣고 있는데 이종구, 양병국, 문정주 선생님 등 후임 원장님들의 노력 덕분이죠. 요즘은 지역 내에 보건의료원 외 병상이 많이 생겨서 어느 지역이나 온전히 병원기능을 유지하는 보건의료원이 거의 없다고 들었습니다. 전국민 의료보험을 실시하면서 병원이 없는 지역에 병원의료서비스를 제공하기 위해 보건의료원을 만들었는데, 병원기능 유지에 필요한 최소인력을 확보할 수 있도록 초기제도가 마련되지 않은 점이 가장 큰 원인이라고 생각합니다. 보건의료원이 실질적인 지역거점병원으로 성장하지 못한 것은 매우 아쉬운 일입니다.

Q 대구광역시 보건과장으로 재직 시 하신 일들에 대해서 말씀해 주십시오.

- 먼저, '제가 하였다'라고 하기보다 '직원들과 함께 문제에 부딪치고 노력하였다'라고 표현하는 것이 맞을 것 같습니다.

기초자치단체와 광역자치단체, 중앙정부의 차이를 이야기해 보면, 중앙정부는 법률제정과 세수에 의한 재원조달 등 집중된 권한과 역량을 가지고 있습니다. 광역이나 기초는 재정자립도가 매우 낮은 편인데, 그래도 광역에서는 기초보다는 운신의 폭이 좀 있다고 할까요? 기초자치단체의 보건소에서는 신규사업을 기획하기가 매우 어렵고 다만 주어진 예산, 목표와 시행방법이 이미 결정된 사업을 얼마나 효율적으로 집행하느냐가가 주요 쟁점이지요. 광역의 경우도 대동소이한데 지역주민의 건강에 영향을 미칠 수 있는 새로운 정책들을 구상하고 실현할 수 있는 여유와 역량이 어느 정도는 있다고 봅니다.

1999년 대구광역시 보건과장으로 부임해서 추진한 첫 사업은 대구지역사회에 필요한 주된 사업을 무엇으로 정하고 어떻게 실천할 것인가를 결정하는 것이었습니다. 천병렬, 감신, 이경수, 이중정, 김석범, 김병준, 조병희 선생님 등 대구지역에서 활동하고 계신 보건의료관련 교수님들과 모임을 갖고 대구의 보건행정 주제와 실천전략들에 대하여 1년 여 동안 함께 논의를 하고 결과를 정리한 책자도 발간했습니다. 첫 해 정리된 내용 중 김병준 선생님이 금연, 건강증진사업을 해야 된다고 제안했었는데 당시에는 공감을 얻지 못했죠. 그로부터 5~6년 후 건강증진사업이 보건소의 주력사업이 되더군요.

그 이듬해 토론의 결과들을 실천에 옮기기 위한 지역사회진단을 위해 대구시민들의 건강행태, 상병 및 사망원인조사를 실시했습니다. 조사결과, 심뇌혈관질환으로 인한 사망이 가장 높게 나와서 그 선행질환인 고혈압, 당뇨병 관리사업을 시작하게 되었습니다.

의욕적으로 여러 일들을 하기도 했지만 굵직한 사건들도 있어 험한 시간을 보냈다는 생각도 가끔 듭니다. 의약분업에 대한 의사회의 반대, 대구지하철사고 등에 대한 수습은 쉽지 않았습니다.

대구 경북의 다양한 보건의료 문제들과 대안에 대해 논의하고 의견을 나누는 보건의료포럼을 개최했습니다. 원래는 인의협(인도주의실천의사협의회)에서 하고 있던 주요 보건의료이슈 토론이었는데, 대구시에서 그 포럼에 지원을 하면서 주제를 주요 보건의료 이슈 외에 국가 및 지역보건정책 등을 추가하고 참석대상자들을 개방하여 시민토론, 보건의료계 토론으로 확대하여, 대구시가 재정의 일부를 지원하고 홍보 참여 등 공동개최하는 것으로 하였습니다. 2회 정도 개최되었는데 예상외로 청중이 많아지고 관심이 많아져, 대구지역의 보건의료계에 바람직한 새로운 사업으로 생각되었습니다. 그런데 2000년 의약분업정책에 대한 의사들의 반대가 폭발적으로 표출되고 상당기간 지속되는 와중에서 토론회는 의약분업 찬반토론의 장이 되어버리고 결론 없는 토론으로 추진동력을 잃어버리게 되어 중단되고 말았습니다.

Q 대구지하철 사고 수습은 어떻게 하셨나요?

- 2003년 2월 18일에 대구지하철사고가 났죠. 사고처리와 수습으로 정신없는 나날을 보내다

가 머리를 들고 주위를 둘러보니 벌써 7월쯤 되었습니다. 어느새 대구U대회 의무지원이 코 앞에 있더라구요. 대구 지하철사고에 대해서는 백서 등 여러 가지 보고서가 발간되었고, 지하철 부상자들에 대해서는 호흡기내과, 이비인후과, 정신과적인 문제들과 다이옥신으로 인한 후유장애, 혈액검사, 신체검사, 진료 결과 등에 대한 연구보고서가 발간되었고 논문들로 발표되었기 때문에 수습과정에 참여해 느낀 점만 간단히 말씀드리겠습니다. 수습에 대해서는 최선을 다했으나 미흡한 점들이 있었다라고 할 수 있습니다. 피해자들에게 죄송할 뿐입니다.

사고가 났을 때 중요한 것은 우선 사건의 피해자 확인과 피해정도 확인, 다음으로 치료 및 보상, 후유증 관리 등입니다. 이를 위한 업무설계를 잘 해야 합니다. 대구 지하철 사고의 경우 초기 환자에 대한 대응이 적절했습니다. 경북대 병원의 권역응급의료센터에서 현장에 직접 출동하여, 1339를 통한 병원별 환자 분배가 잘 이루어져 사망자수를 최소화할 수 있었습니다. 모든 부상자들에 대한 최상의 치료와 치료비 전액 지원이 이루어졌습니다. 서울지역 소재병원을 이용하는 치료까지 피해자에 대한 충분한 치료를 보장했습니다.

사고가 났을 때 초기에는 치료, 시간이 경과할수록 후유증 관리를 포함한 보상의 문제가 더 중요해집니다. 처음부터 의료 및 법률전문가(변호사) 들의 참여와 개입이 꼭 필요합니다. 특히 대형참사의 수습, 보상과 협상의 경험이 있는 전문가들의 도움과 조언이 매우 필요합니다. 사고 후 흥분상태에 있는 보상자와 가족들과의 협상에는 전문가들의 의견은 무시되기 일쑤입니다. 그래서 더욱더 인내심 있고 끈기 있는 전문적인 협상능력이 필요하다고 생각합니다. 대구지하철 사고의 경우 장애를 진단하는 기준과 보상, 후유증 관리에 대하여 피해당사자와 정부 측의 의견차이가 컸고, 피해자 개인들의 이해관계 때문에 후유증 치료 기금의 지급 등에 대한 의견이 크게 엇갈려 한동안 갈등상태가 지속되는 어려움이 있었습니다. 그리고 당시는 사고로 인한 외상 후 스트레스 장애에 대한 인식도도 낮아 적절한 치료와 보상에 어려움이 있었습니다.

Q 대구시에서 역점적으로 추진한 고혈압·당뇨관리사업에 대해 말씀해 주십시오.

- 2003년부터 대구시 독자적으로 고혈압 및 당뇨관리사업을 시작하였습니다. 그 전부터 준비는 있었습니다만 2003년에 본격적으로 달성군 코호트를 구축해서 유병률과 예후요인에 대한 조사를 실시했고(2008년에 재조사) 사업체계를 구축했습니다. 대구시에서는 대구시의사회에 사업을 위탁하고 의사회에서는 사업단을 구성하여, 사업 참여를 원하는 병원에 한해서 교육서비스를 지원하는 것이었습니다. 당시 대학병원급에서 실시하던 식사요법, 운동요법 교육을 의원수준에서 실시되도록 지원하는 내용이었습니다. 사업의 확대와 전환이 필요한 시점에 2006년도에 질병관리본부의 고혈압·당뇨병환자 등록관리사업에 대한 제안이 있었습니다. 2005년도에 국가 심뇌혈관질환 관리정책의 근간이 확정되었으므로 국가적 차원의 만성병관리정책이 필요한 시점이었다고 생각합니다.

2006년 1년여 기간의 준비를 거친 후, 2007년 9월부터 국가예산을 상당부분 지원받아 대구시에서 고혈압 및 당뇨병 등록관리사업을 시작하였습니다. 환자가 등록하면 진료일자를 상기

시켜주고 필요한 교육을 실시하고 약제비와 치료비의 일부를 지원하였습니다. 지역 전체 의료기관 중 내과, 가정의학과 의원과 내과 및 가정의학과가 개설된 병원의 79%, 약국의 81%, 추정환자의 80%(65세 이상)이 여기에 참여했습니다. 대구시의사회와 관련지부학회 선생님들의 전폭적인 지원으로 가능한 사업이었습니다. 그러나 급증하는 65세 이상 인구로 인한 예산부담, 일부 내과 개원의 선생님들의 지속적인 반대 등으로 2009년 8월에 진료비 일부지원 고혈압·당뇨병 등록관리사업에서 진료비는 지원하지 않으나 참여의원에 대한 교육서비스는 지원하는 형태로 사업내용이 변경되어 계속 추진하고 있습니다. 지금은 당시 등록자 중에서 계속 관리 요청자 5만 명에게 전화 상담과 교육서비스를 병행하고 있고, 지속적으로 함께 하고자 하는 병·의원(69개소)들과 협력하고 있다고 알고 있습니다. 올해 7월부터인가 1차 의료기관 이용 당뇨병·고혈압 환자 진료비 경감사업을 정부차원에서 실시하고 있는데, 대구시의 고혈압·당뇨병 등록관리사업이 그 모델이라고 할 수 있을 것입니다.

Q 필수예방접종 시범사업도 보건과에 계실 때 하셨던 일이죠?

- 네, 2005년도 일인데 질병관리본부로부터 국가 필수 예방접종 보장범위 확대 시범사업 제안이 있었습니다. 1차로 경기도 군포시를 시범지역으로 선정하여 시범사업을 설계하던 중, 사업 후 전국화실시를 고려하여, 규모면에서의 타당성을 높이기 위해 광역시 중 대구시를 참여시키게 된 것이었습니다.

이때 개발한 예방접종기록 전산등록사업은 새로운 유형의 지역보건사업이었는데요. 참여의원의 동의와 협조가 필수적인 사업이었습니다. 기존 예방접종을 하고 있던 여러 의원들과 언론들의 찬반논란, 의원들간의 이용환자 수의 변화 등 걱정도 많았습니다. 하지만 지역사회에서 사업이 한 번 실행되고 거기서 제기된 문제들이 논의되고 의견을 수렴하면서 해결점을 찾아나가게 되는 것 아니겠습니까. 우여곡절을 거쳤지만 단기단에 시범사업은 성공적으로 마쳤습니다. 아쉽게도 전국화를 목적으로 설계되고 대구시가 1~2년 먼저 시행한다고 약속했던 사업이 6개월 후 복지부 정책변경으로 중단되어 지역민들에게 원망도 많이 듣고 아주 곤란한 입장에 처해지게 되었습니다. 그로 인해 새로운 사업 구상이나 추진이 쉽지 않았어요. 시민들에게야 말할 것도 없고 시장님께 면목이 없어서 쥐구멍에라도 숨고 싶었습니다. 하지만 이 시범사업은 국가사업으로 그동안 꾸준히 주장되어 전국민 무료예방접종정책으로 실현되는데 큰 기여를 했다고 생각합니다.

보건정책을 하는 사람들은 지역주민 전체를 대상으로 건강증진 프로그램을 성공시켜 보고 싶은 욕구가 크지 않습니까? 문제는 비용과 지속성이죠. 사업을 지속적으로 실행할 수 있어야 좋은 결과를 얻을 수 있는데, 현실적으로 어려움이 아주 많았습니다.

Q 「메디시티 대구」사업에도 관여하셨죠. 「메디시티 대구」사업의 배경은 무엇이었습니까?

- 2004년이었을 겁니다. KTX 시대가 열리면서 대구지역 환자들의 서울 유출 가속화에 대한 대구지역 병원계의 위기의식이 고조되었습니다. 대구시에서는 그 대책을 마련하고자 지역병

원회와 함께 "대구·경북지역의 보건의료산업 경쟁력 강화방안 연구"를 추진하였습니다. 연구 내용은 병원산업, 보건산업, 공공보건의료사업의 3개 주제로 추진되었으며, 2006년에 그 결과가 발표되었고 첫 번째 주제인 병원서비스 경쟁력 강화를 위해서는 5개 대형병원을 중심으로 한 경쟁·협력 속에 추진할 9개 추진전략, 보건산업발전을 위한 메디클러스터 조성, 공공의료서비스에 대해서는 평생 건강관리체계구축을 제안 받았습니다.

2008년 5월경에 이러한 사업추진을 위한 공동홍보브랜드로 「메디시티 대구」를 채택하였고 2009년 6월에 지역의료계, 학계에서 대구지역 미래성장동력사업으로 「메디시티 대구」를 실현해야 한다는 선포식을 가졌습니다. 당시 (수도권지역의 병원들은 기업화되어 대형투자가 가능했고, 그에 따른 서비스 수준도 높아 졌지만) 지방병원은 집중투자 재원조차도 없는 실정에서 수도권과 지방의 의료서비스 수준 차이는 심화되어가고 있었습니다. 중앙정부에서는 지방에서도 수도권 수준의 보건의료서비스를 가능하게 해야 한다는 주장이 있었고. 전국민 의료수준의 형평성을 기하자는 큰 구상들이 나오고 지방에 심혈관센터, 류마티스센터, 권역응급의료센터, 지역암센터, 호흡기전문센터 등을 건립하는 정책들이 입안되고 실행되었습니다.

2009년 8월에 대구의 신서지역이 첨단복합의료단지로 선정되었습니다. 2004년에 시작하였던 사업이 그 후 첨단의료복합단지 유치에 조금이나마 기여할 수 있어서 다행이었습니다. 지금은 의료서비스 경쟁력 강화를 위해 20개 병원의 대표들로 구성된 병원회 산하 메디시티 대구 추진위원회에서 여러 사업을 추진해오고 있습니다. 의료서비스 공급행태·공급환경 및 시스템 개선, 추진조직 역량강화 및 지원체계 구축, 병원 핵심기능 교육과 병원경영세미나 실시, 서비스만족도 조사, 의료기관 인증평가 지원, 의료서비스 전진대회 개최 등의 사업을 추진해오고 있습니다. 지금의 「메디시티 대구」사업이란 첫 번째 의료서비스 경쟁력 강화사업, 두 번째 첨단의료복합단지 성공을 통한 보건의료산업 발전, 세 번째 의료관광·의료관련 컨벤션 등 첫 번째·두 번째 영역에서 파생되는 산업군의 성공을 뜻합니다. 2014년 국내 제일의 의료서비스 선진도시가 되겠다는 목표가 있는데 더욱 분발해야 달성될 수 있겠지요.

Ⓠ 광역에서의 보건의료사업 규모로서는 매우 큰 사업이네요. 기초와 광역에서의 보건행정을 모두 경험해 보셨는데 그 둘의 차이는 무엇이라고 생각하십니까?

- 첫째는 농촌지역에서는 정책에 대한 주민설득이 공식적·비공식적 개별관계를 통해 어느 정도 가능하였는데 대도시 기초자치단체나 광역에서는 언론을 통하지 않고는 대단히 어렵습니다. 언론과 협의, 대화하는 능력이 필요하다는 점이 가장 크게 다른 점으로 느껴졌습니다. 언론의 정부견제기능은 인정하지만 견제기능을 너무 심하게 발휘하는 것 같아 속상할 때가 많았습니다. 한참 후에야 광역자치단체도 정부이므로 시민과 행정전반에 대한 무한책임을 져야 한다는 것을 깨우치고 언론에 종사하시는 분들을 이해할 수 있었습니다. 광역자치단체의 보건행정을 잘 수행하려면 나름대로의 광역보건행정의 철학과 기본개념이 확실히 정립되어야 언론과 소통이 가능할 수 있지 않을까 생각합니다.

둘째는 정책을 시행함에 있어 시민과 민간 의료자원들을 적극적으로 설득해야 한다는 것입니다. 그러기 위해 전문적이고 체계적인 보건의료지식 외에도 문제를 인식하고 형상화하고 그것을 행정적으로 해결해내는 능력과 품성, 그리고 부지런함이 필요하다고 생각합니다. 저를 포함한 대부분의 의료인 출신 보건행정가들은 이런 능력들이 미흡하다고 느꼈습니다. 문제해결에 대한 행정가와 보건의료 전문가의 입장 차이를 극복해야 합니다.

그리고 광역에서의 좋은 점은 보건소와 비교했을 때 동원 가능한 보건자원의 수준이 높다는 점과 지역 전문가들의 협조가 적극적이라는 점이죠. 이를 통해 기초에서는 어려운 근본적인 문제해결이 가능해지기도 합니다.

Q 공직 재직시 가장 보람 있으셨던 일을 꼽으라 하면 무엇을 말씀해주실 수 있을까요?

- 음, 공직에 있는 것이 좋았던 점은 임상을 했었더라면 만날 수 없었던 보다 많은 훌륭한 사람들을 만날 수 있었고, 그들의 훌륭한 장점들을 배울 수 있었다는 것입니다. 가장 기뻤던 적은 연천군 보건의료원에서 3교대 가능한 정원을 행자부로부터 승인받은 것입니다. 그때가 가장 기뻤습니다. 보람은 글쎄요, 지금 지난 일을 생각하면 아쉬움이 더 많다고 할 수 있습니다.

Q 지금 대구의료원장으로 일하고 계시죠? 의료원과 보건소의 바람직한 연계체계에 대한 의견에 대해 듣고 싶습니다.

- 보건소는 국가의 보건정책을 집행하는 보건당국이면서 또한 제한적이지만 지역 내 의료기관으로서의 기능을 수행하지만, 의료원의 경우는 정책기능은 없지만 종합병원급 의료기관으로선 보다 높은 의료서비스를 제공할 수 있습니다.

우리 대구의료원의 미션은 "책임 있는 공공의료기관"입니다. 여기서 공공병원이란 무엇을 해야 공공병원인가에 대해 고민해야 하는데, 배상수 교수가 가르쳐 주더라구요. 예를 하나 들어보죠. 대구시에는 외국인 근로자들이 많습니다. 그들 중에는 미등록 외국인 근로자들도 있습니다. 그들을 돕는 시민단체들이 있습니다. 그들이 의료원에 오는 경우 '무엇을 해줄 수 있는가'를 생각해 보지 않을 수 없습니다. 그럴 때 지역 단체들과 정기적인 모임을 갖는 등 의료사각지대에 있는 사람들이 제대로 된 의료서비스를 받을 수 있도록 지역차원의 네트워크를 구성해보자고 시도를 하고 있습니다. 다시 말하면 의료원이 지역의 공공의료역량을 강화하는 중심역할을 해야 한다고 가르쳐 줍디다. 이런 작업을 하는데 보건행정당국인 보건소와 반드시 연대하고 협력해야 되겠지요.

Q 후배 공직자들에게 조언을 부탁드립니다.

- 공직자는 국가기관에 종사하고 세금으로 월급을 받기 때문에, 그리고 사회의 문제를 해결하기 위한 자원들을 동원할 수 있는 권한을 가지기 때문에 매력이 있지만 동시에 공정해야 하고 청렴해야 하는 등 특별한 공직관이 필요하다고 생각합니다. 공직자는 우리 국가사회를 바람직한 방향으로 개선할 수 있는 책임과 권한을 가진 위치에 있는 것입니다. 긍지와 자신감을

가지고 사회개선을 위한 합리적 목표와 전략을 세울 수 있어야 합니다. 하지만 막상 공직에 오래 있다 보면 자신감이 떨어지고 좌절할 때도 있지요. 그럴 때는 버티는, 스스로를 견디게 하는 힘을 길러야 할 것으로 생각합니다.

오랜 시간 좋은 말씀 감사합니다.

올바른 일 '공중보건'을 위한 도전으로 성공 이루다

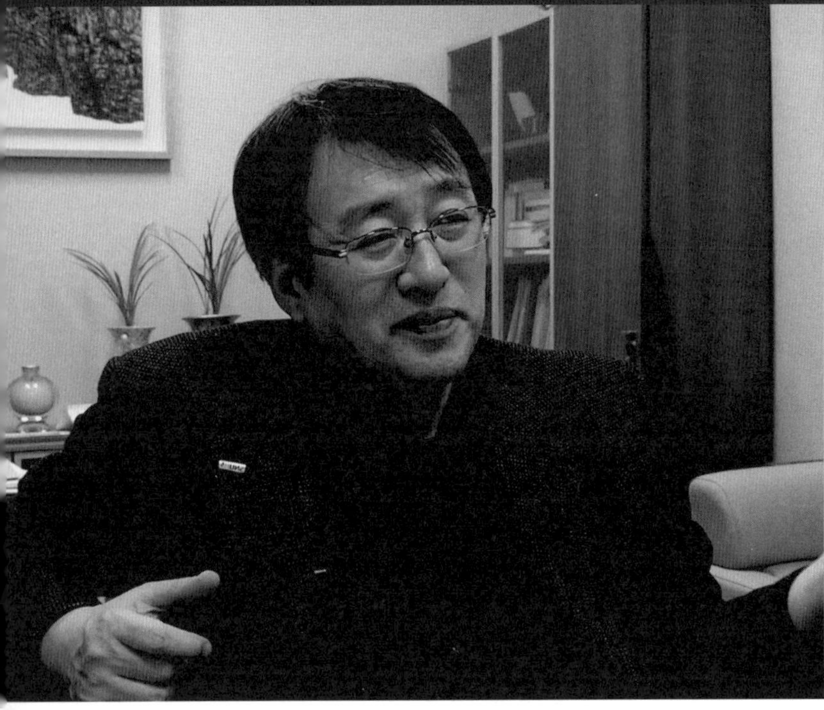

이종구

프로필

1982. 2	서울대학교 의과대학 의학과 졸업
1982. 2~1985. 2	서울대학교병원 가정의학과 전공의
1985. 2	서울대학교 보건대학원 졸업(보건관리학석사)
1985. 2~1988. 4	육군 군의관
1988. 5~1989. 4	서울대학교병원 가정의학과 전임의
1989. 4~1994. 4	연천군 보건의료원 진료부장/의료원장
1994. 4~1995. 4	보건복지부 국립보건원 훈련부 보건행정학담당관
1995. 5~1999. 1	보건복지부 보건국 방역과장, 의정국 지역의료과장/ 보건국 지역보건과장
2003. 2	서울대학교 의과대학원 졸업(의학박사)
1999. 1~2003. 11	보건복지부 보건국 방역과장, 국립보건원 감염병관리부 방역과장
2003. 12~2004. 1	국립인천공항검역소장
2004. 1~2004. 4	질병관리본부 전염병관리부장
2004. 4~2007. 1	보건복지부 건강증진국장/보건의료정책실 보건정책관
2007. 1~2007. 4	질병관리본부 전염병대응센터장
2007. 4~2011. 5	질병관리본부장
2011. 9 ~현재	서울대학교병원 대외정책실장, 가정의학과 교수 서울대학교 의과대학 일차의료정책 담당 교수

Q 의사가 되고자 했던 특별한 이유가 있으신가요?

- 조금은 막연한 동기였던 것 같아요. 의사가 되면 남을 도울 수 있겠다는 그런 막연한 생각에서 의대를 지원했습니다. 아버지께서 당뇨병으로 일찍 돌아가셨는데 만성신부전, 결핵까지 겹쳐서 고생하시는 것을 보았던 것도 동기로 작용했던 듯합니다. 병으로 고통 받는 사람들을 돕고 싶다고 생각했었죠.

Q 가정의학전공이시죠? 당시에는 가정의학전공이 좀 생소한 분야였는데요.

- 네. 제가 대학 다닐 때 '가정의학'은 신생 분야였습니다. 기존의 다른 전공과는 다른 학문적 Identity가 있던 분야여서 관심을 두었었고, 무의촌 진료서클을 하다 보니 일차보건의료에 관심 있었던 제 자신에게 적합한 분야라는 생각이 들어서 선택했죠. 보건대학원에서 일차보건의료에 대한 개념, 보건정책과 역학을 배우고 이어서 자연스럽게 보건행정과 현장 경험을 함께 가질 수 있는 분야인 공중보건 쪽에 관심을 두게 된 것 같습니다. 일차의료를 전공했었기에 연천군 같은 농어촌에서 근무하는 것도 큰 갈등 없이 선택할 수 있었죠.

Q 연천군보건의료원에서 공직생활을 시작하신 거네요.

- 1989년 당시 신영수 교수님 주관 하에 WHO와 서울대학교 의과대학이 함께 추진하고 있던 시범사업(1차 보건의료에 기반을 둔 지역의료체계)의 병원진료부문과 사업단의 health service research 부문을 담당할 사람이 필요하던 차에 그 분야에 관심도 있고 해서 시범사업 기관인 연천군보건의료원에서 공무원이면서 연구사업도 하게 되었습니다.

Q 연천군보건의료원에서는 어떤 일들을 하셨습니까?

- 연천군보건의료원에서 5년 정도를 근무했지요. 진료, 조사, 병원경영, 교육 등 지역보건에 대한 다각적인 경험을 한 좋은 기회였습니다.

연천군보건의료원은 40병상을 가진 농어촌 의료원으로 저의 주 업무는 환자 진료였습니다. 외래환자의 약 20~30%, 입원환자의 1/2을 진료했어요. 공보의가 주축인 병원이 제대로 운영되기 위해서는 지역 주민을 돌보는 진료사업은 정규직인 제가 직접 나서야만 했기 때문에 환자 속에서 살았다고 봐야죠. 한편으로 입원환자, 외래환자를 지역사회 내에서 함께 진료하면서 장기간에 걸쳐 변화(사망 또는 치료)되는 환자들에 대한 경험을 얻게 되었고, 이와 더불어 지역사회 보건사업의 효과 내지는 결과를 직접 체험하였습니다. 예방사업과 진료활동을 모두 하였기 때문에 지역보건을 전체적으로 파악할 수 있는 유리한 기회였습니다.

시범사업을 하다 보니 heath service research를 함께 하게 되었는데, 서울대학교의 연구진과 팀을 이루어 공부도 하고 조사도 함께 했던 일들은 개인적으로 나중에 공무원을 하면서 각종 사업 아이디어를 얻게 되었던 출발점이었다고 생각합니다. 우리나라 보건사업을 분석하고, 사업 배경은 무엇이며, 서비스의 input, process, outcome은 무엇인가 등등 이론적인 공부를 하는 계기가 된 것이 시범사업이었습니다.

다음으로는 병원 경영(hospital management)에 관한 부분입니다. 40병상의 병원이 농어촌에서 살아남기 어렵겠다는 생각에서 병원 경영 정상화를 위한 기본계획을 수립했던 경험이 있는데, 이 계획은 보건복지부 과장 시절에 보건의료원 개선을 위한 아이디어로 실현할 수 있었습니다. 보건소가 있었던 연천읍에서 보건의료원을 전곡으로 이전 신축하면서 병원을 새로 짓고, 장비를 사고, 운영계획, 보험청구 등 처음부터 끝까지 병원관리행정의 모든 것을 경험한 시절이었습니다. 규모를 키우고, 서비스 향상을 위한 장비 및 인력부문의 강화를 도모했습니다. 이러한 노력의 연장선에서 중앙정부와 경기도 보건과의 전폭적 지원으로 지금의 연천군 보건의료원으로 발전하게 되었습니다.

마지막으로 교육분야의 경험인데요. 당시 연천군보건의료원에는 20~30명의 공중보건의와 서울대병원 가정의학과 레지던트들이 파견을 나왔기 때문에 교육을 담당하는 기관의 역할을 많이 했습니다. 교육내용은 농어촌 병원과 보건지소의 공중보건의사들이 가져야 하는 흔한 질환의 의학적 지식과 on-the-job training이었고 시범 사업단 특히 일차의료 교육지원 역할에 많은 힘을 쏟았지요.

이러한 네 가지 면에서 연천군보건의료원은 우리나라의 농어촌 지역 보건의료 담당기관으로서 여러 가지 기념비적인 일을 하지 않았나 생각합니다. 그때 함께 일했던 좋은 선생님들이 많습니다. 그 분들은 현재 교수 등 현직에서 활발하게 활동하고 계십니다.

Q 연천군 이후에 곧바로 복지부로 이동하셨나요?

- 아닙니다. 연천군에서 5년 정도 근무했을 무렵 서울의대 의료관리학교실도 연천군보건의료원에 관여하지 않게 되고 현지 연구팀이 해체되면서 저는 중앙정부로 특채되어 오게 되었습니다. 처음에는 국립보건원 훈련부에서 보건행정학 교수요원으로 공무원 교육을 담당하였습니다. 국립보건원 훈련부는 일본의 공중위생원과 같은 조직으로 보건담당 공무원에 대한 지속적인 교육을 담당하는 부서입니다. 보건분야 공무원들의 지속적 교육을 담당하는 위치이지만 내용면에서 보면 한두 사람 빼고는 교과를 운영하는데 있어 자기 철학이나 전담과목 없이 그저 교과과정을 운영하는 담당관이 여럿 있었지요.

그래서 전문성이 필요한 역학이라든가 모자보건 등은 학문적 성장이 잘 안 되고 있었죠. 보건간호학 담당관은 오랫동안 지역사회 간호에 대해 지속적 교육을 담당하면서 공무원들의 기술 발전에 기여해왔지만 그렇지 못한 과목들도 보게 되었습니다. 당시 보건대학원이 있었지만 공무원들을 대상으로 한 직무연수는 국립보건원이 맡았었는데 이에 대한 훈련부의 대비는 미흡한 상태였죠. 교육기관으로서의 시설, 장비, 인력, 교수진 등 어려움이 많았던 것으로 기억됩니다. 저 개인적으로는 정책집행 수단으로 직무교육과 지침의 중요성을 다시금 확인한 기회였지요. 성공하지는 못했지만 정책수행을 위한 보수교육방법 개선을 도모하게 된 계기였습니다.

당시 같은 건물의 한국의료관리연구원장으로 계시던 신영수 원장님의 도움으로 직무연수 등 공무원 교육과정의 개편작업을 시행하기 위해 WHO 호주 RTC(Regional Training Center)

에서 전문가를 초빙하기도 했습니다. Arie Rotem 교수 등의 제안은 국립보건원 훈련부는 teacher's training 기관으로 남고 직접 교육기능은 지방에 이관하라는 것이었습니다. 지방을 교육하는 중앙기관으로서의 역할을 하고 지방공무원의 기초교육은 가까운 곳에서 교육을 해야 한다는 개념이었습니다. 당시 집행부는 받아들이기 어려운 제안이었습니다. 이렇게 교과과정을 개편하는 안은 2001년 경 후에 콜레라가 우리나라에 유행했을 때 미국 CDC(질병통제예방센터)의 SMDP(Sustainable Management Development Program : 지속관리개발프로그램)을 담당하던 Dr. Anderson을 만나 직무교육관련 토론을 하면서 우리나라의 전염병관련 보건직 직무연수과정을 개선한 FMTP(현장관리훈련프로그램)개발에 적용했지요. 보건행정담당관으로서 현장연수 교육 프로그램에 대한 아이디어를 갖게 된 계기가 되었습니다.

Ⓠ 보건행정담당관이라고 하셨는데 보건행정을 가르치신 건가요?

- 국립보건원 훈련부에서 가르치는 보건행정학은 일반 대학에서 가르치는 것과는 다르게 정부 행정조직의 역할, 보건의료 정책이나 사업 등 정부 관련 내용을 교육하고 있었습니다. 공무원들이 현업에서 법과 관련된 업무가 많은 편이기 때문인지 관련 법률에 대한 내용도 들어있습니다. 이런 것을 보면서 실제 공무원들에게 도움이 되는 교육내용이 무엇일까에 대한 생각을 많이 하게 되었습니다. 제가 담당하던 4급 승진자의 교과과정을 대폭 바꾸어 토론과 사례 중심으로 바꾸어 보았지요. 공무원을 교육하는 과정에서 알게 된 사실은 교육생들이 토론이나 리포트 등을 통해 실제 현장에서 필요하고 또 자신들이 성공적으로 적용하고 있는 여러 아이디어들을 담아낸 많은 과제물들을 제출한다는 것이었습니다.

당시 담당관으로 있으면서 그런 좋은 아이디어들이 현장에서 계속해서 발전되지 못하는 것이 아쉬워 언젠가는 활용하겠다고 생각하여 그 리포트들을 잘 정리해 두었는데, 담당관을 그만두고 난 후 몇 해가 지나서 다시 가보니 모아둔 자료들마저 사라지고 없어 무척 안타까웠습니다.

그 외에 국립보건원에서 만든 교과과정으로 "관리의사 교육과정"이 있습니다. 관리의사는 일정기간이 지나면 보건행정을 담당하게 되는 경우가 많은데 기본적인 소양을 기를 수 있는 교육이 마땅치 않아 이 과정을 통해 직무 개발 및 향상을 위한 아이디어와 네트워크를 만들어 주고자 했던 것이었습니다.

Ⓠ 훈련부에서 하셨던 다른 일들에 대해서도 말씀해주세요.

- 국립보건원 훈련부에 있으면서도 보건복지부의 보건의료정책의 두뇌집단(think tank) 역할을 하는 경우가 많았습니다. 현안 문제가 생겼을 때 초안 리포트나 제안서 등을 많이 작성했었죠. 대표적인 것이 국립보건원과 질병관리본부의 오송 생명과학단지로의 이전계획 수립이라든가, 암 10개년 계획 등이 떠오르네요. 그 외 같은 건물에 한국의료관리연구원이 있었어요. 농어촌보건소 현대화사업의 지원역할을 하는 기관이었는데, 이 연구원과 연계가 되어 농어촌보건소 지원사업의 자문과 평가, 지역보건법을 개발했던 기억도 납니다.

Q 복지부 방역과장으로 근무하시면서 전염병 관리에 큰 역할을 하신 것으로 알고 있습니다. 방역과장 재직 당시의 구체적인 활동에 대해 말씀해 주십시오.

- 전염병관리와 관련해 사건, 사고가 많았을 때 방역과장으로 재직하면서 전염병의 진단과 신고, 콜레라 같은 경제적 피해가 큰 대규모 유행에 대비한 역학조사와 대응, 전염병관리 수단으로서의 예방접종사업 개선 등을 추진했지만 재임기간이 짧아 예방접종지침서를 제외하고는 만족스런 성과를 내지 못했습니다.

1990년대 중반은 일본뇌염 예방접종으로 인한 사망자 발생, 에이즈의 사회문제화, 콜레라의 대유행 등등 우리나라의 전염병 관리에 문제가 표출되던 시점이었습니다. 연천군보건의료원 시절 결핵관리를 할 때 이미 경기도는 물론 복지부 담당자의 무지와 견해 차이로 인해 현실적인 어려움이 많다는 것을 체감하기는 했습니다만, 정작 큰 문제는 중앙 정부의 담당과장이 전염병 발생사실을 신문기사를 보고 알게 된다는 것이었어요. 전염병이 발생하면 이에 대한 사실이 복지부에 즉각 보고가 되고 복지부의 담당자가 보고에 대한 조사나 향후 처리를 실시해야 함에도 신문 기사에 실린 해당 병원에 전화를 걸어 담당 의사나 간호사로부터 정확한 정보를 듣고 정부의 대책을 내놓아야 하는 현실을 이해하기 어려웠습니다. 전염병 발생 신고와 보고가 제대로 이루어지지 않는다는 것이었습니다. 전염병 발생신고와 관련해서 가톨릭의대의 신의철 교수와 조사를 실시한 적이 있는데 의사들이 전염병이라고 신고한 것이 실제로 전염병이라고 진단된 경우가 20~25%에 불과하다는 것이었죠. 이는 전염병에 대한 통일된 진단기준의 미비가 그 원인이라고 판단되어 전염병 진단기준을 만들기 위해 노력했습니다. 그러나 이 기준을 만드는데 합의가 어려워 기한 내에 만들지 못했지요. 전염병 신고를 전산보고하기 위한 시범 사업도 만들었습니다. 다이얼 업 방식은 당시 우리나라 은행과 일본의 전염병 전산보고시스템을 그대로 적용해 본 것인데 돈이 많이 들어 실현하기 어려운 상태였습니다. 가장 역점을 많이 둔 것은 전염병의 전반적인 개선을 위한 용역사업이었습니다.

그렇게 3년 정도 추진하면서 전반적인 개선을 추진할 수 있는 초안을 만들었지요. 예방접종지침 개선도 그 산출물의 하나입니다. 개인적으로 1995년에는 콜레라 유행 때 추간판탈출증을 앓아 고생을 많이 했지만 콜레라를 조기 종식시켜 올해의 공무원으로 홍조근정훈장도 받고 부상으로 부부 동반으로 유럽시찰을 간 것은 복지부 선배님들이 어여삐 여겨 주신 덕분이라고 생각됩니다.

1999년 방역과장을 두 번째 역임하면서 비로소 전염병 전반을 정리할 수 있었습니다. 중앙정부의 공중보건정책을 증거중심의 조사와 대응체계로 개편하는 첫 단초를 만들었지요. 방역과를 보건복지부에서 국립보건원으로 이전하는 혁신적인 안이 추진되었습니다. 그와 함께 정통부의 예산 사업으로 추진해온 전염병 신고보고 전산화는 1999년 성공하여 우리나라에서 가장 처음 EDI(전자문서교환) 인터넷망을 사용한 사례로 기록되었습니다. 당시 IMF에서 탈출하기 위하여 BT분야에 재정을 많이 투입했는데 성과를 낸 대표적 사례로 알려지게 되었습니다. 또한 역학조사관 제도와 교육체계를 확립하였고, 이를 기반으로 각종 전염병의 유행

감시 및 대응, 예방접종 이상반응에 대한 조사와 보상체계를 구축한 바 있습니다. 또한 전염병예방법 개정을 의원입법으로 추진하여 관리대상 전염병의 종류를 17종에서 70여 종으로 확대하고 신고방법 개선(인플루엔자 관리, B형간염, 수두관리를 위한 보조감시망의 도입), 진단기준 개선 등도 마련했습니다. 2000년에 발생한 홍역 때문에 2001년 홍역퇴치사업을 추진해 2006년에 아시아 최초로 홍역퇴치선언(US CDC의 MMWR과 WHO의 역학주보 WER에 발표)을 했습니다.

Q 역학조사관제도를 만들었다고 하셨는데 자세한 설명을 해주십시오.

- 전염병관리에 있어 역학조사는 필수적입니다. 당시 복지부의 역량으로는 어려운 일이라 유행 조사를 대학에 의뢰하는 경우가 다반사인데 제가 역학을 전공했음에도 일을 못하는 것이 아닌가 하는 아쉬움이 많았습니다.

그러던 중 1999년 미국 NIH(국립보건원)에서 한국정부(과기부)의 한미과학기술진흥에 관련된 협정에 따른 분야별 전문가 논의가 있었는데 그 일곱 번째 주제가 'New emerging infectious disease'이었습니다. 좋은 기회라 생각해 참여하게 되었고 그동안 용역을 실시한 내용을 발표할 기회도 있었습니다. 무조건 시간을 내어 혼자 미국 CDC에도 방문해 살펴보다가 역학조사관제도가 눈에 들어왔어요. Public Health Corps라는 미국의 독특한 공중보건제도의 밑바탕에 군의관 중에 자발적으로 군대 대신에 공중보건을 택하여 CDC나 NIH에 근무하는 사람들이 많다는 사실에 주목했습니다. 원래 해안 경비대의 검역관련 업무에서 출발한 공중보건사단의 전문가들은 역학조사관으로 근무 후에 정규직으로 채용되는 절차를 가지기도 하는 것으로 여겨졌습니다. 또 매주 수요일에 해안경비대 군복을 입고 근무하더군요. 이들에게 Epidemic Intelligence Service(EIS) 제도에 대해 들어보니 우리나라의 공보의 제도를 활용하면 될 것 같았습니다. 이들은 의과대학만 졸업한 수준인데 우리의 경우 전문의가 배출되니까 그 수준이면 충분히 할 수 있겠다는 자신감이 들었습니다. 그래서 2주 코스로 교육과정을 만들어 1기 역학조사관을 배출했어요. 이들 1기 역학조사관은 현장을 다루는 부서에 배치되어 2년간 조사하고 리포트 쓰는 일을 담당했고 제일 많이 고생했습니다. 모든 유행을 확인하고 조사했지요. 당시는 이런 종류의 역학조사는 대학에서나 할 수 있는 것으로 여겼고 국가가 담당한다는 것은 생각지도 못하던 시절이었어요. 이들은 이를테면 수사관이었습니다. 그들의 희생정신에 힘입어 많은 수인성 전염병 유행조사가 이뤄지는 등 복지부 방역과 업무가 국립보건원으로 이관되면서 우려되던 문제들이 거의 일어나지 않았습니다.

또 중앙정부가 기술적 리더십을 발휘하고 문제해결을 도와주는 측면이 강조되면서 비록 공중보건의, 연구사, 연구관으로 조사팀이 이루어졌지만 당시 행정 관행을 극복하고 어렵지 않게 과학적 증거 중심의 성과로 인정받았죠. 전염병관리 분야가 중앙정부 행정지휘 라인이 아닌 연구 및 사업 부서에서도 잘 추진될 수 있다는 인식을 심어준 것이죠. 처음에는 관련 부처의 협조가 어려웠지만 주요 유행에 잘 대처하여 오늘날 질병관리본부가 되는데 이들이 아주 큰 역할을 했다고 생각합니다.

Q 지역의료과장으로 재직하실 때 지역보건분야에서 하신 일들이 많지요?

- 의정국 지역의료과장과 보건국 지역보건과장으로 2년간 일했죠. 지역의료과는 국민의료의 균점과 형평성 제고를 위하여 의정국의 중요한 정책 아젠다를 추진하는 부서입니다. 보건의료에서 형평성의 정의를 실천하는 중요한 부서였죠. 그와 관련해서 공공보건의료의 인프라 구축에 포인트를 두고 사업을 전개하였습니다.

당시엔 의료보험 이후 3시간 대기 3분 진료, 삼풍 및 괌 사고, 혈액부족과 혈액감염 등 양질의 의료에 대한 요구가 높아지고 있었죠. 농어촌 일차의료를 위하여 보건소를 현대화하고, 보건진료원 및 공중보건의 보수교육과 관리, 응급의료 인력 및 시설 확충, 혈액관리 사업 개선, 의료전달체계 확립을 위한 중소병원, 농어촌 병원, 전문병원 지원 등은 공공보건의료의 인프라를 구축하는 사업으로 우선순위가 높은 사업들이었습니다.

Q 보건소 현대화 등 보건소와 관련해 추진한 사업들에 대해서 구체적으로 말씀해주십시오.

- 보건소와 관련해서는 농어촌 및 의료취약지역의 진료와 보건사업을 위하여 공보의 및 행정관리 지원, 보건진료원제도, 농어촌보건의료개선사업 지원 그리고 구강보건사업 지원이 추진되었습니다. 그때 당시 지역의료과는 3D과로 불릴 만큼 일이 많았습니다. 하루 종일 서서 전화기를 왼손으로 받고 오른손으로 직원들에게 업무를 지시하고 리포트를 읽어야 할 정도였습니다. 지역의료과는 사실 전체 보건사업의 방향성을 만드는 중요한 부서죠. 후에 지역보건과로 개편되어 영유아예방접종, 건강증진 시범사업 등의 업무가 이관되었는데 건강증진사업을 개발하는 초창기 사업을 담당했었습니다.

보건소 현대화 및 현대화 모형개발을 위하여 한국의료관리연구원에 농어촌 의료서비스개선사업단을 설치·운영하여 보건소 로고 표준화, 보건소 건축 표준화의 기술지원과 재정지원 등을 추진한 결과 보건소의 인식이 획기적으로 달라졌습니다. 지역의 명물 보건소도 탄생하였고 사업도 다양해지면서 많은 지역주민이 찾게 되었습니다. 그러면서 보건소의 역할과 기능에 대해서도 생각하게 되었죠.

당시 핫이슈 중 하나가 사회복지와의 업무통합이었는데 통합에는 장·단점이 있었어요. 그 당시 저는 보건소의 개인서비스는 보건지소수준에서 제공하고, 사회복지서비스 역시 읍·면·동 수준에서 제공하고 있었기 때문에 행정중심인 보건소에 사회복지서비스를 통합할 경우 서비스 제공 수준이 맞지 않아서 통합이 어렵다고 보았습니다. 통합을 한다면 보건지소나 읍·면·동 수준이 맞는다고 생각했습니다. 그리고 보건소는 지역 주민 전체의 건강 수준을 올리는 사업을 하는데 대상자를 선별하여 하는 사회복지업무는 서로 익숙하지 않은 업무이기에 찬성하기 어려워 시범사업을 여러 형태로 하자고 했습니다.

그러나 복지부에서는 보건소 업무에 사회복지를 붙여 놓으면 잘 되지 않겠느냐는 막연한 주장을 폈습니다. 그래서 이에 대응하기 위하여 보건소 역할 정립에 대한 내용을 담은 초안을 만들게 되었습니다. 바로 '국민건강 2010'이지요. 한국의료관리연구원과 교수 20여 분이 참여해서 만들었지요. 이것은 예방접종사업과 방문보건사업, 방역관리사업 등 보건소 기능에 관련된 종합설계 작업이었습니다. 이 작업은 후에 건강증진기금이 만들어지면서 현실화되었습니다. 그밖에 지역사회중심재활(CBR)사업이나 사회복지연계사업 등 많은 구상과 계획들이 들어 있었습니다. 건강증진기금이 본격적으로 만들어져 시행한 2006년의 제2기 국민건강증진종합계획에 이 내용들이 많이 반영되어 실행되면서 보건소 활성화의 계기가 되었다고 봅니다.

Q 의료보험과 보건소 지역보건사업과의 관계를 어떻게 보고 계셨나요?

– 의료관리분야에서 제가 중점적으로 추진했던 업무는 병원의 배치와 육성에 관한 것이었습니다. 농특자금과 재특자금을 이용하여 필요한 병상을 확대했지요. 병상배치에 관한 마스터플랜을 만들고 그 플랜 하에서 병상을 지원했습니다. 그러나 실제 우리나라의 지역의료사업 중 가장 큰 사업이 병상확충인데 이 사업이 추진되면서 보험제도와 지역보건 분야가 어떻게 조화되어 서로 시너지 효과를 낼 수 있겠는가 하는 부분에 대한 고민들이 적었습니다. 즉 전염병예방법에 의해 성병, 전염병환자와 결핵환자를 진료하거나 입원시켰을 때 의료급여 혹은 보험으로 처리하는 사업으로 보험 분야와 많이 부딪혔습니다. 성병은 의료급여로 하던 것이 폐지되어 이를 사업비로 확보했으며 결핵 등의 전염병환자도 결국은 보험에서도 인정되었지요. 반대로 보건소가 하는 일을 보험에서 한 것도 있지요 건강증진사업은 인프라가 보건소와 겹치지요. 그러나 결과적으로 보험, 의료급여, 지역보건 사업 간에 시너지효과가 날 수 있는 부분들이 있는데도 불구하고 해당조직 간의 논리나 예산문제 때문에 어려운 상황이었습니다. 그러나 2006년부터 건강증진기금조성에 의한 보건사업이 확대되고 나서야 건강증진이나 보건 사업을 하는 방법에 대해 본격적인 고민이 시작되었죠. 사실 이 고민은 20여 년 전인 1989년 전 국민 의료보험 실시와 함께 시작되었어야 한다고 생각합니다. 그러나 그 당시에는 보험이 지역보건사업에 미치는 영향에 대해 미처 고려하지 못했습니다.

의료보험이 시작되고 사라진 사업이 모자보건사업이죠. 보험이 확대되면서 보건소의 모자보건센터는 모두 사라지는 실패를 경험했지요. 다행히 보건의료원으로 남아 있는 곳은 15개 내외일 것입니다. 농어촌지역 분만은 지금도 문제되는데 오히려 일차보건의료와 후송 부분을 강화해야 할 것으로 보입니다. 가족계획사업은 보험과 무관하게 성공한 사업이지만 이제야 인구문제를 다시 깨닫는 우를 범했지요. 영유아 예방접종사업, 결핵관리 등은 전통적 보건사업이지만 그동안 발전되지 못하고 지지부진했던 이유는 사업추진에 필요한 예산을 확보하지 못하고 십여 년이 흐르면서 보건보다 의료의 역할이 커진 때문입니다. 최근 영유아 예방접종과 결핵의 경우 보험이 일부 적용되지만 국가감염병관리계획 하에서 보건사업과 서로 연계가 되면 훨씬 잘 관리할 수 있다는 것을 여러 번의 시행착오를 거쳐서 이제서 알게 되었죠.

질병관리는 의료기관의 자발적인 노력만으로 이루어질 수 있는 것이 아닙니다. 보건소가 전반적인 지역관리목표를 세우고 의료기관이 해결하기 어려운 문제를 지원해 가면서 효과적인 관리 방법을 찾아내면 결국은 제대로 된 지역보건사업과 민간의 진료사업 간의 연계가 이루어진다고 생각합니다. 이러한 방향은 앞으로 만성질환관리에 적용해야 할 것입니다. 건강보험은 인구집단과 지역문제를 다루는 측면에서 행정적, 기술적으로 문제를 해결하기 어렵다는 것을 인정해야 합니다.

Q 보건소의 예방접종사업에 대해서는 어떤 생각을 갖고 계시는지요.

- 예방접종사업을 보건소 사업에서 제외시키면 안 된다고 봅니다. 민간이 못하는 취약계층에 대한 예방접종사업과 전반적 지역관리는 보건소가 해야 합니다. 영유아 접종은 그 지역 대상자 관리로부터 시작됩니다. 접종률을 높이기 위한 단순 관리전략에서 출생기록, 성장발달기록 등을 통해 지역 거주 대상자의 전반적 건강수준을 높일 수 있는 관리전략을 수립할 수 있게 되는 것이기 때문에 영유아 예방접종사업은 공중보건에서 매우 중요한 사업입니다. 보건소는 이 인구자료를 통해 다양한 사업을 디자인할 수 있습니다. 질병관리를 주민 스스로 하는 형태에서부터 정부의 적극적인 개입이 필요한 경우까지 수준별로 접근전략을 만들 수 있다는 말입니다. 다시 말해서 예방접종사업을 보험보다 국가사업으로 해야 한다고 주장했던 이유는 이 사업은 법적인 측면에서 지방자치단체 업무이기 때문이었고, 또한 이 사업의 대상자 관리전략을 동일하게 학교보건사업, 나아가서 건강증진사업까지 용이하게 적용할 수 있을 것이기 때문입니다.

Q 건강증진업무가 지역보건과로 이관되면서 하신 일들은 무엇인가요?

- 1995년 정신보건사업이 시작되고 비슷한 시기에 건강증진사업도 추진되면서 지역보건사업에 변화가 오기 시작했습니다. 1998년 7억 5천만 원의 예산을 확보하여 최초로 건강증진사업을 공모한 결과 전국에서 16개 보건소가 선정되었지만 이를 7개 보건소로 최종 압축하여 시범사업을 시작하게 되었습니다. 보건소마다 서로 다른 사업들로 구성하여 제안서를 내게 한 후 심사하고 실행했습니다.

초기 건강증진사업은 보건소별로 선택적으로 사업을 하였고 사업유형과 규모도 보건소마다 각기 달랐죠. 그러다가 법 제정 10년 후인 2005년 담뱃값이 500원 인상되면서 이를 재원으로 전국적, 체계적인 틀을 세워 이 사업을 추진하였습니다. 2006년부터는 모든 보건소에서 건강증진사업을 기본사업으로 실시하게 되었습니다. 보건소 관할 지역의 모든 주민을 대상으로 해야 한다는 것과 지역주민의 참여와 지역조직을 활성화해야 한다는 것이 사업의 핵심입니다. 금연, 운동, 영양 사업에 금주사업을 넣어 4개의 건강증진 사업을 하게 되었습니다.

Q 보건소가 추진하고 있는 건강증진사업에서 가장 중요한 것이 무엇이라고 생각하십니까?

- 건강증진사업에서 제일 중요한 것은 self care입니다. 스스로 하지 않으면 안 된다는 것이죠. 그러려면 지역주민의 자발적 참여가 이루어져야 합니다. 초창기 일차보건의료사업에서는 자조그룹이 중요하게 여겨졌으나 현재는 자생적인 자조그룹, 동호인 모임들의 역할이 미약한 편입니다. 건강증진사업에서 이러한 자조그룹이 활성화되지 않으면 의료적인 치료로 흘러갈 것입니다. 보험부가서비스와 같이 '해도 그만, 안 해도 그만'인 사업이 되고 마는 것입

니다. 지역사회와 지역주민이 스스로 할 수 있도록 시스템을 만드는 것이 중요하다고 생각합니다. 건강증진사업에 관한 한 보건소는 의료적인 개입을 최소화 하고, 지역주민이 자발적으로 참여할 수 있게 북돋워주며, 지역사회조직과 네트워크를 만들어주는 사업들을 해야 한다고 봅니다. 이러한 방향으로 보건소를 바꾸려고 많은 노력을 했습니다. 소모임 행사, 자조모임, 동료집단, 동호회 활성화 이런 것들이 매우 중요합니다. 건강서비스회사를 건립하는 것도 하나의 안이지만 먼저 해야 할 것이 이런 지역사회 참여를 활성화시키는 전략을 찾아내는 것이라고 봅니다.

Q 건강증진국장을 역임하시면서도 여러 가지 사업들을 하셨지요? 우리나라 건강증진의 기본개념은 어떻게 설명할 수 있을까요?

- "건강증진"의 이념적 배경에는 두 가지가 있습니다. 하나는 건강이 사회적 결정요인(social determinant)의 결과라는 것과 다른 하나는 생물학적(biological) 요인의 결과라는 것입니다.

전자의 입장을 가진 영국은 사회적 결정요인(social determinant)에 의해 건강이 좌우되므로 통합된 서비스를 해야 한다고 주장합니다. "health city", "health school", "health factory" 등 지역 중심의 접근이 중요하다고 생각했던 것으로 보입니다. 인구 20~30만 명 정도인 도시지역에서 건강을 결정하는 요인을 가정해 본다면 환경, 마을, 학교, 공장, 교통 등 여러 가지 다양한 요인들이 있기 때문에 전인적 대책(total care)을 마련해야 한다는 입장입니다. 이 개념은 블레어 총리 시절 "제3의 길"이라 해서 인적 자원을 육성을 위한 투자라는 생각과도 연관됩니다. 예를 들면 "health risk zone"을 설정하여 그 지역주민에게 투자를 하여 건강한 사람을 양성하고 그 투자가 사람의 미래를 담보한다는 개념으로 국내에 소개되어 건강검진사업에 활용되었습니다.

후자의 입장에 선 미국식 건강증진 모델은 "health people 2010"으로 만들어졌는데 1980년대부터 나온 개념입니다. 건강증진과 질병예방사업을 생물학적 배경 하에 개인적 수준의 서비스인 예방접종, 건강교육, 스크린테스트 중심으로 발전시킨 것이 "health people 2010"을 거쳐 "health people 2020"입니다. 중앙정부가 예산지원과 함께 사업목표와 가이드라인을 만들고 지방정부에게 해당 사업의 중재방안에 대한 교육을 하여 추진하게 한 후 결과에 대한 평가를 합니다. 해당 사업에 대한 평가는 사업단 건강지표 10~20개를 설정하여 목표 달성 여부로 확인하지요.

Q 선생님의 생각은 어느 쪽에 더 가까우신가요?

- 저는 이 두 개념을 통합해 보았습니다. 건강도시의 경우 우리의 보건사업을 적용하기 쉽습니다. 자전거도로나 사회 네트워크 구축 등을 예로 들 수 있는데, 그렇게 하려면 여러 부처 간에 합의가 꼭 필요합니다. 영국은 여러 부처가 협의해서 건강문제 해결을 위한 포트폴리오를 작성합니다. 예를 들어 노인의 건강문제에 대해 각 부처가 해야 할 일을 규정하여 MOU를 체결하여 목표를 달성합니다. 우리의 건강증진 사업이 배워야 할 점이라고 봅니다. 영국은 이런

방식으로 '건강도시' 사업에 접근합니다.

2005년 1년간의 작업을 거쳐 미국의 "Health People 2010"과 비슷한 2기 사업계획을 만들었습니다. 이것이 "신국민건강증진종합계획2010(New Health Plan 2010)"으로 이 계획에 의해 전국 보건소의 보편적인 사업으로 건강증진사업을 확산하였습니다. 두 개념을 통합시키기가 어려웠지만, 더 중요한 부분은 보건소 역할의 확대라고 생각하여 보건소를 지원하는 건강증진지원단을 만들고, 건강증진사업 FMTP를 만들었습니다. 보건소의 역량을 키우고 보건소를 지역주민을 위한 서비스 기관으로 변화시키려면 보건소의 인적역량을 키우는 것이 핵심이라고 보았으니까요. 지금도 같은 생각입니다. 또한 지역사회의 각종 자원을 활용하여 주민 스스로 실천할 수 있는 다양한 건강증진 프로그램을 만들어야 한다고 생각합니다.

Q 건강증진국장으로서 이룬 다른 성과들을 더 말씀해주세요.

- 만성질환관리에 중점을 두었습니다. 여러 부처에서 수행 중인 건강검진을 타깃 질환관리의 중요한 수단이 되도록 개선하였고, 건강검진을 영유아부터 노인까지 '생애주기별 건강문제'에 따른 검진으로 개편하였고 일차의료의 역할을 강조하는 사업구조로 변화시켰습니다. 그리고 암관리사업, 고혈압 및 당뇨병 관리를 위한 5개년계획, 알코올 중독관리를 위한 파랑새플랜, 지역사회 정신보건사업을 위한 정신보건센터 확충, 자살대책, 국민건강영양조사 개편 등 만성질환관리의 기틀을 확립했습니다. 이들 사업은 질병특성상 위험요인의 관리, 지속적이며 포괄적인 관리, 지역중심의 등록과 팀 접근이 필요했습니다. 그래서 과거의 수직적인 일차보건사업보다 한층 복잡하며, 일차의료를 담당하는 지역의료인, 지역보건소, 지역복지의 역할이 중요했습니다. 이는 지역보건사업, 공중보건사업의 꽃이라고 할 수 있지요. 보건복지부 공무원-사무관들, 질병관리본부 연구관들과 "증거에 기반을 둔 공중보건(Evidence Based Public Health)"을 읽고 토론하기도 했으며 지금 2판의 번역이 마무리되어 가고 있습니다.

Q 만성병관리전략에 대해 더 말씀해주실 부분이 있으실까요?

- 만성병관리방법은 공중보건사업으로 접근하거나 보험으로 접근하는 방법이 있는데 학자 간에 의견의 차이가 다소 있었습니다. 저는 만성병관리법을 만들어 공중보건사업의 개념에서 접근하려고 했는데 여의치 못했죠. 시범사업을 했었습니다. 지금은 질병관리본부에 만성병관리과가 만들어져 정책개발 중에 있습니다.

핵심은 보건사업과 의료서비스의 경계가 무엇이냐 하는 것입니다. 만성병관리는 의사가 완벽하게 할 수 없는 게 사실입니다. 병원의 고위험군 관리전략은 거의 전무한 상태가 아닌가요? 의사들이 모든 것을 할 수 있다고 생각할 순 없지요? 의료행위와 더불어 환자들에게 맞춤형 교육프로그램 등이 추진되어야 한다고 생각합니다. 환자를 교육할 수 있는 양질의 교육시스템이 있어야 하는데 거기에는 당연히 보건소의 협조가 있어야 합니다. 도 수준에 1개 또는 2개의 광역교육센터와 시·군에 1개의 교육센터를 두는 것도 한 방법일 수 있겠습니다.

이와 관련해서 저는 작년 일본 농촌지역을 방문할 기회가 있어서 현지에서 브리핑을 받았는데 일본의 흥미로운 사례를 본 적이 있습니다. 일본 농촌지역의 village health worker가 보건교육을 열심히 하고 있었는데, 자세히 보니 노인들이 밥해 먹는 것에서부터 균형 있는 식생활, 기본적인 운동 등 생활교육 프로그램을 순회하면서 가르치더군요. 우리의 경우 아직 제도상으로 남아 있는 마을건강원이 그 역할을 담당하면 좋겠다고 생각했습니다. 일차보건의료사업에서 출발한 마을건강원제도를 건강증진사업에서 그 역할을 새롭게 개발하여, 지역사회의 중간레벨 관리자의 역할을 하도록 하면 우리도 가능하지 않을까 생각해봤습니다. 도시보다 농어촌에서는 가능할 것 같습니다. 아무튼 건강증진사업도 모델을 확장시키고 발전시키는 노력이 더욱 필요합니다.

Q 질병관리에 있어 대외 협력관계도 성공적으로 이끄셨던 것으로 압니다.

- 질병관리에 있어 대외 협력관계는 절대적으로 필요합니다. 최근 문제가 된 전염병의 대유행을 자세히 살펴보면 대부분 외국에서 유입된 경우입니다. 그러니 우리나라 혼자서만 방역을 한다고 해서 되는 일이 아니죠. 홍역 같은 전염병은 한번 발생했다가 접종률이 떨어지면 일정기간이 지나 다시 발생하곤 합니다. 그럴 때마다 일종의 군사작전을 하듯 실행계획을 짜서 인근 국가들이 함께 캠페인을 해야 합니다. 2000년 홍역이 유행할 때 조사해 보니 중국 유행 바이러스가 확인되었습니다. 1993~1994년에도 홍역이 유행했는데 혹시 몰라서 조사해보니 일본유행 바이러스가 발견되었지요. 즉 우리나라는 중국과 일본이라는 거대 인구집단의 감염원이 존재하고 있어 이들 나라에서 홍역을 제대로 컨트롤하지 않으면 우리나라의 홍역 관리를 제대로 할 수가 없다는 것이지요. 2001년 양국을 불러 함께 고민하고자 했습니다. 일본, 중국, WHO, 미국 CDC까지 불러서 3~4년을 연속해서 캠페인 후속조치를 한 것입니다. 당시 일본은 환자가 연간 3만 명 발생하고, 30 명씩 사망할 정도로 문제가 심각했습니다. 그래도 이런 저런 문제로 catch-up 캠페인을 안 하다가 결국은 캠페인을 실시했습니다. 중국은 5억 명에게 예방접종을 했죠. 이렇게 양국을 끌어들여 예방접종을 시키는 데에만 5년 걸렸습니다.

Q 그와 같은 우리의 경험들을 다른 나라에 전수하면 도움이 되지 않을까요?

- 맞습니다. 그래서 예방접종에 관한 부분에 있어서는 WHO 기술자문관으로 연 1회 마닐라 회의에 참석하고 있습니다. 요즘도 중국, 일본에서 우리나라의 홍역관리와 예방접종 상황 등을 보러 국내에 오는 등 교류가 이어지고 있습니다. 이 같은 성공 사례가 아니더라도 전염병 관리에 있어서는 국제교류가 정말 필요합니다. 국민소득 1,000달러에서 20,000달러 시대에 이르기까지 우리가 겪었던 수많은 실패의 경험들이 이제는 다른 나라에 도움이 되고 있어 무척 뿌듯합니다. 특히 2006년에는 조류인플루엔자 관리를 위해 한·중·일 보건장관 및 질병관리 부서간 정기회의를 만들기도 했습니다.

Q 이때쯤 폴리오 퇴치 선언도 있었죠.

- 네. 2000년이네요. 2006년 홍역퇴치, 2008년에 사상충 퇴치와 WPRO지역 최초로 B형간

염관리인증을 WHO로부터 받는 성과를 올렸습니다. 하지만 사스나 조류인플루엔자, 생물테러 등 국가차원의 접근방법이 요구되는 공중보건 위기에 있어서 우리의 대비책은 시급히 개선되지 않으면 안 되는 상황을 맞게 되었죠. 위기에 대응하여 항바이러스제 등 물자 비축과 조달, 신속진단, 치료시설 확보, 인력 교육, 백신 확보 등등 중앙정부에서부터 지방정부 말단 조직에 이르기까지 일사불란한 움직임을 가질 수 있도록 시스템을 정비하는 데에 많은 노력을 했습니다.

Ⓠ **혹시 아쉬움을 남긴 사업이나 일들이 있으신가요?**

- 아쉬움을 남긴 사업이라면 정신보건사업과 지역사회중심 재활사업을 들 수 있습니다. 제가 재임시 전국에 정신보건센터를 100개 정도로 확대했었고, 알코올상담센터도 활성화시켰다고 생각니다. 정신보건사업에 대해 많은 고민을 했는데 전략을 수행하는데 많은 어려움이 있었습니다. 복지부의 5개 국립정신병원을 설득하는데 시간을 너무 많이 보냈다는 것입니다. 이들 병원이 수용시설과 다름없어서 과연 필요한 지에서부터 고민하기 시작했습니다. 정신보건시설이 부족했던 시절에서 정신보건 관련 병상이 세계에서 가장 많은 나라로 변화되다 보니 정부의 수용시설을 줄이고 진정한 지역보건으로서 정신보건사업이 가야 하는데 개념 전환 등에 저항이 많았습니다. 광주에 가면 성요한병원이라고 있습니다. 아일랜드 수사들이 주축이 되어 우리나라에서 처음으로 외래 위주의 정신보건사업을 시작한 병원입니다. 정신질환자 수용시설이 전부였던 시절에 이들은 정신보건사업이 지역 중심으로 가야한다는 생각으로 외래진료와 상담사, 방문간호사, 심리치료사 중심으로 세팅해 나가려고 해서 어려움이 많았었죠. 정신보건사업은 직업재활, 언어치료, 사회적응치료 등 지역사회 내에서 환자들을 양지로 끌어올려 추진되어야 한다고 믿습니다. 불법적인 수용시설을 꾸준히 단속해서 많이 줄였다고 생각하지만 음지와 수용시설에 있는 환자관리를 개선하려고 전염병관리와 같이 정신보건역학조사관을 배치하고 싶었지만 이루지 못했습니다. 자살문제도 그렇습니다. 필요시점에서 적절한 대처가 있어야 자살률을 줄일 수 있을 텐데 쉽지가 않았습니다. 지역의료과장시절에 시도했지만 제대로 추진되지 않았던 지역사회중심재활(CBR)사업을 확대해 나갈 필요가 있다고 봅니다. 앞으로 해결해야 할 문제들이 아직도 많습니다.

Ⓠ **지금까지 해 오신 일 중에 가장 보람 있었던 일을 꼽으라면?**

- 첫 번째는 사람 키우는 일들을 생각할 수 있겠습니다. 역학조사관 제도라든가 전염병관리요원 FMTP 프로그램을 만들었던 것 등이 그렇습니다. 두 번째로는 보건사업 인프라를 구축하기 위해 했던 일들이 보람 있었던 것으로 여겨집니다. 생명의학분야의 연구지원과 관리를 위해 인체자원중앙은행(Korea National Biobank), 의학도서관(Korea National Library), 고위험병원체관리(Biosafety Level 4)시설 등이 건립 중에 있는데, 이들 시설이 우리나라 기초의학 발전에 중요한 역할을 할 것이라는 기대를 하고 있습니다. 지역사회 보건사업의 발전을 위해 보건소를 신축하고 평가, 지원했던 일들도 마찬가지입니다. 세 번째로 예방접종사업을

들 수 있습니다. 홍역캠페인, B형간염수직감염예방사업, 인플루엔자 대유행 관리 등이 가장 기억에 남습니다. 이를 위하여 필수예방접종개념을 만들어 민간의료기관접종의 본인 부담을 줄이기 위한 예산을 투입하여 접종률을 높였던 일들이 기억에 남습니다.

Ⓠ 공공보건의료에 종사하는 후진들에게 조언을 부탁드립니다.

- 저는 참 운이 좋았습니다. 지방정부에서 중앙정부까지 골고루 일할 기회가 있었거든요. 그것도 사건사고가 많을 때 중요한 일을 맡아 대과 없이 수행하면서 안목을 많이 키웠습니다. 공직자 측면에서 생각해보면 자기가 한 만큼 돌아오는 것이 바로 공직생활이라고 생각합니다. 지역보건에 종사하는 공무원들이 자부심을 갖고 일해야 하는데 현실적 여건은 어렵습니다, 그래도 스스로 노력하면 좋은 위치에서 좋은 일을 할 수 있는 기회가 생길 것입니다. 뜻을 세워 열심히 하면 그 어떤 분야의 사람들보다 큰 보람을 가지고 일할 수 있는 사람들이 공중보건분야의 공무원이 아닌가 싶습니다.

개인적으로 후배들에게 애기해주고 싶은 말은 이종욱 선생님이 하셨던 취임사 가운데 한 구절입니다. “We must do the right thing.” “우리는 올바른 일을 해야 한다.” 제 해석은 이렇습니다. 공중보건사업은 영원히 올바른 일이라는 전제 하에 올바른 일(right thing)을, 증거에 입각한 올바른 방법(right way)으로, 문제가 일어나고 있는 현장의 올바른 장소(right place)에서 행해야 한다는 것입니다. 공직에 몸담고 있으면서 잊지 말아야 할 경구로 삼았으면 좋겠습니다.

Ⓠ 아직 하실 일들이 많으신데, 앞으로 어떤 계획을 갖고 계신지요?

- 이제 제게 주어진 시간은 공식적으로 10년 정도라고 생각합니다. 현장에서 벗어나 객관적 시각과 여유를 갖고 그동안 했던 일들을 정리할 수 있는 시간을 갖고자 합니다. 그 과정에서 여러 사람들의 의견을 모으고 공통적 생각을 담아낼 수 있는 책들도 펴내고 싶습니다.

좋은 책 기대하겠습니다. 장시간 좋은 말씀 감사합니다.

지역보건 60년의 발자취_1권 함께한 사람들

발 행 인 김혜경
발 행 처 지역보건의료발전을 위한 모임
디자인·제작·출판 ETC 커뮤니케이션즈
서울 종로구 내수동 72 경희궁의아침오피스텔3단지 1205 / 02-3297-7611
발 행 일 2012년 8월 30일

ISBN
978-89-969421-1-5
978-89-969421-0-8(세트)
책값은 뒤표지에 있습니다.